放射治疗系列丛书

肿瘤放射治疗学精要

主　编　秦继勇　郎锦义　李文辉

编者名单（以姓氏笔画为序）

王俊杰　北京大学第三医院

王晓莉　云南省肿瘤医院（昆明医科大学第三附属医院）

邓智勇　云南省肿瘤医院（昆明医科大学第三附属医院）

冯　梅　四川省肿瘤医院

刘　均　昆明市延安医院

刘旭红　云南省肿瘤医院（昆明医科大学第三附属医院）

李　涛　四川省肿瘤医院

李　懿　解放军昆明总医院

李文辉　云南省肿瘤医院（昆明医科大学第三附属医院）

李康明　云南省肿瘤医院（昆明医科大学第三附属医院）

李瑞乾　云南省肿瘤医院（昆明医科大学第三附属医院）

陈　宏　解放军昆明总医院

郑　虹　云南省第一人民医院

郎锦义　四川省肿瘤医院

胥　莹　昆明医科大学第二附属医院

秦继勇　云南省肿瘤医院（昆明医科大学第三附属医院）

夏　群　云南省肿瘤医院（昆明医科大学第三附属医院）

夏耀雄　云南省肿瘤医院（昆明医科大学第三附属医院）

徐志勇　上海市胸科医院

常　莉　云南省肿瘤医院（昆明医科大学第三附属医院）

崔建国　云南省肿瘤医院（昆明医科大学第三附属医院）

蒋美萍　云南省肿瘤医院（昆明医科大学第三附属医院）

鞠云鹤　云南省肿瘤医院（昆明医科大学第三附属医院）

编写秘书

秦　远　四川省肿瘤医院

秦浩原　北京全域医疗技术有限公司

科　学　出　版　社

北　京

内 容 简 介

在恶性肿瘤规范化诊疗的基础上，本书以肿瘤放射治疗为主要论述点，着重贴近最新肿瘤综合治疗及放射治疗学进展，以提高临床能力为主的系统性、规范化为编写原则。本书内容包括肿瘤的概述、解剖及淋巴引流途径、病理、分期、检查项目、高危/预后因素、综合治疗原则、放射治疗原则、放射治疗规范、放射治疗技术、放射治疗设计制订及评估、其他治疗方式等。

本书强调临床实用性、指导性，简明扼要，主要应用以肿瘤学、放射肿瘤学住院医师的规范培训；也可作为肿瘤科及放射治疗科医师、技师、进修医师及相关学科的教师、研究生、本科生的教材和临床实践参考用书。

图书在版编目(CIP)数据

肿瘤放射治疗学精要 / 秦继勇，郎锦义，李文辉主编. —北京：科学出版社，2017.7

（放射治疗系列丛书）

ISBN 978-7-03-053937-3

Ⅰ. ①肿… Ⅱ. ①秦… ②郎… ③李… Ⅲ. ①肿瘤–放射治疗学 Ⅳ. ①R730.55

中国版本图书馆 CIP 数据核字(2017)第 165429 号

责任编辑：张天佐　胡治国　/ 责任校对：郭瑞芝
责任印制：吴兆东　/ 封面设计：陈　敬

科 学 出 版 社 出版
北京东黄城根北街 16 号
邮政编码：100717
http://www.sciencep.com

北京厚诚则铭印刷科技有限公司印刷
科学出版社发行　各地新华书店经销

*

2017 年 7 月第　一　版　　开本：787×1092　1/16
2025 年 3 月第　三　次印刷　　印张：26 1/4
字数：795 000

定价：198.00 元
（如有印装质量问题，我社负责调换）

前　言

恶性肿瘤已成为危害人类健康的常见疾病，2015 年中国国家癌症登记中心公布数据，中国肿瘤登记地区 2015 年恶性肿瘤发病率为 312.9/10 万、死亡率为 205.4/10 万，每年新发病例约 429.2 万人、死亡 281.4 万人以上。中国全部癌症患者 5 年生存率为 30.9%，农村仅约为城市的一半；而在发达国家，癌症患者 5 年生存率高达 65%～70%。

放射治疗是肿瘤治疗的三大手段之一，可有效根治肿瘤。现代放射治疗已从经验模式经历了反复发展和创新，发展至循证医学模式，在肿瘤治疗中起着越来越重要的作用。美国每年约 70% 的患者在治疗中需要接受放射治疗。

在 20 世纪，世界卫生组织（WHO）报告：恶性肿瘤患者中有 45% 是可治愈的，由外科治愈 28%，放射治疗治愈 12%，化疗治愈 5%。2005 年 *Radiation Oncology* 报道：手术对肿瘤治愈的贡献度是 49%，放疗是 40%，化疗是 11%。

而在恶性肿瘤患者总体医疗费用当中，化疗费用高达 62%，外科为 24%，放射治疗仅占 14%（SBU，1996，Radiotherapy for Cancer），即用小于 14% 的社会资源，放射治疗治愈/参与治愈了 40% 的肿瘤患者。2013 年，美国联邦医疗局数据显示：在肿瘤治疗所有开销当中，用于放射治疗的费用小于 5%，即用小于 5% 的社会医疗资源，治愈/参与治愈了 35% 的肿瘤患者。

肿瘤放射治疗学是一个专业性很强的学科，放射治疗专科医师必须具备规范化的肿瘤诊治理念和全面的医学相关知识，掌握肿瘤临床放射物理学、放射生物学、放射治疗学的基本理论和基础知识，且能规范化、个体化应用于临床实践，才能为患者提供更适合、更好的临床服务。

为满足国家卫生和计划生育委员会住院医师规范化培训要求，根据《关于建立住院医师规范化培训制度的指导意见》精神，放射肿瘤学作为独立专业项目设立，为临床放射肿瘤学的发展，提供了坚实的组织保证和政策保证。同时，成立了全国放射肿瘤住院医师规范化培训专业委员会，完善了国家层面的专科人才培养体系，从而形成了系统的放射肿瘤学的人才培养模式，专业从业人员培训得以实现和保障。经过系统专业培训的放射肿瘤学专科医师，是提供高质量肿瘤放射治疗医疗服务的必要条件。

本书坚持与专科医师的准入和培训对接，充分考虑到肿瘤学、放射肿瘤学专科的培训特点，强调把基本理论转化为临床实践、基本知识转化为临床思维、基本技能转化为临床能力，以提高临床能力为主的系统性、规范化为编写原则，能够满足不同地区、不同层次的培训要求。

本书强调肿瘤综合治疗规范化，编委来自国内多家肿瘤医院和放射治疗中心，均是活跃在科研和临床一线，并有着丰富教学经验的医学工作者、教授。在系统总结多年来肿瘤放射治疗经验，根据相关的国家临床诊疗指南、诊疗规范、诊疗纲要、临床路径、专家共识和技术管理规范，以及查阅国内外大量有关文献的基础上，参照 NCCN 指南，进行了《肿瘤放射治疗学精要》的编写。

本书在恶性肿瘤规范化诊疗的基础上，以肿瘤放射治疗为主要论述点，内容丰富翔实，着重贴近最新肿瘤综合治疗及放射治疗学进展，培训临床医师基本的放射治疗能力，能根据病情及实际情况，确定最优的临床肿瘤规范化治疗原则、放射治疗技术和流程、放射治疗计划制订及评估等，着重临床实用性、指导性。使其能熟悉临床常见肿瘤的放射治疗原则、方案、技术，为成为一名合格的放射肿瘤科、肿瘤科医师打好坚实的基础。

本书适合全国各地肿瘤学、放射肿瘤学住院医师规范化培训的参考教材；也可作为肿瘤科及放射治疗科医师、技师、进修医师及相关学科的教师、研究生、本科生的教材和临床实践参考用书。

由于编者的学识、水平和能力所限，在编写过程中难免有所疏漏，盼读者诸君能予以谅解，不吝指正，以便再版时能有所改进。

衷心地感谢周围同事的帮助和关心；感谢我们的家人，正是他们的理解、支持和鼓励，使我们能全身心地投入工作；最后，感谢北京华光普泰科贸有限公司、科学出版社的鼎力相助，使得本书顺利出版。

秦继勇　郎锦义　李文辉

2017 年 1 月

目 录

第四篇 胸 部 肿 瘤

第五篇 腹 部 肿 瘤

第八篇 骨 肿 瘤

第九篇 软组织肉瘤

第十篇 良性病放射治疗

第一篇　肿瘤放射治疗学总论

第一章　肿瘤放射治疗学概述

放射治疗是目前肿瘤三大主要治疗手段之一，它是应用各种放射性同位素（产生的 α、β、γ 射线）、各类加速器产生的射线束（X 线、电子、质子、中子及其他重粒子）照射生物体肿瘤，经电离、激发产生物理、化学、生物学作用，直接、间接导致肿瘤细胞 DNA 单链或双链损伤，造成肿瘤细胞的死亡、凋亡，从而杀灭肿瘤，达到治愈、控制肿瘤的目的。

正常组织受照射后，机体自动稳定控制系统开始起作用，并很快完成受损伤组织的修复。肿瘤组织受照射后与正常组织相比损伤相对较大、修复较慢，这就是放疗能够治愈肿瘤的理论依据。正常组织损伤修复可减轻放疗反应，肿瘤组织损伤修复可减弱放疗的效应。

第一节　射线的间接、直接电离辐射

带电粒子（或光子）作用于生物体时，由原射线直接引起的电离称为初级电离（initial ionization）。如核外层轨道电子获得足够的能量，可摆脱原子成为自由电子；同时，原子也因此变成一个正电离子，如果有足够的能量又可作用于其他原子形成一正负离子对、自由基，由此产生的电离称次级电离（secondary ionization）。带电粒子（或光子）的电离对细胞 DNA 产生损伤，引起分子结构破坏，导致生物改变。

一、间接电离辐射

生物体细胞 80% 是水，射线被生物体吸收后，与生物组织内水分子作用；主要使水分子电离产生一个离子自由基（H_2O^+）和一个自由电子；H_2O^+ 寿命极短仅 10^{-10}s，会很快与另一个水分子作用形成一个不带电的氢氧自由基（OH·）；OH·具有高度活性，其寿命为 10^{-5}s，OH·（直径为 2nm）再与生物大分子作用，对 DNA 造成损伤，导致 DNA 靶点产生化学反应，引起靶点分子结构的破坏，引起生物大分子的物理和化学变化，最终导致生物效应的改变，这种作用即为间接作用（indirect effect），即间接电离辐射。

二、直接电离辐射

具有足够能量的射线，电离辐射的能量可直接作用（沉积）于组织和细胞中的生物大分子，直接引起生物大分子的电离和激发，破坏机体的核酸、蛋白质、酶等具有生命功能的物质，使之发生损伤，这种直接由射线造成生物大分子损伤的效应为直接作用（direct effect），即直接电离辐射。

第二节　光子、粒子放射治疗

把射线在生物内单位长度径迹上传递的能量称传能线密度（linear energy transfer，LET），常用单位是每微米单位密度物质的千电子伏数（keV/μm）。

一、光子放射治疗

低 LET 射线（<10 keV/μm）以间接作用为主，如 X 射线、电子线、伽马（γ）射线等。目前，放射治疗中，临床应用最为广泛、技术最为成熟、性价比最高的是用高能 X 射线或伽马射线来治疗

肿瘤，称光子放射治疗。

二、粒子放射治疗

高 LET 射线（＞100 keV/μm）以直接作用为主，具有一定的、特殊的、良好的物理学特性（物理效应和剂量学分布）和（或）生物学特性[不受、少受肿瘤放射生物"4R"的影响，相对生物学效应（RBE）较高]，如中子、质子、α 粒子、碳离子等；利用质子和重离子（如碳离子）的放射治疗，是肿瘤精确放射治疗中最尖端、最先进的技术，称粒子放射治疗。

放射治疗有远距离、近距离两种治疗技术，现代放射治疗肿瘤疗效明确，其副作用及后遗症可控、可防、可治；而且，每一位肿瘤患者都有可能（存在）在不同病期、不同阶段、不同时间段需要接受至少 1 次或 1 次以上的放射治疗。

第三节　肿瘤放射治疗学的发展是服务患者

2015 年 10 月，美国放射肿瘤学会年会（ASTRO2015）召开，本次年会的主题为"科技服务患者治疗"（technology and patient care），ASTRO 主席 Minsky 教授的演讲题目为"Technology meets patient care：we are doctors first"，强调当代放疗技术应为患者服务，不能只追求新的放疗技术而脱离治疗患者，永远铭记我们首先是一名医生，而不是放疗技术的研发者或推广者。

我国的硬件设备基本与国外同步甚至高于国外，但是对技术的实际应用、创新及科研水平等软实力还有待加强、提高。因此，有必要掌握肿瘤放射治疗学知识的精要，从而有利益在临床上，更好地应用精确立体定向消融肿瘤的放射治疗。

第四节　现代放射治疗是最有效根治癌症的治疗手段
一、现代放射治疗对治愈肿瘤的贡献度、医疗费用

2014 年中国国家癌症登记中心公布数据，中国全部癌症 5 年生存率为 30.9%，农村生存率仅约为城市的一半；而在发达国家高达 65%～70%。在 20 世纪，世界卫生组织（WHO）报告：恶性肿瘤患者中有 45%是可治愈的，由外科治愈 28%，放射治疗治愈 12%，化疗治愈 5%。2005 年 *Radiation Oncology* 报道：手术对肿瘤治愈的贡献度是 49%，放疗对肿瘤治愈的贡献度是 40%，化疗对肿瘤治愈的贡献度是 11%。

而在恶性肿瘤患者总体医疗费用当中，化疗费用高达 62%，外科为 24%，放射治疗仅占 14%（SBU，1996，Radiotherapy for Cancer），即用小于 14%的社会资源，放射治疗治愈/参与治愈了 40%的肿瘤患者，更不用提在姑息治疗等其他方面的作用。

2013 年美国癌症协会报告，美国全部癌症的 5 年生存率为 66%（Int J Cancer，2014 Sep）。美国每年所有的肿瘤治疗当中，约 70%的患者在治疗中需要接受放射治疗；而在这当中的 70%是接受根治性或者参与根治性放射治疗的（治疗当中起到主要或者辅助作用），在这当中又有 70%的患者是被放射治疗根治的；即放射治疗治愈/参与治愈了 35%的肿瘤。也就是说，一半或者是超过一半的肿瘤的治愈是依靠或者有放射治疗参与的。美国联邦医疗局数据显示：在肿瘤治疗所有开销当中，用于放射治疗的费用小于 5%，即用小于 5%的社会医疗资源，治愈/参与治愈了 35% 的肿瘤患者。

二、现代放射治疗是目前最有效根治癌症的治疗手段之一

在放射治疗指征把握准确的情况下（恶性肿瘤的种类、放疗介入时机、采用技术、照射剂量），放射治疗是肿瘤患者医疗费用投入最低、疗效较高、效价比最高的一种治疗方法，是目前最有效根治癌症的治疗手段之一。

　　对于不适合手术或难以承受手术创伤的肿瘤患者、有器官功能保全又保全美容功能要求的,放疗更具优势;同时还可以辅助手术方式向微创变化,协助治疗手术难以解决的原发病灶、淋巴结转移灶、亚临床病灶等,提高手术成功率、降低局部复发率,从而进一步改善患者生活质量、提高长期生存率。

　　而对许多癌症患者而言,放射治疗甚至是唯一必须用的可以治愈的治疗方法,如鼻咽癌、鼻腔NKT细胞淋巴瘤等。

(秦继勇　李文辉　郎锦义)

第二章　现代远距离精确放射治疗技术

第一节　现代远距离放射治疗技术的发展

现代远距离放射治疗技术由"二维技术"（2D）时代，跨入"精确三维技术"（3D）时代。

一、"二维技术"（2D）时代

恶性肿瘤具有侵蚀、转移特征，呈怪异立体状，在三维形状上很不规则。传统的二维放射治疗计划：由人计算、控制，射线束多数只能通过相对固定的方向、角度投照；只能根据肿瘤二维形状最大直径为依据外扩图形，"近似外形"地给予规则或不规则野大面积照射。

目前，2D 只用在表浅肿瘤（需要用电子线照射）、肿瘤急症（肿瘤导致的上腔静脉压迫综合征、脊髓压迫症、颅内高压症）、肿瘤导致的疼痛、出血、分泌物增多、压迫症状（骨转移瘤、颅脑转移瘤等）。

二、"精确三维技术"（3D）时代

随着人类对肿瘤研究的不断深入，科学技术的进步发展及计算机的广泛应用，现代放射治疗技术经历了反复发展和创新，已由传统的（个人）经验（因影像定位、放射治疗技术所限，放疗照射范围模糊、过大）"二维技术"（2D）跨入（由人、计算机控制的多种影像精准引导肿瘤定位及高度精准放疗技术）精确定位、精确计划、精确治疗的"精确三维技术"（3D）时代（又称三精时代），患者因此获得了微创的根治性或姑息性的高疗效、低损伤的精确放射治疗，并扩大了肿瘤放射治疗的适应证。

精确放射治疗不可或缺的重要保障之一是放射治疗计划系统，它是放疗技术特别是精确放疗技术实现的中枢环节。放射治疗计划是在专用计算机系统的帮助下确定射线的照射方式，对不同治疗方法的剂量分布进行精确计算，并根据计算结果选取对肿瘤治疗最为合理的剂量分布方案，并付诸实施。

如果放射治疗计划设计的剂量分布不合理、剂量不足，达不到根治治疗剂量的要求，并可导致肿瘤周围正常组织器官受损，增加了患者的痛苦。放射治疗计划制订的好坏，直接影响到临床放射治疗的精度和临床疗效。

第二节　现代"精确三维放射治疗技术"（3D）的发展

目前在临床上运用的外照射技术有常规放射治疗、三维适形放射治疗、逆向调强适形放射治疗、立体定向放射治疗和图像引导调强放射治疗。

常规放射治疗（2D），是指放射治疗医师依据经验或者利用简单的定位设备（如 X 线模拟机）及有限的 CT 影像资料，在患者体表直接标记出照射区域或等中心，人工计算照射剂量，进行放射治疗。其治疗方法简单易行，但位置精度和剂量精度较低，患者不良反应相对较大。

一、精确的三维适形放射治疗

三维适形放射治疗（three dimensional conformal radiation therapy，3D-CRT），是采用最新的影像技术进行患者定位扫描，同时利用计算机治疗计划系统（treatment planning system，TPS）完成治疗计划的设计与评估，并可实时监控照射全过程。

通过计算机和 TPS 软件重建患者的三维信息，医生和物理师在"三维假体"（virtual patient）

上完成靶区和正常组织的勾画(勾画外轮廓、靶区、正常组织等体积),利用射野方向观(beam's eye view,BEV)功能从三维方向(体积)进行照射野设计(避开不应照射的重要结构,计算重要器官与靶区的剂量体积数据),实现射野形状与肿瘤外轮廓的一致、射野内的射线强度均匀或只做简单的改变(如用棋形块或补偿块改变射线束计量分布)和三维的剂量计算,最终利用剂量体积直方图(dose-volume histograms,DVHs)进行计划评估。

三维治疗计划系统提供虚拟模拟工具,由人和计算机计算、控制,使计划者可以观察三维空间中靶区和危及器官与治疗机的相对关系,进而调整准直器、机架、治疗床及治疗等中心,其射束入射方向及治疗野的设置,是根据对三维靶区照射进行的。产生的射线束能从多个(任何)方向(非共面)、多个(任何)角度准确照射肿瘤;在每个方向、每个角度,照射肿瘤的每一射线束的形状与肿瘤(靶区)的形状一致。

计算剂量的算法,考虑到射束在各个方向的发散;同时,对各个方向的非均匀进行修正,最后以三维的方式分析并评估治疗计划,以体积形式而不是只在横截面上观测剂量分布。

二、精确的三维调强适形放射治疗

逆向调强适形放射治疗(intensity modulated radiation therapy,IMRT),使用具备逆向优化功能的治疗计划系统、能够实现强度调制的加速器实施系统、网络系统和调强治疗计划验证系统等先进的仪器设备。

在三维适形放疗技术上,通过计算机的各种优化算法,根据各靶区临床剂量要求,逆向生成非均匀射束强度,更好地保护正常器官;同时,增加靶区剂量,在三维空间上实现了剂量分布与靶区的适形度(肿瘤形状)的一致。该技术基本解决了静止、刚性靶区的剂量适形问题,其剂量分布较常规 3D-CRT 有了极大的改善。

调强计划系统基于患者三维图像获取靶区和危及器官的立体信息,通过确定靶区剂量和危及器官限量,由优化算法计算出各个射野所需的强度分布;同时,再将非均匀的强度分布优化分配给射野的每一微小部分(称为子束、子野),对构成治疗计划的数万个子束的相对强度进行设置,加强了对其射野辐射通量的控制。加速器射野内的辐射束强度分布,则由辐射束强度调制器来改变,使按需要生成最优剂量分布。在剂量引导下"有的放矢"地雕刻相对均匀的高剂量分布范围,使射线产生的高剂量曲线形状,在三维方向上与肿瘤(靶区)的立体形状一致,又避免周围正常组织高剂量的累积。

(一)实现调强适形放射治疗的方式

二维物理补偿器:通过改变补偿器不同部位的厚度,而调整野内照射强度;影响射线能谱分布。

多叶准直器(multileaf collimalors,MLC)静态调强:根据照射野所需强度分布,利用 MLC 形成的多个子野,以子野为单位进行分步照射;在子野转换时,加速器出束需要中断。

MLC 动态调强:通过调整 MLC 叶片的运动速度和加速器剂量率,使其互相配合产生不均匀的照射野剂量分布;叶片运动过程中,加速器出束不中断。

容积调强(volumetric modulated arc therapy,VMAT):加速器机架旋转,同时调整加速器剂量率和 MLC 射野形状,达到调强目的;加速器机架转速、剂量率、MLC 位置等参数,是可以调节的。

螺旋断层调强放射治疗(TOMO):按治疗床的不同步进方法,分为①Carol 方式,单层治疗时,治疗床不动;②Mackie 方式,治疗时,床与机架同时运动。目前,临床常见的是 Mackie 方式。与 CT 一样,螺旋断层治疗机治疗时机架和床同时运动,射束可从共面的各个方向扇形入射,并且使扇形射束之间连接平滑,提高治疗速度。

电磁扫描调强:在电子回旋加速器的治疗头上,安装两对正交偏转磁铁,通过计算机控制偏转电流的大小，即可调整电子束照射的面积、强度，从而进行电子束调强。

其他调强方式：如独立准直器调强和水银"棋盘"调强。

(二)调强适形放射治疗的质量保证

调强放射治疗对位置和剂量的精度要求很高，是否精确地将所需剂量照射到靶区，必须进行整套治疗系统的验证。

调强放射治疗的质量保证，包括：调强放疗治疗系统的常规直线加速器、多叶光栅、机载影像系统、计划系统质量保证，针对具体患者的剂量学验证(点绝对剂量、照射野通量分布、剖面等剂量线分布验证)和实时位置验证质量保证。

三、精确的四维图像引导调强适形放射治疗

图像引导调强适形放射治疗(image guided radiation therapy，IGRT)，在运动管理过程中，"实时跟踪肿瘤"，充分保证预先设计的精确三维适形放疗计划得到实现的照射方式(技术)。

该技术将成像设备与直线加速器结合，并加入了时间的概念；充分考虑到人体解剖组织、靶区，在放射治疗过程中的运动、变化等引起放疗剂量分布的变化和对治疗计划的影响。

(一)射线照射和靶区运动

调强放射治疗技术可以产生高度适合靶区形状的剂量分布，达到了剂量绘画或剂量雕刻(dose painting/sculpture)的效果，但在实际分次放射治疗过程中，存在射线照射和靶区运动的相互影响(interplay)，这包括：分次治疗的摆位误差(身体治疗部位的位置和形状都可能发生变化)、不同分次间(interfraction)的体内靶区形状移位和变形和同一分次中(intrafraction)的靶区运动，这会导致靶区与周围危及器官的位置关系也发生变化。

对于摆位误差和分次间的靶区移位(合称误差)，可采用在线校位[电子射野影像装置(electronic portal imaging device，EPID)、CT-on-rail 技术或锥形束(cone beam)CT 技术]或自适应放射治疗技术；对于同一分次中的靶区运动，可采用呼吸控制技术(屏气和呼吸门控技术)和四维(4D)放射治疗技术或实时跟踪技术。

(二)自适应放射治疗技术

根据放射治疗过程中的反馈信息，对放射治疗方案做相应调整的放射治疗技术或模式，即根据个体的摆位误差调整间距，根据患者每个分次实际照射剂量的累积情况，调整后续分次的照射剂量，或者根据疗程中肿瘤对治疗的相应情况，调整靶区和(或)处方剂量。

(三)四维(4D)放射治疗技术

在影像定位、计划设计和治疗实施阶段，均明确考虑解剖结构随时间变化的放射治疗技术。但前提是，治疗时靶区运动及周围危及器官的运动完全与影像定位时它们各自的运动相同。

它由 4D 影像、4D 计划设计和 4D 治疗实施技术三部分组成。

4D 影像是指在一个呼吸或其他运动周期的每个时相采集一套图像，所有时相的图像构成一个时间序列，从而得到图像采集部位在一个呼吸或运动周期的完整运动图像。

4D 计划设计是根据 4D 影像数据，优化确定一套带有时相标签的射野参数的计划过程。

4D 治疗实施是采用 4D 影像所用的、相同的呼吸或运动监测装置，监测患者呼吸或运动；当呼吸或运动进行到某个呼吸或运动时相时，治疗机即调用该时相的射野参数实施照射。

治疗实施对呼吸时相的变化有响应时间，需要预测软件以减少响应时间引入的误差。目前，4D 计划设计和 4D 治疗实施技术还处于研究阶段，开展 4D 治疗还有待两者的发展成熟。

（四）实时跟踪治疗技术

首先，人的呼吸运动或其他运动并不是严格重复的，即使是连续的两个周期之间，也会有周期长度、呼吸或运动幅度等差别。其次，由于治疗时间往往要比影像定位时间长，尤其是采用复杂技术（如 IMRT）或分次剂量高的技术（如立体定向放疗技术），患者难以保持固定不变的姿势，患者身体会发生不自主的运动。

对于这些不能预先确定的运动，只能采用实时测量、实时跟踪（realtime tracking）的技术，即实时跟踪治疗技术。实时跟踪技术，要求实时调整射线束或调整患者身体，以保证射线束与运动靶区相对不变的空间位置。

目前，最常用的实时测量方法有 X 射线摄影或与其他方法（如体表红外线监测装置、AC 电磁场和超声）结合。Calypso 4D 实时定位系统：利用置于患者体外的 AC 电磁场阵列，诱导植入靶区或靶区附近的转发器，并接收转发器发回的共振信号，确定转发器的位置，从而确定靶区的位置。转发器大小为 1.8mm×8.0mm，通常植入三个，系统测量频率 10Hz，测量准确度达亚毫米级。

射线束调整的三种方式：配备 MLC 的加速器、电磁场控制的扫描射线束和安装于机器手上的加速器（如 cyberKnife，可以调整整个治疗机，改变射线束的位置和方向，保证照射野始终对准靶区照射）。

身体调整：通过治疗床的调整实现，该方法只适用于缓慢的、间断性的运动，不适用于呼吸引起的连续运动，因此其应用价值有限。

四、精确的五维生物影像引导调强适形放射治疗

放射治疗未来将朝着更加精确方向发展，是在解剖影像提供高清晰图像的基础上，根据功能影像（MR）、分子影像（PET）提供的肿瘤分子生物学影像资料；考虑患者个体肿瘤内部代谢、乏氧、增殖、凋亡、基因突变及不同亚靶区放射敏感性等生物学特性，经分子影像和分子病理指导，功能性和分子影像结合，把空间（spatial）因素、时间（time）因素和生物学因素（biology）等因素综合考虑在内，按照肿瘤内部细胞恶性程度的不同，给予不同的根治性放射治疗剂量。

这种"量体裁衣"地应用精确四维适形调强放疗技术，在"分子剂量引导下雕刻"（给予）不同生物学特性的靶区或亚靶区不同剂量和分割模式的"自适应生物影像引导的个体化放疗"，称精确的五维适形生物影像引导调强放射治疗（BIGRT）。

第三节　现代不同放射治疗技术的特点

二维和三维适形放射治疗技术，均严格遵照、执行肿瘤放射治疗"临床剂量学四原则"，具体叙述如下。

（1）肿瘤剂量要求准确。

（2）治疗的肿瘤区域内，剂量发布要均匀，剂量变化梯度不超过±5%。

（3）照射野设计尽量提高治疗区域内剂量，降低照射区正常组织受照范围。

（4）保护肿瘤周围重要器官免受照射，不超过耐受量的范围。

二维技术（2D）和精确三维技术（3D）[三维适形、调强放射治疗（IMRT、IGRT）技术]，对靶区（肿瘤及需要照射的范围）的照射和危及器官的保护是相同的。在临床应用中，需要根据肿瘤的生物学特性、生长部位、大小和周围正常组织、器官（特别是危及器官）的耐受性等综合考虑来决定；不因放射治疗技术不同而不同，只是宥于技术条件无法实现。

一、"二维技术"（2D）是个人经验时代

照射野设计：医生根据患者体格检查、X 线片、CT 线片所获取肿瘤的上下、左右、前后的体

表投影，确定照射野的上下、左右、前后界线，并根据肿瘤与重要危及器官的关系，综合考虑照射的部位、照射范围大小、照射剂量等，设计出 2～4 个(共面或非共面)照射野，适当铅块遮挡正常组织，形成放射治疗计划，经相应照射野画在患者体表或固定体模上。

放疗计划只有二维等剂量曲线覆盖照射范围，无法区分肿瘤与周围正常组织、危及器官的相互关系；且无法实现同一患者多程放疗计划的融合、统计分析，无法比较同一患者不同计划的优劣。

放射治疗的实施，仅靠画在患者体表或固定体模上的图形摆位投照；而摆位的准确性、重复性、稳定性等误差，主要依赖于医生、放疗技师的临床经验和简单的技术验证来控制。

传统经验的"二维放疗"：患者整个放射治疗计划执行的质量控制、质量保证，只能靠人来把握、监控。

二、"精确三维技术"(3D)是人、机结合精确时代

"精确三维技术"(3D)是专业团队经验、先进加速器、影像设备及计算机精确控制人、机结合时代。

医生可根据 CT、MRI、PET-CT 等提供的单独和(或)融合影像资料准确勾画出肿瘤形状，呈现出三维立体的肿瘤图形，可形成(相对)精确的肿瘤不规则靶区。医生根据肿瘤不规则靶区，决定照射什么部位、照射范围大小、设定治疗参数等；而多叶准直器遮挡什么部位和停留时间、每个野照射剂量、三维等剂量曲线覆盖照射范围等，完全由物理师通过计算机计划系统进行精确计算、设野，可设计出 2～9 个(共面或非共面)照射大野和几十个配套子野，只在患者体表或体内或固定体模上设置三个定位标志点。

同时，计算机计划系统精确计算得到呈三维体积剂量关系的等剂量曲线图，能清晰显示出肿瘤与周围正常组织、危及器官的相互关系；且实现同一患者多程放疗计划的融合、统计分析，实现同一患者不同放疗计划优劣的比较，评估放疗计划，从而实现给予某些特定精确照射的可能。

照射时，依靠患者体表或体内或固定体模上设置的三个定位标志点摆位，影像跟踪系统及计算机实时精确监控每一次投照；而摆位的准确性、重复性、稳定性等误差，也在医生、物理师和放疗技师的临床经验、影像跟踪系统及计算机精确、有效监视下实施，并实时进行相应调整，患者完全可以全程参与。

现代精确的"三维技术"：患者整个放射治疗计划执行的质量控制、质量保证，完全依靠人、机完美结合来把握、监控。

三、现代放射治疗技术的优势

美国每年有 60%～70% 的恶性肿瘤患者接受放疗，已经统计：每一位肿瘤患者会在不同病期、不同阶段需要接受放射治疗。

现代调强放射治疗(IMRT、IGRT)采用精确的、立体的无形射线束，在剂量引导下，锋利的调形、调强的射线束产生高度的三维立体适形形状、高度的高剂量立体曲线形状，从而消融肿瘤，治愈肿瘤。无形的射线束，束不见血，是一种持续安全的"高精度、高剂量、高疗效、低损伤"的先进体外精确三维立体定向消融肿瘤的现代放射治疗技术。在临床研究、实践应用中得到了证实，具体如下。

(1)提高肿瘤照射剂量，达到提高局部控制率和生存率的目的，如前列腺癌、鼻咽癌和头颈部肿瘤的治疗。

(2)降低正常组织照射剂量及毒副作用，达到保护重要器官及提高生活质量的目的，如鼻咽癌、头颈部肿瘤、头颈部淋巴瘤、胰腺癌、肝癌、颅内肿瘤等的治疗。

(3)新技术的应用改变了某些肿瘤的分割照射模式，可以提高单次照射剂量，进行大分割照射，缩短了治疗疗程。

(4)扩大了放疗的适应证，某些在临床上不能用常规照射实施治疗的肿瘤可以通过调强适形放疗来完成，如直肠癌根治术后放疗后局部复发、肝转移瘤、腹盆腔淋巴结转移等的治疗，提高患者的生存和缓解症状。

随着人们生活水平的不断提高，防癌、治癌知识的科学普及，恶性肿瘤早期诊断、早期治疗的患者比例将进一步提高，接受现代放射治疗恶性肿瘤患者的比例将提高到 70%～80%，精确放射治疗可以根治的、治愈的肿瘤患者比例将进一步提升。

放射治疗可以单独治愈肿瘤，也可以与手术、化疗等治疗方法有机整合，合理地应用于临床实践；达到肿瘤根治性(单纯的、保全功能的)、辅助性(术前)、预防性(术中、术后)、姑息性(高姑息、低姑息)放射治疗的目的。而且，从肿瘤临床治疗的角度出发，根治性放射治疗剂量对肿瘤治疗的意义和其可能产生的副作用相比，患者从中获得的益处要大得多。

(秦继勇　刘旭红　李文辉　郎锦义)

第四节　推荐首选、建议放射治疗的肿瘤
一、脑部良性、恶性肿瘤

1. 垂体瘤。

2. 恶性脑质瘤：无论手术是否完全切除，术后放疗都可减少局部复发，提高生存率。

3. 脑膜瘤。

4. 生殖细胞瘤。

5. 脑转移瘤。

二、头颈部肿瘤

1. 鼻咽癌　放射治疗是唯一根治该病的手段，Ⅰ、Ⅱ期单纯根治性放疗可以治愈，其余各期均要接受放疗。

2. 早期喉癌　与根治性手术同等治疗效果，优势是保留了喉，保全了患者发声功能，避免了失声。

3. 早期口咽癌、下咽癌　达到器官、功能、外形的保全，保全吞咽、发声功能。

4. 早期活动部舌癌及低分化扁桃体鳞癌、未分化癌　可取得良好疾病控制及功能保留。

5. 不同部位、不同分期的头颈部各类肿瘤　都可以行放射治疗，控制症状，提高局部控制率、生活质量，延长生存期。

三、胸　部　肿　瘤

1. 早期肺癌　早期周围型(特别是≤5.0cm)非小细胞肺癌根治性放射治疗 5 年生存率与根治性手术治疗效果相当；除Ⅰa外，其余各期均有可能存在放射治疗治疗指征；局部晚期肺癌，若失去手术机会，也应首选放疗。

2. 食管癌　颈部和胸上段食管癌，首选放疗；局部晚期，已有淋巴结转移无法手术完整切除，也应选择放疗。

3. 乳腺癌　保留乳房、保全生理功能、形体美容的早期乳腺癌保乳手术后放疗(早期乳腺癌保留乳房手术后根治性放疗，疗效与根治性手术相当；如放疗后乳房内复发，可考虑再行乳腺癌根治术，不影响患者总生存率)；乳腺癌术前、根治术后放疗。

四、腹部、盆腔肿瘤

1. 胃癌 术前、术后及姑息性放疗。

2. 肝癌 各期均可行放射治疗。

3. 胰腺癌 各期均可行放射治疗。

4. 直肠癌 术前、术后放疗，提高肿瘤切除和保留肛门率、降低复发率；低位肿瘤保留肛门功能的根治性放疗，局部晚期的高姑息性放疗。

5. 前列腺癌 局限期、局部晚期根治性放疗。

6. 膀胱癌 保存功能的放射治疗。

7. 宫颈癌 必须接受外照射+内照射（后装腔内、插植治疗称为精确立体定向放疗技术）才能达到理想的治疗效果，而且各期均可行放射治疗；早期 I ～ IIa 期根治行放疗与根治性手术疗效相当，且保留了器官（子宫、阴道）及生理功能；IIb 期以上，以放疗为主。

8. 睾丸精原细胞瘤 早期根治性放疗，局部晚期高姑息性放疗。

五、淋 巴 瘤

早期（I ～ II期）低度恶性、惰性淋巴瘤，鼻腔NKT细胞淋巴瘤等根治性放疗；各期均可在不同病期、不同阶段接受放射治疗，控制症状，提高局部控制率、长期生存率。

六、各部位软组织肉瘤

保留肢体、功能的术前、术后放疗；局部晚期高姑息性放疗。

七、止痛、止血、减少分泌物、缓解症状为目的的放射治疗

肿瘤骨转移、上腔静脉压迫症、骨髓压迫症急诊放疗，缓解症状，解除患者痛苦。

（蒋美萍　秦继勇　李文辉　郎锦义）

第三章 "γ-刀""X-刀"立体定向放射治疗

第一节 立体定向放射手术、放射治疗

立体定向放射手术、放射治疗是采用 X、γ 射线非共面、多弧照射，实现多个小野、笔型束、三维集束、单次大剂量照射病变；使射线对病变实施"手术"式照射，既可保护邻近重要器官，又可使病变得到大剂量的破坏性照射，称为立体定向放射手术(stereotactic radiosurgery，简称SRS)，包括"γ-刀""X-刀"。

将精确摆位、精确靶区定位及立体定向放射手术技术相结合的放射治疗，称为立体定向放射治疗(stereotactic radiotherapy，简称 SRT)，又称立体定向消融放疗(stereotactic ablative radiotherapy，SABR)。

"γ-刀""X-刀"立体定向放射治疗只是放射治疗当中的一种外照射治疗技术之一，但前瞻性预测报告：显示立体定向放射技术在未来 10 年(2011~2020 年)中增加最快，是放疗新的前沿地带。

一、立体定向消融放疗的特征、优势、挑战

立体定向消融放疗 SABR(SRS)的特征：以剂量(dose)/每次(fraction)区分，每次剂量>2.5~8Gy 称 hypofractionation RT(SBRT)，每次剂量>8Gy 称 ablative RT(SART)；分割次数，1~5 次(fewer fraction number，$N=1\sim5$)。

SABR(SRS)的优势：提高相对生物效应(BED>100Gy)、提高肿瘤局控率、扩大临床适应证；适用于早期/复发/放射抗拒肿瘤。

如照射的肿瘤靶区位置精度略有偏差，肿瘤局控率将下降，正常组织损伤将增大！因此，SABR(SRS)的挑战将是：如何避免正常组织高剂量照射？

只有在高的技术平台，才能同时满足安全性和精确性的要求，常规加速器不能满足开展SABR(SRS)放射外科的要求。必须要在实时图像/剂量引导的加速器系统中实现。

二、实现立体定向消融放疗的基本条件

实现立体定向消融放疗(SABR)的基本条件是医用直线加速器 6 highs 技术理论的发展，6 highs是指以下 6 点。

(1)high dose rate output(高剂量率输出)。

(2)high speed delivery(快速照射，1~2 min/rotation)。

(3)high resolution MLC(高分辨力的 MLC 叶片，≤2.5mm)。

  the smaller leaf width

  * the better dose homogeniety to the target

  * the better target dose coverage

  * the smaller penumbra，more sparing the OARs

(4)high gradient dose dis-tributions on the edge of the target(靶区边缘剂量分布陡峭)。

(5)high precision of isocenter(等中心位置高精度，isocenter±0.5mm)。

(6)high dose rate in target(靶区剂量率高，1100cGy/min vs 400cGy/min)。

具有 6 highs，才能保障实现：实时图像/剂量引导的低分次大剂量照射！(hypo-fractionaton irradiation，with real time imaging-/dose-guided！)

三、"γ-刀"

"γ-刀"(伽马刀)又称立体定向伽马射线放射治疗系统，是一种融合现代计算机技术、立体定

向技术和外科技术于一体的治疗性设备，它将 30～201 个 ^{60}Co 源（^{60}钴）发出的 γ 射线，经过不同规格的二级圆形、方形、矩形准直器的笔型射线束，多源、多线束、多空间静态、动态旋转几何聚焦，使靶区等剂量曲线分布更加合理、剂量梯度更大。

每个聚焦点等中心投影的直径为 4～18mm，集中射于病灶时物理半影小、剂量跌落较快；成千、上百个聚焦点汇聚，通过能量叠加，形成一定的治疗范围，可一次性或几次形成剂量足够强的辐射场（焦域），致死性地摧毁靶区内的组织，其治疗照射范围剂量与正常组织剂量界限非常明显，边缘剂量锐减如刀割一样，称为"伽马刀"。

四、"X-刀"

"X-刀"是用直线加速器 6～15MV 的 X 射线非共面、多弧旋转照射，采用三级准直器（并且准直器下端距等中心距为 25～35cm，等中心聚焦直径 5mm），可将 X 射线射野 80%～20% 半影范围由 6～8mm 降低到 3mm 以下；单源、多线束、多维空间、动态旋转几何聚焦，大大增加了 X 射线立体定向放射手术、立体定向放射治疗治疗剂量分布的锐利度，从而实现了多个小野、笔型束、三维集束单次大剂量照射病变。其能给予一定的肿瘤范围，一定的照射剂量，在一段时间内，取得了一定的治疗效果。

（1）很多数据显示，在早期肺癌的治疗当中，立体导向治疗的放射治疗的治愈率和生存期与手术切除没有差别（不差于手术的疗效）；而且能保持肺功能，减少因手术造成肺功能下降进而并发症增大的风险。在某些情况下，放射治疗的效果比手术切除还要好。在肺癌切除手术 30 天内死于手术并发症的死亡率占 5%，而放射治疗在肺癌早期的治疗中没有 30 天内死于放疗的。同时，一些手术治疗不能做到的事情放射治疗还能做到。*MD Anderson Cancer Center* 到目前为止已经治疗了近 2000 例早期肺癌的立体导向治疗，局控率达到 98.5%。

（2）2013 年 10 月红皮杂志回顾性报告：在过去 45 份文献 3771 例，用立体定向消融放疗的非小细胞肺癌（NSCLC）患者，其中 I 期的 3201 例 2 年生存率为 70%，局控率为 91%；手术治疗的 2038 例患者，2 年生存率为 68%；两者结果相当。

（3）2015 年 5 月国际著名柳叶刀（*Lancet*）肿瘤杂志发表，美国 MD 安德森癌症中心张玉蛟教授的重大临床科研成果：立体定向消融放疗（SABR）对比肺叶切除治疗可手术 I 期非小细胞肺癌 2 项随机研究的汇总分析：SABR 组和手术组，3 年总生存率分别是 95% 和 79%，3 年无复发生存率分别是 86% 和 80%。目前，美国和英国正准备开展更大样本的 III 期研究（VALOR 和 SABR Tooth）对比 SABR 和手术的差异。

第二节　立体定向放射治疗学
一、立体定向放射治疗的物理学特点

（1）靶区高剂量（higher dose to the Target by using small converging beams）。
（2）靶区边缘剂量分布陡峭（higher gradient dose distributions at the edge of the target）。
（3）靶区内剂量分布极不均匀（higher un-uniformity dose distributions in target as beam's size is small）。
（4）靶区剂量处方线（面）较低（50%～90%）（lower isodose line for dose prescription than conventional RT）。
（5）靶区外周围正常组织剂量很低（lower dose to Normal tissues & organs surround target）。

二、立体定向放射治疗在物理剂量学分布优势

射线能从不同方向、不同角度，使用不同大小的笔型射线束，形成非共面、多条射线束共同聚焦完成照射。靶区剂量高度集中，靶区剂量成高剂量平台，靶区剂量高度适形，靶区剂量可不均匀，靶区外下降陡峭。

计划系统能精确地优化出一个大分割剂量放疗计划，一次或多次照射一个或多个病变，同时又最大限度地保护邻近重要器官。

突出特点：准确的摆位，准确的靶区定位，靶区内放疗剂量高度集中、剂量分布高度不均匀，总的治疗时间短。

三、临床应用立体定向放射治疗时需要考虑因素

立体定向放射治疗的肿瘤靶区勾画、临床靶区勾画及放射治疗计划制订等，都是在静态影像学上确定的；而整个照射过程，是在实时动态的状况下执行的，静态、动态所产生的实际效果截然不同。

为保证静态、动态所产生的实际效果相同，必须要求肿瘤相对固定、不活动，不受人体生理呼吸和(或)器官运动影响。

四、立体定向放射治疗临床应用的严格适应证

首先，要考虑肿瘤的良、恶性，肿瘤生长部位、大小、与周围组织及危及器官的相互关系。要求：肿瘤生长在并行器官或耐受高剂量区域，体积越小越好，形状越圆越好，单个数目最好；如果肿瘤形状复杂，周围敏感器官多，需要区域性或大范围放射治疗时不宜采用。

同时，为保证每一次大剂量照射的准确性、实际的高剂量曲线均匀性分布，避免出现剂量的热点(放射损伤加重)、冷点(放疗后肿瘤未控)，严格要求肿瘤相对固定、不活动，不受人体生理呼吸和(或)器官运动影响。

当适应证扩大到治疗体积较大(>3cm)的肿瘤时，必须开展分次治疗，采用不同形状的准直器。

五、存在亟待解决的难题

使用大分次剂量/少治疗次数的大分割方式治疗，其放射生物学基础、理论还需要进一步研究。同时，放射治疗分次模式的转变，要与放射治疗技术整体发展有机的结合。

临床上，胸部、腹盆部肿瘤受人体生理呼吸和(或)器官运动影响较大，在整个照射过程，肿瘤随时都在不停地运动，无法保证照射的准确性、实际的高剂量曲线均匀分布；而且，照射范围大小，照射时间长短，机器转动次数的多少，可产生更多方向、更多角度的笔型束，这些都会导致发生误差的概率大大增加。同时，肿瘤靶区(GTV)一次大剂量照射的放射生物学研究，肿瘤未控(≤6个月)及复发部位的观察、研究等。

"γ-刀""X-刀"立体定向放射治疗技术应用的不规范，可导致严重的、不可挽回的损失，误时、误效，高消耗、高损伤。故不推荐在恶性肿瘤根治性放疗中首选应用，只是在精确外照射治疗结束的前提下，作为肿瘤局部的补充剂量(推量)或者在特殊情况下、特殊治疗目的下，选择性应用的放射治疗技术。

（秦继勇　刘　均　徐志勇）

第四章　质子、中子及重粒子放射治疗学

更好狙击肿瘤的放射治疗技术是粒子放射治疗。临床证据显示，接受放射治疗时增加肿瘤照射剂量，可提高局部控制率和生存率。只要照射剂量（能量）达到足够高，则没有放射线杀不死的生物细胞，但由于肿瘤周围正常器官及组织的存在，可能发生严重毒副作用，使得某些部位照射剂量的提升受限、难以提升，局部控制率提高有限。

第一节　光子、粒子射线的物理学特性

一、光子射线的物理学特性

目前，临床常用的是直线加速器（X射线）、伽马（γ）射线等光子射线，其放射物理学特性是：光子射线入射人体后，穿透力极强，行程很长，可贯穿人体；在入射路径上能量很快到达最高剂量点，此后随着照射行程路径的延伸，能量才逐渐衰减。导致在入射路径上，靶区前的正常组织受到高于靶区的照射剂量；而在出射路径上，靶区后的正常组织也受到低于靶区的照射剂量，通常会对肿瘤四周的正常组织造成一定程度的照射损伤。

光子沉积的剂量峰值接近于它们进入人体组织时的剂量，此后沉积的剂量随深度增加呈指数级下降；光子射线治疗的照射剂量有效利用率较低，线束利用率20%，物理剂量分布及生物学效应（受"4R"影响）均不理想。同时，光子射线调强放疗采用多角度旋转照射，患者全身受到的辐射总量显著高于三维和常规技术，患者全身曝射量显著增加并受到损伤，大面积正常组织受到低剂量照射，增加了放射致癌的危险，第二原发性肿瘤的危险增加。对治疗后长期存活者，特别是青年或儿童，这种危险性很重要。

二、粒子（质子、重离子）射线的物理学特性

粒子可以是中性不带电荷的（如中子）或者是带电粒子（如电子、质子、介子或者氦、氖、硅、氩和碳离子），电子是在现代肿瘤放疗中常规用于治疗皮肤和浅表病变的轻粒子。

氢原子剥去电子后成带正电荷的粒子称质子，利用质子射线对肿瘤的照射叫质子放射治疗，采用质子射线行调强治疗称高速质子的束流调强（IMPT）。碳、氖、硅等原子量较大的原子核或离子称重离子，利用重离子射线（目前主要用的是碳离子射线）对肿瘤的照射称重离子放射治疗，采用碳离子射线行调强治疗称高速碳离子的束流调强（IMCT）。质子、重离子两者统称为粒子放射治疗。

采用医用高能质子、重离子（如碳离子）加速器的粒子射线治疗，是目前肿瘤精确放射治疗中最先进的技术，具有良好的物理效应和剂量学分布或生物学特性，其对肿瘤的放射治疗效果优于光子射线治疗，放疗毒副作用和不良反应也明显少于光子射线治疗。

第二节　粒子（质子、重离子）放射物理学、剂量学优势

一、粒子特有的放射物理学、剂量学优势

（一）粒子射线的物理学、剂量学特点

质子或重离子由同步加速器加速至光速的70%后，经调整通过束流输送线，引入治疗室的粒子束流射向生物体。在进入生物体表面时粒子能量极高、射线穿透性强，粒子运动速度迅速，而粒子能量损失较慢，沿着入射路径进入和通过组织时剂量沉积小；随着深度的增加，粒子能量逐

渐降低、运动速度逐渐减慢，而且粒子能量损失逐渐增加[在达到既定治疗靶区(肿瘤)前，射线能量几乎不被释放]；在接近粒子射程末端时，粒子能量很小而运动速度很慢、能量损失急剧增加，在到达特定深度(终点后)[治疗靶区(肿瘤病灶)区域]的瞬间释放出大量能量(达顶点)，即形成剂量高度集中分布的电离吸收峰"布拉格峰"(bragg peak)；而"布拉格峰"末端之后剂量迅速下降到零或者接近零，或者只有很少的剂量沉积的能量释放轨迹。粒子射线进入生物体后，峰值之前的剂量沉积大约是"布拉格峰"最大剂量的 20%~30%(入射剂量明显低于肿瘤部位的剂量)，峰之后剂量下降到 0，从而达到最大限度地保护肿瘤前、后的正常组织。

该技术射线剂量的有效利用率非常高，线束利用率100%；除了"布拉格峰"的优势外，在浅表和中等深度部位，质子线也有更为锐利的半影(衡量束流横向边缘剂量衰减速度的指标)。更锐利的束流半影便于投照更高的剂量到毗邻关键脏器的靶区，因为可避开这些通常使剂量受到限制的关键脏器，所以可有效地增加靶区的剂量，在保持器官剂量体积限量的同时，减少健侧肺、心脏、食管和脊髓等危及器官的照射。当对同样大小的肿瘤实施同样剂量的照射时，接受粒子线治疗的正常组织一般要比接受光子线治疗时受到的辐射更少。粒子治疗比光子治疗，具有明显的放射物理学、剂量学分布优势。

(二)质子、碳离子的物理特性("布拉格峰")的比较

1. 与质子相比，碳离子的"布拉格峰"曲线更为尖锐，剂量集中度更高。

2. 质子的"布拉格峰"曲线末端剂量非常低，没有出量，质子在出量时有优势，肿瘤后方正常组织剂量较低。

3. 重离子的"布拉格峰"曲线，在峰后方有一个"拖尾效应"区域(尾部剂量)；这个区域集中了一些核子反应后形成的非常轻的粒子，生物学效应虽然很低，但确实存在。目前，可以通过使用同步加速器和点扫描或笔形束扫描、多野、调强照射，将这一影响降低到忽略不计的水平。

二、保障临床精确应用粒子的现代技术

(一)粒子精准治疗的中枢环节——放射治疗计划系统

放射治疗计划是精确放疗技术实现的中枢环节，是在专用计算机放射治疗计划系统中，对不同射线照射的方式、不同治疗方法的剂量分布进行优化计算；根据计算结果，由医生、物理师、剂量师合作审核、选取与执行对肿瘤治疗最为合理的剂量分布方案，并付诸实施。

"布拉格峰"是粒子初始能量和射束路径上组织密度的函数(粒子深度-剂量分布特点)。在临床实际应用中，必须通过专用放射治疗计划选择、调整、设置好粒子射线的能量类型、大小、投照角度等因素，调节"布拉格峰"的位置及体积。要准确达到"布拉格峰"区的位置控制在肿瘤组织区域内(剂量沉积于特定靶区)，并得到加速器最小的出射剂量，要充分考虑到：肿瘤的部位、组织来源、深度、体积、危及器官、周围正常组织及组织间不同密度、器官生理移动、误差(设备、摆位)等，设计、评估、验证放射治疗计划非常重要。因此，放射治疗计划的制订，直接影响到放射治疗的精度，是改进放疗水平的一个最重要的环节。

(二)粒子治疗可实现高剂量适型性全覆盖——拓宽的"布拉格峰"区域

单一能量粒子束产生窄的"布拉格峰"，临床应用有限。为了覆盖靶区，需要拓宽"布拉格峰"：一系列"布拉格峰"沿着连续能量谱展开，多个"布拉格峰"可经调整、扩张、融合后形成扩展的"布拉格峰"区域，实现对肿瘤区域的适型性全覆盖，得到覆盖靶区体积的均匀剂量分布；同时，避免照射远端器官，预防正常组织的过度照射(更重要的是全覆盖概念：1%的剂量缺省，可能引起 100%的局部复发)，实现了对肿瘤细胞产生更强有力照射、强大杀灭效应的同时，对其他周围正常组织几乎不受或很少照射，从而有效地保护周围正常组织。

图像引导下的质子重离子调强，通过专用放射治疗计划系统软件优化治疗计划，利用

其特有的"布拉格峰"剂量分布特点，增加了靶区剂量适合度，正常组织剂量更低（物理效应）；提高肿瘤局控率，降低复发率，提高生存率（生物效应）。降低由放疗引起的副作用，在放射剂量学分布达到了立体定向放疗的水平。在一定程度上，提高了肿瘤患者的治愈率和生活质量。

（三）粒子治疗技术模式

1. 两种精确粒子治疗技术模式

（1）是被动散射质子治疗（passive-scattering proton therapy，PSPT）

又称质子散射治疗，其 3D 治疗计划可得到适形剂量分布；治疗时，使用补偿片形成束流末端射束形状，使用准直设备限制照射野范围（是过去的、已经过时的质子技术）。

（2）是点扫描或笔形束扫描（PBS）放疗技术

该技术是将肿瘤部位靶区分割为数十个到数千个点（SPOT），利用粒子不同能量的笔形束对每个点逐一照射，扫描产生一个个单一的"点"或体素构成肿瘤适形容积形状，可在靶区体积内形成任意剂量分布，得到与肿瘤高度适形的粒子束剂量分布，拥有超高的精确度，暴露在靶目标周围的健康组织很少。调强粒子治疗（高速质子的束流调强，IMPT；高速碳离子的束流调强，IMCT）：通过逆向治疗计划程序，使用目标函数同时优化笔形束强度和能量，可得到合适的肿瘤体积内数以百计体素的放射剂量。

另外一种扫描束技术即均匀扫描（均衡束扫描 uniform beam scanning，UBS），可在组织结构的平面或层面得到均匀剂量，取代单独体素的剂量雕刻。

虽然被动散射和笔形束扫描技术都是利用"布拉格峰"，避免正常器官受到过多照射剂量，但笔形束扫描法如 IMPT 比 PSPT 得到的剂量分布要好、更加适形。然而，更精确的 IMPT 技术意味着更小的外放边界，对移动靶区显然不利。因此，需要细致的质量保证和考虑生理运动如呼吸补偿来保证 IMPT 的高精度要求。

2. 点扫描或笔形束扫描（PBS）放疗技术的发展 从 2008 年开始，PBS 的传输时间减少了 6 倍，如今向 1L 体积发射 2Gy 放射线所需的时间不超过 50s。使用不同束点大小的束流后，传输速度将进一步加快。最初的单一束点大小为 9mm，如今缩小了 3 倍，照射肿瘤的精确度可以达到 1mm 以内。IBA 的 PBS 技术已经具备并即将进一步优化的特点是层内和容积重复扫描，联合门控技术，可以解决靶目标移动问题。当前越来越多的质子中心在筹备的过程中选择 PBS，相信随着技术的进展，PBS 将更加普及。

2008 年美国 MD 安德森质子中心、2013 年日本名古屋质子中心、2014 年全球首个运动器官点扫描治疗北海道大学质子中心、2015 年全部使用点扫描治疗的 Mayo 罗切斯特质子中心、2016 年后在建的质子项目和重离子项目全部使用点扫描。

同时，质子、重离子放射治疗采用比较先进的笔形扫描式技术，利用笔形射线束，使得狭窄的"布拉格峰"在照射靶区内，对肿瘤进行分层、扫描式的逐层、逐点的 3D 扫描照射（笔形束扫描调强），线束利用率 100%。从而使射线在人体内路径的四周，只有少得能量释放，即质子、重离子射线的末端散射和四周侧向散射都非常小，达到了对肿瘤四周及后方正常组织很好的保护。

第三节　粒子（质子、重离子）放射生物学优势
一、放射生物学指标（评价放疗效果的指标）

评价肿瘤放射治疗治疗措施优劣的放射生物学指标，目前常用的是治疗比、治疗获得系数、氧增强比（氧效应）、相对生物效应（RBE）、剂量率效应等。

1. 1914 年由 Schwarz 提出的治疗比（therapeutic ratio，TR），是指某一治疗措施对肿瘤的控制

率和对正常组织造成的影响之比；TR≥1 的肿瘤，放疗可能治愈；TR<1，则即使肿瘤达到消退，正常组织也要受到不可接受的损伤。

2. 治疗获得系数(therapeutic gain factor，TGF)=某一措施对肿瘤的影响/同一措施对正常组织的影响；一个治疗计划 TGF 必须>1 才有临床应用价值，TGF 越大，越有价值。

3. 在乏氧与有氧情况下照射时产生相同生物效应所需剂量之比，称氧增强比(oxygen enhancement ratio，OER)，也称氧效应。基础实验证明：细胞在低氧环境(<10ppm)下受低传能线密度射线照射时，细胞的放射敏感性会明显降低。氧是目前所知最强的放射增敏剂，有氧情况照射时细胞的放射敏感性约为乏氧时的 3 倍。氧对生物体放射敏感性有显著影响，OER 越小，越有价值。

4. 相对生物效应(relative biological effectiveness，RBE)：是指要达到同样生物效应时的标准射线(250kV-X 线)所用剂量和某种射线所用剂量的比值；RBE 越大，越有临床应用价值。

5. 剂量率效应：指在相同总剂量，不同的剂量率会产生不同的效应。剂量率效应高低主要和亚致死损伤修复(SLDR)、细胞周期再分布及细胞增殖有关。

二、粒子放射生物学指标

1. 相对生物学效应(relative biological effectiveness，RBE)　定义为一试验系统中产生特定生物学效应的光子照射剂量与产生相同生物学效应需要的质子照射剂量比。

质子剂量使用戈瑞(Gy)相当剂量(cobalt gray equivalent，CGE)表示，即与光子照射处方剂量产生相同效应时质子剂量的转换因子。对于质子治疗，RBE 公认值为 1.1。

2. 生物有效剂量(biological effective dose，BED)　辐射对组织的影响取决于总剂量及每次照射的剂量(分次剂量)，通常使用小的总剂量、大分次剂量的方案与使用大的总剂量、小分次剂量的方案可以产生相同的生物学效应。

因而在比较两个不同放疗方案时，首先将每种方案转换成一个统一量，即使用分次剂量(fraction size，FS)和总剂量(total dose，TD)计算得到一个单一值，称为生物有效剂量，计算公式为 $BED=TD\times(1+FS/\alpha/\beta)$。

当考虑肿瘤治疗时，使用 BED 公式比较不同放疗方案非常重要。α/β 值为放射生物学参数，α/β 值是指该组织受照射剂量 D 导致 DNA 链一击断裂效应与二击同时断裂效应恰巧相等的剂量。早反应组织和晚反应组织的 α/β 值不同，α/β 值反映相关组织放射生物敏感性，大部分肿瘤相当于早反应组织，α/β 值较高。

三、传能线密度对放射生物学的影响

射线与物质作用的同时会产生能量的损失，把射线在生物内单位长度径迹上传递的能量称传能线密度(LET)，LET 是指单位长度径迹上消耗的平均能量；常用单位是每微米单位密度物质的千电子伏数(keV/μm，$1keV/\mu m=1.602\times10^{-10}J/m$)，是表示辐射效应的重要因子。

低 LET 射线(<10keV/μm)以间接作用为主，如 X 射线、电子线、γ 射线等。高 LET 射线(>100keV/μm)以直接作用为主，具有一定的、特殊的物理学特性和(或)生物学特性，如中子、质子、α 粒子、碳离子等。两者放射生物学效应截然不同。

(一)低 LET 射线

深部 X 线、钴 60-γ 线、加速器高能 X 线、高能电子束在组织中沿着次级粒子经迹上的 LET 较小(<10keV/μm)，是低 LET 射线。低 LET 射线治疗时，以间接作用为主，肿瘤细胞生存曲线有较宽的"肩区"(剂量依赖性)。

其生物效应的大小主要依赖于：肿瘤组织的来源、病理类型及肿瘤细胞的增殖能力、分化程度、细胞周期分布[增殖细胞周期分为四个期，即 G_1 期(DNA 合成准备期)、S 期(DNA 合成期)、G_2 期(细胞分裂准备期)、M 期(细胞分裂期)；处于不同增殖周期的细胞其放射敏感性不完全相同，M 期的细胞对射线致死性损伤最为敏感，细胞周期放射敏感性依次为 M 期＞G_2 期＞G_1 期＞S 期]、细胞的含氧情况和细胞放射损伤的修复(repair of radiation damage)、(肿瘤组织的)再增殖(repopulation)、(肿瘤细胞的)周期时相再分布(redistribution)、肿瘤乏氧细胞再氧合(reoxygenation)能力等因素密切相关。质子和碳离子的生物学效应不同，碳离子对于抵抗性强的肿瘤有良好治疗效果。

(二)高 LET 射线

快中子、质子、π 负介子、α 粒子及氦、碳、氮、氧、氖离子等重粒子，当粒子束射入介质时，在组织中沿着次级粒子经迹上的 LET 较大(>100 keV/μm)，是高 LET 射线。高 LET 射线治疗时，以直接作用为主，肿瘤细胞生存曲线只有狭小的"肩区"或不存在，生存曲线几乎呈指数下降，更适合于大分割、短疗程治疗。

其生物学特点：生物效应的大小对细胞生长周期、细胞的含氧情况(富氧、低氧细胞)的依赖性很小，对乏氧细胞也有效，对细胞周期各时相细胞均有较好的致死作用，可充分杀伤肿瘤细胞；高 LET 射线可导致肿瘤细胞复杂的不易修复、错修复或损伤固定，几乎没有或较少有亚致死损伤(SLD)和潜在致死损伤(PLD)的修复；不同类型的肿瘤细胞对高 LET 射线有或一致的敏感性，对增殖缓慢的肿瘤也较为有效。

四、粒子射线的生物学机制

在放射生物学特性上，光子和质子是稀疏电离，DNA 单链断裂，存在亚致死放射损伤和潜在放射损伤的修复，质子的相对生物效应(RBE)为 1.05～1.13。中子、碳离子是致密电离，＞70% DNA 双链断裂，更不容易修复。

重粒子线具有越进入体内深部，相对生物学效应(RBE)越高的特性，为 2～3；相对生物学效应越高，剂量率效应越高，因而治疗疗程能够在较短时间完成，疗程缩短。Ⅰ期肺癌和肝癌，只需 1～2 次照射治疗即可；前列腺癌和骨与软组织肿瘤，只需 16～20 次，是 X 射线和质子束治疗的约一半的照射次数，因而患者和家属的负担小，而且能保持患者生活质量(QOL)。目前，患者的平均照射次数约为 12 次(约 3 周)。

粒子放疗的生物剂量(cGy)＝ 物理剂量×相对生物效应(RBE)。

在实际临床应用时，应慎重选择一个合适的 LET 射线，使产生的电离密度正好给予每个靶一次打击，杀灭细胞的能力达到最高点。

五、各类射线放射生物学特性的比较

(一)光子射线

伽马(γ)射线、X 射线。光子线放射敏感性与肿瘤病理类型、细胞周期、细胞增殖、氧的作用、损伤修复的影响有关，RBE＝1。

(二)粒子射线

质子、中子、碳离子等，重粒子线是质量大于氦核的粒子射线(表 1-4-1)。

1. 质子放射生物学 受肿瘤病理类型、细胞周期、细胞增殖、氧效应的影响大，其放射损伤可修复，影响放射敏感性的因素与光子线类似，但 RBE＝1.1。

2. 中子放射生物学 受肿瘤病理类型、细胞周期、细胞增殖、氧效应的影响小，其放射损伤多数是不可修复损伤；生物效应优于光子线，RBE＝2～3。

3. 重粒子线放射生物学　受病理类型影响小,可根治骨和软骨肉瘤,对腺癌等对传统放疗抵抗性强的肿瘤和局部进展期肿瘤的治疗也有效果;不受细胞周期影响,可直接杀灭 G_0 期细胞。受细胞增殖影响小,可单次或几次分割照射;不受氧效应影响,可直接杀灭乏氧细胞,氧增强比约是伽马(γ)射线、X射线和质子线 2 倍的治疗效果,且组织内氧浓度不易受到影响;放射损伤多数是不可修复损伤;具有的相对生物学效应(RBE)约是伽马(γ)射线、X射线和质子线的 3 倍,可以通杀肿瘤细胞。

表 1-4-1　各类射线放射物理学及生物学特性的比较

	物理学特性	生物学特性
光子射线	−	−
中子射线	−	++
质子射线	+++	+
重粒子线	+++	+++

六、碳离子放射线的生物学优势

1. 更强的放射生物学损伤效应(肿瘤和正常组织)。

2. 对抗放射的肿瘤有更有效的杀灭效应(肿瘤特异性)。

(1)对乏氧细胞有更强的杀灭效应。

(2)诱导更多的细胞凋亡,更有效杀灭抗光子的 p53 突变的肿瘤。

(3)提高了对抗放射的 S 期细胞的杀灭。

(4)对抗拒放疗(固有抗放射)的肿瘤细胞有更强的杀灭效应,小鼠黑色素瘤细胞 B16:X 线 2Gy 照射,存活率 81%;碳离子 2Gy 照射,存活率 15%。对光子放疗和化疗抗拒的肿瘤,重粒子有更强的杀灭效应。

(5)照射肿瘤后,肿瘤血管的密度减少,肿瘤细胞中的 VEGF mRNA 比 X 线照射后增加。

(6)对肿瘤干细胞有更强的杀灭、抑止效应,放射线抑止肿瘤的远处转移潜能,碳粒子照射比 X 线和质子有更强的抑制细胞迁移的作用、有更强的抑制细胞浸润的作用,比 X 线有更强的抑制基质金属蛋白酶 2 的作用。

七、碳离子生物学效应的微观分析

碳离子的"布拉格峰"曲线,在峰区内的生物学效应越靠近后端越高,尾部的下降沿生物学效应非常高,易在后端区域出现超出靶区的高剂量(相对生物学效应越高,剂量率效应越高)。

1. 位于离子轨迹末端(靶区)的局部微观剂量分布非常高,且集中(10^3Gy)。

2. X 射线光子的微观剂量分布较平均且分散,局部剂量低。

3. 分散的集束型损伤(来自离子束)比均匀分布的小损伤(来自光子束或质子束),更有效地杀死细胞。

4. 2Gy 的 X 线照射后,肿瘤的转移潜力增加。经过碳粒子照射后的肿瘤细胞显著减少了肺转移的发生率。有比较强的肿瘤迁移、浸润能力的细胞可能就是肿瘤干细胞,提示:碳粒子照射后残存肿瘤中包含了更少比例的肿瘤干细胞。可能的机制:粒子照射减少了肿瘤细胞的迁移、浸润的能力,抑制了基质金属蛋白酶的活性。结论:碳粒子照射能够抑制放射后肿瘤细胞的转移,优于 X 线放疗。

第四节　粒子(质子、重离子)放射治疗优势

一、能准确攻击肿瘤细胞，对肿瘤杀伤力强大

肿瘤细胞与正常细胞一样，其基因(DNA)也呈现出双螺旋结构。传统光子放疗只能切断其中的单链，存在损伤修复，因此肿瘤存在复发的风险。然而粒子治疗，在很大程度上可一次性切断双链，几乎没有或较少有损伤修复，具有更强大的肿瘤细胞杀伤能力。

形成重离子线的碳离子(带电原子)比质子的质量更大，质子 RBE 1.1，碳离子 RBE 2～3。因此，重离子线比质子线拥有更大的杀伤力，但对周围正常组织造成伤害的风险较质子高，质子线更不易对正常组织造成伤害。

粒子线治疗可以由旋转机架，依据肿瘤病灶的形状从多个(2 个以上)方向分别实施调强照射，将杀死肿瘤所必需的剂量分割开来照射，降低了每个野、每次照射的剂量，从而避开对正常组织的损伤，对正常组织剂量降低的程度和作用因人而异。粒子线治疗是目前更加可靠、精确的放射治疗方法。

二、粒子(质子、重离子)放射治疗适应证拓宽

质子、重离子放射治疗，因具有能量极高、射线穿透性强，具备良好的物理效应和剂量学分布或生物学特性，对肿瘤有很强的杀伤力的特点。重离子治疗以碳离子为主，碳离子具备了高精度的放射物理学、剂量学特点(能更好保护肿瘤周边重要脏器正常组织)和生物学效应(RBE)高(2～3)的特性。对 CHO-K1 细胞：碳离子的氧增比值降低到 1.3～2.0，相对生物效应增加到 2.0～4.0。因此，放射治疗适应证较普通光子放射治疗有了极大的拓宽。

粒子(质子、重离子)放射治疗适用于对常规光子放射治疗抗拒的难治性肿瘤，如骨软组织肉瘤、腺样囊性癌、恶性黑色素瘤、脊索瘤等含有大量乏氧细胞的恶性肿瘤，疗效更加显著。

对传统光子放射治疗不敏感(放射抗拒性)的肿瘤、已产生抗拒的肿瘤及复发肿瘤病灶(因初次放疗可能会造成残余肿瘤细胞一定程度的放射抗拒，或因肿瘤周围正常组织的限制低于首次治疗)的再程放射治疗甚至抗拒质子放疗的肿瘤，碳离子更具优势。

粒子(质子、重离子)放射治疗更适合应用于：根治性放疗的患者，或者局部治疗价值较大的寡转移患者、再程放疗的患者。

三、粒子(质子、重离子)放射治疗适应证

质子、重离子放射治疗，能降低正常组织受量；因此，明显提高了肿瘤患者的临床治愈率和生活质量。为年龄大、基础心肺功能较差或无法耐受手术治疗或接受同步化疗，易发生较严重毒性反应的患者，带来了益处，提供了新的治疗方式选择。

必须明确，质子、重离子放射治疗是治疗肿瘤的"利器"，而非"神器"，治疗肿瘤必须依据患者的生理年龄(主要是体力评分、脏器功能是否正常)、具体的患者病情，充分结合多种治疗(多学科)手段和粒子治疗是否对患者有益(主要是可否延长患者生存期、改善生存质量)，使患者从治疗中获得最大的收益。

目前，质子、重离子放疗的适应证包括以下几项。

(1)中枢神经系统肿瘤：脑膜瘤、垂体瘤、听神经瘤、星形细胞瘤。

(2)颅底肿瘤：脊索瘤、软骨肉瘤。

(3)头颈部肿瘤：鼻咽癌、口腔癌、咽癌、喉癌、腺样囊性癌、黑色素瘤、软组织肉瘤。

(4)胸腹部肿瘤：肺癌、食管癌、纵隔肿瘤、肝癌、胰腺癌、胆管癌。

(5)盆腔肿瘤：直肠癌、前列腺癌、子宫肿瘤及其他无法切除的盆腔肿瘤。

(6)骨肿瘤和软组织肉瘤。

从放射物理学的特征推测，再次放疗时，质子、重离子射线比常规光子射线的毒副作用更小，疗效也应更好。文献报道，放疗后肿瘤再次复发者，粒子治疗可以是一种选择，毒副作用更小，对部分患者可延长生存期。是否可以进行粒子治疗，应综合评价患者情况。要求，再次放疗和第一次放疗的间隔时间，应该大于1年；开展治疗前，评估第一次放疗剂量(对肿瘤和周围正常组织)、目前复发肿瘤周围正常组织的放射损伤程度至关重要；同时要确定患者全身情况，权衡再次放疗对患者可能带来的益处和并发症。

如果手术、化疗后局部肿瘤复发，且没有远处转移，可进行质子、重离子治疗来延长生存时间。在胃、肠道等空腔脏器的肿瘤，因为质子、重离子集中打击的效果相对有限，可能增加空腔脏器穿孔的风险；因此，不建议常规使用质子、重离子治疗。

四、质子、重离子治疗临床应用的思考

尽管粒子治疗有理论上的优势，这项技术已应用于临床，面临的挑战是如何保证正确使用粒子治疗技术、可靠的高质量粒子束。并且，粒子治疗的治疗费用高昂，使得临床医生在改变治疗方法前需要充分地认识粒子治疗和一些新的光子治疗技术，如三维适形放疗[3-dimensional conformal radiotherapy，3D-CRT]和调强放疗(intensity-modulated radiotherapy，IMRT)的优劣，客观评估其应用于临床证据。

质子、重离子治疗相对于光子治疗，对设备精密、精确度要求更高，治疗步骤相对复杂，是一种非常新的、才进入发展阶段的，而且仅少数放疗中心在使用的尖端技术。

(一)临床应用思考一

1. 首先，设备庞大、各环节、各元件非常之多，技术比较精密和复杂，研发成本高、技术投入大，需要专业团队的维护；质量控制和质量保证方面，也比光子设备更复杂。

2. 其次，临床应用该技术要求更高、更准确、更复杂。光子或粒子束流，穿透患者身体到达靶区时，束流会经过组织密度不同的器官。高能量光子放疗比粒子放疗，更少受到组织异质性的影响：组织成分的任何变化[日常治疗中的骨骼(如肋骨随呼吸运动)位置变化，肺的膨胀，治疗过程中肿瘤大小的变化]都会对靶区覆盖剂量及周围组织接受的剂量造成显著的影响。两次照射期间和一次放疗过程中器官的移动，对多个部位的肿瘤接受的剂量都有影响。尽管这种影响并不仅存在粒子线治疗中，但粒子受组织异质性影响更大，对比光子放疗，粒子治疗中器官的移动对剂量的精确传输的影响也更大。常需要通过增加不确定性边界，来减少肿瘤照射剂量潜在的不足，然而，这又会大大增加毗邻肿瘤部位的正常组织受到的照射剂量，最终会导致更高的并发症发生率。目前，已经开始应用升级的计划系统和统计学评估方法，以改善有关粒子放疗的局限性。

由于质子、重离子射线对组织密度的敏感性比光子更高，相对而言，因为摆位不准、或者肿瘤活动造成的剂量分布差异会比光子更大。所以对治疗师的责任心要求很高，对呼吸活动比较明显的患者需要额外采用呼吸控制的技术等。

3. 设备的投入、维护、水电等运营成本相当高，对从业人员的要求、培训、操作非常严谨，导致其造价、运营成本、收费价格远远高于一般的光子治疗(如X线加速器、伽马刀、射波刀等)，整体价格相对昂贵。

(二)临床应用思考二

粒子中的中子具有较高生物学特性，而无"布拉格峰"；相反，质子的剂量分布好、旁散射少、穿透性强、局部剂量高，物理学优势大，而无生物学优势。负π介子、碳离子、氖离子等具备物理学和生物学优势，但负π介子虽然具备好的生物学效应，而物理剂量分布并不理想，对正常组织损害过大，不是理想的临床治疗采用粒子。

重粒子放疗是把双刃剑，具有更强的肿瘤杀灭效应和更严重的正常组织损伤(如果照射不准确的话)。目前，质子、重离子射线放疗已在不少国家得到了较广泛的应用，质子放疗技术成熟、成本低；重离子放疗既有放射物理剂量学的优势，又有放射生物学方面的好处，但技术较复杂、成本较高；对放射生物学方面的研究还不够深入，有许多待研究的空间；治疗的病例数不够多，临床经验的累积还少，临床应用较质子放疗发展缓慢。

五、粒子治疗存在极大的技术挑战

粒子治疗在肿瘤运动和密度变化时容易受到影响。因而当使用粒子放疗治疗，精度及稳定性极其重要，同时在制订治疗计划时需要考虑生理运动。复杂技术的挑战和高昂的粒子治疗费用，需要更深入的优化和临床研究。

目前多采用：多种多样的体外固定架和装置能提高患者摆位重复性，减小分次间摆位误差，每次治疗时需进行机载成像验证治疗精度在亚毫米级以内，4DCT 计划，必要时需行自适应重计划以补偿解剖位置改变和肿瘤缩小等造成的初始计划剂量分布改变的影响。为此，可靠的优化调强粒子治疗(IMPT、IMCT)、计划可以明显改善适形度，减小运动或解剖结构改变引起的剂量照射的不确定性。在使用大剂量粒子治疗时，需要强调检查入射处剂量的重要性。

重粒子设备的技术进步，目前集中在：设备小型化、砌层三维适形、笔形束扫描调强、机械臂三维治疗床、超导技术的旋转臂架、实时同步 PET 剂量验证等方面。今后，粒子治疗肿瘤的发展前景巨大。

六、全球粒子(质子、重离子)放射治疗应用情况

已成立的国际粒子(质子)治疗协作委员会(Particle Therapy Cooperative Group，PTCOG)，其宗旨是：交流粒子治疗肿瘤放疗的经验，制订粒子放疗的规范，推动粒子放疗在全球的发展。

2015 年 6 月 PTCOG 公布：全世界已有 14 个国家具备质子、重离子放射治疗设备，有 45 个中心、151 间治疗室。目前，中国已建成并投入使用的有 2 家：2005 年山东淄博(放疗设备不详)、2015 年 4 月上海(IONTRIS 放疗设备介绍：质子 50～250MeV，碳离子 85～420MeV，4 个治疗室，90° 和 45°，raster beam scanning)；在建的有甘肃兰州、武威及沈阳；申报拟建的涉及 20 余个省、市、自治区。

目前，全世界已有 30 余台质子加速器应用于临床放射治疗；人均拥有质子治疗中心：日本 900 万人/中心、美国 1200 万人/中心、中国 4.3 亿人/中心。质子治疗了各类肿瘤患者约 10.8 万例(中国 1096 例)，重离子治疗总病例约 1.53 万余例(中国 235 例)肿瘤患者。

(秦继勇　徐志勇)

第五章　现代近距离精确放射治疗技术

第一节　现代近距离放射治疗技术

一、近距离放射治疗定义、特点

1. 近距离放射治疗是将封装好的、治疗用放射性核素源，按一定治疗布源规则，通过施源器或输源导管直接暂时或永久性送入或植入、贴近人体肿瘤组织表面或肿瘤内部；利用放射性核素在衰变时释放的 α、β、γ 射线进行照射。

2. 近距离治疗的穿透距离仅为几个毫米或两个厘米之内，并在一定的时间范围内，对肿瘤产生持续的辐射，累积的辐射剂量能有效地破坏治疗范围内的病变组织，射线在破坏或抑制病变组织同时，对正常组织损伤较轻微。

3. 近距离治疗技术临床应用可分一次或多次进行或核素源衰变停止，在一定时间内累积完成治疗、控制肿瘤所需的辐射治疗剂量。

二、近距离放射治疗的剂量单位、换算

放射性核素源所具有的放射性强度称放射性活度，用居里（Ci）或毫居里（mCi）、贝可勒尔（Bq）来表示；$1Ci=10^3 mCi$，$1MBq=10^6 Bq$，$1GBq=10^9 Bq$；$1Ci=37GBq$，$1mCi=37MBq$；1mCi 能产生 182Gy，1MBq 能产生 4.92Gy。

计算肿瘤所需总活度（mCi）＝期望组织吸收的剂量（Gy）×肿瘤重量（g）/182 ；或者总活度（MBq）＝期望组织吸收的剂量（Gy）×肿瘤重量（g）/4.92。肿瘤靶区体积可在 CT 上测量各径向值后，计算得到。

三、近距离放射治疗分类

近距离放疗根据不同放射性核素源种类、使用方法、布源方式等，分为表面施源器贴敷照射、腔内/管内照射、组织间插植照射三种，核素源的置放分"后装"和手工，暂时驻留和永久植入。

（一）表面贴敷照射

表面贴敷照射是将放射性核素源临时放置于放射性核素源贴敷器内，把贴敷器活动性窗口对准肿瘤病灶表面进行贴敷照射。核素源常用磷-32（^{32}P）、锶-90（^{90}Sr）敷贴器，在组织内射程 3～8mm；常用于皮肤癌、黏膜癌的治疗。

（二）腔内/管内照射

腔内/管内照射是利用人体自然体腔和管道，通过窥阴器、鼻咽镜、胃镜和纤维支气管镜等引导，预先放置符合一定规格的、满足肿瘤治疗形状要求的个体化施源器，之后导入核素源进行照射，治疗结束后退出核素源。放射源多为铱-192（^{192}Ir）源，常用于宫颈癌、宫体癌、阴道癌、口腔癌、口咽癌、鼻咽癌、食管癌、支气管肺癌及肝管、胆管、直肠、肛管等部位癌的治疗。

（三）组织间插植照射

组织间插植照射将放射性核素源制成具有包壳的放射性粒子，借助影像引导技术手段，根据组织间照射治疗的目的，按一定治疗布源规则，将放射性粒子暂时或永久植入肿瘤病灶及其受侵的周围组织内进行照射的方法。

1. 组织间插植照射的方式

(1)暂时性植入：通过施源器将放射源植入到肿瘤中，经过一定时间达到处方剂量后再将放射源取出，使用的放射源为初始剂量率高的放射性核素；如 ^{192}Ir 和钴-60(^{60}Co)等源，常用于宫颈癌、早期乳腺癌保乳术后、早期周围型支气管肺癌等。

(2)永久性植入：是将放射性粒子植入到肿瘤部位永久保留不再取出，使用的放射源为初始剂量率低的放射性核素；如 ^{125}I(碘)和 ^{103}Pd(钯)源，常用于早期前列腺癌、胰腺癌、肝癌、软组织肉瘤及其他实体瘤的治疗。

2. 组织间插植照射的标准操作方法

(1)利用 CT、MRI、超声图像等影像学引导技术确定靶区，根据肿瘤体积制订植入导针数、粒子数量、粒子活度和总活度。通过 TPS 计算观察肿瘤靶区剂量分布情况，调整导针及粒子位置，得到最佳的剂量分布。

(2)采用经皮穿刺植入术、术中植入术、模板引导植入术、腔镜引导植入术、超声或 CT 引导植入术等方式完成。

(3)由于在粒子植入过程中会因技术原因、体位变化、粒子移位等因素，导致粒子植入后实际剂量与术前计划之间产生误差，因此需要进行术后剂量验证，剂量验证要重新扫 CT 或 MRI，剂量验证系统要有具备识别各层面粒子、准确计算粒子数的功能。

3. 组织间插植照射的适应证

(1)手术、外照射后复发实体肿瘤。

(2)病变小；直径≤7cm。

(3)有穿刺路径。

(4)无转移者或有转移、数量少于 3 个，并经过积极治疗后稳定。

(5)早期前列腺癌。

4. 组织间插植照射的禁忌证

(1)靶体积过大，组织间照射后易发生坏死。

(2)肿瘤表面合并溃疡。

(3)肿瘤内有空洞。

(4)肿瘤体积难以确定，容易形成某一部位超量或低量。

四、近距离放射治疗的剂量学

1. 近距离放射治疗放射源周围的剂量分布，是按照计算点与放射源之间距离的平方反比定律计算得到。

肿瘤及正常组织的受照射剂量，直接取决于放射源在组织中的几何分布，其中越靠近放射源剂量骤降越明显，在治疗范围(靶区)内剂量分布非常不均匀、剂量梯度相差非常大。

2. 为获得满意的剂量分布，必须根据放射源周围剂量分布特点，按一定的规则排列放射源。如使用放射源的类型、强度、应用方法、分布的规则、几何设置和剂量分布等，放射源可分为单平面、双平面、多平面排列及立体定向排列(呈所需要的几何形状如圆柱形等)。准确地测定每个放射源的位置，是正确计算剂量分布的前提和保障。

第二节 "后装"精确立体定向放射治疗技术
一、现代近距离"后装"放射治疗特点

现代近距离"后装"放射治疗由计算机控制的后装治疗机，放射源呈单一、高活度、微型化、由微机控制的步进马达驱动源运动，计算机计算剂量分布。

近距离治疗的特点如下。

(1) 局部剂量高，达到边缘后剂量陡然下降。

(2) 照射范围内剂量分布不均一，近源处高。

(3) 一次连续照射或数次照射。

(4) 暂时植入照射时间短。

二、现代近距离"后装"放射治疗计划系统

现代近距离后装治疗遵循曼彻斯特系统(Manchester system)、巴黎系统(Paris system)，依据靶区的形状和范围排列放射源，由计算机控制微型放射源的每一个驻留位置、驻留时间，经优化算法处理得到理想的、临床所需要的各种个体化、立体几何剂量分布，对肿瘤组织(或瘤床部位)进行高剂量照射。

三、现代近距离"后装"放射治疗的临床应用

近距离放射治疗作为综合治疗的手段之一，主要用于外照射后残存或复发病变，或者小病变者。

可以与外放疗相互配合实施，方式有先导法治疗、间插法治疗和推量法治疗三种。

1. 先导法治疗　是先采用近距离照射治疗，然后再采用远距离外放疗的方法，常用于术中无法切除的肿瘤及可疑肿瘤残留区的术中插植或粒子植入，近距离放疗之后再行常规外放疗。

2. 间插法治疗　是在常规外放疗疗程中，间插每周一次，共数次的近距离治疗，常用于放射敏感性较差的实体瘤治疗。

3. 推量法治疗　是在常规外放疗疗程结束后 1～2 周，再追加近距离照射以提高局部照射剂量，常用于外放疗之后肿瘤消退不甚满意的实体瘤。

四、现代近距离"后装"放射治疗的实施

1. 是利用人体的自然腔道和管道，通过窥阴器、鼻咽镜、胃镜和纤维支气管镜等引导下，预先放置符合一定规格、满足肿瘤治疗形状要求的个体化施源器，并通过超声、X 线、CT、MRI 确定位置合适、准确无误后加以固定，采集影像学图像。

2. 通过影像学资料，由放射治疗医师勾画肿瘤靶区，在确定需要照射的肿瘤三维立体形状后；通过现代后装治疗机所具备的个体化处理的治疗计划系统，由计算机计算和优化，满足肿瘤三维立体形状所需要精确、立体高剂量辐射剂量分布图形。

3. 在计算机严谨安全连锁系统适时控制下，通过后装治疗机链接的施源器导入核素源(先进假源模拟成功，再进真源)，并控制核素源驻留的位置、驻留时间，进行不间断持续照射，从而满足临床治疗所需要精确、立体定向高剂量辐射剂量，达到消融肿瘤的目的，治疗结束后将核素源退到后装治疗机封闭存储器内，并撤出施源器。

4. 放射源：多为铱-192(^{192}Ir)源，也有钴-60(^{60}Co)、镭-226(^{226}Ra)、铯-137(^{137}Cs)源，临床最常用于宫颈癌、宫体癌、阴道癌的放射治疗。

(1) 铱-192(^{192}Ir)源的物理特性：^{192}Ir 源是由 ^{191}Ir 在原子反应堆中通过热中子轰击而生成，生成不稳定的放射同位素。其能谱比较复杂，γ 线的平均能量为 350keV。^{192}Ir 源半期期($T_{1/2}$)为 74 天，半价层(HVLpb)为 0.3cm，照射量率常数(Rcm^2/mci h)=4.9。^{192}Ir 源的比活度可以做得很高，其点源的等效性好，便于剂量计算。目前，^{192}Ir 源在我国主要用于高剂量率的近距离治疗机。

(2) 钴-60(^{60}Co)源：其是一种人工放射性同位素，它是由稳定的 ^{59}Co 在原子反应堆中通过热中子轰击而生成放射性 ^{60}Co，半衰期($T_{1/2}$)为 5.27 年，每月约衰减 1.1%，半截层(HVLpb)1.27cm，照射量率常数(Rcm^2/mci h)=13.1。核衰变放出 3 种射线，能量为 0.31MeV 的 β 射线，过剩的能量

分别以 1.17MeV、1.33MeV 的 γ 辐射的形式释放。γ线的平均能量为 1.25MeV，最大剂量点在皮下 0.5cm 处。皮肤反应轻，骨和组织的吸收剂量相等。

(3)镭-226(^{226}Ra)源：是一种天然放射性核素，不断衰变为放射性气体氡，后者继续衰变，最后变为稳定的核素铅。半衰期为 1590 年，在衰变过程中放出 α、β、γ 射线，γ 射线的平均能量为 0.83 MeV。镭的获得比较困难，比活度低。目前，我国已经很少把 ^{226}Ra 源用于放疗。

(4)铯-137(^{137}Cs)源：是从原子反应堆的副产物中经化学提纯加工得到的人工放射性核素，γ 射线的能谱是单能，为 0.62 MeV，半衰期 33 年，每年约衰减 2%。

第三节 ^{125}I 组织间永久植入精确立体定向放射治疗技术

一、放射性粒子 ^{125}I 植入治疗的定义

放射性粒子 ^{125}I 植入是指通过影像学引导技术(超声、CT/MRI)经皮、经内镜或手术直视下将具有放射性的 ^{125}I 核素直接植入到肿瘤靶体积内或肿瘤周围，通过放射性核素持续释放射线对肿瘤细胞进行杀伤，达到治疗肿瘤的目的。

二、放射性粒子 ^{125}I 的物理特性

^{125}I 粒子半衰期 59.6 天，平均能源 30keV，组织穿透能力 1.7cm；临床常用粒子长度 4.5mm，直径 0.8mm。单个源的表观活度：0.3～1.0mCi，释放 94% 的放射剂量需要 240 天。由于 ^{125}I 能量低，穿透距离较短，组织内半价层仅为 1.7cm，为保证治疗体积受到足够范围的、足够剂量的照射，临床治疗时需要非常精确地计算植入粒子的数目和位置，确保剂量分布均匀。

三、放射性粒子 ^{125}I 植入治疗的要求

1. 需要放射性粒子 ^{125}I、治疗计划系统与质量验证系统、图像引导系统和其他辅助系统。

2. 粒子植入治疗模板制作、插植规律及剂量计算方法遵循曼彻斯特系统和巴黎系统(等边距、等间距，并相互平行)。

3. 必须由放射治疗医师、外科医师和物理师三方共同制订放射性粒子植入治疗计划。

4. 由计算机控制源的停留位置、时间及计算剂量分布，从而形成与肿瘤三维立体形状高度适形的、不同的剂量分布曲线，更好地覆盖肿瘤。

5. 放射性粒子植入术后，应及时拍靶区正、侧位 X 线片或 CT 扫描，确认植入粒子位置是否正确；再次采用治疗计划设计及验证系统重新计算术后靶区及相邻正常组织的剂量分布、剂量重建，有植入术后的质量评估报告、小结，保证该治疗技术的质量及对疗效进行评估。

6. 加强术后观察、随访；建立档案，保证放射性粒子去向可追溯及医疗安全。

四、2016 中国放射性粒子组织间近距离治疗肿瘤专家共识

(一)放射性粒子 ^{125}I 植入治疗适应证

1. 经病理诊断的恶性实体肿瘤。

2. 直径 7cm 以下的实体病灶。

3. 局部进展期肿瘤粒子植入需结合外照射等综合治疗措施。

4. 局部进展难以用局部治疗方法控制，或有远位转移晚期肿瘤，但因局部病灶引起严重症状者，为达到姑息治疗目的，也可行粒子植入治疗。

5. 术中肉眼或镜下残留。

目前国内 ^{125}I 粒子植入治疗应用于：脑肿瘤、肺癌、头颈部肿瘤、肾及肾上腺肿瘤及眶内肿

瘤(恶性黑色素瘤、视网膜母细胞瘤等)、软组织肿瘤等。

(二)放射性粒子 ^{125}I 植入治疗禁忌证

1. 恶液质，一般情况差，不能耐受粒子治疗者。

2. 空腔脏器慎用。

3. 淋巴引流区不做预防性植入。

4. 严重糖尿病。

5. 肿瘤表面合并溃疡。

(三)放射性粒子 ^{125}I 植入治疗常见并发症

1. 放射性粒子的丢失 种植术中、种植术后的丢失。

2. 放射性粒子的迁移 肺栓塞、移位到肝脏内，推测原因可能是粒子进入血管。

3. 对正常组织的损伤 放射性反应、坏死，形成放射性溃疡和窦道。

建议：

(1)临床开展放射性粒子 ^{125}I 植入治疗要严格掌握适应证，首选在影像指导下进行，术前有计划、术后有评估。

(2)早期前列腺癌参照标准的国际术式。

(3)建议有条件的单位开展 3D 打印模板技术，确保粒子植入治疗精准。

(4)计划系统最好与 CT 机连接，实现术中适时剂量优化。

(5)遵循肿瘤治疗综合、规范化治疗原则。

五、放射性粒子组织间近距离放射治疗的发展和存在问题

(一)放射性粒子组织间近距离放射治疗的发展

放射性粒子组织间永久植入治疗肿瘤，从基础到临床，进行了较系统的研究，强调规范化，使这一技术在临床实践中充分发挥了应有的作用及疗效，更好地培养了合格的学科带头人。

1. 在现代术中计算机三维治疗计划系统、影像学引导定位技术(超声、CT、MRI)结合 3D 打印非共面个体化模板技术、粒子链条辅助技术，解决了放射性粒子植入治疗术中剂量优化，实现了因人体曲度变化、解剖结构干扰和器官运动而导致的放射性粒子植入剂量学上的冷点和热点的难题，实现非等中心、非共面的 4D 治疗技术要求。

2. 建立起可计划、可评估、可普及、可规范、可推广的操作流程，现代临床放射性粒子组织间永久植入治疗技术的科学化、规范化、标准化、程序化发展，大幅度地提高了放射性粒子植入治疗精度、灵活性及治疗效率，扩大了适应证，并完全实现了全程质量控制。

目前，放射性粒子组织间近距离放射治疗，正逐渐朝着"安全有效、规范普及、创新高效"的方向发展。

(二)放射性粒子组织间近距离放射治疗存在的问题

1. 由于靶组织内照射剂量的不均性是近距离照射的剂量分布特征，加之在手术操作时由于技术原因和术后体位变动产生粒子移位，出现靶区剂量与疗前计划之间的偏差，在进行治疗验证发现后要及时予以纠正，以免影响疗效。

2. 放射性核素源(特别是永久性植入的放射性粒子)在半衰期内会对患者的周围环境和陪护人员带来一定的放射性污染，需要加强防护，加强管理。

(秦继勇 崔建国 王俊杰)

第六章　放射性核素靶向内照射治疗技术

第一节　放射性核素靶向内照射(靶向治疗)概述

一、放射性核素靶向内照射(靶向治疗)定义

利用载体或采取介入措施,通过消化道、呼吸道及血液等途径将用于治疗的放射性核素药物,通过口服或静脉注射进入人体内,靶器官和病灶部位的组织细胞能主动地、特异性地定向摄取这些放射性药物;选择性地浓聚,分布于特定的组织、器官,参与机体代谢,沉积、聚集的放射性药物通过自身衰变,释放出的放射性射线对组织器官产生持续性的照射,称放射性核素靶向内照射。

根据放射线药物在患者体内的代谢动力学特点,个体化地确定放射性药物用量的治疗方法,称剂量学引导的放射性核素靶向治疗。

二、放射性核素内照射恶性肿瘤的特性

放射性核素主要聚集于病灶内并持续发射射线,对 0.4～8mm 内的病变组织、肿瘤细胞展开针对性杀伤,达到破坏或抑制病变细胞的目的,而对周围组织的损伤很小。

就像精确制导的导弹,定向摧毁目标,具有靶向放射治疗的优势。

由于肿瘤细胞表面抗原、受体等的表达异质性,瘤体内血流灌注的差异,使得放射性核素多非均匀地分布于肿瘤病灶内,部分区域可出现无放射性核素分布区("冷区")。

三、放射性核素靶向内照射临床应用

放射性核素内照射主要适用于治疗非实体肿瘤(如淋巴瘤、白血病和较弥散分布的实体瘤)或已有全身多部位转移并不适合手术或外照射治疗的实体瘤。

例如,^{131}碘化钠($Na^{131}I$, ^{131}I)治疗分化型甲状腺癌(DTC)、锶-89($^{89}SrCl_2$)治疗恶性肿瘤转移性骨痛,是目前放射性核素靶向治疗恶性肿瘤较成功的范例,但临床实际应用的规范程度有待进一步提高。

第二节　锶-89($^{89}SrCl_2$)治疗恶性肿瘤转移性骨痛

对于广泛多发的骨转移灶,若核素全身骨扫描提示全身多发的骨转移部位有放射性浓聚,可以考虑应用锶-89($^{89}SrCl_2$)进行内照射治疗,缓解疼痛、减轻症状。

一、^{89}Sr 的物理特性、体内代谢

1. ^{89}Sr 射线能量为 1.43 MeV,^{89}Sr 发射的 β 射线在组织中的作用距离最大 8mm、平均 2.4mm;物理半衰期为 50.6 天,在正常骨的生物半衰期为 14 天,在骨转移灶内的生物半衰期>50 天。

2. ^{89}Sr 是一种具有高度亲骨性的放射性核素,能与骨中羟基磷灰石晶体结合,沉积于成骨性转移灶中(积聚于成骨细胞),是正常骨沉积量的 2～25 倍,10 天左右达到一个平稳的浓集高峰。90 天在骨转移灶滞留可达 20%～88%,至少可滞留在转移灶内 100 天,疗效持续时间 3～6 个月。

二、^{89}Sr 沉积的速度和数量

^{89}Sr 沉积的速度和数量主要取决于:骨骼病变时,局部骨的血流量高低,骨的生长发育状况(骨

细胞活跃和新骨形成），骨基质的无机盐代谢水平，骨中矿物质的含量，局部病变部位离子交换和化学吸附增强，放射性药物的转换率等因素。

三、^{89}Sr 治疗恶性肿瘤转移性骨痛适应证

1. 临床、病理、X 线／MRI 和骨显像确诊的骨转移癌患者。

2. 骨显像提示有多发性放射性异常浓聚区。如骨显像提示转移灶仅为溶骨性冷区，且呈空泡的患者，用核素治疗是无效的。

3. 骨痛剧烈或无法承受其他抗癌治疗。

4. WBC＞3.5×10^9/L，血小板大于 75×10^9/L，肝、肾功能正常。

5. 患者及家属自愿，理解对原发癌灶无治疗作用，同意接受治疗。

四、^{89}Sr 治疗恶性肿瘤转移性骨痛禁用证

1. 脊髓压迫导致的神经病理性疼痛。

2. 脊柱破坏伴病理性骨折和(或)瘫痪的患者。

3. 病理性骨折。

4. 治疗前已经采用过细胞毒素治疗、化疗和放疗出现骨髓功能严重障碍还没有得到足够恢复的患者。

5. 肝、肾功能严重障碍的患者。

6. 少见的对放射性核素过敏。

晚期和(或)已经历多次放疗／化疗的患者疗效差，应慎用。

五、^{89}Sr 治疗恶性肿瘤转移性骨痛剂量、实施、疗效观察

目前，^{89}Sr 的每次治疗剂量为 1.48～3.145MBq/kg，也有用每次 4mCi（148 MBq）者，临床疗效基本相同。^{89}Sr 在转移灶中的最初浓度范围为 2.3～240MBq/kg，总的吸收剂量范围为 DT1.3～64Gy，故 ^{89}Sr 大量聚集能有效杀死周围的肿瘤细胞。

放射性核素均会抑制骨髓，从安全起见，在化疗 6 周后考虑采用放射性核素治疗。

在治疗后 3～6 个月期间应强调进行系列的骨显像，并结合系列的骨钙、碱性磷酸酶异构酶及一些肿瘤标志物检测，以便对骨转移的性质、部位、范围、骨转移癌的骨代谢修复情况及治疗效果进行动态的全面了解和判断，减少临床诊断和治疗上的盲目性。

六、^{89}Sr 治疗恶性肿瘤转移性骨痛的特点

（一）恶性肿瘤骨转移性特点

前列腺癌、乳腺癌、肺癌、鼻咽癌最常发生骨转移，常见转移部位是脊柱、骨盆、股骨及肱骨近端，常为破骨与成骨混合性；所占比例：前列腺癌（成骨 99%，破骨 1%）、乳腺癌（成骨 70%，破骨 30%）、肺癌（成骨 30%，破骨 70%）。

（二）^{89}Sr 治疗骨转移的特点

1. 姑息镇痛疗效与病理类型密切相关，对各种癌症尤其是病理类型为腺癌引起的转移灶伴骨痛具有良好效果。

2. 以成骨代谢为主的骨转移灶疗效明显好于以溶骨代谢为主的骨转移灶。

3. 有效降低肿瘤标志物（如碱性磷酸酶和前列腺特异抗原）的水平。

4. 主要不良反应为白细胞降低，但绝大多数患者为轻度降低。

七、^{89}Sr 治疗恶性肿瘤转移性骨痛的疗效

常见肿瘤有效率从高到低分别为前列腺癌、乳腺癌、肺癌，起效时间、持续时间及治疗花费均有显著性差异，应结合患者具体情况选用。

1. ^{89}Sr 对前列腺癌和乳腺癌所致骨转移骨痛效果最佳，总有效为 80%～89%，有 10%～18% 的患者疼痛完全消失，而且对骨转移肿瘤灶有显著的治疗作用。

2. 治疗无骨痛的多发性转移瘤，总有效率为 74.0%，且提示早期治疗可能对骨转移灶更为有利，减少新的转移灶的发生。

3. 与常规外放射治疗相比，^{89}Sr 治疗对多处骨转移的激素非依赖性前列腺癌患者更为有效。

八、影响 ^{89}Sr 治疗恶性肿瘤转移性骨痛疗效因素

核素内照射治疗对部分骨转移癌患者止痛无效，其原因除与个体的疼痛阈值及心理因素有关外，还可能与下列因素有关。

1. 原发肿瘤的类型，如恶性畸胎瘤、消化道肿瘤等所致骨转移对治疗敏感性差。

2. 患者本身病情较重、已有多脏器的转移或病灶范围过大，有些患者的 X 线片显示已有病理性骨折。

3. 患者不仅是骨痛，且伴有其他软组织病变引起的疼痛及神经被侵犯或受压。

4. 骨肿瘤中的肿瘤乏氧细胞对射线不敏感，加之药物在骨肿瘤部位的积聚量也存在差异可能影响疗效，其确切原因还有待于进一步探索。

5. 有研究认为，放射性核素联合有效的化疗、双膦酸盐类药物等有助于骨转移疼痛的控制。

第三节　^{131}I (^{131}碘化钠，Na^{131}I) 治疗分化型甲状腺癌

一、分化型甲状腺癌概述

甲状腺滤泡细胞来源的甲状腺乳头状癌 (PTC)、滤泡状癌 (FTC) 统称为分化型甲状腺癌 (DTC)，^{131}I 是 DTC 术后治疗的重要手段之一。一是，采用 ^{131}I 清除 DTC 术后残留的甲状腺组织，简称 ^{131}I 清甲；二是，采用 ^{131}I 清除手术不能切除的 DTC 转移灶，简称 ^{131}I 清灶。

二、^{131}I 的物理特性

^{131}I 衰变发出 β 射线，物理半衰期为 8 天，在体内有物理衰变，又有生物衰变；口服 ^{131}I 后，约 40% 的有效半衰期为 0.34 天，60% 的有效半衰期为 7.16 天，源的强度是随时间而变化的。

^{131}I 衰变释放 β 射线 (占 99%) 在组织内有效射程最大为 2.4mm、平均为 0.4mm，β 射线的能量全部由脏器组织吸收，称非穿透性照射；^{131}I 发挥"交叉火力"的有效范围仅为 1mm，距源 1mm 以上为"冷区"。

三、^{131}I 治疗分化型甲状腺癌的体内代谢动力学

1. 甲状腺具有高度选择性摄取碘的功能及钠碘同向转运体 (NIS) 表达。口服一定剂量 ^{131}I，1h 后经胃肠道可吸收 75%，3h 后几乎全部吸收。进入血液中的放射性碘，正常人 10%～25% 被甲状腺摄取，甲状腺内碘浓度可达血浆浓度的 25～500 倍。

2. 甲状腺组织及 DTC 癌细胞、转移病灶能主动摄取 ^{131}I，而使其聚集在正常甲状腺腺泡上皮及能主动吸收碘化物的原发和残留癌细胞、转移病灶中，有效破坏和抑制癌灶。

癌组织的吸碘能力与其病理组织结构有关，一般癌组织中含滤泡结构越多，越完整，胶质越多，其浓集碘的能力越高；癌组织分化越差，吸碘越少。未分化癌几乎不吸碘，滤泡样癌吸碘较

多，其次为乳头状癌。

3. 组织受照射吸收剂量，主要取决于组织器官的累积放射性活度和组织的质量、组织器官的几何形态。

本疗法可并发骨髓抑制、生殖功能障碍或黏液性水肿等，肺转移者常并发放射性肺炎，弥漫性肺转移者可致肺纤维化，少数可并发再生障碍性贫血或白血病。

四、放射性碘全身显像检查

放射性碘全身显像(whole body scan，WBS)检查包括诊断活度 ^{131}I 显像(Dx WBS)和治疗活度 ^{131}I 显像(Rx WBS)，观察 ^{131}I 分布范围，可以发现和定位残留、复发和转移病灶，制订治疗方案，评价治疗的效果，有助于治疗方案的制订。

诊断活度 ^{131}I 显像(Dx WBS)：口服 ^{131}I 活度 74～370MBq(2～10mCi，1mCi=37MBq)，48～72h 显像，诊断敏感度随 ^{131}I 活度的增加而增高。评估有无甲状腺残留、残留多少，从而可及时评估患者治疗方案(再次手术，不行、单次或多次 ^{131}I 治疗)，决定 ^{131}I 治疗活度。

同时，判断 ^{131}I WBS 还应结合患者临床症状、体征、血清甲状腺球蛋白(Tg)水平及其他影像学检查结果，综合研判。为减少顿抑效应，可同一天服用去除活度 ^{131}I 剂量治疗。

五、^{131}I 清甲治疗的适应证、禁忌证、目的及意义

(一)^{131}I 清甲治疗前评估、准备

有再次手术指证者，应先行手术治疗；仅在患者有再次手术的禁忌证或拒绝再次手术时，可考虑直接进行清甲治疗。

清甲治疗前，停用左旋甲状腺素(L-T$_4$)至少 2～3 周或使用重组人 TSH(rhTSH)，使血清 TSH 升高至 >30mU/L。

(二)^{131}I 清甲治疗的适应证

根据 DTC 术后患者的临床资料，综合分析、研判，行低、中、高危险度分层，进行实时、个体化诊治评估，选择性实施 ^{131}I 清甲治疗。

目前，对术后 ^{131}I 清甲治疗的适应证尚存争议；建议：除所有癌灶均 <1cm 且无腺外浸润、无淋巴结和远处转移的 DTC 外，均可考虑 ^{131}I 清甲治疗。

(三)^{131}I 清甲治疗的禁忌证

妊娠期、哺乳期、计划短期(6 个月)内妊娠者和无法依从辐射防护指导者。

(四)^{131}I 清甲治疗的目的

术后口服活度 2～10mCi 的 ^{131}I，第 3～5 天内行诊断活度显像(Dx WBS) 。

1. 术后诊断性显像(−)者，观察。

2. 术后诊断性显像(+)者，显像并当天给予 ^{131}I 剂量 100～200mCi 治疗。

3. 随后再显像进一步寻找转移、残留灶，并可测定出能吸 ^{131}I 部位的吸收剂量，计算出实际的累积辐射吸收，判断治疗疗效。

因此，术后选用清甲有诊断、治疗的双重目的：杀灭残留、多灶；寻找转移、残留。

(五)DTC 术后 ^{131}I 清甲的意义

1. 利于通过血清 Tg 和 ^{131}I 全身显像(WBS)监测疾病进展。

2. 是 ^{131}I 清灶治疗的基础。

3. 清甲后的 WBS、单光子发射计算机断层成像(SPECT)/CT 融合显像等有助于对 DTC 进行

再分期。

4. 可能治疗潜在的 DTC 病灶。

六、符合以下全部条件者属低危患者组，不建议 ^{131}I 治疗

1. 无淋巴结及局部或远处转移。

2. 所有肉眼可见的肿瘤均被彻底清除。

3. 肿瘤没有侵犯周围组织表现。

4. 肿瘤不是侵袭型的组织学亚型(PTC 的高细胞型、柱状细胞型、弥漫硬化型、实体亚型和 FTC 的广泛浸润型等，容易发生甲状腺外侵犯、血管侵袭和远处转移，复发率高、预后相对较差)，并且没有血管侵犯。

5. 如果该类患者清甲后行全身碘显像，甲状腺床以外没有发现碘摄取者。

七、清甲治疗的 ^{131}I 剂量

(1)首次清甲治疗多采用固定剂量，即 1.1~3.7GBq (30~100mCi) 的 ^{131}I。

(1)残留甲状腺组织多、合并肾功能异常者，首次清甲治疗剂量要酌减。

(2)儿童及青少年 DTC 患者，需根据体重或体表面积来调整清甲治疗剂量。

A. 清甲 ^{131}I 活度 37MBq/Kg(1mCi/kg)。

B. 体表面积：15 岁成人活度为(50~100)mCi×5/6

10 岁为(50~100)mCi×1/2

5 岁为(50~100)mCi×1/3

2. 直接应用 3.7~7.4GBq(100~200mCi) ^{131}I，清甲治疗同时兼顾清灶目的。

(1)疑有或确诊残留病灶，病理为高、柱、岛细胞。

(2)残留较多手术不能切除的 DTC 病灶。

(3)伴发颈部淋巴结或远处转移，但无法手术或患者拒绝手术。

(4)不明原因的血清 Tg 水平明显升高。

3. 首次清甲后仍有残留甲状腺组织者，可进行再次清甲治疗

八、^{131}I 清甲完全标准

残留腺体需吸收剂量达到 300Gy，才被认为 ^{131}I 清甲完全。

1. 首次清甲后，Rx WBS 未见甲状腺外异常 ^{131}I 摄取，动态监测血清促甲状腺激素(TSH)抑制状态下、基础血清甲状腺球蛋白(Tg)检测持续＜1ng/ml，TSH 刺激后(TSH＞30mU/L)的 Tg 2ng/ml，并且颈部超声无明显异常。

2. 单次清甲 4~6 个月后评估，如 TSH 刺激后的 Dx WBS 图像中无甲状腺组织显影，甲状腺吸 ^{131}I 率＜1%，提示 ^{131}I 清甲完全。

九、^{131}I 清灶治疗的适应证、实施

(一) ^{131}I 清灶治疗的适应证

无法手术切除、具备摄碘功能的 DTC 转移灶(包括局部淋巴结转移和远处转移)，治疗目的为清除病灶或部分缓解病情。

1. 高龄、伴随其他严重疾病或无法耐受治疗前甲状腺功能减退者，不宜采用 ^{131}I 清灶治疗。

2. 位于关键部位的转移灶(如颅内或脊髓旁、气道内、性腺旁转移等)，如果无法手术，即使病灶显著摄取 ^{131}I，也不适合 ^{131}I 清灶治疗，而应采用其他方法处理。

^{131}I 清灶治疗后 2～10 天进行 Rx WBS，预估治疗效果和后续清灶治疗的必要性；清灶治疗 6 个月后疗效评估，2 次清灶治疗间宜相隔 4～8 个月。

(二)^{131}I 清灶治疗的剂量

首次 ^{131}I 清灶治疗应在 ^{131}I 清甲至少 3 个月后进行，对单次清灶治疗的 ^{131}I 经验性固定活度法剂量为 3.7～7.4GBq（100～200mCi）。目前，尚无法前瞻性临床研究确定 ^{131}I 治疗剂量的明确上限（包括单次剂量和累积剂量）。

患者体内 ^{131}I 残留量≤400MBq（11～30mCi）时，或距离患者 1m 所测得的照射量率＜7mR/h 可出院。

计算剂量的方法：根据血液和全身的辐射耐受上限、肿瘤病灶所需的辐射量计算剂量。

1. 血液吸收剂量安全限值：血液吸收剂量＜200cGy 或身体接受 48h 体内存留＜4.44GBq（120mCi）。

2. 肿瘤吸收剂量＞80Gy 决定，70 岁以上＜200mCi。

3. 为防止肺纤维化，48h 体内 ^{131}I＜80mCi。

4. 颈部淋巴结 3.7～5.55GBq（100～150mCi）、肺转移者 5.55～7.4GBq（30～200mCi，常用 100mCi）、弥散性肺转移者＜2.96GBq（80mCi）、骨转移者 7.4～9.25GBq（200～300mCi）。

^{131}I 治疗有效率：转移淋巴结（80～120mCi）＞肺（100～200 mCi）＞骨（150～200 mCi）。

根据此计算，70kg 的成年人口服 ^{131} 碘化钠 10mCi，各器官辐射吸收量为：甲状腺组织 350Gy（35 000rad）、睾丸 0.092Gy（9.2rad）、卵巢 0.093Gy（9.3rad）、全身 0.16Gy（16.0rad）。

十、评估 DTC 术后 ^{131}I 治疗

^{131}I 在残留腺体、残留及转移病灶内分布不均匀，低吸收区是肿瘤未控、复发和转移的根源。

1. Sgouros 等测 56 个病灶的平均吸收剂量、病灶内的最小及最大吸收剂量范围分别是 1.2～540Gy、0.3～50Gy 和 1.5～400Gy。

2. 同一病灶内的最大吸收剂量（1700Gy）可达最小吸收剂量（9.8Gy）的 173 倍，提示病灶内肿瘤细胞的分化程度存在显著差异。

3. ^{131}I 治疗 DTC 转移灶的吸收剂量 80～100Gy 才有效，可观察治疗前后 Tg 水平的变化。

临床治愈标准：

(1)没有肿瘤存在的临床证据。

(2)没有肿瘤存在的影像学证据。

(3)清甲治疗后的 Rx WBS 没有发现甲状腺床和床外组织摄取 ^{131}I。

(4)TSH 抑制状态下和 TSH 刺激后，在无 TgAb 干扰时，测不到血清 Tg（一般为 Tg＜1ng/ml）。

转移灶消除一般在 ^{131}I 治疗后 6～24 个月；如病灶未全消失，＞6 个月可考虑重复；累积 500mCi，＞12 个月重复。

十一、影响清甲、清灶临床疗效的因素

(一)手术方式是影响清甲疗效的重要因素

1. 全部切除首次清甲成功率 64.5%。

2. 近全部切除为 33.3%。

3. 腺叶+峡部切除仅为 16.7%。

(二)清灶临床疗效：淋巴结转移与有无甲残留

1. 无甲残留，淋巴结转移有效率为 100%。

2. 有甲残留，淋巴结转移有效率为 76.9%。

3. 淋巴结直径<2cm 时，^{131}I 治疗效果显著。

（三）年龄：年轻患者获得治愈的可能性较大

1. <40 岁有效率为 92.9%。

2. >40 岁有效率为 72.7%。

（四）肺部和软组织转移灶形态

微小、较大、结节，微小转移灶易被清除。

（五）骨转移

1. 骨转移部位、大小、形态。

2. 有无疼痛，是否发生病理骨折危险及压迫脊髓、神经。

3. 骨转移灶吸 ^{131}I 率/剂量，^{131}I 在骨转移灶有效半衰期、累积剂量。

4. 已形成实质性肿块的转移灶或合并骨质破坏的骨转移，即使病灶明显摄取 ^{131}I，清灶治疗的效果也往往欠佳。

十二、^{131}I 治疗分化型甲状腺癌临床治疗疗效

1. 与残留腺体、残留及转移病灶摄取 ^{131}I 的能力（吸 ^{131}I 率）直接相关。

2. ^{131}I 治疗活度的大小、在病灶中的滞留代谢时间（有效的物理、生物半衰期）、累积总剂量直接相关。

3. 也受年龄、性别，病灶类型，是否残留甲状腺组织及大小，残留或转移发生的器官、部位直接相关。

4. 癌灶大小、数目、形态、体积、质量。

5. 单次累积剂量、治疗疗程数多少、积累吸收剂量及分布状态。

6. 是否存在转移癌细胞增殖，同时失分化或无 NIS 蛋白表达，是否丧失摄碘能力及病灶对 ^{131}I 的辐射敏感性及血清 TSH、Tg 水平等因素的影响。

第四节　肿瘤放射免疫导向治疗
一、肿瘤放射免疫导向治疗概述

利用针对肿瘤相关抗原的特异性抗体作为核素载体，利用能释放 β 或者 α 射线的放射性核素对其进行标记，注入体内后与肿瘤细胞相应抗原特异性结合，使肿瘤组织内浓聚大量放射性核素，并滞留较长时间，利用放射性核素在衰变过程中发射的 β 或者 α 射线的辐射生物学效应，破坏或干扰肿瘤细胞的结构和功能，从而起到抑制、杀伤或杀死肿瘤细胞的作用。

二、常用的肿瘤放射免疫治疗（包括研究中）

放射免疫治疗常用的核素有 ^{131}I、^{90}Y、^{117}Lu、^{188}Re、^{212}Bi、^{211}At 等。2002 年美国 FDA 批准的第一个放射免疫治疗制剂是 Zevalin，其载体为 CD20 抗原的鼠源性单克隆抗体，用于治疗低度恶性非霍奇金淋巴瘤（NHL）。我国已经批准肝细胞癌（HCC）放射免疫制剂（^{131}I 标记的肝癌细胞抗体 Hepama-I 和 Hab18 和治疗肺癌的 ^{131}I 标记的肿瘤细胞核人鼠嵌合单克隆抗体（^{131}I-chTNT）进入临床应用。

三、肿瘤放射免疫导向治疗疗效

放射免疫治疗对霍奇金淋巴瘤和非霍奇金淋巴瘤已经取得完全缓解的疗效，较低的放射性剂

量即可对这种放射性敏感的肿瘤起到有效的作用。但在实体瘤中所取得的疗效较为有限，这主要由于放射免疫治疗所释放至肿瘤的辐射剂量太低。

近年来随着高亲和力单克隆抗体的制备，核素标记技术的改进，改变了肿瘤微环境等技术的进展，肿瘤放射免疫靶向治疗的研究取得了很多成果。作为一种系统的特异性靶向治疗手段，因其具有对肿瘤细胞选择性杀死的特点，日益受到人们的关注。

（秦继勇　邓智勇　徐志勇）

第七章　肿瘤临床放射生物学

肿瘤临床放射生物学是研究电离辐射对生物体的作用，是利用放射基础理论，探讨人类肿瘤及正常组织在放疗中的放射生物效应。尽可能地提高射线对肿瘤组织的杀伤作用，同时减轻正常组织的损伤。从而更好地理解和掌握各种放射治疗肿瘤的方法以进一步提高肿瘤局部治愈率，对提高疗效、保护正常组织及指导和临床进行新的放疗方法探索有重要意义。

现代放射生物学的观点认为，在照射靶组织中的正常组织，按细胞照射后损伤表达的时间不同，可将增殖性的组织分成两大类。

（1）照射后损伤出现早或增殖快的组织称为早或急性反应组织，包括皮肤、黏膜、小肠上皮细胞等。

（2）若损伤在照射开始后很长时间才表达或增殖慢的组织称为晚反应组织，如肺、肾、脊髓、脑等组织。

大部分肿瘤组织属于早反应组织，其放射生物学特点与早反应正常组织的相仿。

根据个体临床、病理和分子、基因水平参数等指导下的"个体化放疗"，是放射治疗未来的发展方向。

现代精准放射治疗，因定位精度、照射精度的提高，使得大剂量、低分次的调强放射治疗成为可能，多模态图像引导的立体定向调强放射治疗技术，是我国放射治疗技术未来的发展方向。

第一节　射线对生物体的作用
一、直接作用和间接作用

放射线作用于生物体产生次级电子，引起电离。电离作用包括直接作用和间接作用。

直接作用：是射线直接作用于组织和细胞中的生物大分子，使之发生损伤；高 LET 射线以直接作用为主。

间接作用：是射线与生物组织内水分子作用产生自由基，这些自由基再与生物大分子作用使其损伤；低 LET 射线如 X 射线、γ 射线，间接作用是其主要的损伤形式。

（一）细胞的基本结构

细胞可分为细胞膜、细胞质及细胞核三部分。细胞核染色体中的 DNA 是射线损伤最关键的靶分子。射线作用于生物体细胞将产生物理、化学及生物效应。射线本身能量也逐渐损失，最后被生物体吸收。除对靶点的直接作用外，低 LET 射线对靶造成的损伤主要是间接作用，通过产生自由基来破坏靶结构。

细胞 80%是水，低 LET 射线被生物体吸收后，主要使水分子电离产生一个离子自由基 H_2O^+ 和一个自由电子。H_2O^+ 寿命极短仅 10^{-10}s，会很快与另一个水分子作用形成一个不带电的氢氧自由基（OH·）。OH·具有高度活性，其寿命 10^{-5}s，OH·自由基再对 DNA 造成损伤，估计产生的一个 2nm 直径的自由基就可以影响 DNA 靶点产生化学反应，引起靶点分子结构的破坏，最终导致生物效应的改变。

1. 细胞周期与放射敏感性　细胞从一次分裂结束到下一次分裂终末所经过的时间称为细胞周期。细胞周期分为四个期，即 G_1 期（DNA 合成准备期）、S 期（DNA 合成期）、G_2 期（细胞分裂准备期）、M 期（细胞分裂期）。

处于不同增殖周期的细胞其放射敏感性不完全相同，M 期的细胞对射线最为敏感，细胞周期放射敏感性为 $M > G_2 > G_1 > S$ 期。

2. 细胞的增殖、分化与放射敏感性　细胞的放射敏感性与它们的增殖能力成正比，与它们的分化程度成反比，即增殖快，分化差的细胞相对敏感；反之亦然。

细胞放射敏感性与放射可治愈性是放射治疗中对放射效应评价时两个非常重要的概念。

（1）细胞放射敏感性：是指一切照射条件完全一致时，机体器官和组织对辐射反应的强、弱和速度快、慢情况。若反应强、速度快其放射敏感性就高；反之则低。

主要与以下几个因素有关。

1）细胞分化程变。

2）细胞增殖能力。

3）细胞周期的分布：对细胞增殖性致死而言，细胞周期放射敏感性为 $M>G_2>G_1>S$ 期。

4）细胞或肿瘤的组织来源，分为以下三种。

A. 敏感细胞：淋巴瘤、精原细胞瘤、无性细胞瘤等。

B. 中度敏感细胞：绝大多数上皮细胞肿瘤。

C. 射线抗拒细胞：间质细胞来源肿瘤，软组织肿瘤，骨肿瘤等。

（2）放射可治愈性：表示放射对肿瘤原发部位或区域肿瘤的清除能力，是反应照射的直接效应，但不一定很快表现。

放射敏感性和放射可治愈性之间没有绝对的等效关系。放射敏感的细胞不一定能达到放射治愈，对放疗的效果不能过早下结论，评价需要一定的时间。最好以 1 年、5 年、10 年……生存率表示。

3. 治疗比（therapeutic ratio）　是指某一治疗措施对肿瘤的控制率和对正常组织造成的影响之比。

治疗获得系数（therapeutic gain factor，TGF）= 某一措施对肿瘤的影响/同一措施对正常组织的影响。

一个治疗计划 TGF 必须>1 才有应用价值，TGF 越大，越有价值。

（二）细胞存活

鉴别细胞存活的标准是照射后的细胞是否保留无限增殖的能力。凡失去无限增殖能力、不能产生大量子代细胞的被称为不存活细胞；凡保留增殖能力，能无限产生子代细胞的被称为存活细胞。

在一定的剂量范围内，放射剂量的微小增加将引起局部控制率的明显增加；反之，剂量轻微降低就会引起肿瘤局部复发显著增多。

因此，一个精确的放射治疗计划，需要严格的措施保证贯彻执行。分次放射剂量的准确性、照射野摆位的重复性都是至关重要的。

二、"氧"对肿瘤放疗的影响

基础实验证明：细胞在低氧环境（<10ppm）下受低 LET 射线照射时，细胞的放射敏感性会明显降低。

（一）氧效应

有氧情况照射时细胞的放射敏感性约为乏氧时的 3 倍，氧是目前所知道的最强的放射增敏剂。氧对生物体放射敏感性的显著影响称为氧效应。

氧效应可用氧增强比（0ER）来表示，定义为在乏氧与有氧情况下照射时产生相同生物效应所需剂量之比。

（二）肿瘤内乏氧细胞的形成

肿瘤呈膨胀式生长，随着肿瘤体积的增大，部分细胞与毛细血管的距离增宽，氧扩散的速率逐渐减慢，氧张力也随之下降，营养物质供应不足，开始出现乏氧细胞。

肿瘤体积越大，乏氧细胞含量越多。与毛细血管距离超过 150μm 的肿瘤细胞，因氧和营养物质供应的匮乏而发生死亡。氧张力较低的乏氧细胞对射线抗拒，放射敏感性仅为有氧细胞的 1/3。它们靠糖的无氧酵解供应能量继续保持生存功能，虽然不能分裂，但仍具备增殖的能力，一旦乏氧状态得到改善就能恢复增殖，成为日后肿瘤复发、再生长的渊源。

（三）氧效应的作用机制

氧效应的机制尚未完全弄清。公认的看法是氧在自由基水平起作用，氧对照射损伤可起"固定"作用。

三、肿瘤组织的放射生物学特点

在正常组织受照射后，机体自动稳定控制系统开始起作用，并很快完成受损伤组织的修复。但肿瘤组织受照射后有其自己的、与正常组织不同的反应系统。这些与肿瘤组织的生物学特点有关。

1. 多数肿瘤都含有相当比例的快增殖细胞，属于"早反应组织"（即使一些生长较慢的肿瘤也是如此）。

肿瘤细胞受照射后可以产生加速增殖，因为 G_0 期细胞参加增殖而使生长比例增大，也就是说，部分抗拒的 G_0 期细胞进入增殖期，变成增殖期细胞，为第二次照射准备了条件（增殖期细胞相对敏感）。

所以肿瘤细胞受照射后与正常组织相比损伤相对较大、修复较慢，这就是放疗能够治愈肿瘤的理论依据。

2. 不同的肿瘤组织其增殖分数变异很大，同一组织类型的肿瘤分化越差、增殖分数越高；在同一组织学类型的肿瘤中，生长快的比生长慢的有更大的放射敏感性。

3. 在细胞周期内，细胞处于不同时相，其放射敏感性不同。

照射时处于敏感期的细胞群可能被有效杀伤，而非敏感期的细胞群数量相对增加，即照射后细胞群体内发生细胞周期的再分布，也称为相对同步化。在下一次照射时，如处于 M 期、G_2 后期时相的细胞较多，则可增加对癌细胞的有效杀伤。

4. 在分次放疗中相同的照射剂量以不同的分次方式给予，其放疗效果不同。

分次的次数、间隔时间的长短、单次剂量的大小及治疗总时间等因素均对疗效有影响。这主要与分次照射过程中出现的细胞损伤修复、再氧合、周期时相再分布和细胞的再增殖等因素有关。

主要是"4R"效应，即亚致死损伤的修复（repair）、再增殖（repopulation）、周期时相再分布（redistribution）及肿瘤乏氧细胞再充氧（reoxygenation）。

（1）放射损伤的修复：细胞受照后，根据靶点受电离损伤的情况不同会产生亚致死损伤（sublethal damage，SLD）、潜在致死损伤（potential lethal damage，PLD）和致死损伤（lethal damage，LD）。

放射损伤的修复可分为亚致死损伤修复（SLDR）和潜在致死损伤修复（PLDR）两种。对于正常组织来说损伤的修复可减轻放疗反应，对于肿瘤组织来说损伤的修复可减弱放疗的效应，不利于肿瘤的控制。早反应组织（多数肿瘤）与晚反应组织比较见表 1-7-1。

表 1-7-1 早反应组织（多数肿瘤）与晚反应组织比较

	早反应组织（多数肿瘤）	晚反应组织
修复速度	快	慢（4～8 小时）
修复能力	小	大
效应	分次照射保护小	分次照射保护大
	大分次剂量损伤较小	大分次剂量损伤较大

临床上，小剂量、多分割照射更能获得高治疗比；为了很好地保护晚反应组织，每次时间间隔必须≥6h。

（2）细胞周期再分布：由于细胞周期不同时相的细胞放射敏感性有差异，一次照射后遗留下来的多为相对放射抗拒时相的细胞，此时细胞周期各时相内的细胞分布比例有一定改变。

细胞周期重新分布，分次照射后肿瘤组织细胞"自身增敏"，提高了治疗比。

（3）乏氧细胞的再氧合：实验证明肿瘤内有乏氧细胞存在（0～50%）。照射后氧合好的细胞被有效杀伤，减少了组织间的氧耗，缩短了乏氧细胞与供氧血管的距离，改善了局部供氧情况，肿瘤细胞迁移活动，原来的乏氧细胞可能转变为有氧细胞，提高了它们的放射敏感性。

通过氧效应，增加了分次照射的肿瘤杀灭；而正常组织保持富氧状态，几乎无再氧合过程，单次大剂量照射，不利于杀灭肿瘤组织中的乏氧细胞。

（4）细胞再增殖：正常组织和肿瘤组织内均含有增殖细胞。在分次照射中，有增殖能力的细胞会分裂增殖。此外，放射线杀死部分细胞，促使残余细胞加速分裂进行补偿。

照射后正常组织或肿瘤都会产生再增殖。早反应组织很快开始，晚反应组织较慢，而多数肿瘤组织经过一段潜伏期后其增殖能力及速度都明显加快。故肿瘤放疗时，不必要的延长总治疗时间、单纯分程治疗、非计划中断治疗等都可能会降低局部控制率和增加复发。

四、LET 和相对生物效应

高 LET 射线几乎没有或较少有亚致死损伤（SLD）和潜在致死损伤（PLD）的修复；LET 增加则氧增强比下降，这是因为 LET 高时直接作用增加而间接作用减少，不受细胞周期影响。

相对生物效应（RBE）是指要达到同样生物效应时的标准射线（250kV-X 线）所用剂量和某种射线所用剂量的比值。

五、放射效应与时间、剂量因素

1. 相同总剂量，不同的剂量率会产生不同的效应，即剂量率效应。剂量率效应主要和亚致死损伤修复、细胞周期再分布及细胞增殖有关。

2. 放射治疗分割方案的选择：常规分割、超分割、准超分割、加速分割、准加速分割、加速超分割。

通过剂量分割方式的变换，达到晚反应组织耐受性增加的目的，分次照射之间必须保持有足够长的时间间隔，以允许细胞损伤获得完全修复。目前，大多数分割方案均保证分次照射之间的时间间隔最少为 6h。临床资料提示除脊髓外，这个时间间隔对正常组织是合适的。

放疗间隔时间延迟都会影响肿瘤治疗的生物效应。文献报道，在总剂量不变的情况下头颈部癌治疗时间延迟 1 周，其局部癌控制率平均下降 14%，延迟 2 周下降 26%，延迟 3 周下降 35%。这与放疗过程中肿瘤细胞的加速增殖有关。

3. 临床上通常采用 LQ 公式，又称线性方程或 α/β 方程，计算修正放射治疗时间、剂量因素，以弥补细胞增殖因素对生物效应的影响。

射线对细胞杀灭的靶点是核 DNA，DNA 双链断裂可引起细胞死亡，而这种双链断裂可以由射线一次击中或二次击中造成。一次性击中 DNA 双链断裂不可修复，其生物效应与剂量成正比以 αd 表示；二次性击中 DNA 双链断裂可修复，其生物效应与剂量平方成正比，以 βd^2 表示，总效应为二者这和。

常见不同分割方式间等效剂量的换算模型公式，LQ 模型的应用：不同分割模式下，要求晚反应组织生物学效应一致，不增加晚反应组织损伤，计算等效生物剂量。

LQ 模型的基本公式：

$$-\log_E SF_n = E = n\left(\alpha d + \beta d^2\right) = D(\alpha + \beta d)$$

LQ 公式 $E = n(\alpha d + \beta d^2)$，可改写成 $TE = D_1(\alpha + \beta d_1) = D_2(\alpha + \beta d_2)$

设：$E_1 = E_2$　即　$D_1(\alpha + \beta d_1) = D_2(\alpha + \beta d_2)$

$n_1 d_1(\alpha + \beta d_1) = n_2 d_2(\alpha + \beta d_2)$ 等式两边同时除以 β

$n_1 d_1(\alpha/\beta + d_1) = n_2 d_2(\alpha/\beta + d_2)$

TE 为生物效应剂量，用 Gy 表示。*D* 为放射治疗的总剂量，$D = n \times d$，*n* 为分次数，*d* 为分次（单次）剂量。

α/β 值：是指该组织受照射剂量 *D* 导致 DNA 链一击断裂效应与二击同时断裂效应恰巧相等的剂量。

早反应组织和晚反应组织的 *α/β* 值不同。*α/β* 值反映组织对射线的敏感性，大部分肿瘤相当于早反应组织，*α/β* 值较高。

由 LQ 公式可看出，生物效应剂量 TE 不仅与放射总剂量 *D*、分次剂量 *d* 有关，还与个体的放射敏感性 *α/β* 值密切相关。*α/β* 值可通过计算、查表获得。

（4）EQD$_2$ 换算公式：非常规分割条件下，相当于 2Gy/分次（F）照射时，肿瘤和晚反应组织各接受的照射剂量，行肿瘤控制率和晚反应组织损伤发生概率的比较。

$$EQD_2 = D_1\left(\frac{d_1 + \alpha/\beta}{d_2 + \alpha/\beta}\right)$$

在超分割照射条件下，早反应组织损伤加重，晚反应组织损伤相等，肿瘤局部控制率增加。

如果以相同的晚反应组织损伤为标准，计算肿瘤组织的 EQD$_2$，与计划剂量比较得百分比（超出或降低），根据剂量响应陡度曲线，可查询局部控制率（增加或减少）。

如果要达到相同的肿瘤控制效应，计算晚反应组织的 EQD$_2$，与计划剂量比较得百分比（超出或降低），根据剂量响应陡度曲线，可查询晚反应组织损伤概率（增加或减少）。

早、晚反应组织及肿瘤 *α/β* 值，见表 1-7-2。

表 1-7-2　早、晚反应组织及肿瘤 *α/β* 值

早反应组织	*α/β* 值(Gy)	晚反应组织	*α/β* 值(Gy)
皮肤(脱皮)	9.4～21	脑(LD50)	2.1
色素细胞(脱色)	6.5	脊髓	2
唇黏膜(脱皮)	7.9	肺(肺炎)	1.6～4.5
舌黏膜(溃疡)	11.6	肺(纤维化)	2.3
空肠黏膜(克隆)	7～13	心脏(衰竭)	3.7
结肠黏膜	7～8.5	肝(克隆)	2.5
脾	8.9	乳腺(纤维化)	4～5
骨髓	9	肠(狭窄、穿孔)	3.5～5
肿瘤		直肠	5
乳腺癌	3.5～4.6	膀胱(纤维化、萎缩)	5.8
上皮(头颈部)	8～10	骨-软骨	2～4
前列腺	1.5～3	眼(白内障)	1.2

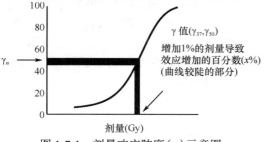

图 1-7-1　剂量响应陡度(γ$_n$)示意图

（5）剂量响应陡度(γ$_n$)：剂量响应陡度是指在剂量效应关系曲线(S 曲线)较陡的部分，每增加(或减少)1% 的剂量所导致效应增加(或减少)的百分数（图 1-7-1）。对头颈部肿瘤而言，大多数部位肿瘤的 γ$_n$ 为 2～3（图 1-7-2）。

（6）放射治疗总的治疗时间延长，其剂量补偿方式：放射治疗总的治疗时间对放射治疗疗效是有影响的，每延长一天时间，由于肿瘤增殖的原因，对头颈部肿瘤而言，需要增加 0.6～0.7Gy 来补偿肿瘤增殖的影响。

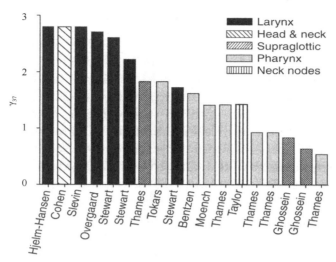

图 1-7-2　头颈部肿瘤的γ_n值

如果治疗中断时间不长，可以通过在周末增加照射来补偿；如果中断时间较长，需要根据等效生物学剂量公式计算，通过改变分割模式来获得补偿。

第二节　放射线对正常组织的影响及正常组织的耐受量

一、放射线对正常组织的影响

放射线对机体组织和器官的影响相当复杂，除有原发效应外，还有继发效应，有早期反应和晚期反应。

根据细胞增殖动力学 α/β 值及放射反应早晚，一般来讲，人体组织对放射线的敏感性（指照射后组织表现出来的现象，而非细胞反应性）与其增殖能力成正比，与分化程度成反比，并与以下因素也有关。

（1）受照体积。

（2）器官，组织的结构，功能状况。

（3）全身健康状况。

（4）年龄等。

二、正常组织、器官的耐受剂量

组织器官放射反应及耐受量与多种因素有关，并且有个体差异。在涉及组织耐受量时，必须做最小耐受量（$TD_{5/5}$）及最大耐受量（$TD_{50/5}$）规定。

1. $TD_{5/5}$ 指标准治疗条件下，1MV～6MV，10Gy/（5 次·w），治疗 5 年后，≤5%的病例发生严重并发症的剂量。

2. $TD_{50/5}$ 指在标准条件下，治疗 5 年后，50%病例发生严重并发症的剂量。

组织器官放射耐受量（Gy）见表 1-7-3～表 1-7-6。治疗要以 $TD_{5/5}$ 为限制量考虑正常组织的耐受程度。按照 $TD_{5/5}$ 高低，可大概划分为以下组织。

（1）放射最敏感组织：10～20Gy。

(2)放射中度敏感组织：20～45Gy。

(3)放射不敏感组织：50～70Gy。

(4)放射抗拒组织：75Gy 以上。

表 1-7-3　标准治疗条件下正常组织、器官的耐受剂量

组织、器官	损伤	$TD_{5/5}$(Gy)	$TD_{50/5}$(Gy)	照射的范围
口腔、咽部	溃疡、黏膜炎	60	75	50cm²
唾液腺	干燥	50	70	50cm²
食管	食管炎、溃疡	60	75	75cm²
胃	穿孔、溃疡出血	45	55	100cm²
小肠	溃疡、穿孔	45	55	400cm²
	出血	40	65	100cm²
结肠	溃疡、狭窄	45	65	100cm²
直肠	溃疡、狭窄	60	80	100cm²
膀胱	挛缩	60	80	全膀胱
阴道	溃疡、瘘	90	>100	全阴道
子宫	坏死、穿孔	>100	>200	全子宫
脑	梗死、坏死	60	70	全脑
脊髓	梗死、坏死	45	55	10cm
周围神经	神经炎	60	100	10cm
肺	急、慢性肺炎	30	35	100cm²
		15	25	全肺
心脏	心包炎、心脏炎	45	55	60%心脏
肾	急、慢性肾硬化	15	20	全腹照射
		20	25	全肾
肝	急、慢性肝炎	25	40	全肝
乳腺(儿童)	不发育	10	15	全乳腺
乳腺(成人)	萎缩、坏死	>50	>100	全乳腺
皮肤	急、慢性皮炎	55	70	100cm²
胎儿	死亡	2	4	全胎儿
卵巢	绝育	2～3	6.25～12	全卵巢
睾丸	绝育	1	4	全睾丸
眼	全眼炎、出血	55	100	全眼
角膜	角膜炎	50	60	全角膜
晶体	白内障	5	12	全晶体或部分晶体
中耳	浆液性中耳炎	50	70	全中耳
前庭	梅尼埃病	50	70	整个前庭
甲状腺	功能减退	45	150	全甲状腺
肾上腺	功能减退	>60	—	全肾上腺
脑垂体	功能减退	45	200	全脑垂体
骨髓	发育不全、再生障碍性贫血	30	40	局部骨髓

续表

组织、器官	损伤	TD$_{5/5}$ (Gy)	TD$_{50/5}$ (Gy)	照射的范围
		2.5	4.5	全身骨髓
生长期软骨	生长抑制	10	30	全器官
儿童骨	矮小畸形	10	30	10cm^2
成人软骨	坏死	60	100	全器官
成人骨	硬化骨折	60	100	10cm^2
儿童肌肉	萎缩	20～30	40～50	整块肌肉
成人肌肉	纤维化	60	80	整块肌肉
淋巴结	萎缩、硬化	50	>70	全淋巴结
大动脉和大静脉	硬化	>80	>100	10cm^2

表 1-7-4　标准治疗条件下不同体积的组织、器官耐受剂量（Gy）

器官	TD$_{5/5}$ 体积			TD$_{50/5}$ 体积			所选观察指标
	1/3	2/3	3/3	1/3	2/3	3/3	
肾	50	30	23	—	40	28	肾炎
脑	60	50	45	75	65	60	坏死、梗死
脑干	60	53	50	—	—	65	坏死、梗死
脊髓	5cm：50	10cm：50	20cm：47	5cm：70	10cm：70	20cm：—	坏死性脊髓炎
肺	45	30	17.5	65	40	24.5	肺炎
心	60	45	40	70	55	50	心包炎
食管	60	58	55	72	70	68	缩窄/穿孔
胃	60	55	50	70	67	65	溃疡、穿孔
小肠	50	—	40	60	—	55	梗阻、穿孔/瘘管
结肠	55	—	45	65	—	55	梗阻、穿孔/溃疡/瘘管
直肠	75	65	60	—	—	80	严重直肠炎/坏死/瘘管
肝	50	35	30	55	45	40	肝衰竭

表 1-7-5　常规分割照射（特殊注明者除外）器官剂量/体积/影响数据：QUANTEC 汇总

器官	体积	照射类型(部分器官或特别注明)	观察指标	剂量(Gy)或剂量体积参数	发生率(%)	剂量体积参数说明
脑	全脑	3D-CRT	坏死症状	D_{max}<60	<3	72Gy 和 90Gy 的
	全脑	3D-CRT	坏死症状	D_{max}=72	5	数据为根据 BED 模型推断获得
	全脑	3D-CRT	坏死症状	D_{max}=90	10	
	全脑	SRS(单次)	坏死症状	V_{12}<(5～10) CC	<20	V_{12}>(5～10) cm^3 时快速增加
脑干	全脑干	全脑干	永久性脑神经病变或坏死	D_{max}<54	<5	
	全脑干	3D-CRT	永久性脑神经病变或坏死	$D_{1～10}$≤59	<5	
	全脑干	SRS(单次)	永久性脑神经病变或坏死	D_{max}<12.5	<5	听神经瘤患者
视神经/视交叉	全部神经	3D-CRT	视神经病变	D_{max}<55	<3	由于体积小，3D-CRT 往往包括全部脏器
	全部神经	3D-CRT	视神经病变	D_{max} 55～60	3～7	

续表

器官	体积	照射类型(部分器官或特别注明)	观察指标	剂量(Gy)或剂量体积参数	发生率(%)	剂量体积参数说明
	全部神经	3D-CRT	视神经病变	$D_{max}>60$	>7~20	
	全部神经	SRS(单次)	视神经病变	$D_{max}<12$	<10	
脊髓	部分脊髓胸髓	3D-CRT	脊髓病变	$D_{max}=50$	0.02	包括全部脊髓横断面
	部分脊髓颈髓	3D-CRT	脊髓病变	$D_{max}=60$	6	
	部分脊髓	SRS(单次)	脊髓病变	$D_{max}=13$	1	部分脊髓横断面受照射
	部分脊髓	SRS(大分割)	脊髓病变	$D_{max}=20$	1	3次分割,部分脊髓横断面受照射
耳蜗(听觉)	全耳蜗	3D-CRT	感觉神经性听力损失	平均剂量≤45	<30	耳蜗平均剂量,4kHz听力
	全耳蜗	SRS(单次)	感觉神经性听力损失	处方剂量≤14	<25	可修复听力
腮腺	双侧全腮腺	3D-CRT	腮腺唾液分泌功能长期降低,相当于放疗前水平25%以下	平均剂量<25	<20	双侧腮腺叠加
	单侧全腮腺	3D-CRT	腮腺唾液分泌功能长期降低相当放疗前水平25%以下	平均剂量<25	<20	单侧腮腺至少有一个腮腺<20Gy
	双侧全腮腺	3D-CRT	腮腺唾液分泌功能长期降低相当放疗前水平25%以下	平均剂量<39	<50	双侧腮腺叠加
咽	咽缩肌	全咽	吞咽困难和气喘	平均剂量<50	<20	根据已发表文章
喉	全喉	3D-CRT	发音障碍	$D_{max}<66$	<20	同时化疗,依据单一研究
	全喉	3D-CRT	气喘	平均剂量<50	<30	同时化疗,依据单一研究
	全喉	3D-CRT	水肿	平均剂量<44	<20	无化疗,依据非喉癌患者单一研究
	全喉	3D-CRT	水肿	$V_{50}<27\%$	<20	
肺	全肺	3D-CRT	肺炎	$V_{20}\leq30\%$	<20	双肺,缓慢剂量反应
	全肺	3D-CRT	肺炎	平均剂量7	5	不含全肺治疗照射
	全肺	3D-CRT	肺炎	平均剂量13	10	
	全肺	3D-CRT	肺炎	平均剂量20	20	
	全肺	3D-CRT	肺炎	平均剂量24	30	
	全肺	3D-CRT	肺炎	平均剂量27	40	
食管	全食管	3D-CRT	≥3级急性食管炎	平均剂量<34	5~20	依据RTOG和几项研究
	全食管	3D-CRT	≥2级急性食管炎	$V_{35}<50\%$	<30	含各种剂量限值因素,似乎与剂量体积因素有关
	全食管	3D-CRT	≥2级急性食管炎	$V_{50}<40\%$	<30	
	全食管	3D-CRT	≥2级急性食管炎	$V_{70}<20\%$	<30	
心脏	心包	3D-CRT	心包炎	平均剂量<26	<15	依据单项研究
	心包	3D-CRT	心包炎	$V_{30}<46\%$	<15	
	全心脏	3D-CRT	远期心脏病致死	$V_{25}<10\%$	<1	根据预测模型高标准评估安全性

续表

器官	体积	照射类型(部分器官或特别注明)	观察指标	剂量(Gy)或剂量体积参数	发生率(%)	剂量体积参数说明
肝脏	全肝脏—GTV	3D-CRT 或全肝脏	典型 RILD	平均剂量<30～32	<5	排除已有肝病或肝癌的患者
	全肝脏—GTV	3D-CRT	典型 RILD	平均剂量<42	<50	
	全肝脏—GTV	3D-CRT 或全肝脏	典型 RILD	平均剂量<28	<5	含 Child-Pugh 评级为 A 的肝病或肝癌患者,但不包括活动性乙肝作为观察指标
	全肝脏—GTV	3D-CRT	典型 RILD	平均剂量<36	<50	
	全肝脏—GTV	SBRT(大分割)	典型 RILD	平均剂量<13～18	<5 <5	原发肝癌,3 次分割 原发肝癌,6 次分割
	全肝脏—GTV	SBRT(大分割)	典型 RILD	平均剂量<15～20	<5 <5	转移性肝癌,3 次分割,转移性肝癌,6 次分割
	正常肝脏超过 700cm³	SBRT(大分割)	典型 RILD	D_{max}<15	<5	根据指标,3～5 次分割
肾	双侧全肾	双侧全肾或 3D-CRT	临床相关肾功能不全	平均剂量<15～18	<5	
	双侧全肾	双侧全肾	临床相关肾功能不全	平均剂量<28	<50	
	双侧全肾	3D-CRT	临床相关肾功能不全	V_{12}<55%	<5	双肾
				V_{20}<32%		
				V_{23}<30%		
				V_{28}<20%		
胃	全胃	全胃	溃疡	D_{100}<45	<7	
小肠	单个小肠袢	3D-CRT	分段≥3 级急性毒性反应	V_{15}<120cm³	<10	靶区以小肠袢勾画,而不是全腹膜腔勾画
	全腹膜腔	3D-CRT	分段≥3 级急性毒性反应	V_{45}<195cm³	<10	靶区按全腹膜腔勾画
直肠	全直肠	3D-CRT	≥2 级直肠晚发毒性反应,≥3 级直肠晚发毒性反应	V_{50}<50%	<15 <10	前列腺癌治疗
	全直肠	3D-CRT	≥2 级直肠晚发毒性反应,≥3 级直肠晚发毒性反应	V_{60}<35%	<15 <10	
	全直肠	3D-CRT	≥2 级直肠晚发毒性反应,≥3 级直肠晚发毒性反应	V_{65}<25%	<15 <10	
	全直肠	3D-CRT	≥2 级直肠晚发毒性反应,≥3 级直肠晚发毒性反应	V_{70}<20%	<15 <10	
	全直肠	3D-CRT	≥2 级直肠晚发毒性反应,≥3 级直肠晚发毒性反应	V_{75}<15%	<15 <10	

器官	体积	照射类型(部分器官或特别注明)	观察指标	剂量(Gy)或剂量体积参数	发生率(%)	剂量体积参数说明
膀胱	全膀胱	3D-CRT	≥3 级 RTOG 晚发反应	D_{max}<65	<6	膀胱癌治疗,放疗中膀胱大小、形态、位置不同,影响获取数据精确性
	全膀胱	3D-CRT	≥3 级 RTOG 晚发反应	V_{60}≤50%,V_{70}≤35%,V_{75}≤25%,V_{80}≤15%		前列腺癌治疗,依据 RTOG 0415 的建议
阴茎球	全阴茎球	3D-CRT	严重的勃起功能障碍	95%腺体的平均剂量<50	<35	
	全阴茎球	3D-CRT	严重的勃起功能障碍	D_{90}<50	<35	
	全阴茎球	3D-CRT	严重的勃起功能障碍	$D_{60\sim70}$<50	<55	FLT_4
上段股骨	全骨	任意	骨折	45～50	5	

注:QUANTEC,临床正常组织受照反应定量分析;CRT,适形放疗;SRS,立体定向放射外科;GTV,肿瘤体积;RILD,辐射引起的肝脏疾病;RTOG,肿瘤放射治疗协作组;BED,生物等效剂量;SBRT,体部立体定向放射治疗;FLT₄,酪氨酸蛋白激酶受体。

表 1-7-6　立体定向和大分割治疗不同器官放疗照射剂量限值剂汇总

器官	最大危险体积	单次照射(Gy)	3 次照射(Gy)	5 次照射(Gy)	观察指标 3 级反应
脑	100%			20	坏死
脑干	<0.5cm³	10	18(6Gy/次)	23(4.6Gy/次)	神经病变
脊髓	<1.2cm³	7	12.3(4.1Gy/次)	14.5(2.9Gy/次)	脊髓病变
视神经	0.2cm³	8	15	20	神经病变
耳蜗		10	17	23	耳聋
喉	4cm³	10		20	
臂丛神经	3cm³	14	22.05	30	神经病变
支气管	<4cm³	10	15(5Gy/次)	16.5(3.3Gy)	
肺	1000cm³	7.04	10.5(4Gy/次)	13.5(2.7Gy/次)	肺炎
心脏	<15cm³	16	24(8Gy/次)	32(6Gy/次)	心包炎
食管	<5cm³	11.9	17	20	狭窄
肋骨	<1cm³	22	28	35	骨折
胃	<10cm³	11	16.5(5Gy/次)	18(3.6Gy/次)	溃疡
十二指肠	<10cm³	9	11.04	12.05	狭窄
小肠	<5cm³	11.9	17.7(5.9Gy/次)	19	狭窄
结肠/直肠	<20cm³	14.3	16.8(5.6Gy/次)	18.3(3.6Gy/次)	结肠炎直肠炎
肝	<700cm³	9	19(6.4Gy/次)	21(4.2Gy/次)	肝功能受损
肾	<200cm³	8.04	16(4Gy/次)	17.5(3.5Gy)	肾功能受损
膀胱	<15cm³	11.4	16.8(5.6Gy)	18(3.6Gy/次)	膀胱炎
阴茎球	<3cm³	14		21.9(7.3Gy) 30(6Gy/次)	勃起功能障碍
皮肤	<10cm³	23	30(10Gy/次)	36.5(7.3Gy)	溃疡
股骨头	<10cm³	14	21.9(7.3Gy)	30(6Gy/次)	坏死

第三节 化学修饰剂、加温疗法生物效应
一、化学修饰剂

化学修饰剂主要分为放射增敏剂和放射防护剂，对正常组织和肿瘤有不同的反应。

(一)放射增敏剂

不影响正常组织，选择性地增加肿瘤细胞的杀灭效果。

(二)放射防护剂

保护正常组织，不影响肿瘤杀灭效果。

目前，由于放射增敏剂和放射防护剂对正常组织和肿瘤的特异性不够、毒副作用较大等，许多修饰剂在临床上尚无法推广应用。

二、加温疗法生物效应

(一)常用加温方法

1. 局部加温，如热水浴、短波透热、射频电流、微波、超声等。

2. 局部躯体灌注。

3. 全身性加热。

(二)加温疗法原理

许多在体或离体实验都表明：

1. 肿瘤细胞比正常组织细胞对热更敏感。

2. 乏氧细胞对加热有更高的热敏感性。

3. S后期细胞对加热最敏感，是放射治疗的互补。

4. 低pH，营养缺乏细胞更易被热杀灭。

肿瘤组织血供低，加热可造成细胞周期有丝分裂的进一步延搁，影响再分布。

(三)加温细胞杀灭机制有以下可能性

1. 细胞膜损伤。

2. 胞质溶酶体破坏，使消化酶释放造成细胞损伤。

3. 蛋白质破坏，阻止放射损伤的修复。

(四)加温合并放疗

单纯加温不能治愈肿瘤，必须结合放疗或化疗。放疗与加温的机制两者间具有很好的互补性，临床上常用"放疗-加温"方式，每周放射5次，加温1~2次。

(秦继勇 常 莉 李文辉)

第八章　影响肿瘤放射治疗疗效和敏感性的因素

第一节　概　　述

影响恶性肿瘤对放射治疗的疗效与多种因素有关，并且有个体差异。放射治疗对恶性肿瘤的放射治疗比（therapeutic ratio）：是指某一治疗措施对肿瘤的控制率和对正常组织造成的影响之比。

治疗获得系数（therapeutic gain factor，TGF）＝某一措施对肿瘤的影响/同一措施对正常组织的影响，TGF 必须＞1 才有应用价值，TGF 越大，越有价值。

放射敏感性指在一切照射条件完全一致时，机体器官和组织对辐射反应强、速度快，其放射敏感性就高；反之则低。敏感性是指照射后组织表现出来的现象，而非细胞反应性。

恶性肿瘤放射治疗的诊治规范化必须包括：肿瘤诊断规范、病理诊断明确、TNM 分期准确、临床分期明确、常规综合治疗（包括多学科综合治疗方案及放疗方案）、疗效评价标准、放射性损伤评价标准、并发症的处理、后遗症的预防及治疗、随访要求、未控、复发、转移的处理等。

第二节　影响肿瘤放射治疗疗效和敏感性的因素

影响恶性肿瘤对放射治疗疗效和敏感性，主要与以下几个因素有关。

一、对放射治疗的固有敏感性

根据肿瘤细胞或组织的来源分为以下几种。

1. 敏感细胞　淋巴瘤、精原细胞瘤、无性细胞瘤等。

2. 中度敏感细胞　绝大多数上皮细胞肿瘤。

3. 射线抗拒细胞　间质细胞来源肿瘤、软组织肿瘤、骨肿瘤等。

同时，与发生恶性肿瘤的器官、组织结构及功能状况密不可分。

二、恶性肿瘤的生长情况

1. 与发生部位、体积、肿瘤的不均质性、肿瘤细胞的增殖能力（与增殖能力成正比）、分化程度（与分化程度成反比）、增殖期细胞与非增殖期细胞比例、增殖期细胞周期的分布情况等有关。

2. 对细胞增殖性致死而言，细胞周期放射敏感性为 $M > G_2 > G_1 > S$ 期。

三、放射治疗的过程

1. 在放疗治疗准备阶段，将影响整个治疗的误差称为系统误差；发生在放疗治疗实施阶段的误差称为随机误差。

2. 放疗过程中不确定因素主要包括：靶区的几何不确定性、摆位误差和器官移动、设备与物理因素、放射生物学的不确定因素、质量控制中人的因素及设备不确定因素、计算放射生物模型的不确定因素。

3. 受照体积、照射总剂量、单次剂量、治疗总时间、分割的方式/次数与间隔时间的长短等有关。

这主要与分次照射过程中出现的"4R"效应，即亚致死损伤的修复（repair）、再增殖（repopulation）、周期时相再分布（redistribution）及肿瘤乏氧细胞再充氧（reoxygenation）等因素有关。

四、全面研究肿瘤患者的全身健康状况

患者的全身健康状况包括：身心状况、年龄、伴随疾病与症状等病情的实际情况，包括营养、贫血、全身及局部感染、治疗、控制情况等。

五、对恶性肿瘤放射治疗规范化，具体患者兼顾个体化

要考虑放射治疗医生的经验、医院现有条件及技术、放射治疗设备、人员和其他辅助设备，结合肿瘤患者个体之间差别、同类肿瘤之间差别等综合考虑。

六、放射治疗实施因素

肿瘤多学科综合治疗(同步、诱导、辅助化疗)、放射治疗开始的时机、根治性与姑息性治疗的原则、放疗剂量、放疗技术的选择、固定体位。

因为患者照射时本身可能会动，肿瘤由于呼吸或者生理关系也会动；如肿瘤对放疗有效会缩小，同时患者在治疗过程中可能会消瘦发生移位，都会影响体位的固定。如果患者放射治疗时，因疼痛、恐惧、烦躁、焦虑等会引起肌肉紧张，体位不易固定发生移位，故给予有效的解释说明、止痛、镇静、安眠等处理至关重要。

七、严格遵循常规设野原则

加强放射治疗医师的阅片能力，根据影像学上肿瘤大小，正确判断肿瘤侵犯的具体范围，对不同肿瘤生物学行为的认识和周围感兴趣器官，判断应该照射的范围准确设野、设置个体化挡铅、考虑照射的准确性和重复性、剂量验证(计划和实施的密切吻合性)、计划评估(确认各方面是否到位)、摆位误差、处方剂量、感兴趣器官限制剂量、正常组织耐受量等。

八、对未控、复发、转移的正确处理

明确未控、复发诊断(野内、边缘还是野外)，分析未控、复发的主要原因并设法解决；采用多学科综合治疗原则，合理运用全身化疗、手术、靶向治疗、再程放疗，着重考虑再程放疗技术、未控/复发靶区的确定、分割剂量、时间、间隔、总剂量，选择近距离照射、IMRT、立体定向放疗等多种方法，提高局部控制率，改善患者治疗后的生存质量，延长生存期。

对发生转移者，须根据不同患者的一般情况、病程、转移部位，制订相应治疗方案，具体选择包括：化疗方案、剂量、疗程数、靶向治疗、放疗时机、放疗剂量、放疗技术等。

九、肿瘤放射治疗不良反应和并发症的处理、后遗症的预防及治疗

(一)肿瘤放射治疗不良反应

1. 造血系统，主要表现为骨髓抑制，白细胞、血小板、红细胞及血红蛋白下降。

2. 皮肤黏膜的放射性损伤，表现为局部红斑、红肿热痛甚至破溃等皮肤的干湿性反应，放疗后放射区内皮肤萎缩、变薄、软组织纤维化、毛细血管扩张。

3. 接受放疗的患者均可能出现恶心、呕吐、食欲缺乏、乏力等症状。

4. 颅脑放疗患者出现脑水肿、颅压增高及脱发。

5. 头颈部肿瘤放疗后，患者口腔、咽部疼痛明显，可出现黏膜溃疡、出血、坏死等，并口干、味觉丧失及耳痛。

6. 头颈部肿瘤放疗后，鼻黏膜干燥、鼻塞、鼻腔分泌物增多、黏稠，严重者可影响休息与睡眠。

7. 头颈部放疗后颌颞关节的功能障碍，有时会出现张口困难，颈部活动受限等。

8. 鼻咽肿瘤放疗时，由于鼻咽部的血管丰富，鼻咽部肿瘤生长到一定的时候引起溃疡，以及放射线引起的局部黏膜组织损伤，可能出现鼻咽出血。

9. 胸部放疗患者出现吞咽痛、吞咽困难、声嘶、心脏炎、咳嗽及呼吸短促。

10. 胸部放疗的患者，放疗疗程进行中及放疗后 1 个月内，有可能发生放射性肺炎。

11. 乳房接受放疗时会感到肩部僵硬、乳房及乳头疼痛，治疗区肿胀，皮肤变成红褐色。

12. 盆腔放疗患者出现大便次数增多、腹痛、腹泻、肠梗阻、肠穿孔、排尿困难、尿频、尿急及尿痛等症状。

13. 如果睾丸在照射野内，这会导致精子数量和活动能力下降，如果卵巢在照射野内，会导致卵巢功能散失。

14. 放疗期间绝大多数人会感觉性欲下降。

(二)并发症的处理、后遗症的预防及治疗

1. 对各种恶性肿瘤进行"精确设计、精确定位和精确放疗"，及时处理毒副作用，改善患者一般状况、加强营养、纠正贫血、控制全身及局部感染、加强对症支持治疗等。

2. 建立医院肿瘤患者登记及随访系统，完善肿瘤患者治疗的完整资料，及时发现未控、复发、转移和第二原发肿瘤，获得治疗后并发症、后遗症资料，比较多学科综合治疗中不同治疗方法的优劣，促进肿瘤放射治疗诊治规范化发展。

在恶性肿瘤放射治疗诊治规范化的基础上，重新认识肿瘤发生、发展的规律和本质，以循证医学为基础，按照《临床诊治指南—肿瘤分册》，结合本单位实际情况和本学科的发展及其他治疗手段，基础与临床研究结合，指导肿瘤多学科综合治疗方案的研究和开展，确定肿瘤放射治疗流程，进一步提高肿瘤的诊治水平。

(鞠云鹤　蒋美萍　秦继勇　李文辉)

第九章 循证肿瘤放射治疗学专家建议

第一节 明智的医疗选择

医生的任务：是向患者提供最新、最好的医疗服务。

什么是最好的？依据循证医学证据，向患者提供肿瘤多学科规范化诊断、综合的治疗方案及个体化治疗建议。

面对患者，肿瘤专业的医生需要保持客观。循证医学是现代医疗质量的重要保障，循证肿瘤放射治疗学遵行"负责、明确、明智地应用临床证据为每一位患者制订诊疗方案"。只有通过放射治疗医疗团队提供的循证依据，与患者共同、有效地沟通讨论，做出明智的医疗选择；它符合以下四大原则。

(1) 得到循证医学证据支持（supported by evidence）。

(2) 不重复已做过的类似检查或操作（not duplicative of other tests or procedures already received）。

(3) 不受伤害（free from harm）。

(4) 真正必须（truly necessary）。

只有做到：循证明智的放射治疗综合方案选择，才能更大范围影响执业医生和患者，从而保证医疗的客观公正性和减少医疗资源的浪费，才能保证肿瘤患者得到持续安全、有效、及时、准确的放射治疗，并积极引导肿瘤患者"参加临床试验能得到最新、最好的治疗"。

现代医学模式已由传统的关注疾病与医疗技术本身，转向注重患者的心理健康状态、患者与环境及社会的适应能力。现代医学"生物-心理-环境-社会"模式，核心在于肯定人性和人的价值，让患者活得更有意义。

同时，人类医学进步的关键因素之一是患者，患者聪明会让医生更聪明，每一位医生都有责任去维护医疗的客观性、公正性。对普通疾病，治疗时机不及时、治疗措施不得当，常常只是延误了病情；但对于恶性肿瘤来说，则是失去最好的、首次正确治疗的、可以治愈的机会，直接影响患者能否长期的、高质量生存的问题。

中国肿瘤放射治疗学泰斗吴桓兴教授曾说"肿瘤患者首次治疗错误常常导致严重的后果，补救的机会不多，因此更需要我们谨慎对待"。

天下事源至细节，细节决定成败，只有找到：肿瘤放射治疗正确的开关，在正确的基础上精确放疗。因此，对于每一位医务人员、肿瘤患者及家属，必须充分认识到：只有选择最合适的时机、最佳的治疗手段，才能让肿瘤患者得到最大的获益。

第二节 循证肿瘤放射治疗学专家的三个建议
一、及时选择放射治疗——"时不您待"

恶性肿瘤患者中有 45% 是可治愈的，放射治疗可治愈 12%，对肿瘤治愈的贡献度是 40%。放射治疗可以单独治愈肿瘤，也可以与手术、化疗等抗肿瘤治疗方法有机整合，合理地应用于临床，最大限度地发挥放射治疗的优势，取得最佳的治疗效果。

按放射治疗肿瘤的效应：把不同肿瘤组织来源分成放射敏感（精原细胞瘤、淋巴瘤、无性细胞瘤等）、中度敏感（上皮组织来源的鳞、腺癌等）和放射抗拒的肿瘤（间叶组织来源的软组织肉瘤、骨肉瘤等）。影响放射敏感性的主要因素叙述如下。

(1) 肿瘤细胞的固有敏感性，如增殖快慢、高中低分化程度、不同增殖周期细胞比例：处于增殖快、低分化的肿瘤细胞对放射线相对敏感；处于增殖周期的有丝分裂期(M 期)细胞、DNA 合成后期(G_2 期)细胞对放射线最为敏感。

(2)放射生物学"4R"效应：即亚致死损伤的修复(repair)、再增殖(repopulation)、周期时相再分布(redistribution)及肿瘤乏氧细胞再充氧(reoxygenation)能力，涉及肿瘤是否乏氧细胞、乏氧克隆细胞所占的比例及肿瘤放射损伤的修复能力、速度。同时，还取决于肿瘤的大体类型、瘤床、贫血、局部合并感染、生活指数等。

因此，对首次诊断、首次接受抗肿瘤治疗的每一位患者，都必须早期、正确得到有关肿瘤放射治疗方面的医疗信息。

您必须及早就诊、咨询放射治疗领域的学术带头人、病区(单病种)首席专家，才能得到与您病情有关的放射治疗方面的及时、准确、全面、完整治疗信息。它包括：您是否需要接受放疗，放疗介入的时机，放疗的目的，选择不同放疗技术的优劣，放疗剂量的大小，放疗的疗效、不良反应、后遗症，放疗与手术、化疗合理应用(诱导、同期、辅助治疗)等至关紧要的有效信息，它们都将决定放射治疗的效果。只有在肿瘤多学科综合诊治下，您及时、正确选择了放射治疗，才有机会根治您的肿瘤。

二、接受规范放射治疗——"专科专治"

1. 肿瘤放射治疗学是一门专业性特别强的临床实践学科，它涉及临床医学、肿瘤学、临床放射物理学、肿瘤放射生物学、解剖学、影像学、病理学和肿瘤放射治疗学知识的融汇贯通的一门学科，临床研究进展迅速，观念不断更新，促进了放射治疗规范化的发展。

因此，只有在放射治疗学学术带头人、病区首席专家指导下，实行单病种放射治疗规范化的临床实践研究及"主诊医生"管理制度：针对病区住院的每一位患者，由首席专家负责本病区病例集体讨论，并拍板决定规范的放疗方案及实施方案；并由长期密切合作的"主诊医生"、放疗护理护师、放疗计划物理师、放射治疗技师及放疗设备维护工程师所共同组成的医疗团队，分别按各专业人员的工作职责及具体分工，以及诊疗工作流程，严格按照规范要求共同合作完成治疗、护理等工作，保证各项诊疗项目的正确制订和执行，达到预期诊疗效果。

2. 放射治疗是每天、每次照射一定剂量，几天、几次累积照射完治疗剂量的一种治疗方法。在放射治疗前、中、后及后期随访期间，均涉及放射治疗医务人员、患者及家属的参与。对每一个患者的放射治疗方案制订、实施的每一个环节，都需要取得病人、家属的理解、配合、支持；而这一过程是需要医患双方反复多次，靠持续有效的接触次数、累积接触的时间来完成的，这样才能保证放射治疗的顺利完成和疗效，有效避免医患矛盾的发生，构筑和谐的医患关系。

(1)放射治疗前：病区首席专家、"主诊医生"要根据患者肿瘤发生部位、病理类型、生物学特点、肿瘤临床分期(TNM 分期)、综合治疗方案及放疗方案、疗效评价、放射性损伤评价、随访要求和患者年龄、身心状况、体质、经济收入、治疗意愿等因素进行充分、有效的讨论。有计划、合理地将现有的多学科各种有效治疗手段，以制订用最适当的费用、取得最好疗效的放射治疗方案及诱导、同期、辅助化疗方案，最大限度地提高肿瘤的局部控制率，改善患者的生活质量、延长生存时间。

并在患者接受放射治疗前，医务人员必须首先准确、全面地了解患者、家属对病情的熟悉程度，相关治疗知识的了解情况，有什么要求和希望及对放射治疗的认知度、疗效的期望值；同时，医务人员必须明确告知患者、家属实施放射治疗的适应证、目的、详细方案和流程、预期疗效，可能产生的副作用、后遗症、预防治疗的方法及相关医疗费用。掌握患者、家属对放射治疗疗效的接受度，可能产生风险及医疗费用的承受范围；让患者、家属充分了解、接受放射治疗，有足够的时间思考、比较不同治疗方法的优势，理性选择放射治疗方案。

(2)放射治疗期间：病区首席专家每周主持病例讨论、亲自参加查房 3～4 次，"主诊医生"、主管医生及护师、技师都要每日观察患者的治疗效果、不良反应；针对疗效、副作用、耐受性、照射准确性等做出客观评价，第一时间做到以下五个及时。

1）及时达到科室内部、相关科室、医院相关部门医务人员的有效沟通交流，互通医疗信息，提高工作效益。

2）及时准确协调、预约、衔接好放射治疗过程的各个环节，确保放射治疗的质量保证、质量控制。

3）及时采取放射增敏、放射防护的有效治疗措施，提高疗效、降低副作用。

4）及时指导、督促、鼓励患者主动参与各环节的治疗，符合现代医学模式。

5）及时根据患者病情变化，调整放射治疗计划和采取补救措施。

确保在治疗有效时间段内、连续不间断地完成放疗，保证放射治疗方案能够顺利地按时按量、保质保量完成，最大限度地发挥出不同放射治疗技术的特点、优势，最大限度地精确消融肿瘤。

因此，只有通过：放射治疗中心有效的、开放式诊疗信息沟通平台，在诊疗过程中医务人员才能随时与患者进行沟通，增进患者对诊疗工作的理解、支持和配合，促进医患间的合作与互动；同时，医疗团队的医务人员可及时、准确地互通患者信息，交流心得，增进各部门有效协调配合，更新诊疗观念，保证诊疗规范得到持续实施、监测、评价及持续品质改进。

3. 每一位肿瘤患者都应该明确知道，只有一个完整的、高素质的放射治疗专业团队为自己提供医疗服务，才能够及时准确获得最新、最前沿、最符合实际、最恰当的，针对自己肿瘤的个体化放射治疗方案。所以，您应及时、正确选择到放射治疗病区专科住院就诊，在专业医护人员指导下接受规范化的放射治疗，避免走弯路，花最小的代价，获最大的收益，才有机会根治您的肿瘤。

三、正确选择放疗技术——"您的放疗您做主"

恶性肿瘤具有侵蚀性、转移性，这两大特性决定了肿瘤的复发、转移。因此，放射治疗要治愈肿瘤，就必须做到精确定位（勾画靶区）、精确计划（计算计划）、精确治疗（准确照射）。

（一）现代放射治疗计划制订

首先，要考虑到诊断手段（体检、影像学）提供的具有一定形状和大小的恶性肿瘤病灶的三维立体范围，包括转移淋巴结，即肿瘤靶区（GTV）。

其次，考虑肿瘤向周围组织可能侵犯的范围，也称亚临床病灶，即临床靶区（CTV）。

再次，考虑肿瘤靶区、临床靶区是在静态影像学上确定的，由于人体生理呼吸和（或）器官运动或照射过程中 CTV 体积和形状的变化，均会引起 CTV 外边界运动的范围，即内靶区（ITV）。

同时，要考虑到每天照射摆位过程中，患者体位重复性的误差，即摆位边界范围，称计划靶区（PTV）；

最后，也要考虑到治疗区（TV）：90%等剂量曲线所包括范围；照射区（IV）：50%等剂量曲线所包括范围。

（二）现代放射治疗计划执行

射线束是在剂量引导下、计算机精确制导（导航），通过三维空间聚焦射线束与肿瘤（靶区）在三维方向的形状高度适形、高剂量曲线高度适形；而且每一射线束尽量避开危及器官、周围正常组织，从而最大限度地保护危及器官、周围正常组织受到照射的体积更小、受到照射的剂量更小，放射治疗的不良反应最小、后遗症最小。同时，现代化加速器产生的锥形射线束可以任意转变成笔型束，到达射线刀的物理剂量学分布的优势。

因此，它广泛适用于不同部位、不同组织器官、不同大小、各种形状的肿瘤，在剂量引导下，精确制导的三维空间聚焦射线束，能够准确达到立体定向消融肿瘤的治疗目的；从而，有效提高了肿瘤的局部控制率，延长患者的生存期，最大限度改善患者治疗后的生活质量。

(三)制订规范化的放射治疗方案

由放射治疗病区首席专家、"主诊医生"根据患者病情，制订规范化的放射治疗方案。

1. 放射治疗的目的、时机　根治性、辅助性、预防性、姑息性治疗。

2. 放射治疗技术的选择　2D、3D-CRT、IMRT、IGRT 及 "X-刀""γ-刀"立体定向放射治疗技术。

3. 决定照射剂量的范围　根治性、高姑息性、低姑息性剂量。

(四)放射治疗技术的选择

放射治疗技术直接决定了照射范围、照射剂量的大小及周围正常组织、危及器官的保护，最终体现在患者放射治疗的疗效上。

1. 肿瘤局部剂量无法提高，直接影响肿瘤的局部控制率，患者获得可以治愈的概率受损。

2. 直接或间接增加了放射治疗的损伤，患者放疗不良反应增加、耐受性下降，不能在有效时间段内完成或被迫终止(放弃)放疗，直接影响到(未到达)治疗目的。

3. 放射治疗后遗症的增加、加重，直接影响患者的生活质量。

4. 患者失去二次(再程)放射治疗的机会，直接影响患者的总体生存率。

现代处于主导地位、先进的精确适形调强放射治疗技术，已经能把不可以放疗的恶性肿瘤，转变成可以放疗的；把可以放疗的，转变成可以治愈的。每一位肿瘤患者，都应该参与到您的放射治疗方案中进行讨论，了解不同放疗技术的优、缺点。最后，由您选择放疗技术。

（秦继勇　李文辉　郎锦义）

第二篇　中枢神经系统肿瘤

第十章　脑胶质瘤

第一节　概　述

脑胶质瘤为起源于神经胶质细胞的一类肿瘤，是最常见的原发性颅内肿瘤。

一、脑胶质瘤的分期

WHO 根据其病理学特点如细胞核的异形性、核分裂指数、血管内皮增殖、坏死分为四级。

WHO Ⅰ级为良性，包括相对局限生长的毛细胞型星形细胞瘤和室管膜下星形细胞瘤。

WHO Ⅱ级为低度恶性，主要为弥漫性星形细胞瘤。

WHO Ⅲ级为间变性星形细胞瘤。

WHO Ⅳ级为高度恶性的胶质母细胞瘤。

脑胶质瘤在临床上，按 WHO 分期分为低级别（Ⅰ、Ⅱ级）、高级别（Ⅲ、Ⅳ级）胶质细胞肿瘤。

二、低级别弥漫性、浸润性胶质细胞肿瘤

低级别弥漫性、浸润性胶质细胞肿瘤主要是星形细胞瘤、少突胶质细胞肿瘤、少突-星形细胞瘤，属于 WHO 分类Ⅱ级肿瘤，5 年生存率分别为 37%、70% 和 56%。

低级别胶质细胞肿瘤是一种分化较好的肿瘤，但多数呈浸润性生长。低级别星形细胞肿瘤通常在病理形态极为相似的情况下，其生物学行为和预后相差很大。其中弥漫性星形细胞瘤（纤维型、原浆型和肥胖型细胞性星形细胞瘤）占 70%，多呈浸润性生长，可转化为高级别星形细胞肿瘤。

其他比较少见的低级别胶质细胞肿瘤还包括多形性黄色星形细胞瘤、室管膜下巨细胞星形细胞瘤。

大脑胶质细胞瘤病的特点是广泛弥散性生长，侵犯多个脑叶。毛细胞型星形细胞瘤是最常见的非浸润性星形细胞瘤，常呈局限性生长，可通过单纯手术达到治愈，且一般不转化为高级别星形细胞肿瘤。

三、高级别胶质细胞肿瘤

高级别胶质细胞肿瘤主要有间变性星形细胞瘤（anaplastic astrocytoma，AA）、间变性少突胶质细胞瘤（anaplastic oligodendroglioma，AO）、间变性少突-星形细胞瘤（anaplastic oligodendro-astrocytoma，AOA）（WHO Ⅲ级）及胶质母细胞瘤（glioblastoma，GBM）（WHO Ⅳ级），是成人中最常见的原发性脑肿瘤。

GBM 占所有胶质细胞瘤半数以上，发病高峰年龄为 45～55 岁。高级别侵袭性星形细胞肿瘤常弥漫浸润至周围组织，甚至穿过中线侵犯对侧脑组织。

四、治疗前需检查项目

脑胶质瘤的临床表现包括颅内压增高症状、癫痫发作、神经系统定位症状及肿瘤周围水肿相关症状等。

1. 头颅 MR 平扫、增强扫描,必要时可行头颅核磁波谱成像(magnetic resonance spectroscopy)、核磁灌注成像(magnetic resonance perfusion)或 ^{11}C-蛋氨酸 PET/CT(^{11}C-MET-PET/CT)检查,了解肿瘤代谢及局部血流灌注情况,可有助于肿瘤的准确定位及鉴别肿瘤复发或放射性脑坏死。

2. 病理、免疫组化检查,检测 O^6-甲基鸟嘌呤-DNA 甲基转移酶(O^6-methylguanine-DNA methyltransferase,MGMT)的状态,指导化疗方案的选择和预后的判断。

少突胶质细胞瘤在影像学上表现为界限清楚,常伴有钙化、无对比增强等特征,在组织病理学上,其"蜂窝样"征象在石蜡切片中较为明显,而在冷冻切片中较难发现。超过半数的少突胶质细胞瘤存在染色体 1p/19q 杂合性缺失,此特征有助于鉴别诊断。

五、低级别胶质细胞瘤高危因素

1. 高危的低级别胶质细胞瘤患者,具有以下 3 个或 3 个以上特征。
(1)病理为星形细胞瘤。
(2)年龄>40 岁。
(3)KPS<70 分。
(4)肿瘤直径>6cm。
(5)肿瘤生长越过中线。
(6)中至重度神经功能障碍。
(7)染色体 1p/19q 杂合性无缺失,或仅有 1p 缺失,或仅有 19q 缺失。
(8)IDH1 或 IDH2 无突变。

2. 低级别胶质细胞瘤复发时,肿瘤恶性转化的比例较高,60%以上的星形细胞瘤和 40%～50%的少突胶质细胞瘤,将最终转化为高级别胶质细胞瘤。

第二节　脑胶质瘤的预后因素

一、低级别胶质细胞瘤的预后因素

癫痫发作(66%)与头痛是低级别胶质细胞瘤最常见的临床表现。从出现症状到诊断的中位时间为 6～17 个月。发病中位年龄为 37 岁,儿童的 10 年总生存率达 83%,而大于 40 岁患者的中位生存时间仅为 5 年。

(一)年龄是影响预后的最重要因素

不利预后因素如下:年龄≥40 岁,星形细胞瘤病理类型,肿瘤直径≥6cm,肿瘤超过中线,手术前已出现神经功能缺失症状。

具有≤2 个不利预后因素的患者被认为是低危患者,具有≥3 个不利预后因素的患者认为是高危患者。

(二)其他可能的、有利的预后因素

包括症状持续时间长、术后良好的神经功能状态及增殖指数(labeling index,LI)低等。

二、高级别胶质细胞瘤的预后因素

影响患者预后的重要因素有年龄、卡诺斯基健康状况量表(karnofsky performance scale,KPS)、症状类型及持续时间、手术切除范围和组织病理学类型等。

第三节　脑胶质瘤的治疗原则

由于脑瘤多呈浸润性生长，手术不易切净，多数脑瘤术后需要放射治疗。手术治疗和放射治疗为主要治疗手段，凡有手术指征者均应争取手术切除。

由于该部位发生肿瘤的生物学特点及解剖部位的限制，使得绝大多数的肿瘤术后需要放射治疗，以进一步降低手术的局部复发率、改善生存率。

建议：在最大程度保存正常神经功能的前提下，最大范围手术切除肿瘤病灶；不能全切者，可根据具体情况采用肿瘤部分切除术、开颅活检术或立体定向（或导航下）穿刺活检术，以明确肿瘤的组织病理学诊断。

手术的目的包括：全切除肿瘤，明确组织病理学诊断，降低颅内压，缓解神经功能症状，部分切除肿瘤以降低肿瘤负荷、为辅助放化疗创造有利条件，筛选有效的化疗或靶向药物。

放射治疗一般采用体外照射技术，通常在术后 2～6 周内进行，根据病理学类型、病变部位给予不同的照射剂量，一般低度恶性者给予 DT50～56Gy/25～28 次，而高度恶性者给予 DT60～66Gy/30～33 次，主张三维适性放疗或调强放疗技术，采用常规分割，分次 DT1.8～2.0Gy。

一、低级别胶质瘤的治疗原则

低级别胶质瘤的治疗原则是在获得明确病理诊断后，行多学科综合治疗。通常推荐外科手术，但对一些选择性患者可以系统观察。

手术是低级别胶质细胞瘤诊断及治疗最重要的手段。手术目的是全切除肿瘤，获取足够的组织标本进行病理诊断及分级。应尽可能切除肿瘤，因其与患者的生存及复发时间相关。此外，全切除肿瘤有可能延迟或阻止其向恶性肿瘤转变。

术后在 72h 内进行 MRI 复查，术后单纯随访观察的患者应规律随访；如果全切，考虑进一步观察。

有些浸润性肿瘤、肿瘤位于较深部位或侵及功能区的肿瘤是无法达到完全切除的，可使用立体定向活检。由于肿瘤组织各区域内细胞的构成、细胞增殖水平及坏死情况可能不一致，因此活检也可能导致不准确的诊断。

如果肿瘤中有少突胶质细胞成分，尤其检测染色体 1p/19q 联合缺失的患者，有报道其对烷化剂类化疗药物敏感，这类患者应考虑化疗，同时帮助判断预后。

低级别胶质细胞瘤通常被认为是良性肿瘤，但其中有许多肿瘤尽管采用手术和分次外照射放疗后仍有侵袭性生长。经过 5～10 年后可能转变为恶性胶质细胞瘤，对于伴有癫痫发作的低级别胶质细胞瘤患者的最佳治疗策略目前尚无定论。

低级别的胶质瘤（LGG，WHO I ～ II）具体治疗如下。

（一）手术完全切除者

年龄＜45 岁，临床症状仅表现为癫痫的患者可进行观察。

年龄＞45 岁，存在局部神经功能缺陷或颅内高压等预后不良因素者，可观察、放疗或选择化疗。

（二）手术不能完全切除者

症状稳定者，可观察或放疗或选择化疗。

症状未控制或进展者，可放疗或化疗。

二、高级别胶质瘤的治疗原则

高级别胶质瘤的治疗原则包括手术、放疗、化疗等的多学科综合治疗手段。

脑胶质瘤因生长部位的特殊性及呈浸润性生长，手术常难以完全切除，手术治疗的原则为"最大限度地切除肿瘤，并最大限度地保全神经功能"；获取病理诊断，减轻颅内高压及局部压迫所引起的症状，利于放疗、化疗等辅助治疗手段的实施。研究显示，在高级别胶质细胞肿瘤中，肿瘤切除超过 98% 的患者有明显的生存获益。

尽量争取患者术后在 72h 内进行脑部 MRI 复查。

术后辅助放疗为重要的治疗手段之一，高级别胶质细胞瘤无论是全切除术后、最大范围切除肿瘤术后，还是立体定向活检或开颅活检术后，都必要行术后放射治疗，术后 4～6 周为最佳放疗时机。

对术后接受单纯观察的患者，必须进行定期随诊。

少突胶质瘤，尤其是染色体 1p 缺失或联合 1p/19q 缺失者，对烷化剂类化疗药物敏感，对这些患者可考虑化疗。

高级别的胶质瘤(HGG，WHO Ⅲ～Ⅳ)具体治疗如下。

(1)术后辅助放疗±化疗。

(2)胶质母细胞瘤(WHO Ⅳ)，替莫唑胺同期放化疗+辅助替莫唑胺化疗.

(3)间变性星形细胞瘤或间变性少突胶质瘤(WHO Ⅲ)，必要时可考虑化疗。

第四节　脑胶质瘤放射治疗的适应证、禁忌证

一、脑胶质瘤放射治疗的适应证

手术切除，但恶性程度较高者(WHO Ⅲ、Ⅳ级为高度恶性的)。

手术未能彻底切除的胶质瘤。

单纯活检术后。

肿瘤位置深在或位于重要功能区域不适宜手术切除者。

不适合手术切除者。

脑胶质瘤术后复发不宜再手术者。

拒绝手术治疗的患者。

低级别胶质瘤(WHO 分类Ⅰ、Ⅱ级)：若患者年龄＞40 岁和(或)存在 1p/19q 杂合性缺失，建议行放疗；若年龄≤40 岁，且不存在 1p/19q 杂合性缺失，不建议积极放疗。

但临床实践上，除个别良性胶质瘤如手术完整切除的Ⅰ级毛细胞型星形细胞瘤、室管膜下瘤不做放疗外，其他类型的脑胶质瘤多需术后放疗。

二、脑胶质瘤放射治疗的禁忌证

肿瘤足量照射后，短期内复发者。

伴有严重颅内压增高，顽固性颅内压增高，没有采取有效的减压措施者。

心、肝、肾重要脏器功能有严重损害者。

晚期处于恶病质状态，预计生存期＜3 个月者。

第五节　放射治疗计划设计

采用具体体位及头枕角度的选择，应根据瘤体的位置、大小及需要躲避的重要器官如眼球、脑干等因素而定，可采用的体位有仰卧位、俯卧位、侧卧位等。

靶区的设计：根据术前脑部影像学检查判断肿瘤部位、大小、范围等，如 CT、MRI 所显示的肿瘤大小为主，参照术中具体所见及术后 CT、MRI，外放范围根据病理类型、恶性程度的高低而定。常规分割照射技术，分次剂量 DT1.8～2.0 Gy，总剂量根据病理分级的不同而不同。

一、低级别脑胶质细胞瘤

在 CT/MR 中常表现为不强化或低强化病灶，影像诊断低级别胶质细胞瘤有 25% 的误诊率。术后放疗的时机，目前暂无统一认识。

部分学者提倡术后立即行分次外照射，但也有观点认为术后可先行观察，待肿瘤进展再予以放疗，因为有研究表明，术后早期放疗与肿瘤复发后放疗患者的总生存期在统计学上无显著差异。

靶区一般在瘤体周围外放 1～2cm，放疗剂量多为 DT45～54Gy，最高一般不超过 DT56Gy，分割剂量为 DT1.8～2.0Gy/次。

二、高级别脑胶质细胞瘤

在影像学上，常表现为脑部的肿块占位及周围大范围水肿效应，MRI 增强后可见明显强化；术后病理显示在肿瘤周围水肿区可有肿瘤细胞，因此这个区域常被认定为肿瘤靶区。

常规分割外照射放疗是高级别胶质细胞瘤的标准治疗，放射治疗区域应包括瘤床及周围水肿带、肿瘤边缘外放 2～3cm 区域，或对比增强的肿瘤体积外放 2.5cm 边界。

推荐放疗剂量 DT54～60Gy，DT1.8～2.0Gy/次，总剂量不低于 DT60Gy，一般在 DT60～66Gy。对于老年患者可考虑适当缩短疗程。

三、脑胶质瘤放射治疗照射野设计

根据肿瘤位置、大小、需要躲避的重要组织和器官，可采用共面或非共面的多野适形照射技术，以尽可能地增加靶区的适形度、降低正常器官的受量。

建议：行三维适形放疗或调强适形放疗。颅内肿瘤局部照射应尽可能采用多方位共面或非共面适形野+楔形板照射，一般采用 3～7 个固定野，调节各野剂量权重，以得到高度适形的剂量分布。使靶区内剂量分布更均匀、更合理，要求 V95（即 95% 的等剂量曲线所缠绕的靶区体积）＞95%，靶区内的剂量在处方剂量的-5%～+7%，同时各危及器官均在最小耐受剂量范围内。

四、靶区勾画的定义

颅内肿瘤 CT 图像常常显示不清，其照射靶区确定要求参考 MRI 图像，因此所有脑胶质瘤放疗病例都要求多序列的 MRI 图像资料，包括 T_1、T_2 增强，T_2、FLAIR 序列，采用 MRI/CT 图像融合技术以勾画靶区。

结合术前、术后影像资料，如 CT、MRI 所显示的肿瘤大小为主，并参照术中具体所见及手术切除情况，根据病理类型、恶性程度的高低而决定。对较大体积的脑胶质瘤，术后瘤床体积变化较明显，此时应以术后影像资料显示的病变部位为主；对一般体积的脑胶质瘤，术前术后病变变化不明显。

GTV：参考影像学可见肿瘤，术前术后 MRI 图像上为 T_1W 强化异常信号或 FLAIR 高信号病灶。术后为增强的区域；若术后无残留肿瘤，瘤腔可定义为 GTV。如果有明显残存，可设计为 GTVp 给予较高的分次剂量和总剂量；如影像学残存不明显，直接将肿瘤所在部位作为瘤床处理即 GTV，给予常规分次剂量和总剂量。

CTV1：为 GTV 及其周围潜在的浸润组织或亚临床病灶。在 MRI 图像上，CTV1 应完全包括肿瘤周围的水肿区（T_2 或 FLAIR 异常高信号），对于低级别胶质瘤，通常在 GTV 外加 1～2cm 的边缘，而高级别胶质瘤，则为 GTV 外扩 2～3cm 的边缘。

CTV2：当 CTV1 体积较大或包含敏感器官时，可于 DT45～50Gy 后另设 CTV2 予以缩野照射，CTV2 定义为 GTV+1cm。

PTV：为 GTV、CTV1/CTV2 加上考虑摆位误差及 GTV/CTV 生理性变化所增加的外放边界。

一般 PGTV、PCTV1 为 GTV、CTV1 + 0.3～0.5cm，PCTV2 为 CTV2 + 0.3～0.5 cm。

五、靶区放射治疗剂量

分次剂量一般为 DT1.8～2.0Gy，建议单次剂量不超过 DT2.0Gy；但对于明显残存肿瘤、且位于非重要功能区时，允许残存肿瘤分次剂量适当提高至 DT2.1～2.2Gy。

总剂量与分级有关，一般而言，低度恶性者总剂量 DT50.4～56Gy，高度恶性者 PGTV 为 DT60～66Gy，PCTV2 为 DT60Gy，PCTV1 为 DT54Gy。

（一）低级别星形细胞肿瘤靶区

GTV：MRI T_1 加权增强区域或 T_2 FLAIR 的异常区域。
CTV：GTV + 外放 1.0～2.0cm（病理 I 级在 GTV + 1.0cm，II 级在 GTV + 1.5～2.0cm）。
PTV：GTV、CTV + 外放 0.3～0.5cm。
常规分割放疗，每天一次，每周 5 天，分次剂量为 DT1.8～2.0Gy。
处方剂量：PGTV DT46～60Gy；PCTV DT45～54Gy。

（二）高级别星形细胞肿瘤靶区

GTV1：MRI T_1 加权增强区域 + T_2 加权/FLAIR 异常部分。
GTV2：MRI T_1 加权增强区域。
CTV1：GTV1 + 外放 1.5～2.0cm。
CTV2：GTV2 + 外放 2.0～2.5cm
　　　（或 CTV：病理 III 级在 GTV + 1.5～2.0cm，IV 级在 GTV + 2.5～3.0cm）。
PTV：GTV、CTV + 外放 0.3～0.5cm。
常规分割放疗，每天一次，每周 5 天，分次剂量为 DT1.8～2.2Gy/次。
处方剂量：PGTV1 DT46～50Gy，PGTV2 DT60～66Gy；PCTV DT54～60Gy。

六、危及器官及耐受剂量

将危及器官的受照剂量控制在其最小耐受剂量（即 TD5/5）范围内。下表列出了中枢神经系统照射时部分危及器官的最小耐受剂量（表 2-10-1）。

表 2-10-1　中枢神经系统照射时部分危及器官的最小耐受剂置

器官	观察终点	剂量（Gy）
脑	坏死、梗死形成	60（1/3 脑）45～50（全脑）
垂体	垂体功能低下	45（全垂体）
中耳	急性浆液性中耳炎	30（1/2 体积）
内耳	急性浆液性中耳炎	30（1/2 体积）
视神经、视交叉	失明	50～54
视网膜	失明	45
晶体	白内障	10
脑干	坏死、梗死形成	60（1/3 脑干）
		50～54（全脑干）
脊髓	脊髓炎、坏死	50（5～10cm 长）45～47（20cm 长）
头发	脱发	20～30
泪腺	少泪、无泪	30（暂时性）
		60（永久性）

第六节 脑胶质瘤化疗

目前，主要通过检测恶性脑胶质瘤中化疗相关分子和染色体 1p/19q 杂合性缺失者，来预测化疗方案的敏感性，指导化疗方案的制订。

对放/化疗的抵抗主要来自肿瘤细胞内的 DNA 修复机制。检测 O^6-甲基鸟蝶呤-DNA 甲基转移酶（MGMT）高活性或在肿瘤中高表达、MGMT 启动子呈非甲基化状态（MGMT 表达阳性），是恶性脑胶质瘤对亚硝基脲类药物和替莫唑胺（TMZ）耐药的指标。理论上，MGMT 基因启动于甲基化可沉默 MGMT 基因导致 MGMT 不表达。

一、低级别脑胶质细胞瘤化疗

目前，替莫唑胺也是低级别脑胶质细胞瘤治疗中可考虑选择的药物。对复发进展患者，仍可选择化疗，包括替莫唑胺、亚硝基脲类药物、PCV 方案、铂类为基础的方案等。

低级别少突胶质细胞瘤，特别是伴有染色体 1p/19q 杂合性缺失者，更适合选择化疗。

二、高级别脑胶质细胞瘤化疗

研究提示，高级别脑胶质细胞瘤术后同期放疗联合化疗，能有助于提高患者的无进展生存时间及平均生存时间，对提高 GBM 患者生存率有益。

目前化疗用药/方案主要有替莫唑胺、亚硝脲类（如 BCNU、ACNU 等）、铂类、鬼臼毒素类（如 VM-26）及 PCV 方案等。

新的分子靶向药物如贝伐单抗（bevacizumab），是一种抗血管生成药物，2009 年美国食品药品管理局（FDA）批准其用于治疗复发 GBM，可以单用，也可联合 CPT-ll、BCNU、替莫唑胺化疗。贝伐单抗单用或联合化疗药物对间变性胶质细胞瘤也有效。但贝伐单抗可导致潜在严重不良反应，如影响伤口愈合，引起高血压、肠穿孔和血栓栓塞等。

1. MGMT 检测（–）的胶质母细胞瘤，替莫唑胺同期放疗+辅助化疗为目前推荐的标准治疗方案，具体方案如下。

（1）同期放化疗：$75mg/(m^2 \cdot 天)$，放疗开始后每天用，直到放疗结束。

（2）辅助化疗：$150 \sim 200mg/(m^2 \cdot 天)$，第 $1 \sim 5$ 天，28 天为 1 疗程，共 6 疗程（放疗后第 5 周开始）。

GBM 超过 6 个月的替莫唑胺辅助化疗是否获益，不清楚。

2. MGMT 检测（+）的胶质母细胞瘤，由于 MGMT 的存在，对替莫唑胺等烷化剂类化疗药不敏感，可予替莫唑胺小剂量持续给药或加用顺铂等方式耗竭 MGMT，从而增强肿瘤细胞对化疗药物的敏感性。

间变性少突胶质细胞瘤对化疗特别敏感，对间变性少突胶质瘤或间变性星形细胞瘤等，也可考虑给予替莫唑胺或亚硝脲类为基础化疗方案（具体方案同上）。间变性胶质细胞瘤替莫唑胺辅助化疗持续时间，尚不清楚。

第七节 疗效评价

主要的疗效评价手段为头颅 MRI 检查。对术后肿瘤存在明显残留的患者，可在放疗结束时复查头颅 MRI，以评价放疗的疗效，而无明显肿瘤残留的患者，则按随访要求定期复查。

放射治疗联合化疗药物治疗，可能会增加患者毒性或引起患者影像学上的改变。放疗和同期替莫唑胺化疗结束后头 3 个月内，肿瘤的复发与假性进展在神经影像学上难以鉴别；可考虑行 MR 波谱分析，MR 灌注成像，或脑 ^{11}C-蛋氨酸-PET/CT 检查以排除肿瘤复发、假性进展、放射性坏死。

如果是假性进展，放疗结束后的 3 个月内，肿瘤症状可稳定或改善。

第八节　随　　访

一、随访的间期

根据病理类型而定，特别是放疗后肿瘤无进展期长和(或)既往放疗效果好者。

星形细胞瘤或少突胶质瘤，可每 3~6 个月随访一次，直至 5 年，以后每年至少一次。

间变性星形细胞瘤、间变性少突胶质瘤和多形性胶质母细胞瘤，放疗后 2~6 周随访一次，以后每 2~3 个月 1 次，直至 2~3 年。

二、随访的内容

包括病史的采集、全面的体格检查、神经系统检查及头颅 MRI 检查等。

对无法区分肿瘤复发或放射性坏死的情况，可考虑行 ^{11}C-蛋氨酸-PET/CT 或 MRS 检查，以助鉴别。

（冯　梅　秦继勇　郎锦义）

第十一章　室管膜瘤和间变性室管膜瘤

第一节　概　　述

一、室管膜瘤的分期

室管膜瘤起源于室管膜细胞，按 WHO 分为：室管膜瘤（富细胞型、乳头状型、透明细胞型、伸展细胞型均为 WHO Ⅱ），间变性室管膜瘤（WHO Ⅲ），黏液乳头状室管膜瘤、室管膜下瘤（WHO Ⅰ），室管膜下巨细胞型星形细胞瘤（WHO Ⅰ）。

脑由大脑、间脑、脑干和小脑组成。小脑幕将脑分隔为幕上和幕下两个区域。幕上包括大脑、鞍区和松果体区，幕下包括中脑、脑桥、延髓和小脑。

成人 33% 的室管膜瘤发生于幕下，66% 发生于幕上；而儿童正好相反，以幕下为主。幕上室管膜瘤多为高级别，且不易手术全部切除，术后常有病灶残留，故预后较幕下室管膜瘤患者差。

二、室管膜瘤的预后

室管膜瘤的预后与手术切除程度密切相关，即使是低级别的室管膜瘤，肿瘤全切的患者预后较好。

值得注意的是，研究证实：

1. 室管膜瘤：治疗失败的主要原因为局部复发。

2. 局部未复发的患者较少出现脊髓播散。

3. 无论采取局部放疗或全中枢放疗，高级别肿瘤治疗失败的原因相似。

4. 预防性治疗也许不能防止脊髓播散转移。

因此，常规采用"预防性"全中枢或全脑放疗不一定能提高生存率。

第二节　综合治疗原则

一、成人室管膜瘤的治疗策略

1. 需根据组织病理学类型、手术切除程度、肿瘤播散程度等综合考虑。

2. 综合治疗原则：尽可能手术切除，术后行放射治疗。

（1）肿瘤全部切除、分化良好、脊髓 MRI 检查阴性的患者，推荐局部放疗或观察（仅幕上肿瘤）。

（2）幕下肿瘤也可考虑放疗或观察。

（3）但如果脊髓 MRI 增强扫描或脑脊液检查阳性，建议行全中枢放疗。

二、手术后检查步骤

判断手术切除程度及有无脊髓或脑脊液播散的检查步骤如下。

1. 术后 24～72h 内复查脑部 MRI。

2. 术后 2～3 周行脊髓 MRI 复查，以避免术后人为干扰。

3. 术后至少 2 周后才进行腰椎穿刺脑脊液检查，以避免可能的假阳性结果。

第三节　放　射　治　疗

术后辅助放疗，可以明显提高肿瘤控制率和延长生存时间。Ⅱ级和Ⅲ级的室管膜瘤患者，采用手术/放疗综合治疗的 5 年生存率约为 70%。

儿童室管膜瘤脑脊液播散相对较少。有临床研究显示，接受局部放疗患者的预后与全中枢放疗相当，因此，是否仅做后颅窝放疗是目前争议的热点。对于间变性室管膜瘤，尽管不十分确定，也有资料显示局部放疗一样可行。

一、放射治疗原则

对室管膜瘤或间变性室管膜瘤，如脊髓 MRI 或脑脊液检查阳性者，则必须行全中枢神经系统照射。

间变性室管膜瘤伴脑脊膜播散者，推荐全中枢放疗加局部病灶追加剂量放疗。

全中枢神经系统照射的范围，包括全脑和第二骶椎以上的整段脊髓。

二、放射治疗技术、照射剂量

室管膜瘤或间变性室管膜瘤可局部野照射、全脑照射和全中枢神经系统照射，可采用常规照射、三维适形、IMRT 放疗技术。

全中枢系统照射剂量 DT36Gy/20 次，DT1.8Gy/次。

脑部原发灶局部放疗剂量 DT54～60Gy，DT1.8～2.0Gy/次。

脊髓播散灶加局部剂量达 DT45Gy，DT1.8Gy/次。

(一)间变性室管膜瘤的放射治疗策略

在活检或次全切除后，应行脑脊髓 MRI 增强扫描和脑脊液检查。

如果 MRI 阴性，推荐局部放疗：临床靶区为肿瘤体积加上边缘 1～2cm，总剂量 DT54.0～59.4Gy，DT1.8～2.0Gy/次。

如果 MRI 或脑脊液检查阳性，推荐全中枢放疗：全脑全脊髓剂量 DT36Gy，DT1.8Gy/次；脊髓局部病灶剂量 DT45Gy；脑原发病灶剂量 DT54.0～59.4Gy，DT1.8～2.0Gy/次。

(二)室管膜瘤靶区定义

1. 室管膜瘤脑脊液阴性靶区定义

GTV：MRI T_1 加权增强或 T_2 加权/FLAIR 的异常区域。

CTV：GTV + 外放 1～2cm。

PTV：CTV + 外放 0.5cm。

分割剂量：DT1.8～2.0Gy/次，每周 5 次。

处方剂量：GTV DT56～60Gy。

2. 室管膜瘤脑脊液阳性靶区定义

GTV1：MRI T_1 加权增强+ T_2 加权/FLAIR。

CTV1：GTV1 + 外放 2cm。

GTV2：MRI T_1 加权增强。

CTV2：GTV2 + 外放 2cm。

PTV：CTV + 外放 0.5cm。

分割剂量：DT 1.8～2.2Gy/次，每周 5 次。

处方剂量：GTV1 DT46～50Gy；GTV2 DT60～66Gy。

(三)肿瘤复发的治疗

根据脑肿瘤影像检查判断肿瘤复发者，治疗取决于肿瘤的部位、病理类型、肿瘤范围、患者年龄和 KPS 状态、症状及持续时间、既往治疗情况等，采取多学科综合治疗。

　　适合手术者，尽量以手术切除，手术后再加局部放疗（如果以前未放疗过）。

　　不适合手术者，以前未放疗过，则应考虑行放疗（如果肿瘤形态、大小、部位合适，也可考虑立体定向放射治疗）。

　　也可考虑化疗（但无随机对照临床研究证实）或最佳支持疗法。

（四）同期放化疗

　　化疗在室管膜瘤治疗中的作用还不确定。

　　目前的研究显示室管膜瘤对化疗并不十分敏感，对于儿童或成人新诊断的室管膜瘤，无临床研究证实化疗联合放疗与单纯放疗比较对生存率有改善。但对于复发进展型患者，化疗可作为挽救治疗，化疗药物包括 VP-16、替莫唑胺、亚硝脲类、铂类等。

第四节　随　访

　　根据肿瘤的部位、范围、病理类型和其他有关因素来确定患者随访间隔时间。

　　对有脊髓转移的室管膜瘤或间变性室管膜瘤患者，还须定期行脊髓 MRI 检查。

　　局限患者：于术后 2～3 周复查脑和脊髓 MRI 增强扫描（如果术前为阳性）。

　　一般为术后第 1 年每 3～4 个月复查 1 次，第 2 年每 4～6 个月复查 1 次，以后每半年至 1 年复查 1 次。

（冯　梅　秦继勇　郎锦义）

第十二章 髓母细胞瘤

第一节 概　　述

髓母细胞瘤是一种胚胎性肿瘤，多起源于小脑的下蚓部，发生于幕上者又称为原始神经外胚层肿瘤（primitive neuroectodermal tumours，PNETs），是儿童中枢神经系统肿瘤中最常见的肿瘤，约占所有儿童脑和脊髓肿瘤的 20%，85%的病例在 15 岁以前发病。

一、髓母细胞瘤的分期

目前较常用的是 Chang 等的 TM 分期标准

（一）T：原发灶

T1：肿瘤＜3cm，局限于小脑蚓部或第四脑室顶部，很少累及小脑半球。

T2：肿瘤＞3cm，累及一个相邻的结构，或部分进入第四脑室。

T3a：肿瘤累及两个相邻的结构，或完全占据第四脑室并扩展至中脑导水管、第四脑室正中孔、Luschka 孔，有脑水肿。

T3b：肿瘤起源于第四脑室底部，并完全占据第四脑室。

T4：肿瘤经中脑导水管侵入第三脑室，中脑或向下侵及上颈髓。

（二）M：　远处转移

M0：无蛛网膜下腔和血源转移。

M1：脑脊液内有肿瘤细胞。

M2：大脑组织内、小脑蛛网膜下腔、第三或第四脑室内有大结节种植。

M3：脊髓蛛网膜下腔有大结节种植。

M4：中枢神经系统外转移。

二、髓母细胞瘤的特性

髓母细胞瘤最常发生于小脑蚓部，肿瘤可沿小脑脚向前突入第四脑室及小脑延髓池，经枕骨大孔突到上颈段椎管内，沿脑脊液播散到脊髓和天幕上颅腔。

初诊时，脑脊液肿瘤种植的发生率为 10%～40%。治疗前，需要做全身检查和脑与脊髓 MRI 扫描，情况允许下应做腰椎穿刺并行脑脊液细胞学检查，明确肿瘤范围。

术前进行分期诊断的目的：是了解肿瘤有无转移/播散，为制订治疗策略提供证据。

三、预后因素和风险、危险程度分级

（一）预后因素

主要预后因素：年龄、肿瘤的分期、手术切除程度及术后全中枢（全脑全脊髓）放射治疗、是否有远地转移、高风险患者是否接受化疗等。

（二）患者风险程度分级

1. 年龄＜3 岁。

2. 术后 72h 增强 MRI 检查，见残存肿瘤最大层面＞1.5cm^2。

3. 脑脊液(CSF)检查阳性或肿瘤超出后颅窝。

以上有一项，即为高风险组。

对于高风险组手术治疗后，必须行全中枢放射治疗。髓母细胞瘤预后较好，低风险组，5 年生存率 80%左右；高风险组，5 年生存率 50%左右。

（三）患者危险程度分级

术后需要进行头颅 MRI 检查，将患者分为中危和高危两组，进行不同的治疗。

1. 中危 肿瘤全切除或者近全切除，残留病灶小于 1.5cm，无扩散转移。

2. 高危 年龄<3 岁，或病理类型为大细胞/间变型，或肿瘤次全切除，残留病灶大于 1.5cm，或非后颅窝定位，即幕上原始神经外胚叶肿瘤。

目前，探索的治疗方案是：对中危患者降低治疗的强度，高危患者则增加治疗强度。

第二节 综 合 治 疗

一、多学科分层综合治疗

根据临床分期和风险分期，选择手术、放疗、化疗三种治疗手段的合理结合，以提高肿瘤治愈率和降低正常组织的损伤，减少对生长发育、智力的影响。

根据术前分期和手术后肿瘤残留情况综合考虑，多学科分层综合治疗。

需要明确病理诊断、解除脑脊液循环障碍、减少肿瘤负荷、减轻压迫，缓解颅高压，缓解神经功能症状。

二、综合治疗原则

（一）凡有手术指征者

在保护神经功能的前提下，争取更完全、最大范围的肿瘤全切、肿瘤近全切及肿瘤次全切除（切除 51%～90%）、部分切除（切除 11%～50%）、立体定向活检或开颅活检术（切除<10%）明确病理学诊断。

颅内高压紧急情况下如果临床需要，可先行脑室-腹腔分流管术。

（二）在术后或确诊后

行全中枢（全脑全脊髓）放射治疗，可降低局部复发率、改善生存率。

大剂量化疗/自体干细胞救援，仅用于患者在手术后或传统剂量再诱导化疗后肿瘤完全缓解时。

三、术后脑和脊髓检查时机

1. 争取术后 24～72h 行脑部增强 MRI 检查，评价手术切除的程度及术后脑部的状态。

2. 术前颅内高压：不能行腰椎穿刺脑脊液检查者，术后 14 天左右须行腰穿脑脊液检查。

3. 为避免手术干扰，建议脊髓 MRI 检查推迟到术后至少 2～3 周进行。

4. 为避免假阳性，脊髓 MRI 检查后行腰穿检查，术后至少 2 周后行腰穿脑脊液检查。

第三节 放 射 治 疗

一、放射治疗照射范围、技术

全脑及全脊髓放射治疗加原发灶或瘤床局部小野补量照射，已成为髓母细胞瘤标准照射技术。

全脑照射野、全脊髓照射野、局部照射野，全脑全脊髓野尽可能同时照射。全脑照射野需包全前颅窝，避免低剂量导致复发及治疗失败。

二、放射源的选择

全脑照射野：选用 6MV～8MV-X 线。

全脊髓照射野：根据脊髓深度，选用 12MeV～21MeV 的电子线照射或电子线与高能 X 射线混合照射。

骶部照射野：若选后野照射，放射源同脊髓照射野，若选两侧野水平对穿照射，放射源应选高能 X 线。

三、放射治疗剂量

（一）全脑照射

DT1.6～1.8Gy/次，1 次/天，5 次/w，DT36～40Gy/4w 后局部野追加剂量。

1. 3 岁以下儿童，小脑局部加量至 DT45Gy。

2. 3 岁以上者，无论是否接受过化学治疗，缩野后局部野加量至 DT50～55Gy/5～6w。

（二）全脊髓照射

1. 低风险组　DT30～36Gy/3～4w，DT1.6～1.8Gy/次，进行过化学治疗者可适当降低剂量到 DT24Gy。

2. 高风险组　全中枢 DT36Gy 是标准剂量。

四、髓母细胞瘤靶区定义

（一）非高危患者

年龄>3 岁，残留病灶<1.5cm^2，没有远处转移。

GTV：MRI 的异常区域。

CTV1：全中枢。

CTV2：GTV + 外放 2cm + 颅后窝（缩野）。

PTV：CTV + 外放 0.5cm。

分割剂量：DT1.8 Gy/次，5 次/w。

处方剂量：CTV1 DT23.4Gy；CTV2 DT54Gy。

（二）高危患者

年龄<3 岁，或残留病灶>1.5cm^2，或有远处转移。

GTV：MRI 的异常区域。

CTV1：全中枢。

CTV2：GTV + 外放 2cm + 后颅窝。

PTV：CTV + 外放 0.5cm。

分割剂量：DT1.8Gy/次，5 次/w。

处方剂量：CTVl DT36～39Gy；CTV2 DT54Gy。

五、中危髓母细胞瘤放射治疗

3 岁以上中危髓母细胞瘤：手术后全中枢降低剂量放疗后联合化疗，术后 28 天内行放疗，是目前患者标准治疗的方案。

1. 术后全中枢放疗 DT36Gy，后颅窝追加 DT18～20Gy。

2. 术后全中枢 DT23.4Gy，后颅窝追加 DT31.8Gy，放疗结束后 6 周，进行辅助化疗，药物为长春新碱、顺铂和洛莫司汀，每 6 周 1 疗程，共 8 个疗程。或放疗期间每周静脉注射长春新碱 1.5mg/m^2（最大剂量 2mg）。

生存患者存在放疗所致的智力下降、生长迟缓、内分泌功能障碍与听力下降，继发肿瘤发生率大约 12%。因此，探讨在中危髓母细胞瘤患者治疗过程中减低放疗剂量，减少放疗所致后遗症的发生是目前研究的重点。

成人髓母细胞瘤放疗期间可不用长春新碱，可调整化疗剂量，因为成人对髓母细胞瘤化疗方案耐受性差，放疗期间同步用长春新碱的资料仅来自儿童患者的临床试验中。儿童患者，应定期检查监测放疗/化疗可能所致的神经毒性。

六、高危髓母细胞瘤

手术/放疗基础上需增加化疗剂量强度，有条件者推荐行自体造血干细胞支持下的超大剂量化疗。

有效的化疗药物，包括环磷酰胺、长春新碱、依托泊苷、顺铂和洛莫司汀等，推荐铂类为基础的化疗。

（一）小于 3 岁均为高危髓母细胞瘤

无论术后有无肿瘤残留，一般不主张术后马上放疗，因为放疗对小于 3 岁患儿的生长发育影响较大。

手术联合化疗：部分患者获得较好的疗效。

手术完全切除或化疗完全缓解：考虑推迟放疗或调整放疗剂量或不进行放疗，若肿瘤复发则再行放疗。

（二）大于 3 岁高危髓母细胞瘤

手术联合标准剂量放疗，即全中枢放疗剂量 DT36～39Gy，瘤床总剂量为 DT55.8Gy。

放疗结束后 6 周，进行辅助化疗，有条件者可联合自体造血干细胞支持下的超大剂量化疗。

第四节　鞘内注射给药及复发后的治疗
一、鞘内注射给药

对于病灶未能肉眼全切，或有超出原发部位扩散的患者，可合并鞘内化疗。

常用甲氨蝶呤、阿糖胞苷等。甲氨蝶呤每次鞘内注射 3～12mg/m^2，单次用药不要超过 20mg，通常以生理盐水或脑脊液稀释，液体不应少于 5ml。

为防止或减少化学性脑膜炎，可同时用地塞米松 5～10mg 鞘内注射，注射间隔不要少于一周。

二、复发后的治疗

髓母细胞瘤术后，经放射治疗后局部复发，可考虑：

1. 放疗后一年内复发：局部照射或立体定向放射治疗。

2. 放疗后两年以上复发：可按首次放射治疗再程治疗。

3. 多次复发者：可考虑放、化同步治疗。

4. 化疗：VCR、CCNU、替莫唑胺或甲氨蝶呤鞘内注射。

（鞠云鹤　秦继勇　郎锦义）

第十三章 原发性中枢神经系统淋巴瘤

第一节 概　　述

发生于脑、脊髓、眼及软脑膜的侵袭性非霍奇金淋巴瘤，称原发性中枢神经系统淋巴瘤(primary central nervous system lymphoma，PCNSL)，包括免疫抑制性、非免疫抑制性中枢神经系统淋巴瘤，好发于幕上、脑室旁，小脑、脑干、软脑膜、脊髓、眼睛和脑神经也可发生，很少全身累及。

此病多病灶、侵袭性强，大多数(>90%)原发中枢神经系统淋巴瘤组织学与弥漫大 B 细胞淋巴瘤相同。广泛地切除不但可能降低生存率，且有加大术后神经功能障碍的风险。

分期需行：体格检查、骨髓活检、睾丸超声波扫描、胸腹部和盆腔 CT 扫描；PET 检查可取代 CT 检查、骨髓、睾丸超声检查，但用于原发性中枢神经系统淋巴瘤的资料缺乏。行单纯放疗者的中位生存期仅为 12 个月，联合化疗后可提高到 30～51 个月。

风险评估：年龄和身体状况是治疗独立预后因素，但指导尚未确立。治疗前，应根据现有的预后评分来评估个体风险，应向患者阐明积极治疗的风险和获益。老年患者，指年龄大于 60 岁。

第二节 诊断治疗原则

一、必须先经组织病理学确认，应在立体定向或导航引导下活检

不建议在活检前使用类固醇，已用者推荐连续 MRI 监测提示肿块增长时再次活检；需行腰穿、HIV 检测及眼底镜裂隙灯检查。

二、原发中枢神经系统淋巴瘤，对化疗和放疗都敏感

1. 中枢 MRI 检查考虑为中枢神经系统淋巴瘤首先活检，活检证实即可。
2. 立体定向活检是明确病理诊断的最佳选择。
3. 组织样本和脑脊液应包括流式细胞学检测和脑脊液细胞学检查。
4. 全脑放疗可能增加毒性，特别是对于年龄>60 岁的患者避免全脑放疗。

第三节 放 射 治 疗

一、放射治疗原则

1. 单纯放疗可行全脑照射 DT36～40Gy 或 DT40～50Gy，缩野肿瘤病灶总剂量 DT46～56Gy 或 DT60Gy。
2. 对脊髓 MRI 阳性且脑脊液也阳性者，脊髓播散诊断明确，应行全中枢轴放疗 DT36Gy。
3. 眼科检查阳性(眼部淋巴瘤患者)，可选择放疗，眼球放疗或眼内化疗。

常规分割放射治疗，DT1.8～2.0Gy/(次·天)，5 次/w，可选择两野对穿照射、三维适形照射、IMRT 技术。

二、放射治疗靶区

(一)单纯放疗靶区

GTV：MRI T_1 加权增强 ＋T_2 加权/FLAIR。
CTV1：全脑。

CTV2：GTV + 外放 2cm。

PTV：CTV + 外放 0.5cm。

分割剂量：DT1.8～2.0 Gy/次，5 次/w。

处方剂量：GTV DT60Gy；CTV1 DT40Gy。

（二）化疗后辅助放疗靶区

GTV1：MRI T_1 加权增强 + T_2 加权/FLAIR。

CTV1：GTV1 + 外放 2cm。

GTV2（追加剂量）：T_1 加权增强。

CTV2：GTV2 + 外放 2cm。

PTV：CTV + 外放 0.5cm。

分割剂量：DT1.8～2.2Gy/次，5 次/w。

处方剂量：GTV1 DT26～36Gy；GTV2 DT36～50Gy。

三、放化综合治疗

1. 基础的化疗方案：是大剂量甲氨蝶呤（HD-MTX），无法耐受甲氨蝶呤者可改变化疗方案。

2. 目前推荐：在大剂量甲氨蝶呤方案化疗基础上行全脑放疗，剂量为全脑 DT24～36Gy，DT1.8～2.0Gy/次，不需要缩野加量。

3. 为避免放疗毒性反应，超过 60 岁的患者如果化疗后肿瘤消退，不推荐行放疗，复发后再行局部放疗，剂量为 DT46～50Gy。

4. 对于年龄＜60 岁、诱导治疗后达完全缓解的患者，是否继续做 WBRT（DT40～45Gy，DT1.8～2.0Gy/次），应该与患者商讨。

5. 初始化疗后疾病进展或仍有残留的患者，建议 DT40～45Gy，DT1.8～2.0Gy/次进行照射。

6. 激素治疗，可以大大提高 KPS 评分。

附：原发中枢神经系统淋巴瘤的诊断和治疗（2015 年指南）

原发中枢神经系统（CNS）淋巴瘤由于其复杂性和治疗手段局限性，成为神经肿瘤中最具争议的话题。2013 年，欧洲神经肿瘤协会通过多学科合作制订了免疫功能正常的原发 CNS 淋巴瘤循证治疗指南；2015 年对该指南，根据最新的循证医学证据进行了更新。

原发 CNS 淋巴瘤是一种侵袭性非常高的疾病，主要累及大脑、脊髓、眼睛、脑膜和脑神经，很少全身累及。大多数（＞90%）原发 CNS 淋巴瘤组织学与弥漫大 B 细胞淋巴瘤相同。

据统计，原发 CNS 淋巴瘤大约占所有淋巴瘤的 1%，占外淋巴瘤的 4%～6%，CNS 肿瘤的 3%。流行病学数据显示，其发病率在 20 世纪 80 年代和 90 年代持续上升后，在发达国家，特别是年轻 AIDS 患者中，其发病率有所下降。相比之下，原发 CNS 淋巴瘤的发病率在老年患者中继续上升，而老年患者也占免疫功能正常原发 CNS 淋巴瘤中的大多数。

尽管原发 CNS 淋巴瘤预后仍较差，但最近 20 年由于新治疗方案的出现，其预后大大改善。原发 CNS 淋巴瘤对化疗和放疗都很敏感，但患者缓解的持续时间通常较短，而血-脑屏障又使很多化疗药物不能进入中枢。此外，老年患者极有可能出现严重的治疗相关神经毒副作用，这就给治疗带来了很大的挑战性。

目前，治疗该疾病的建议或共识主要来自循证证据，已完成的临床研究中仅有三项证明对原发性 CNS 淋巴瘤的治疗有效：一项 III 期临床研究和两项 II 期临床试验。

本指南的目的，在于为临床医生提供循证建议和专家的共识意见，主要专注于免疫功能正常的人群。

一、诊　　断

注射对比剂之前和之后,颅骨 MRI 神经影像使用液体衰减反转恢复和 T_1 加权数列是诊断和随访的方法。弥散、动态敏感性造影剂、质子能光谱 MRI 和氟代脱氧葡萄糖-PET 可用于鉴别诊断,但是特异性不足。

原发 CNS 淋巴瘤治疗前必须要经过组织病理学确认,其活检应在立体定向或导航引导下进行穿刺。临床上,一般不建议在活检前使用类固醇。虽然类固醇可迅速缩小肿块和改善症状,但类固醇可掩盖病理学特征,影响诊断。对于活检前已经使用类固醇的患者,活检时已经缓解或活检提示非特异性炎症,推荐连续 MRI 监测提示肿块增长时再次活检。

根据 WHO 2008 分类诊断原发 CNS 淋巴瘤,并且必须要免疫组化的结果,主要标记包括所有的 B 细胞标志(CD19,CD20,PAX5)、BCL6、MUM1/IRF4 和 CD10。对于疑难病例,如既往用过类固醇治疗的患者,免疫球蛋白基因家族 PCR 分析可能有助于诊断。

如果疑似为原发 CNS 淋巴瘤,所有患者必须要做至少一次 HIV 检测,一次腰椎穿刺(无禁忌证可进行)和一次眼部检查(眼底镜裂隙灯检查),包括无眼部症状患者。

脑脊液或玻璃体液中发现有淋巴细胞,临床和影像学检查高度考虑为原发 CNS 淋巴瘤,可能不需要再行立体定位脑活检来确诊。一般情况下,通过细胞学来诊断原发 CNS 淋巴瘤可能比较困难,这时候可以请病理科医生会诊来帮助诊断。如果仍有疑问,则应进行脑活检。从脑脊液或玻璃体液中收集的细胞立即进行免疫分型检测可能会增加诊断的敏感性。

非典型或可疑细胞和序列中 B 细胞单克隆性的存在,脑脊液中免疫球蛋白基因重排的 PCR 分析可能导致假阳性结果。因此,除了存在临床上高度疑似 CNS 淋巴瘤的患者,淋巴细胞的克隆证据不足以诊断原发 CNS 淋巴瘤。

如果某份 B 细胞单克隆的标本出现了非典型或可疑细胞,而脑脊液或玻璃体液 PCR 分析提示有免疫球蛋白基因重排,可能是假阳性结果。因此,除非临床上高度考虑为原发 CNS 淋巴瘤,否认淋巴细胞克隆不足以诊断原发 CNS 淋巴瘤。

二、分　　期

系统性的分期主要考虑以下因素:体格检查、骨髓活检、睾丸超声波扫描、胸腹部和盆腔 CT 扫描;此外,全身氟脱氧葡萄糖-PET 可能优于全身 CT 扫描和睾丸超声波扫描。

三、预　　后

年龄和身体状况是治疗独立预后因素。治疗前,应根据现有的预后评分来评估个体风险。老年患者指年龄 60～65 岁。

四、治疗效果和随访

根据国际原发 CNS 淋巴瘤协作组标准(2005),需根据 MRI、眼部检查、脑脊液检查和类固醇的使用剂量来评估治疗的效果。

没有证据表明,氟脱氧葡萄糖-PET 可用于评估原发 CNS 淋巴瘤的治疗效果,该手段目前主要用于评估其他类型淋巴瘤的治疗效果。

对于正在进行临床试验的原发 CNS 淋巴瘤患者,随访时推荐进行正规前瞻性神经心理学检测。

五、治 疗

(一)手术

为了迅速降低颅内压,对于颅内大肿块和出现脑疝急性症状的患者可手术治疗;对于疑似原发 CNS 淋巴瘤为单病灶和可切除病灶患者,是否建议手术或需要组织活检,专家组并未达成共识。

(二)化疗

传统的 CHOP 方案和其他类似 CHOP 方案,不推荐用于原发 CNS 淋巴瘤的治疗。化疗方案中:

1. 应包括大剂量甲氨蝶呤($>3g/m^2$),并达到脑脊液细胞毒素水平,因为甲氨蝶呤可以透过血-脑屏障。甲氨蝶呤应静脉输注 2~3h,至少化疗 4~6 次,且间隔时间不应超过 2~3 周。

2. 与单药大剂量甲氨蝶呤治疗相比,大剂量甲氨蝶呤联合其他化疗药物可提高缓解率。

3. 大剂量甲氨蝶呤应与能够穿过血-脑屏障的化疗药物进行联用,如大剂量阿糖胞苷。

4. 大剂量甲氨蝶呤可用于治疗身体状况和肾功能较好的老年患者。

5. 利妥昔单抗联合其他化疗方案,目前仅作为实验性疗法在临床试验中应用。

(三)放疗

1. 全脑放疗(WBRT)、大剂量甲氨蝶呤和联合疗法,对患者有较大的神经毒性作用。

2. 大剂量甲氨蝶呤化疗后,进行巩固 WBRT 仍有争议。WBRT 的最佳剂量仍未确定,应根据初始治疗的反应进行选择。

3. 初始化疗后,疾病进展或仍有残留的患者,建议 DT40~45Gy(每次分割剂量 DT1.8~2.0Gy)进行照射。

4. 对于年龄<60 岁、诱导治疗后达完全缓解的患者,是否继续做 WBRT(DT40~45Gy,DT1.8~2.0Gy/次),应该与患者商讨。降低剂量的 WBRT 巩固疗法(DT23.4~30.0Gy,DT1.8~2.0Gy/次)作为一种治疗选择,目前仅在临床试验中评价;对于年龄>60 岁的患者,出现延迟性WBRT 神经毒性风险非常高,特别是在大剂量甲氨蝶呤治疗后。这时候应该推迟 WBRT 或者直接不做。

(四)大剂量化疗联合自体造血干细胞移植(HDC-ASCT)

1. HDC-ASCT 治疗复发难治 CNS 淋巴瘤有效。

2. HDC-ASCT 仅用于治疗年龄<60~65 岁的患者。

3. 移植前的处理方案,以大剂量噻替派为基础的化疗方案优于 BEAM。

HDC-ASCT 作为一线巩固疗法治疗原发 CNS 淋巴瘤,目前仅限于临床试验,且仅在临床经验丰富的研究中心进行。

(五)挽救治疗

1. 复发难治原发 CNS 淋巴瘤患者应被进入 Ⅰ 期和 Ⅱ 期临床试验。

2. 什么样的挽救治疗方案最合适,应根据患者的年龄、身体状况、并发症、复发部位及既往的治疗方案和缓解的持续时间来综合判断。

3. 选择的化疗药物出现的不良反应,也应当仔细评估。

4. 挽救 WBRT 可以先于诱导治疗应用,既往未接受放疗的患者也可以使用。

5. 对于年龄<60~65 岁、化疗敏感的复发原发 CNS 淋巴瘤患者,可以选择 HDC-ASCT。

6. WBRT 或 HDC-ASCT 前,挽救治疗可以作为诱导治疗,或仅用于治疗不适合 WBRT 或HDC-ASCT 的患者。

7. 对于既往大剂量甲氨蝶呤治疗有效的复发原发 CNS 淋巴瘤患者，可以再次考虑用甲氨蝶呤治疗。

8. 对于孤立的 CNS 结外淋巴瘤，应以蒽环类药物为基础的化疗方案治疗，加或不加 HDC-ASCT。

（六）原发眼内淋巴瘤

1. 原发眼内淋巴瘤可用以大剂量甲氨蝶呤为基础的化疗方案（加或不加 WBRT）或局部治疗（玻璃体内化疗或眼部局部放疗）。

2. 对于有全身化疗禁忌证或复发眼内疾病的老年患者，局部治疗是一种有效的治疗方法。

3. 并发眼内和 CNS 淋巴瘤的治疗方案与原发 CNS 淋巴瘤相同。

4. 如果建议 WBRT 巩固治疗，双眼都应放疗。

5. 复发难治眼内淋巴瘤的治疗应根据患者特点及既往的治疗方案进行选择，包括：玻璃体内注射甲氨蝶呤、局部放疗、WBRT、全身化疗和 HDC-ASCT。

（鞠云鹤　秦继勇　郎锦义）

第十四章 原发性中枢神经系统生殖细胞肿瘤

第一节 概 述

原发性中枢神经系统生殖细胞肿瘤（germ cell tumor，GCT）包括生殖细胞瘤（germinoma）、非生殖细胞瘤性生殖细胞肿瘤（nongerminoma germ cell tumor，NGGCT），最好发部位是松果体区和蝶鞍区（松果体瘤是指生长在第三脑室后部松果体区的肿瘤），70%发生在 10～24 岁。

一、病 理 类 型

生殖细胞瘤：颅内睾丸精原细胞瘤或卵巢的无性细胞瘤，无甲胎蛋白（AFP）或绒毛膜促性腺激素（β-HCG）升高。

非生殖细胞瘤性生殖细胞肿瘤：颅内的非精原细胞瘤，包括畸胎瘤、胚胎性癌、内胚窦瘤（卵黄囊瘤）、绒毛膜上皮癌和混合型肿瘤，常伴有 AFP 或 β-HCG 升高。

二、诊 断

由于好发颅内生殖细胞瘤解剖部位深在，手术及病理检查均有较大的难度。临床上，常根据血清和脑脊液肿瘤标志物升高，或细胞学阳性、典型影像学和临床表现，做出中枢神经系统 GCT 的临床诊断。

如果脑脊液和血清肿瘤标志物正常，细胞学检查结果阴性，则应尽可能获得组织学诊断。由于中枢神经系统 GCT 的异质性，准确的诊断对治疗选择具有重要意义，外科手术在获得组织学诊断方面起着非常重要的作用。

（一）CT 或 MRI 检查：提示松果体区、鞍区占位性病变

生殖细胞瘤 CT 平扫时，表现为高密度和中等密度占位，增强扫描为均匀强化。MRI 扫描：T_1 加权像表现为等信号或低信号，T_2 加权像表现为等信号或高信号。

松果体生殖细胞瘤影像上，常表现为肿瘤包绕的、钙化的松果体；而松果体实质细胞瘤的钙化，表现为分散在肿瘤组织中小的钙化灶。

（二）血液及脑脊液肿瘤标志物

血液及脑脊液肿瘤标志物，如 β-HCG（人绒毛膜促性腺激素）、AFP（甲胎蛋白）、胎盘碱性磷酸酶（PLAP）和 CEA（癌胚抗原）水平，具有重要临床意义。

1. 绒毛膜上皮细胞癌和胚胎性癌，肿瘤细胞分泌 β-HCG。

2. 胚胎性癌肿瘤细胞和内胚窦瘤，细胞分泌 AFP。

3. 生殖细胞瘤，细胞分泌 PLAP。

4. 未成熟畸胎瘤或胚胎癌，有时也分泌 β-HCG 和 AFP。

5. 血清和脑脊液 PLAP 的升高，提示肿瘤含有生殖细胞瘤成分。

肿瘤标志物，已成为生殖细胞肿瘤患者重要的治疗前评价指标、疗效观察和随访的指标，但不能决定准确的组织亚型。

（三）其他相关检查

1. 鞍区肿瘤：垂体功能检查，如生长激素、促卵泡激素、促黄体生成素、垂体后叶素和泌乳素等。

2. 脑脊液的细胞学检查。

3. 尽可能切除肿瘤、内镜活检或立体定位穿刺活检，是获得组织学诊断的方法之一。

第二节 治 疗
一、综 合 治 疗

颅内生殖细胞瘤尤其是松果体区，位于第三脑室的肿瘤位置深在、手术难度大、风险高，绝大部分患者都不能完全切除，手术仅获得病理诊断。

对脑室梗阻病例，先行脑室减压分流术，有利于放射治疗的实施。

1. 生殖细胞瘤 ①对放疗很敏感，首选放射治疗。发生在颅内的生殖细胞瘤，即使在没有病理的情况下，可考虑采用诊断性放射治疗。②单纯放疗的治愈率大于 90%，对儿童患者可通过联合化疗减少放疗的剂量和范围。

2. 非生殖细胞瘤 ①对放疗敏感性较差。②尤其是对放射治疗不敏感的肿瘤，应该首选手术治疗。单纯放疗治愈率仅为 30%～40%，需要化疗、放疗或手术等综合治疗改善生存率。

二、放 射 治 疗

根据肿瘤部位，实施全脑照射、全脑室照射、局部加量照射或联合全中枢照射。

(一)放射治疗技术、照射野

1. 采用常规放射治疗或精确三维适形、IMRT 及立体定向放射治疗技术 全脑照射野的定位方法同髓母细胞瘤，推量照射时局部缩野至治疗前病灶外放 1.5～2cm；全中枢神经系统照射定位方法亦同髓母细胞瘤。

在没有病理的情况下，照射范围：可以仅包括病灶局部小照射野照射。常规分割，剂量 DT10～20Gy/2w 后，复查 CT 或 MRI，如肿瘤明显缩小，则生殖细胞瘤诊断可确定，然后按生殖细胞瘤放射治疗原则继续进行治疗。

2. 全中枢神经系统照射指征 有下列情况之一者应选择照射。

(1)经证实有椎管内播散，如 CSF 细胞阳性。

(2)脊髓 MRI 有占位。

(3)脑多发灶的生殖细胞瘤。

(4)脑室内播散。

3. 放射源 全脑及局部照射野，选用 6MV～8MV-X 线或 ^{60}Co-γ 线；需做全脊髓照射时，射线选择适合能量的电子线(同髓母细胞瘤)。

4. 放射治疗剂量

(1)全脑照射：剂量 DT1.6～1.8Gy/次，DT30～36Gy/3～4w，缩野至局部瘤床后追加剂量至 DT50～54Gy/5～6w，有条件者可用 X-刀推量。非生殖细胞瘤剂量可提高到 DT60Gy。

(2)全脊髓照射：剂量 DT24～30Gy/3～4w，根据年龄应适当调整，<6 岁者给予 DT18～24Gy。

(二)肿瘤靶区定义

1. 生殖细胞瘤

(1)单纯松果体区侵犯靶区

GTV：MRI 的异常区域。

CTV1：GTV + 外放 2cm + 全脑室。

CTV2：GTV + 外放 2cm。

PTV：CTV + 外放 0.5cm。

分割剂量：DT1.8~2.0 Gy/次，5 次/w。

处方剂量：GTV DT50Gy；CTV1 DT30Gy。

（2）松果体外中枢神经系统侵犯靶区

GTV：MRI 的异常区域。

CTV1：中枢神经系统。

CTV2：GTV + 外放 2cm。

PTV：CTV + 外放 0.5cm。

分割剂量：DT1.8~2.0Gy/次，5 次/w。

处方剂量：GTV DT50Gy；CTV1 DT30~36Gy。

2. NGGCT

（1）单纯松果体区侵犯靶区

GTV：MRI 的异常区域。

CTV：GTV + 外放 2cm。

PTV：CTV + 外放 0.5cm。

分割剂量：DT1.8~2.0Gy/次，5 次/w。

处方剂量：GTV DT50Gy。

（2）松果体外中枢神经系统侵犯靶区

GTV：MRI 的异常区域。

CTV1：中枢神经系统。

CTV2：GTV + 外放 2cm。

PTV：CTV + 外放 0.5cm。

分割剂量：DT1.8~2.0 Gy/次，5 次/w。

处方剂量：GTV DT50Gy；CTV1 DT30~36Gy。

三、放、化疗综合治疗研究

为了减少全中枢放疗所致的长期副作用，采用顺铂或卡铂、VP-16、博来霉素的化疗方案联合放射治疗，放、化疗综合治疗明显提高了疗效，同时降低了放射治疗的剂量。

国外，不少研究者进行了减少放疗剂量和范围或联合化疗的探索，具体如下。

（一）减少放疗剂量或范围

局限型颅内生殖细胞瘤行低剂量全中枢放疗 DT21Gy，局部追加脑室 DT9Gy 和原发肿瘤部位 DT19.5Gy，7 年无病存活 94%。

（二）化疗联合单纯局部瘤床放疗

对局限型生殖细胞瘤患者先化疗 2 个疗程（VP-16，卡铂，异环磷酰胺），随后仅行局部瘤床放疗 DT40Gy，不做全中枢放疗，4 年总生存率达 100%，无病存活率为 93.3%。

（三）国际儿童肿瘤协会中枢神经系统生殖细胞瘤 96 方案

局限型生殖细胞瘤采用单纯放疗（全中枢 DT24Gy + 瘤床追加 DT16Gy）或化疗联合局部放疗（化疗 2 疗程，随后局部放疗 DT40Gy）。结果：单纯放疗 5 年无病存活率为 91%，总生存率 94%。化疗联合局部放疗 5 年无病存活率为 85%，总生存率 92%，脑室部位复发危险增加，新的方案则增加脑室部位放疗。

对播散型生殖细胞瘤，推荐行全中枢+局部放疗（瘤床和转移灶）。回顾性分析显示，化疗+局部放疗虽减少了放疗的范围，但颅内和脊髓转移的危险性明显高于全中枢放疗的患者。

国际儿童肿瘤协会中枢神经系统生殖细胞瘤 96 方案：先行 4 个疗程铂类为主化疗，随后施行肿瘤切除和放疗。放疗范围根据分期决定：局限型 NGGCT 化疗后局部放疗 DT54Gy，播散型患者行全中枢放疗 DT30Gy，瘤床追加 DT24Gy，约有 2/3 的患者获得长期生存。

NGGCT 与纯生殖细胞瘤相比预后较差，单纯放疗 5 年生存率为 10%～38%，需要手术、化疗和放疗等综合治疗来改善生存率。有研究显示：先行 3～4 个疗程化疗，然后接受全中枢及瘤床放疗，放疗后再化疗 4 个疗程，4 年无事件生存率达 67%～75%。

NGGCT 对化疗和放疗的敏感性均低于纯生殖细胞瘤，特别是恶性畸胎瘤，对于这一类型的肿瘤，尽可能首先手术切除，未能接受手术而行放、化疗后的残留病灶最好能手术切除，有助于改善生存率。

四、伽马刀的应用价值

立体定向伽马射线可精确定位杀灭肿瘤，减少对周围正常组织的损伤，从而减少对下丘脑-垂体轴的影响，对青少年患者意义较大。

脑的恶性生殖细胞肿瘤具有侵袭性和转移性的行为，常沿脑室、脑脊髓通道转移至大脑、脑室和脊髓。

单纯伽马刀治疗脑恶性生殖细胞瘤，其复发、转移率高。伽马刀治疗后复发和转移的患者，特别是多次伽马刀治疗的患者，再次治疗难度较大，难以接受进一步放射治疗。

患者首次治疗采用标准的治疗方案，则其生存率将会比单纯伽马刀治疗要高。因此，伽马刀治疗脑生殖细胞肿瘤应该联合其他治疗方法，作为综合治疗的一部分。

五、诊断性放疗和化疗

(1) 诊断性放疗和化疗，需患者充分理解和签署知情同意。

(2) 首选诊断性放疗的适应证为：临床及影像学支持生殖细胞瘤的诊断，无严重颅高压症状，肿瘤标志物检查不支持绒毛膜上皮癌、胚胎癌、内胚窦瘤(卵黄囊瘤)；放疗 1 周左右复查脑 MRI，如肿瘤缩小，继续放疗，否则停止。

(3) 诊断性化疗治疗 1 周期后，复查脑 MRI，如肿瘤缩小，继续化疗，否则停止。

六、放射治疗副作用、后遗症

头颅全脑、全脑室局部放疗和全中枢放射治疗对青少年影响较大，长期副作用包括：智力下降、生长迟缓、内分泌功能失调和听力下降，继发肿瘤发生率大约 12%。

全中枢放疗(全脑脊髓)还可引起生长阻滞、骨髓抑制和生殖器官损伤。

(冯　梅　秦继勇　郎锦义)

第十五章　脑　膜　瘤

第一节　概　　述

脑膜瘤来源于软脑膜、硬脑膜及蛛网膜，好发大脑凸面、矢状窦旁、大脑镰旁、颅底等。

病理分为良性及恶性脑膜瘤，可分为纤维型、内皮型、血管型、沙粒型、骨软骨型和脑膜肉瘤。

一、诊　　断

(一)CT 和 MRI 增强扫描

可显示：肿瘤大小、部位，MRI 不能区别良、恶性脑膜瘤，在显示钙化改变方面 CT 优于 MRI。

(二)脑膜瘤 MRI 的表现特点

1. 增强扫描肿瘤均一强化。

2. 硬膜尾征：肿瘤周围的脑膜呈线状增厚的。

3. 质扣压征：脑皮质外的肿瘤向内挤压脑皮质，而使其弓形移位。

4. 假包膜形成：在瘤体周围 T_1 加权像上可见一狭窄的低信号，多系脑脊液缝隙，也可由于扣压的硬脑膜、移位的动脉分支或包绕的血管流空效应而形成。

5. MRI 诊断脑膜瘤的主要特征：在瘤体外发现血管的无信号影，或瘤体内低信号的血管床。

6. 可伴瘤周水肿，颅骨改变(骨质破坏和骨质增生)。

二、预后与复发因素

(一)预后因素

局部侵袭性生长者，复发和转移的可能性大，手术切除的范围与预后有关。

(二)复发因素

下列因素与复发有关：

1. 瘤血管丰富。

2. 瘤内有坏死灶。

3. 手术切除不彻底。

4. 病理分化差。

第二节　治　　疗

一、治　疗　原　则

脑膜瘤的治疗原则是以手术治疗为主，良性脑膜瘤经手术大多可治愈。对恶性脑膜瘤、间变性脑膜瘤或未完全切除者，可行放射治疗。

二、放　射　治　疗

(一)术后放射治疗

1. 以局部野为主，可采用三维适形、适形调强照射及立体定向放射治疗技术(γ-刀、X-刀)，充分保护一侧正常脑结构，避免对穿照射。

2. 靶区 包括瘤周蛛网膜间隙、周边血管、硬膜尾征、骨质增生及破坏区。

良性脑膜瘤靶区：病灶 GTV 外放 1cm。

恶性脑膜瘤靶区：病灶 GTV 外放 2～3cm。

3. 照射剂量 良性脑膜瘤 DT54Gy，恶性脑膜瘤 DT60Gy；常规分割 DT1.8～2.0Gy/次，1 次/天，5 次/w。

(二)立体定向放射治疗适应证

1. 由于其他原因或病变位于重要功能区无法手术者。

2. 手术难度大、不易切除、手术致残率高的颅底脑膜瘤。

3. 直径＜50mm 的病灶。

4. 患者不能耐受手术。

5. 恶性脑膜瘤。

6. 经外科手术和放射治疗后，病变残存或复发者。

立体定向放射治疗剂量可采用 DT5～10Gy/次，2～3 次/w 的治疗模式，总剂量可达 DT60～70Gy。

（王晓莉　秦继勇　郎锦义）

第十六章 脑 转 移 瘤

第一节 概 述

脑转移瘤是指身体其他部位的恶性肿瘤细胞，经淋巴及血行播散至颅内，累及脑实质的转移性肿瘤，呈单发、多发转移病灶。

一、生物学特性

脑转移瘤 80% 好发在大脑半球的皮质及皮质下区（脑灰白质交界处），因该部位血管管径相对狭窄，癌栓容易滞留；也可发生在小脑 15%，脑干 5%。

最容易发生脑转移瘤的原发肿瘤为：肺癌（主要为小细胞癌和腺癌）、乳腺癌、结直肠癌、恶性黑色素瘤肉瘤、肾癌等。

脑转移瘤原发灶最多见的病理类型为：腺癌、鳞状上皮癌、乳头状腺癌、恶性黑色素瘤、淋巴上皮癌、肾上腺癌等。

影响治疗疗效的因素：脑转移瘤数量、体积、病理类型。

二、诊 断

1. 颅内高压症状及局部症状，是脑转移瘤的主要临床表现；颅脑 MRI 平扫加增强，其敏感性及解剖分辨率显著优于 CT。

2. 对于颅内病变与原发肿瘤关系不肯定者，强烈推荐行颅内病变立体定向活检或切除活检。

3. 诊断依据

(1) 有原发恶性肿瘤的病史。

(2) 有脑转移瘤的症状及体征。

(3) 典型的影像学表现。

第二节 治 疗
一、治 疗 原 则

脑转移瘤的治疗，目前仍没有统一的治疗模式可循。但各种治疗手段的选择时，应结合患者的具体情况综合考虑。

对原发肿瘤的情况和处理，会影响对脑转移灶的处理。

目前的治疗手段包括：全脑放疗（whole brain radiotherapy，WBRT）±局部推量和立体定向放疗（stereotactic radiosurgery，SRS）、手术治疗、化疗和对症支持治疗。

二、放 射 治 疗

（一）照射范围

1. 全脑照射 包括前颅窝、中颅窝、后颅窝，左右水平对穿照射。

2. 单发、手术残留的小病灶 可考虑用 X-刀或 γ-刀立体定向放射治疗。

（二）放射治疗剂量

放射治疗需要考虑：转移病灶数目、体积、患者临床表现及体质状况等。

1. 全脑照射剂量 DT36～40Gy/3～4w，局部推量至 DT50～60Gy。

2. 单发、直径<3cm 者，可采用 X-刀或 γ-刀照射，DT4～8Gy/次为宜，DT20～30Gy。

附：AANS 联合 CNS 制订公布了脑转移瘤的治疗指南

2010 年 1 月，AANS 联合 CNS 制订公布了脑转移瘤的治疗指南。该指南是在 1990～2008 年 16 966 篇相关文献的基础上按照循证医学标准制订的，对脑转移瘤的不同治疗方式提出了规范性建议。

1. 对于初诊、单一脑转移灶、颅外病灶较局限、一般情况好，可接受手术治疗的患者 Ⅰ级证据显示，手术联合术后 WBRT 能够提高颅内局控率，效果优于单纯手术或单纯 WBRT。

但原发癌为相对放射敏感肿瘤，如小细胞肺癌、白血病、淋巴瘤、生殖细胞瘤及多发性骨髓瘤除外。

2. 对于初诊脑转移瘤患者 Ⅰ级证据显示，改变全脑放疗的分割方式并未能改善患者的中位生存时间、局部控制率及认知能力的改善。

且目前暂无证据支持，可根据不同的组织病理类型，选择不同的剂量分割方式。

3. 对于初诊、单一脑转移灶、可接受手术治疗的患者 Ⅱ级证据显示，手术+ WBRT 与 SRS+WBRT 比较，两者在改善患者生存率上无明显差异。但在肿块>3cm 或占位效应较明显（中线偏移>1cm）患者中，并无证据支持 SRS 可获益。

4. 对于肿块最大径<3cm 或者占位效应不明显（中线偏移小于 1cm）的患者

(1) Ⅰ级证据显示，KPS≥70 分者，SRS + WBRT 优于 WBRT，可延长患者生存时间。

(2) Ⅰ级证据显示，对于 KPS 评分>70 分，且存在 1～4 个脑转移瘤的患者，SRS+WBRT 在肿瘤局部控制和功能维持方面比单纯 TORT 更有优势。

(3) Ⅱ级证据显示，对于存在 2～3 个脑转移瘤的患者，与单纯 WBRT 相比，SRS+WBRT 能够显著延长生存时间。

(4) Ⅲ级证据显示，对于 KPS 评分<70 分，且存在单个或多个脑转移瘤的患者，SRS +WBRT 比单纯 WBRT 能够提高患者的生存率。

(5) Ⅱ级证据显示，SRS+WBRT 与单纯 SRS 疗效比较，单纯 SRS 治疗脑转移瘤能够获得与 SRS +WBRT 相近的生存率。

(6) Ⅱ级证据显示，外科手术切除+ WBRT 与 SRS± WBRT 疗效比较，两种方法疗效相近。

(7) Ⅲ级证据显示，SRS 与 WBRT 疗效比较，虽然两种方法单独应用均有良好效果，但 SRS 更能使存在 3 个以上脑转移瘤的患者的生存获益。

5. 对于初诊的脑转移瘤，但不包括化疗敏感的原发肿瘤脑转移，如生殖细胞瘤脑转移 Ⅰ级证据显示，WBRT 后常规化疗并未能使患者生存获益，故不推荐。

4 个Ⅰ级研究结果显示卡铂、氯乙基亚硝基脲类、喃氟啶、替莫唑胺等化疗药均未能使患者生存获益。但是，由于这些数据，多数来源于原发灶为非小细胞肺癌及乳腺癌，而且在某些临床试验中显示化疗+WBRT 可提高反应率；故临床医师应根据不同患者，做个体化选择，并鼓励患者参加与化疗有关的临床试验。

6. 对于复发或脑转移进展的患者，应根据患者的以下几种情况做出治疗选择 患者的功能状态、肿瘤的广泛程度、脑转移灶的个数及体积、是否原脑转移部位复发或转移、之前的治疗手段及原发瘤的病理类型等。

治疗手段：最佳支持治疗、再次放疗（WBRT 或 SRS）、手术切除或化疗。

（夏耀雄　秦继勇　陈　宏）

第三篇 头颈部肿瘤

第十七章 总 论

第一节 概 述

一、头颈部解剖

头颈部涉及的 6 个主要解剖部位，分别是：口腔、咽(鼻咽、口咽、下咽)、喉、鼻旁窦、涎腺和甲状腺。

不同解剖部位的淋巴引流规律差别很大，区域淋巴结的情况对预后非常重要。

头颈部鳞状细胞癌患者，淋巴结转移的部位对预后有显著影响；因此，对每一位患者和每一处肿瘤都必须行颈部淋巴结详细评估。

1. 鼻咽癌颈部淋巴结的影像学分区见表 3-17-1，茎突后间隙和锁骨上窝定义见表 3-17-2，2013年新版的头颈部淋巴结分区方法见表 3-17-3。

表 3-17-1 颈部淋巴结的影像学分区

分区		推荐边界
I 区		上界：下颌舌骨肌；下界：舌骨；前界：下颌骨前缘；外侧界：下颌骨内侧缘；后界：颌下腺后缘；内侧界：二腹肌前腹外缘
	I A:	颏下淋巴结(前正中线至二腹肌前腹与舌骨下缘之间的区域)
	I B:	颌下淋巴结(下颌骨上缘、二腹肌前腹与颌下腺后缘间的区域)
II区		上界：颅底；下界：舌骨下缘；前界：颌下腺后缘；后界：胸乳肌后缘；内侧界：颈部血管鞘内缘；外侧界：胸乳肌内缘
	II A:	颈 A 前区
	II B:	颈 A 后区
III区		上界：舌骨下缘；下界：环状软骨下缘；前界：胸骨舌骨肌侧后缘；后界：胸锁乳突肌后缘；内侧界：颈部血管鞘内缘，头长肌；外侧界：胸锁乳突肌内缘
IV区		上界：环状软骨下缘；下界：锁骨上缘；前界：胸乳肌后外侧缘；后界：椎旁肌前缘
V区		上界：颅底；下界：锁骨上缘；前界：胸乳肌后缘；后界：斜方肌前缘
	V A:	环状软骨下缘以上区域
	V B:	环状软骨下缘至锁骨上缘区域
VI区		颈前淋巴结(上界：舌骨；下界：胸骨切迹；后界：颈动脉鞘前方)
VII区		上纵隔淋巴结(至主动脉弓上缘)
咽后 LN		上界：颅底；下界：舌骨上缘；前界：腭帆提肌；后界：椎前肌；内界：体中线；外侧界：颈血管鞘内缘

表 3-17-2 茎突后间隙和锁骨上窝定义

部位	解剖学边界					
	上界	下界	前界	后界	外侧	内侧
茎突后间隙	颅底(颈静脉孔)	II 区上界	咽旁间隙	椎体、颅底	腮腺间隙	咽后淋巴结外缘
锁骨上窝	IV/Vb 区下界	胸锁关节	胸锁乳突肌/皮肤/锁骨	后斜角肌前缘	后斜角肌外缘	甲状腺/气管

表 3-17-3　2013 年新版的头颈部淋巴结分区方法

群编号	命名	分区	命名
TNM 颈部淋巴结图谱		**淋巴结 (按 Robbins 修改后的淋巴结)**	
1	颏下淋巴结	I a	颏下群
2	下颌下淋巴结	I b	下颌下群
3	颈部头侧淋巴结	II	上颈群
4	中颈淋巴结	III	中颈群
5	颈部尾侧淋巴结	IVa	下颈群
		IVb	内侧锁骨上群
6	沿脊副神经的背侧颈部淋巴结	V	颈后三角群
		Va	—上颈后三角淋巴结
		Vb	—下颈后三角淋巴结
7	锁骨上淋巴结	Vc	—外侧锁骨上群
8	喉前和气管旁淋巴结	VI	前室群
		VI a	—颈前淋巴结
		VI b	—喉前、气管前和气管旁淋巴结
9	咽后淋巴结	VII	椎前间隙群
		VIIa	—咽后淋巴结
		VIIb	—茎突后淋巴结
10	腮腺淋巴结	VIII	腮腺群
11	颊部淋巴结	IX	颊面群
12	耳后与枕部淋巴结	X	颅后群
		Xa	—耳后、耳郭下淋巴结
		Xb	—枕部淋巴结

2. 头颈部肿瘤颈部淋巴结分区勾画的共识指南　2013 年丹麦头颈癌症小组 (DAHANCA)、欧洲癌症研究与治疗组织 (EORTC)、法国头颈部肿瘤放射治疗团队 (GORTEC)、加拿大国立癌症研究所 (NCIC) 和美国放射治疗协会 (RTOG) 更新了头颈部肿瘤颈部淋巴结分区勾画的共识指南，详见 RTOG 网站：https：//www.rtog.org/CoreLab/GontouringAtlases/HN Atlases .aspx。具体见表 3-17-4。

表 3-17-4　头颈部肿瘤颈部淋巴结分区勾画的共识指南 (2013 年版)

分区	解剖学边界					
	头端	足端	前界	后界	外侧	内侧
Ia (颏下组)	下颌舌骨肌	颈阔肌 (二腹肌前腹下缘)	下颏联合	舌骨体、下颌舌骨肌	二腹肌前腹内缘	中线结构
Ib (下颌下组)	下颌下腺上缘、下颌舌骨肌前缘	舌骨上缘和下颌骨下缘或下颌下腺下缘 (最下者)、颈阔肌	下颏联合	下颌下腺后缘 (足端)、二腹肌后腹 (头端)	下颌骨内侧面下行至足端、颈阔肌 (足端)、翼内肌 (后界方向)	二腹肌前腹外缘 (足端)、二腹肌后腹 (头端)
II (颈静脉上组)	第 1 颈椎侧突下缘	舌骨体下缘	下颌下腺后缘、二腹肌后腹后缘	胸锁乳突肌后缘	胸锁乳突肌深面、颈阔肌、腮腺、二腹肌后腹	颈内动脉内缘、斜角肌
III (颈静脉中组)	舌骨体下缘	环状软骨下缘	胸锁乳突肌前缘、甲状舌骨肌后 1/3	胸锁乳突肌后缘	胸锁乳突肌深面	颈总动脉内缘、斜角肌

续表

分区	解剖学边界					
	头端	足端	前界	后界	外侧	内侧
Ⅳa(颈静脉下组)	环状软骨下缘	胸骨柄上 2cm	胸锁乳突肌前缘(头端)、胸锁乳突肌体(足端)	胸锁乳突肌后缘(头端)、斜角肌(足端)	胸锁乳突肌深面(头端)、胸锁乳突肌外侧缘(足端)	颈总动脉内缘、甲状腺外缘、斜角肌(头端)、胸锁乳突肌内缘(足端)
Ⅳb(锁上内侧组)	Ⅳa 区下界(胸骨柄上 2cm)	胸骨柄上缘	胸锁乳突肌深面、锁骨深面	斜角肌前缘(头端)、肺尖,头臂静脉,头臂干(右侧)和颈总动脉和锁骨下动脉(左侧)(足端)	斜角肌外侧缘	Ⅵ区外侧界(气管前组分)、颈总动脉内缘
Ⅴc 区(颈后组)	舌骨体上缘	颈横血管下层面	胸锁乳突肌后缘	斜方肌前界	颈阔肌、皮肤	肩胛提肌、斜角肌(足端)
Ⅴc 区(锁上外侧组)	颈横血管下层面(Ⅴ区下界)	胸骨柄上 2cm,Ⅳa 区下界	皮肤	斜方肌前界(头端)、前锯肌前±1cm(足端)	斜方肌(头端)、锁骨(足端)	斜角肌、胸锁乳突肌外缘、Ⅳa区外缘
Ⅵa 区(颈静脉前组)	舌骨体下缘或下颌下腺下缘(两者最下)	胸骨柄上缘	皮肤、颈阔肌	舌骨下肌(带状肌)前方	双侧胸锁乳突肌前缘	中线结构
Ⅵb(喉前,气管前,气管旁喉返神经淋巴结)	甲状软骨下缘	胸骨柄上缘	舌骨下肌(带状肌)后方	喉前方,甲状腺和气管(喉前和气管前淋巴结)、椎前肌(右侧)、食管(左侧)	双侧颈总动脉	气管食管侧方(足端)
Ⅶa(咽后淋巴结)	第 1 颈椎上缘、硬腭	舌骨体上缘	上或中咽缩肌后缘	头长肌和颈长肌	颈内动脉内缘	头长肌外缘的平行线
Ⅶb(茎突后淋巴结)	颅底(颈静脉孔)	第 1 颈椎侧突下缘(Ⅱ区上限)	茎突前咽旁间隙后缘	第1颈椎椎体、颅底	茎突、腮腺深叶	颈内动脉内缘
Ⅷ(腮腺淋巴结)	颧弓、外耳道	下颌角	下颌骨分支后缘和咬肌后缘(外侧)翼内肌(内侧)	胸锁乳突肌前缘(外侧)、二腹肌后腹(内侧)	皮下组织的表浅肌肉腱膜系统	茎突和茎肌
Ⅸ(颊面组)	眼眶下缘	下颌骨下缘	皮下组织的表浅肌肉腱膜系统	咬肌前缘和颊脂体	皮下组织的表浅肌肉腱膜系统	颊肌
Ⅹa(耳后淋巴结)	外耳道上缘	乳突尖	乳突前缘(足端)、外耳道后缘(头端)	枕部淋巴结前界-胸锁乳突肌后缘	皮下组织	头夹肌(足端)、颞骨(头端)
Ⅹb(枕部淋巴结)	枕外粗隆	Ⅴ区上界	胸锁乳突肌后缘	斜方肌前(外侧)缘	皮下组织	头夹肌

注: ① 人为在颈内静脉后缘画线,将Ⅱ区分为Ⅱa区和Ⅱb区;② 在外科系统中,根据与环状软骨的关系,可将Ⅴ区分为上、下两组淋巴结区域,分别为Ⅴa区和Ⅴb区;③ 对于位于口底前、舌尖和下唇的肿瘤,Ⅵb上界为舌骨体下缘。

二、检查诊断步骤

1. 一般检查 病史,全身检查。

2. 头颈检查

(1)口腔、口咽、鼻咽、喉咽:间接镜检纤维导光镜。

(2)颈部检查，以确定有无肿大淋巴结。

(3)活检(包括任何可疑部位)。

3. 实验室检查　血常规，血液生化检查，肿瘤标记物。

4. 影像学检查

(1)CT、MRI、PET。

(2)胸正侧位片、上消化道造影。

(3)颈部、腹部超声。

(4)骨扫描。

三、头颈部肿瘤特性

(一)解剖特点

头颈部各器官承担多种、重要的生理功能，如语言、视觉、听觉、味觉、进食、呼吸功能、美容等。

(二)头颈部肿瘤生物学特性

1. 鳞癌居多，对放疗中度敏感或较敏感。

2. 易出现淋巴结转移。

3. 远处转移率相对较低，局部肿瘤控制即有获得长期生存的可能。

4. 头颈部肿瘤患者生存期长，对生存质量要求高。

四、头颈部肿瘤治疗

1. 由于头颈部肿瘤生物学特性、对放射治疗的敏感性及疗效；同时，考虑美容及器官保留的原因，75%～80%头颈部良、恶性肿瘤需要接受放射治疗，放疗在头颈部肿瘤的治疗中占非常重要地位。

2. 由于头颈部肿瘤的解剖特点，肿瘤靶区常极度不规则，常规照射技术的高剂量区很难与靶区适形，导致正常组织受照射剂量高，建议行三维适形或调强放射治疗。

第二节　头颈部肿瘤的治疗

一、头颈部鳞癌治疗原则

依据患者的 TNM 和临床分期，确定治疗方案。

(一)原发肿瘤

T1：单独手术或放疗，生存率相同。

T2：单独手术或放疗，放疗疗效稍差。

T3～4：综合治疗(手术+放疗)。

(二)颈部区域淋巴结

N0～1：分区性颈清扫或放疗。

N2～3：改良或经典颈清扫术+术后放疗。

二、放　射　治　疗

(一)放射治疗的地位

1. 头颈部恶性肿瘤在全身恶性肿瘤中所占比例为5%～10%，由于头颈部集中了许多重要器官，相对空间狭小，各器官相连接紧密。因此，头颈部肿瘤限制了手术的应用，从而影响到单纯手术的疗效。

2. 通过放射治疗的参与，可以明显提高手术的局部控制率、改善远期生存，同时相当一部分的头颈部早期肿瘤通过单纯放疗也可获得满意的治愈率，又可理想地保留头颈部器官的功能，因此放疗在头颈部肿瘤的治疗中突显优势。

3. 根据治疗目的不同，分为单纯的放射治疗及与手术、化疗、热疗等治疗手段综合应用，可明显提高肿瘤的局部控制率，改善预后。

(二)首选放射治疗的头颈部肿瘤

鼻咽癌、早期头颈部癌、各部位低分化鳞癌或腺癌、淋巴瘤首选放射治疗；而放疗后残存或复发，考虑手术解决。

(三)术前放射治疗

1. 术前放射治疗指征　主要用于非早期的肿瘤患者，患者有手术指征，但估计手术切除困难者。

2. 术前放射治疗的优点

(1)血供好，放射敏感性高。

(2)降低分期、增加手术切除率：使瘤体缩小、粘连松解，减少手术困难，增加手术切除率。

(3)减少术中医源性播散的机会：使肿瘤周围小的血管、淋巴管闭塞。

(4)术前放疗剂量DT50Gy，不增加术后并发症的发生，如吻合口漏及手术切口不愈合等。

(5)功能和器官的保留。

(四)术后放射治疗

1. 术后放射治疗指征

(1)淋巴结包膜外受侵。

(2)转移的淋巴结直径超过3cm。

(3)淋巴结转移的绝对数≥2个。

(4)超过1个分区的淋巴结受累。

(5)局部晚期病变，如T3、T4病变。

(6)颈部软组织和颈部皮肤受侵。

(7)周围神经、脉管受侵。

(8)切缘镜下残存或安全界不够。

(9)病理分化差、分化程度低。

2. 术后放射治疗的优点

(1)术后放疗不耽搁手术时间。

(2)术后放疗可根据术中具体所见、手术切除情况、术后病理检查结果等，更精确地制订放疗的靶区。

(3)术后放疗可较术前放疗给予较高的放疗剂量，从而有效地控制肿瘤。

(4)临床研究已经证实，合适剂量的术后放疗并不影响手术切口的愈合。

3. 术后放射治疗开始时间　术后2～4周开始，最迟不得超过6周。

以下原因，可导致术后放疗的局部控制率下降。

(1)手术区域血管网破坏、纤维瘢痕形成，造成局部血运变差、增加乏氧状态，从而导致放射敏感性降低。

(2)术后组织中残留肿瘤细胞的浸润密度更大,残存肿瘤细胞出现快速再增殖,肿瘤负荷增加,放射局控率下降,从而影响术后放疗的疗效。

4. 术后高危因素 具有以下高危因素之一者,术后放疗不要超过 4 周。建议采用超分割或加速超分割照射。

(1)淋巴结包膜外受侵。

(2)转移的淋巴结直径超过 6cm。

(3)转移淋巴结数超过 4 个。

(4)原发肿瘤侵及颈部软组织。

(5)周围神经受侵。

(6)切缘阳性。

(7)局部复发性病变。

5. 术后放射治疗剂量

(1)术后常规分割照射,总剂量 DT50～60Gy/25～30 次。

(2)局部明显残存的区域,缩野到局部,并争取加量至 DT70Gy/35 次。

(五)放射治疗常见并发症

1. 皮肤黏膜反应。

2. 唾液腺。

3. 牙齿。

4. 甲状腺。

5. 喉水肿、喉软骨炎、骨坏死。

6. 放疗诱发肿瘤。

(秦继勇　郎锦义)

第十八章　唇　癌

第一节　概　述

一、解剖及病理

唇分上唇(唇红表面)、下唇(唇红表面)及两侧口角。

上唇引流腮腺、耳前淋巴结,注入颌下及颈深上淋巴结。下唇至颏下、颌下、颈深上区淋巴结群,具有双侧淋巴交叉引流的特点。

唇癌多为鳞状细胞癌,分化良好;基底细胞癌,主要发生在唇部皮肤。

二、分　期

分期采用美国癌症联合委员会(AJCC)和国际抗癌联盟(UICC)于 2009 年联合制定的第七版 TNM 分期标准。

此分期适用于唇红部的癌和口腔黏膜癌,包括小唾液腺癌,并需经组织病理学确诊。区域淋巴结,是颈部淋巴结。

(一)TNM 分期(唇癌和口腔癌)

1. T:原发肿瘤

Tx:原发肿瘤不能评估。

T0:没有原发肿瘤的证据。

Tis:原位癌。

T1:肿瘤最大直径≤2cm。

T2:肿瘤最大直径>2cm,但≤4cm。

T3:肿瘤最大直径>4cm。

T4a:(唇)肿瘤侵透骨皮质;侵及下牙槽神经、口底、面部皮肤(颏或鼻)。

T4a:(口腔)肿瘤侵透骨皮质;侵及深部/舌外肌(颏舌肌,舌骨舌肌,腭舌肌和茎突舌骨肌)、上颌窦,或面部皮肤。

T4b:(唇及口腔)肿瘤侵及咀嚼肌间隙、翼板或颅底,和(或)颈内动脉。

注:肿瘤仅仅侵蚀骨的表浅面/牙槽表面,不归类为 T4 期。

2. N:区域淋巴结

Nx:区域淋巴结转移无法确定。

N0:无区域淋巴结转移。

N1:同侧单个淋巴结转移,直径≤3cm。

N2:转移可进一步描述如下。

N2a:同侧单个淋巴结转移,直径>3cm,但≤6cm。

N2b:同侧多个淋巴结转移,其中最大直径≤6cm。

N2c:双侧或对侧淋巴结转移,其中最大直径≤6cm。

N3:转移淋巴结最大直径>6cm。

注:中线的淋巴结,被认为属于同侧淋巴结。

3. M:远处转移

M0:无远处转移。

M1：有远处转移。

(二)pTNM 病理学分期(唇癌和口腔癌)

pT 和 pN 分期，与以上 T 和 N 的分期相对应。

pN0　选择性颈部淋巴结清扫术标本的组织学检查，通常包括 6 个或更多的淋巴结。根治性或者改良根治性颈部淋巴结清扫术标本的组织学检查，通常包括 10 个或者更多的淋巴结。如果淋巴结是阴性的，但是检查的数目没有达到要求，仍可归类为 pN0 分期。

淋巴结大小作为 pN 分期的标准时，只测量转移的部分，而不是整个淋巴结。

(三)临床分期

唇癌和口腔癌临床分期如表 3-18-1。

表 3-18-1　唇癌和口腔癌临床分期

分期	原发肿瘤	区域淋巴结	远处转移
0 期	Tis	N0	M0
Ⅰ期	T1	N0	M0
Ⅱ期	T2	N0	M0
Ⅲ期	T3	N0	M0
	T1，T2，T3	N1	M0
Ⅳa 期	T4a	N0，N1	M0
	T1，T2，T3，T4a	N2	M0
Ⅳb 期	任何 T	N3	M0
	T4b	任何 N	M0
Ⅳc 期	任何 T	任何 N	M1

三、不良预后因素

淋巴结包膜外受侵、切缘阳性、多个淋巴结转移、神经周围/淋巴管/血管受侵。

第二节　治　　疗

一、治 疗 原 则

1. 所有期别的肿瘤　均可选择放疗，局部晚期病变"放疗+手术"的综合治疗。

2. 先行放疗，不能控制或有残存+手术。

3. 先行手术，术后病理提示　手术切缘不净、或安全界不够或>N1 者，术后放疗。

二、放 射 治 疗

(一)放射治疗适应证

1. 表浅的、仅占 1/3 唇或 T1 病变。

2. 口角病变，或同时累及上、下唇的病变。

3. T1~4，N0 伴病理学不良预后因素。

4. 任何 T，N+伴预后不良因素。

5. 术后放疗后复发患者。

（二）颈部照射指征

1. T1～2病变但口角受侵。

2. 局部晚期病变 T3～4。

3. 分化差的癌。

4. 已有颈部淋巴结转移。

（三）放射治疗技术

1. 射线能量　深部 X 线、6MeV～10MeV 电子线或 4MV～6MV-X 线。

如病变范围广泛、或深部结构受侵，可考虑高能 X 线对穿照射，并辅以电子线垂直照射。

2. 照射野

(1)靶区设计：肿瘤及肿瘤边缘外 1～2cm 的正常组织(原发灶周围的白斑改变，应包括在照射野内)。

(2)单前野局部照射时，应做口腔和下颌骨防护，也可切线照射。

(3)根据具体情况可采用外照射加高剂量率近距离敷贴或组织间插植治疗。

(4)颈部照射野：双侧水平野对穿照射、单前野切线或前后两野对穿照射。

3. 放射治疗剂量　常规分割照射技术，DT50Gy 时缩小照射野继续照射至根治剂量，根治剂量的高低与分期、肿瘤的放射敏感性有关。

(1)单纯放疗者

1)T1～2N0：DT60～66Gy/30～33 次，颈部不做预防性照射。

2)T3N0：DT66～70Gy/33～35 次，主张行Ⅰ、Ⅱ区预防性照射。

3)T4 或 N+病变：DT 70Gy/35 次，常规行Ⅰ～Ⅳ区照射，预防性剂量 DT50～60Gy，治疗性剂量 DT70Gy。

(2)术后放疗者：手术区域和高危区域，总剂量 DT60～66Gy/30～33 次。

（蒋美萍　秦继勇）

第十九章 口 腔 癌

第一节 概 述

一、解剖及病理

（一）口腔解剖结构

1. 颊黏膜 上、下唇内侧黏膜，颊黏膜表面，磨牙后区域（磨牙后三角），颊部的上、下颊沟之间（口腔前庭）。

2. 上牙槽和牙龈。

3. 下牙槽和牙龈。

4. 硬腭。

5. 舌 轮廓状乳头前的舌背部和舌侧缘，舌腹部。

6. 口底。

（二）淋巴引流

1. 口腔肿瘤因原发部位的不同，而淋巴引流有所不同，淋巴引流多自上而下、由所在部位向周围引流。

2. 不同部位起源的口腔肿瘤，淋巴转移规律有所不同，淋巴结转移多发生于原发肿瘤的同侧。

3. 口腔癌淋巴结转移，主要为颌下淋巴结（Ⅰb区）、上中颈深淋巴结（Ⅱ、Ⅲ区）。

4. 口底癌、原发于舌尖的舌癌、病变过中线、分化差的癌或低分化癌，可发生双颈淋巴结转移。

（三）病理

1. 口腔恶性肿瘤最常见鳞癌（又称表皮样癌），其他为基底细胞癌、恶性黑色素瘤、腺癌、腺样囊性癌、淋巴瘤、肉瘤。

2. 口腔癌是不同于头颈部其他癌的一类疾病，90%为鳞癌，以中、高分化的鳞癌为主。

二、分 期

分期采用美国癌症联合委员会（AJCC）和国际抗癌联盟（UICC）于 2009 年联合制定的第七版 TNM 分期标准。

此分期适用于唇红部的癌和口腔黏膜癌，包括小唾液腺癌，并需经组织病理学确诊。区域淋巴结，是颈部淋巴结。

1. TNM 分期(唇癌和口腔癌) 同前述。

2. pTNM 病理学分期(唇癌和口腔癌) 同前述。

三、不良预后因素

原发肿瘤 pT3 或 pT4、切缘阳性、淋巴结包膜外受侵、淋巴结 N2 或 N3、部分 pT2N0～1 疾病、Ⅳ区或Ⅴ区淋巴结转移及神经周围侵犯、血管内癌栓。

第二节 治 疗

一、治 疗 原 则

1. 手术+术后放疗是目前口腔癌的标准治疗，手术切缘应保证 1cm 以上。

2. 早期口腔癌伴有危险因素，建议术后放疗，术后高危病理特征者同期放化疗。

3. 中、晚期 手术+放射治疗的综合治疗（术前或术后放疗）。

4. 有淋巴结包膜受侵或手术切缘阳性高危因素之一者，推荐放疗同步化疗。

二、分 期 治 疗

（一）早期病变

手术/放疗。

体外+插置放射治疗：两侧野对穿照射技术、单侧两野交角楔性照射技术，建议选择三维适形放疗（3D-CRT）、调强放射治疗技术（IMRT）。

（二）中、晚期病变

手术+放疗/术前放疗+手术/手术+术后放疗/同步放化疗。

三、放 射 治 疗

（一）放射治疗指征

1. T1～2、N0 患者 可行根治性放射治疗。

2. 术后病理提示 原发肿瘤 pT3 或 pT4、淋巴结 N2 或 N3、部分 pT2N0～N1 疾病、Ⅳ区或Ⅴ区淋巴结转移及神经周围侵犯、血管内瘤栓。

3. 术后病理提示 淋巴结包膜外受侵或切缘阳性，建议术后同步放化疗。

（二）区域淋巴结

N0：预防性手术或放射治疗。

N1～2：舌颈联合根治术或放射治疗+手术。

N3：姑息性治疗（化疗，外放疗+加热）；如有退缩可联合手术。

N+：N1～2 经手术后病理证实淋巴结包膜侵犯或残留，给局部高剂量照射，联合同期化疗。

（三）术后放疗剂量

1. 原发灶 DT50Gy 控制亚临床病灶，97%概率；DT50Gy 控制直径 2cm 肿瘤，50%概率；DT65Gy 控制直径 2cm 肿瘤，90%概率。

2. 术后放疗亚临床病灶 需要更高的剂量 DT60～66Gy。

第三节 舌 癌

一、淋巴结转移特点

1. 跳跃性转移多见。

2. 对侧淋巴结转移较多见，尤其是病变过中线或位于舌尖时。

3. 临床检查阴性，术后病理证实约 30%已有颈部淋巴结转移。

4. 淋巴结转移常见部位：颈上深淋巴结（Ⅱ区）、颌下淋巴结（Ⅰb区）。

二、治 疗 原 则

手术治疗为主。

1. 早期病变 单纯手术。

2. 中晚期病变 手术+放疗（术后或术前放疗）的综合治疗为主。

三、放 射 治 疗

（一）单纯放射治疗

1. 瘤体较大但表浅或属于外生型肿物、无明显深部肌肉浸润，或术前放射治疗中病变消退满意的病变。

2. 病变虽然较小，但部位靠后，无法经口腔手术的病变。

3. 晚期病变的姑息性放疗。

（二）手术+放疗的综合治疗

中、晚期舌癌（T2晚、T3和部分T4病变），行计划性放射治疗加手术的综合治疗，或根据术后病理行术后放疗。

（三）放射治疗

1. 常规照射野 面颈联合野（两侧平行对穿野）+颈部锁骨上切线野。

2. 放射治疗剂量

（1）根治性剂量：DT70Gy/（35次·7周）。

（2）预防性剂量：DT50Gy/（25次·5周）。

（3）术前放疗剂量：DT50Gy/（25次·5周）。

（4）术后放疗剂量：DT60Gy/（30次·6周），根据具体肿瘤情况局部加量。

3. 近距离高剂量率后装组织间插植治疗 在外照射DT50Gy时，休息4~7天后行组织间插植放射治疗DT6~8Gy/次，上下午各一次，或一周一次连续3次，瘤床DT65~75Gy。

第四节 口 底 癌

一、生物学特征

1. 容易侵犯舌体及下颌骨。

2. 早期即易发生淋巴结转移，容易发生双侧淋巴结转移。

常见颏下（Ⅰa）、颌下（Ⅰb）和上颈深淋巴结（Ⅱa）转移，但一般先有颌下淋巴结转移，然后颈深淋巴结转移。

二、放射治疗适应证

1. 浅表性病变且距下颌骨 5mm 以上者 首选放射治疗，采用外照射加近距离高剂量率后装组织间插植治疗或单纯体外照射。

2. T2、T3 早病变 先行放射治疗，如病变对射线敏感，则可行单纯放射治疗，残存病灶可行外科手术挽救。

3. 手术可切除局部晚期(T3、T4)，伴有明显的下颌骨、邻近舌肌侵犯及伴有大而多的颈淋巴结转移者 首选综合治疗方案即术前放疗+手术或手术+术后放疗。

4. 手术切缘不净或安全界不够,或局部病变范围广泛,或多发淋巴结转移 术后常规放射治疗。

三、放 射 治 疗

1. 常规照射野 两侧平行对穿野或面颈联合野(两侧平行对穿野)+颈部锁骨上切线野。

2. T3 ~ 4 或 N+晚期 应行下颈和锁骨上淋巴结的预防照射。

第五节 颊 黏 膜 癌

一、生物学特性

1. 肿瘤常发生于咬合线附近的颊黏膜,且后部较前部多见。

2. 容易发生颌下和上颈深淋巴结转移,腮腺淋巴结转移少见。

二、放射治疗适应证

1 T1 病变小、表浅与周围正常组织边界清楚的,首选手术切除。

2. T2 建议首选放射治疗。由于手术切除范围和美容效果的限制,可采用单纯外照射(外照射加低能 X 线体腔管照射)或外照射加高剂量率组织间近距离后装治疗,残存灶可行手术挽救。

3. 累及深部肌肉、龈颊沟或相邻颌骨的 T3、T4 手术+放射治疗的综合治疗方案为主。

4. 不能手术的晚期病变 可考虑姑息性放疗。

三、放 射 治 疗

(一)原发病灶

采用同侧两楔形野(前野加患侧野)交角照射技术。

(二)颈部淋巴结的处理

无论病期早晚,上颈部淋巴引流区必须在照射野内(包括 Ia、 Ib、 II)。

1. T1~2N0 肿瘤细胞分化较好者,一般不考虑下颈锁骨上预防性照射。

2. 局部晚期病变如 T3、T4 及分化差的癌 无论上颈部是否有淋巴结转移,主张下颈部锁骨上预防照射。

3. 无论 T 分期早晚,只要上颈部 N+ 同侧下颈锁骨上必须预防性照射。

4. 对侧淋巴结转移少见,仅照射同侧颈部。

第六节 齿 龈 癌

一、生物学特性

肿瘤容易侵及颌骨,下齿龈癌较上齿龈癌容易发生淋巴结转移;下齿龈癌至颌下、颏下后至上颈深淋巴结转移;上齿龈癌至颌下、上颈深淋巴结转移。

以手术治疗为主,术前或术后放射治疗。

二、放射治疗适应证

1. 单纯放射治疗 T1 期、无骨受侵外生型颌不适合行颌骨手术者。

2. 术前放疗+手术 骨受侵者。

3. 局部区域晚期　手术+术后放疗。

4. T4、无手术指征或有手术禁忌证，或晚期拒绝手术　姑息性放疗。

三、放　射　治　疗

上齿龈癌常易侵及上颌骨及上颌窦，照射野应包括同侧上颌窦。

1. 同侧两楔形野(前野加患侧野)交角照射技术　原发灶、同侧上颈淋巴引流区。

2. 两野对穿照射技术　病变靠近中线、侵犯至中线结构或对侧，原发灶和上颈部淋巴引流区。

第七节　硬　腭　癌

一、生物学特征

多见来源于小涎腺的恶性肿瘤(腺癌、腺样囊性癌)，鳞癌少见；肿瘤细胞分化较好。

颈部淋巴结转移相对少见，可发生双侧转移，以颌下、颈上深淋巴结转移为常见。

二、综合治疗原则

1. 小涎腺肿瘤　手术治疗为首选，或放疗+手术的综合治疗。

2. 无骨受侵的早期鳞癌　手术或放疗，如放疗后残存可手术挽救。

3. 局部晚期伴有深溃疡和骨受侵的鳞癌　首选放射治疗加手术综合治疗。

三、放　射　治　疗

(一)放射治疗原则

1. 早期病变　上颌窦下半部或全部、全部硬腭和部分软腭。

2. 病变晚期或侵及其他解剖部位如口咽时　常规行颈部预防性照射。

(二)放射治疗技术

1. 可采用平行相对野、平行相对野加前野或前野加侧野两楔形野照射技术。小涎腺来源的腺样囊性癌，因其有沿神经鞘扩散的可能，照射野要适当加大。

2. 硬腭癌的淋巴结转移率较低，为10%～20%，临床一般不常规行颈部预防照射。

3. 术后行放射治疗的患者，在治疗前应以水囊填充术腔，以减少空腔效应，尽可能使靶区的剂量分布均匀。

(三)放射治疗剂量

1. 单纯放射治疗　DT70～76Gy/7～8w。

2. 较局限病变，外照射 DT50～60Gy 后，改 8MeV～9MeV 电子束限光筒照射 DT20Gy/(8次·2w)。

3. 表浅、局限的病变，外照射至 DT50～60Gy 后可用近距离多管敷贴治疗(注意参考距离及单次剂量不宜过大，以免造成硬腭穿孔)，以减少周围正常组织的受量。

4. 腺样囊性癌术前剂量 60Gy/6w，术后局部剂量 DT66～70Gy/6～7w。

5. 鳞癌术前放射治疗剂量 DT50～60Gy/5～6w。

第八节 磨牙后区癌

一、生物学特征

磨牙后区与口腔、口咽黏膜及颌骨结构毗邻，容易侵犯邻近结构，最容易侵及咽柱、软腭、下齿龈、下颌骨。

常见颈上深、颌下淋巴结转移，对侧颈部淋巴结转移的概率低。

二、放射治疗适应证

1. T1、T2 放疗或手术。

2. 局部晚期 综合治疗为主，术前放疗+手术或手术+术后放疗。

三、放 射 治 疗

1. 根据病变部位、范围、侵犯周围组织结构、病理类型、肿瘤细胞分化程度等综合考虑。

2. 根据病灶范围，选用适合的高能 X 线或高能 X 线、电子线混合束照射。

3. 采用一前一侧两野交角楔形板照射技术，两侧平行相对野照射。

4. 放射治疗剂量

(1) 单纯放疗剂量：DT66～76Gy/7～8w。

(2) 伴有骨受侵者：放疗至 DT50Gy/5w，休息 2 周后行手术治疗。

（王晓莉　秦继勇）

第二十章 鼻 咽 癌

第一节 概 述

鼻咽癌(nasopharyngeal carcinoma，NPC)是指原发于鼻咽腔上皮组织的恶性肿瘤。

鼻咽癌在中国是常见恶性肿瘤之一，其流行病学具有较大的区域性分布特点，其发病具有地域聚集性、种族易感性和家族高发倾向，呈现人群易感现象。

鼻咽癌可能的致病因素：EB病毒(Epstein-Barr virus，EB)感染、遗传因素、化学致癌因素、环境因素、生活方式或进食腌制食物等。

第二节 解剖学、局部侵犯及淋巴引流

一、鼻咽的解剖、局部侵犯

(一)鼻咽腔的结构

鼻咽腔呈不规则的立方形状，分为六个壁，即顶壁、顶后壁、左右侧壁、前壁和底壁构成。鼻咽癌好发鼻咽咽隐窝，也是侵入颅内的重要途径之一。

(二)鼻咽腔的咽筋膜及咽旁间隙

鼻咽部有咽颅底筋膜、咽旁间隙。咽旁间隙，又分为鼻咽腔外侧的咽侧间隙和鼻咽腔后方的咽后间隙。咽侧间隙以茎突为界，又分为茎突前间隙和茎突后间隙；咽后间隙内有咽后内、外侧两组淋巴结。

(三)鼻咽腔与颅底、海绵窦关系

1. 颅底 位于鼻咽顶部和顶侧壁，是鼻咽癌最常见的侵犯部位。颅底骨受侵，常伴有第Ⅴ、Ⅸ、Ⅹ、Ⅺ、Ⅻ对脑神经的损伤。

2. 海绵窦 位于颅内蝶窦两旁，自上而下有颈内动脉、多对脑神经(Ⅲ～Ⅵ)由后向前穿行。当鼻咽癌侵犯海绵窦时，临床上可表现为上述前组脑神经受损的表现。

二、鼻咽的淋巴引流

鼻咽腔在黏膜下有较致密的淋巴管网，其顶壁和顶后壁的黏膜下淋巴组织十分丰富，构成咽扁桃体，经咽后壁引流至咽后内、外侧淋巴结，然后再引流至颈部；或咽侧壁直接引流至颈内动、静脉出入颅底处的淋巴结及乳突尖深部淋巴结，然后再引流至颈部的淋巴结。故咽后淋巴结和颈上深淋巴结，一般可认为是前哨淋巴结。

鼻咽癌淋巴引流途径主要有两条：颈静脉链和副神经链，局限于鼻咽一侧的原发癌可出现双侧或对侧颈淋巴结转移。通常沿着淋巴管引流的方向，依次转移。

第三节 生物学特性与病理类型

一、生物学特性

(一)生长形态及侵犯分型

1. 根据鼻咽癌肿瘤的临床生长形态，大体分为外生型和黏膜下浸润型，分型常分为五种

类型 黏膜下浸润型、菜花型、结节型、黏膜下型、溃疡型。

2. 根据鼻咽癌侵犯范围和发展方向，分为以下五型 局限性、上行型、下行型、上下行型、远处转移型。

(二)鼻咽癌的侵犯途径

临床上鼻咽部肿瘤可沿着鼻咽前后、左右、上下方向侵犯生长，产生相应的症状和体征，常见的生长侵犯途径为：

1. 鼻咽前壁肿瘤 可向以下两个方向侵犯。

→ 后鼻孔 → 鼻腔。

→ 翼突、翼腭窝、软腭→眶下裂→眶尖→海绵窦、上颌窦、筛窦。

2. 鼻咽后壁肿瘤 可向以下两个方向侵犯。

→ 茎突后间隙 → 斜坡、颈椎、枕骨大孔。

→ 斜坡、岩尖(舌下神经管、颈静脉孔)→ 颈椎 → 颅内。

3. 鼻咽侧壁肿瘤 可向以下两个方向侵犯。

→ 茎突前间隙 → 蝶骨大翼(卵圆孔)→ 海绵窦。

→ 茎突前间隙 → 翼内外肌 → 颞下窝。

4. 鼻咽顶壁肿瘤 可向以下两个方向侵犯。

→ 破裂孔(岩尖、斜坡)→ 蝶窦、海绵窦。

→ 蝶骨基底部 → 蝶窦、海绵窦。

5. 鼻咽下壁肿瘤 可向 → 口咽 → 下咽方向侵犯。

(三)鼻咽癌病灶的侵犯规律

1. MRI 扫描发现鼻咽癌病灶的侵犯规律 根据病灶可能侵犯危险性划分为 3 个等级：高、中、低危(红、黄、蓝)；如果高危结构(+)，周围中危结构受侵概率增加到 55%；如果高危结构(—)，周围中危结构受侵犯概率小于 10%(表 3-20-1)。

表 3-20-1 943 例鼻咽 + 颈部 MRI 扫描的鼻咽癌病例分析

解剖部位	发生率(%)	解剖部位	发生率(%)
高危区域		口咽	187(19.8%)
咽旁间隙	638(67.7%)	海绵窦	164(17.4%)
腭帆提肌	618(65.5%)	蝶窦	163(17.3%)
茎突前间隙	605(64.2%)	翼腭窝	162(17.2%)
腭帆张肌	539(57.2%)	翼外肌	100(10.6%)
茎突后间隙	477(50.6%)	舌下神经管	96(10.2%)
鼻腔	451(47.8%)	圆孔	87(9.2%)
翼突	437(46.3%)	筛窦	50(5.3%)
蝶骨基底	418(44.3%)	颈静脉孔	48(5.1%)
岩尖	365(38.7%)	**低危区域**	
椎前肌	363(38.5%)	眶下裂	35(3.7%)
斜坡	361(38.3%)	颈椎	31(3.3%)
破裂孔	339(35.9%)	脑膜	13(1.4%)
中危区域		眶尖	11(1.1%)
卵圆孔	219(23.2%)	颞下窝	27(2.9%)
蝶骨大翼	210(22.3%)	上颌窦	24(2.6%)
翼内肌	188(19.9%)	颞叶	17(1.8%)

续表

解剖部位	发生率(%)	解剖部位	发生率(%)
眶上裂	6(0.6%)	额窦	2(0.2%)
下咽	5(0.5%)		

2. 2012 年 Francis CH Ho 等，纳入 13 项研究进行了 Meta 分析　将咽后淋巴结(RLN)和Ⅱ区淋巴结作为第一站(高危)，将Ⅲ、Ⅳ和Ⅴ区淋巴结作为第二站(中危)，将锁骨上区(SCF)，Ⅰa、Ⅰb、Ⅵ区淋巴结及腮腺淋巴结作为第三站(低危)。

鼻咽癌颈部淋巴结转移，按目前已发表的研究，总结颈部各个分区转移率，从高危到低危进行转移的顺序为：咽后+Ⅱ区　→　Ⅲ、Ⅳ和Ⅴ区　→　SCF、Ⅰb、Ⅵ、Ⅰa 区，很少发生跳跃性转移。

二、病 理 类 型

按照世界卫生组织(WHO)2005 鼻咽肿瘤病理及遗传学分类,将鼻咽癌的病理类型分为：Ⅰ型、——角化性鳞状细胞癌(squamous cell carcinoma, or Keratinizing squamous cell carcinoma)；非角化性癌(non-keratinizing carcinoma)，根据肿瘤细胞的分化程度又分为：Ⅱ型——分化型非角化鳞状细胞癌(differentiated non-keratinizing carcinoma)和Ⅲ型——未分化型非角化鳞状细胞癌；基底样鳞状细胞癌；鼻咽部乳头状腺癌，涎腺型癌。

第四节　临 床 表 现

一、临 床 症 状

1. 鼻咽腔原发灶引起的临床症状　回吸性血涕(涕血或鼻出血)、耳鸣、听力减退、鼻塞、头痛、面部麻木、复视及眼部表现、张口困难。

2. 转移淋巴结引起的临床症状。

3. 血形转移至实质性脏器引起的临床症状　包括骨、肺、肝、远处淋巴结、皮肤及皮下、骨髓、脑实质；多无症状，或局部症状，多脏器转移时常伴有发热、贫血、消瘦和恶病质。

二、体 　 征

鼻咽肿物、颈部肿块、脑神经受累的表现。

脑神经麻痹综合征：眶上裂综合征、眶尖综合征、垂体蝶窦综合征、岩蝶综合征、颈静脉孔综合征、舌下神经孔综合征、腮腺后间隙综合征。

第五节　检 　 查

一、临 床 检 查

1. 一般项目　行为状况评价(KPS)、体重、身高、视力、生命体征的测定，心、肺、肝、脾 、骨骼及神经系统。

2. 专科检查　眼部检查、耳部检查、鼻部检查、口腔检查、鼻咽区域淋巴结检查。

(1)根据颈部影像学分区(见表 3-17-3)记录：有无肿大淋巴结，其部位、大小(肿瘤最大径×最大径的垂直径×厚度)、质地、活动度、是否侵犯皮肤等，分区中没有提及的另外文字描述。

(2)脑神经：对十二对脑神经及颈交感神经所支配的肌肉，器官等进行检查，记录功能损害情况及相关功能评价。三叉神经、展神经、舌咽神经和舌下神经的受累多见。Ⅰ-Ⅻ对脑神经功能与异常（表 3-20-2）。

表 3-20-2 Ⅰ～Ⅻ对脑神经功能与异常

脑神经	功能	异常
Ⅰ嗅神经	嗅觉	嗅觉敏感性下降
Ⅱ视神经	视觉	单侧黑矇
Ⅲ动眼神经	眼球运动	上睑下垂
	眼睑横纹肌的神经支配和近视时晶体的调节	调节功能丧失
Ⅳ滑车神经	上斜肌的神经支配	眼球下视和内视受限
Ⅴ三叉神经	Ⅴ1、Ⅴ2：皮肤、肌肉、面部关节和嘴的皮肤和本体感受器感觉，牙齿的感觉神经分布	眼上部和上颌区域面部疼痛及麻木
	Ⅴ3：咀嚼肌的神经分布和面部下颌区的感觉神经分布	面部下颌区域疼痛及麻木
Ⅵ外展神经	眼外直肌的神经支配	复视，外展受限
Ⅶ面神经	面部表情肌的神经支配,舌部前 2/3 的味觉	鼻唇沟变浅，面部表情不对称舌前 2/3 味觉消失
Ⅷ听神经	听觉	听力下降，眩晕、头晕
	平衡、姿势反射、头部空间的定位	
Ⅸ舌咽神经	吞咽、颈动脉体的神经支配，舌部后 1/3 味蕾的神经支配	吞咽困难舌部后 1/3 味觉消失
Ⅹ迷走神经	咽、喉部横纹肌神经支配，控制发声肌肉，咽、喉及胸腹部的内脏感觉	软腭、咽喉部黏膜感觉减退咽反射消失，吸入症状
Ⅺ副神经	斜方肌、胸锁乳突肌运动神经支配	斜方肌、胸锁乳突肌瘫痪
Ⅻ舌下神经	舌内肌肉运动神经支配	舌肌单侧瘫痪及萎缩

3. 间接鼻咽镜检查 对鼻咽腔结构的改变和双侧对称性进行比较，观察鼻咽腔有无肿物，鼻咽黏膜有无增粗、糜烂、溃疡、坏死或出血等异常改变，以及与鼻咽各壁的关系，有无口咽受侵，可钳取组织送病理检查确诊。

4. 纤维鼻咽镜检查 观察鼻腔及鼻咽腔内的病变，尤其对于咽反射较敏感而无法使用间接鼻咽镜检查的患者更为适用。

<h2 style="text-align:center">二、实验室检查</h2>

（一）常规检查项目

血常规，血型，出、凝血时间，肝肾功能，电解质，肝炎十项、感染性疾病筛查（乙肝、丙肝、梅毒、艾滋等），甲状腺功能，垂体功能，凝血三项检查，必要时行乙型肝炎病毒 DNA 检测及结核抗体检测。

（二）EB 病毒感染的血清学检查

EB 病毒 DNA（EBV DNA）属于肿瘤源性 DNA。

1. 检查项目 常规用于鼻咽癌筛查和辅助诊断的 EB 病毒血清学检查项目，包括免疫酶法检测 EB 病毒壳蛋白抗原-免疫球蛋白 A（VCA-IgA）、EB 病毒早期抗体（EA-IgA）和 EB 病毒 DNA 酶抗体中和率（EBV-DNaseAb）或酶联免疫吸附测定 ELISA 法联合检测 VCA-IgA 和核抗原抗体（EBNAl-IgA）。

2. 血清 EB 病毒抗体筛查及临床应用 鼻咽癌高发区人群血清流行病学普查，血清 EB 病毒抗体检测的适应证：有鼻咽癌症状者，如回缩性血涕、耳鸣、听力减退、头痛、颈淋巴结肿大、面麻、复视等。

临床凡属于下述情况之一者,可以认为是鼻咽癌的高危患者:ELISA 法抗体滴度 ① VCA-IgA 滴度≥1:80;② 在 VCA-IgA、EA-IgA 滴度均≥1:5 和 EBV-DNaseAb 三项指标中,任何两项为阳性者;③ 上述三项指标中,任何一项指标持续高滴度或滴度持续升高者。对上述标准的高危患者,都应进行间接鼻咽镜或纤维鼻咽镜检查,必要时做病理活检,筛查间期 6 个月至 1 年。

抗体筛查阳性,但不符合高危标准的人群,VCA-IgA 滴度范围从 1:5 至 1:80,筛查间期 2～3 年。EBV 抗体检测阴性人群,筛查间期 5 年。近来对高危人群(VCA-IgA 滴度为 1:5)进行鼻咽拭子 EB 病毒 DNA 载量检测[以 5.6×10^3 拷贝/拭子$(0～3.8) \times 10^6$ 为界值],可以减少需要密切随访人群的数量,可为高危人群的筛查项目。

颈淋巴结肿大病例活检,颈部肿块穿刺证实为转移性癌者,帮助寻找原发病灶,可做血清 VCA-IgA、EA-IgA 检测和颈淋巴结细针穿刺细胞涂片的 EBNA 检查。

3. 血浆中 EBV DNA 拷贝数与鼻咽癌的关系 血浆 EBV DNA 浓度与鼻咽癌发病率、病期呈正相关;治疗前血浆 EBV DNA 的基线浓度,与肿瘤负荷呈正相关,与疾病预后呈负相关;初治鼻咽癌治疗后,持续存在可测得的 EBV DNA 是预后的不良因素;随访期间,EBV DNA 由 0 转为可测,提示肿瘤复发或转移可能。

血 EBV DNA 浓度能很好地辅助影像学手段,监测不同时期血中 EBV DNA 拷贝数在鼻咽癌早期诊断、临床分期、疗效监测、预后判断等方面有重要的临床意义;采用 EBV DNA 数值对患者进行风险分级,有望用于制定分层治疗策略和实现个体化治疗。

三、影像学检查

影像学检查包括:胸正侧位片,颈部、腹部 B 超(包括肝、脾、双肾、腹主动脉旁淋巴结检查),鼻咽、颅底、上颈部 MRI(平扫＋增强)扫描,特殊情况才选择 CT 扫描,下颈部 CT 或 MRI,N3 患者做纵隔 CT 扫描,心电图。局部晚期患者,需要全身骨扫描(SPECT)检查。可疑远处转移的患者,建议行其他相关的影像学检查如 PET-CT 等。

1. 目前,国内外都认可了 MRI 作为鼻咽癌的影像诊断手段 我国 2008 鼻咽癌临床分期的标准就是以 MRI 作为诊断依据。2008 分期 MRI 扫描规范:扫描序列:轴位:T1、T1 增强、T2/PD,矢状:T1,冠状:STIR、T1 增强;扫描范围:至少有 2 个以上序列覆盖范围从颞叶中部到胸廓入口;建议:Cor STIR、Axial PD/T2、Cor T1+Gd,扫描平面:轴位与 C3 垂直,冠状位与 C3 平行。

2. 鼻咽癌 MRI 片的阅读

(1)阅读 T_1WI 和 T_1WI 增强片

1)必须依次读取或报告的信息

A. 肿物位于鼻咽腔的情况,如哪一侧壁,是否突入鼻咽腔等。

B. 肿物向左(右)是否侵犯腭帆提肌、腭帆张肌,或是否突破咽颅底筋膜,是否侵犯咽旁脂肪间隙、翼内肌、翼外肌、颞下窝、咬肌间隙,是否侵犯内耳、中耳。

C. 肿物向前是否侵犯鼻中隔,是否侵犯翼腭窝、上颌窦,是否超过后鼻孔、侵犯鼻腔。

D. 肿物向后是否侵犯椎前肌、斜坡骨质、枕骨大孔骨质、椎体骨质,是否侵犯舌下神经管;

E. 肿物向上是否侵犯蝶骨、岩骨、蝶窦、筛窦、海绵窦,是否侵犯颅底孔道,如圆孔、卵圆孔、破裂 孔等,是否侵犯眼眶、脑膜、脑实质。

F. 肿物向下是否侵犯软腭、口咽、喉咽。

2)阅读 T_1WI 和 T_1WI 增强片时,应注意比较横断、矢状、冠状三个位面的信息,并结合鼻咽癌生长侵犯途径以及临床表现进行临床判断。

例如:鼻咽癌通常起源于咽隐窝;沿鼻咽侧壁向前侵犯造成咽鼓管闭塞,引起耳部症状,进一步向前侵犯,造成鼻塞或鼻出血;向上侵犯造成颅底骨质侵蚀,斜坡受侵可引起头痛,蝶骨的圆孔或卵圆孔受侵可造成三叉神经第二支、第三支受累，海绵窦受侵常致展神经受累，眶尖受侵会进一步影响视力，咽颅底筋膜受侵后向后外侧浸润可致第Ⅸ～Ⅻ对脑神经受侵，向两侧浸润可侵犯咀嚼肌间隙，造成牙关紧闭症。

（2）阅读 T_2WI 片：读取咽后及颈部淋巴结信息，包括部位、大小、有无液化坏死、有无包膜外侵等。

四、其他辅助检查

其他辅助检查包括胸部正侧位片（排除有无肺、纵隔淋巴结转移），颈部、肝脾、腹部超声波检查（排除有无肝、腹腔淋巴结等转移）等。

胸腹部 CT 检查：排除有无肺、肝、远处淋巴结以及检查区域内骨转移。淋巴结分期为 N3 期的患者可行纵隔 CT 检查。

视情况，行全身骨扫描（SPECT）检查及正电子发射型计算机断层扫描（positron emission tomography，PET-CT）检查。

五、病 理 检 查

经鼻咽部原发灶活检，治疗前获取病理诊断。

不推荐行颈部淋巴结活检或颈部淋巴结切除，因其会降低治愈的可能性，并导致治疗后遗症。

当鼻咽重复活检，病理阴性或鼻咽镜检未发现原发灶时，才考虑行颈部淋巴结的活检。活检时应取单个的、估计能完整切除的淋巴结，尽量不要在一个大的淋巴结上反复穿刺、活检。

第六节 诊断与鉴别诊断

根据症状、临床检查、辅助检查及组织活检，对可疑病例进行系统详细检查、排除，最终确诊需病理确定。

一、诊 断

（一）临床症状或体征

临床出现下述任何一种症状或体征的者：七大症状（鼻塞、涕血或鼻出血、耳鸣、听力减退、头痛、复视、面麻）、三大体征（鼻咽肿物、颈部肿块、脑神经受累时的表现）。

（二）病理及相关影像学检查

目前，根据临床症状、体征、EB 病毒血清学检查、间接鼻咽镜或纤维鼻咽镜、CT、MRI 等有效的辅助影像检查及病理活检，可对鼻咽癌做出正确诊断。

（三）鼻咽癌的完整诊断

鼻咽癌的完整诊断应包括肿瘤所在鼻咽腔的部位、病理类型、TNM 分期和总的临床分期。

例如：鼻咽顶后壁非角化未分化型癌

累及×××××结构（从 T_1～T_4，由近及远描述，××××脑神经受累）

左、右和/或双颈部××××区淋巴结转移

T3N1M0，Ⅲ期（2010 UICC 分期）；

复发鼻咽左侧壁非角化未分化型癌

累及××××结构及××××转移，描述同上

rT2N1M0，rⅡ期（2010 UICC 分期）。

二、鉴别诊断

鉴别鼻咽增生性结节、鼻咽腺样体、鼻咽结核、鼻咽纤维血管瘤、鼻咽恶性淋巴瘤、鼻咽囊肿、鼻咽混合瘤、鼻咽或颅底脊索瘤、蝶鞍区肿瘤、慢性颈淋巴结炎、原因不明的颈部淋巴结转移性癌、颈淋巴结结核、颈部恶性淋巴瘤、颈部良性肿瘤。

第七节 分 期

鼻咽部肿瘤的 T 分期由肿瘤解剖部位及浸润深度决定，以反映鼻咽癌骨和神经受累情况。目前，鼻咽癌的 TNM 分期仍未有统一的国际标准。

一、中国鼻咽癌 2008 分期

（一）中国鼻咽癌 2008 TNM 分期、临床分期

1. T：原发病灶

T1：局限于鼻咽。

T2：侵犯鼻腔、口咽、咽旁间隙。

T3：侵犯颅底、翼内肌。

T4：侵犯脑神经、鼻窦、翼外肌及以外的咀嚼肌间隙、颅内（海绵窦、脑膜等）。

2. N：颈淋巴结

N0：影像学及体检无淋巴结转移证据。

N1a：咽后淋巴结转移。

N1b：单侧 Ib、Ⅱ、Ⅲ、Ⅴa 区淋巴结转移且直径≤3cm。

N2：双侧 Ib、Ⅱ、Ⅲ、Ⅴa 区淋巴结转移，或直径＞3cm，或淋巴结包膜外侵犯。

N3：Ⅳ、Ⅴb 区淋巴结转移。

3. M：远处转移

M0：无远处转移。

M1：有远处转移（包括颈部以下的淋巴结转移）。

4. 临床分期

Ⅰ期：T1N0M0。

Ⅱ期：T1N1a～1bM0，T2N0～1bM0。

Ⅲ期：T1～2N2M0，T3N0～2M0。

ⅣA 期：T1～3N3M0，T4N0～3M0。

ⅣB 期：任何 T，任何 N，M1。

（二）2008 年分期 MRI 诊断转移淋巴结标准

1. 咽后淋巴结转移的定义

(1)任何可见的咽后淋巴结内侧组。

(2)咽后淋巴结外侧组的最短径≥5mm。

(3)无论淋巴结大小，只要淋巴结内部出现坏死者。

2. 2008 年分期 MRI 诊断颈部转移淋巴结标准

(1)横断面图像上淋巴结最小径≥10mm。

(2)淋巴结中央坏死，或环形强化。

(3)同一高危区域≥3 个淋巴结，其中 1 个最大横断面的最小径≥8mm（高危区定义：N0 者，

Ⅱ区；N+者，转移淋巴结所在区的下一区）。

（4）淋巴结包膜外侵犯（征象包括淋巴结边缘不规则强化；周围脂肪间隙部分或全部消失；淋巴结相互融合）。

（5）咽后淋巴结：外侧组最大横断面的最小径≥5mm，和任何可见的内侧组。

二、2010 年 UICC/AJCC 鼻咽癌第七版分期

2010 年 1 月，国际抗癌联盟/美国癌症联合委员会（UICC/AJCC）鼻咽癌第七版的临床分期开始使用。

（一）2010 年 UICC/AJCC 鼻咽癌第七版 TNM 分期、临床分期

1. T：原发病灶

T1：肿瘤局限于鼻咽腔，或侵犯口咽和（或）鼻腔，但无咽旁侵犯。

T2：肿瘤侵犯咽旁间隙。

T3：侵犯颅底和（或）鼻窦等骨性结构。

T4：肿瘤侵犯颅内、脑神经、颞下窝、下咽、眼眶或咬肌间隙受侵。

注：咽旁间隙受侵指肿瘤范围超过鼻咽后外侧壁的咽颅底筋膜。

2. N：区域淋巴结

N0：区域淋巴结未见转移。

N1：锁骨上窝以上、颈部单侧淋巴结直径≤6cm，和（或）单侧或双侧。咽后淋巴结直径≤6cm。

N2：锁骨上窝以上、颈部双侧淋巴结直径≤6cm。

N3：颈部转移淋巴结＞6cm，和（或）锁骨上窝淋巴结转移。

N3a：颈部转移淋巴结＞6cm。

N3b：锁骨上窝淋巴结转移。

3. M：远处转移

M0：远处无转移。

M1：处有转移。

4. 临床分期

Ⅰ期：T1N0M0。

Ⅱ期：T2N0～1M0。

Ⅲ期：T1～2N2M0，T3N0～2M0。

ⅣA 期：T4N0～2M0。

ⅣB 期：任何 T，N3，M0。

ⅣC 期：任何 T，任何 N，M1。

鼻咽癌 2008 年中国分期和 2010 年 UICC/AJCC 分期对比见表 3-20-3。

表 3-20-3　鼻咽癌 2008 年中国分期和 2010 年 UICC/AJCC 分期对比

分　期	2008 年中国分期	2010 年 UICC/AJCC 分期
T1	局限于鼻咽腔	局限于鼻咽，或侵犯口咽和（或）鼻腔，但无咽旁受侵
T2	侵犯鼻腔、口咽、咽旁间隙	咽旁间隙受侵
T3	侵犯颅底、翼内肌	侵犯颅底和（或）鼻窦等骨性结构
T4	侵犯脑神经、鼻窦、翼外肌及以外的咀嚼肌间隙、颅内（海绵窦、脑膜等）	侵犯颅内、脑神经、下咽、颞下窝、眼眶、咬肌间隙

续表

分期	2008 年中国分期	2010 年 UICC/AJCC 分期
N0	影像学及体检无淋巴结转移证据	无区域性淋巴结转移
N1 N1a	咽后淋巴结转移	锁骨上窝以上部位的、颈部单侧淋巴结转移，最大直径≤6cm，和
N1b	单侧 Ib、II、III、Va 区淋巴结转移且直径≤3cm	（或）单侧或双侧咽后淋巴结转移，且最大直径≤6cm
N2	双侧 Ib、II、III、Va 区淋巴结转移，或直径>3cm，或淋巴结包膜外侵犯	锁骨上窝以上部位的、颈部双侧淋巴结转移，最大直径≤6cm
N3 N3a	IV、Vb 区淋巴结转移	颈部转移淋巴结的最大直径> 6cm
N3b		锁骨上窝淋巴结转移
M0	无远处转移	无远处转移
M1	有远处转移	有远处转移
I 期	T1N0M0	T1N0M0
II 期	T1N1a～1bM0，T2N0～1bM0	T2N0～1M0
III 期	T1～2N2M0，T3N0～2M0	T1～2N2M0，T3N0～2M0
IVa 期	T1～3N3M0，T4N0～3M0	T4N0～2M0
IVb 期	任何 T，N 和 M1	任何 T，N3，M0
IVc 期		任何 T，任何 N，M1

第八节 治 疗

临床可以根据，初治或复发鼻咽癌不同的 TNM 分期，选用不同的综合治疗方法。早期患者可采用单纯放疗，局部晚期患者采用放化综合治疗；以调强放射治疗为基础的，同步放化疗是局部晚期鼻咽癌的主要治疗手段。

鼻咽癌的化疗方式，包括诱导化疗、同期放化疗、辅助化疗等，它们分别适合于不同临床分期的患者。

分子靶向治疗，在鼻咽癌治疗中的地位逐渐获得循证医学证据。

同时，必须及时、系统、全面地进行多学科会诊（肿瘤营养师、功能训练及康复师、肿瘤社会工作者）及对症支持治疗，减毒增效；包括早期营养干预、对症、有效止痛及社会心理干预支持治疗（压力、恐惧、失望、情绪低落、焦虑、烦躁、失眠等引起一系列不良行为，需要接受教育、个人或团队咨询、药物治疗），改善神经衰弱及睡眠、调整内分泌紊乱、纠正贫血等，减少不必要的体重降低。

一、综合治疗原则

鼻咽癌综合治疗原则是以放射治疗为主，辅以化学治疗、手术治疗，最大可能、有效地提高鼻咽原发灶和颈淋巴结转移灶控制率，减少局部肿瘤的复发率和降低远处转移率，避免造成脑干、脊髓不可逆损伤，以及最大限度地保存靶区周围重要的功能器官和组织如视交叉、视神经、唾液腺和吞咽功能相关的肌肉及关节等的功能，改善并提高患者的生存质量。

2016 年 NCCN 指南建议：I 期患者行根治性单纯放疗；T1、N1～3，T2～4、N0～3 期患者行同期放化疗+辅助化疗（2A 类推荐），同期放化疗（2B 类推荐），诱导化疗+放化综合治疗（3 类推荐）。

无远处转移的初治患者，以个体化分层治疗、放化综合治疗为原则。

（一）T1～2N0～1M0（I 、II 期）

患者以单纯放射治疗为主，对鼻咽病灶小的早期患者可采用外照射+鼻咽腔后装放射治疗。

单纯外照射治疗：鼻咽总剂量 66～70Gy/6.5～7w。颈淋巴结阳性者根治量 60～70Gy/6～7w；

颈淋巴结阴性者预防剂量 50～56 Gy/5～5.5w。其中 N1 患者可酌情考虑配合化疗。

（二）T1～2N2～3/T3～4N0～3M0（Ⅲ、Ⅳ期）

患者应以外照射治疗为主，配合以诱导化疗和(或)同期放、化疗为主的综合治疗。对已有远处转移的患者，应采用以化学治疗为主的姑息放射治疗。化疗首选含顺铂的方案，肾功能不全等特殊情况下可选用卡铂。

（三）同步放、化疗常用方案

单周方案：DDP 30～40mg/m^2·周·次，6～7 次；3 周方案：DDP 80～100mg/m^2·3 周·次，2～3 次。对颈部大淋巴结，可同时给予局部热疗。

二、放 射 治 疗

（一）放射治疗的综合评价和考虑因素

1. 放射治疗的综合评价

放射治疗是鼻咽癌的根治性治疗手段，首次放射治疗必须正确。

因此，应仔细对患者作鼻咽部、头颈部及其他影响因素等，所有临床、病理、影像学特点进行综合评价，包括以下几点。

(1)患者能否给予根治性治疗。

(2)有哪些因素影响治疗方案的制订。

(3)有无伴发疾病及远处转移征象。

(4)患者的饮食、体重、呼吸情况等。

2. 放射治疗的考虑因素　放射治疗在杀灭肿瘤的同时，尽量保存正常组织、器官的功能；因此，放射治疗技术必须仔细计划，因人而异。

在决定应用放疗时，要考虑以下因素。

(1)放射治疗技术：腔内放疗还是外照射。

(2)放射治疗的靶区，相邻关键器官的位置。

(3)放射治疗总剂量、射线的选择、射线的能量、分次量。

(4)放射治疗计划技术的优劣，治疗的给予及验证。

(5)放射治疗过程中的护理，急性毒性反应的处理。

(6)化疗、靶向、免疫治疗及手术的地位。

（二）放射治疗的适应证和禁忌证

1. 鼻咽癌放射治疗的适应证

(1)各期鼻咽癌(无远处转移者)均可考虑行放射治疗。

(2)鼻咽癌放射治疗后鼻咽复发，有或无放射治疗后颈淋巴结复发。

(3)部分晚期患者可考虑行姑息放射治疗，或放射治疗与化疗综合治疗。

2. 鼻咽癌放射治疗的禁忌证

(1)全身情况差或同时合并重要脏器，如心、脑、肝、肾等严重功能障碍者。

(2)局部合并有严重的感染、破溃者。

（三）放射治疗原则

放射治疗是鼻咽癌的首选治疗手段，以常规外照射、三维适形放疗(3D-CRT)、调强适形放射治疗(IMRT)为主，腔内近距离、立体定向放射治疗为辅。

1. 鼻咽癌放射治疗原则

(1)放射治疗设计尽量采用多野、缩野、多程照射技术,合理分配各照射野剂量比例,控制照射总剂量,不能盲目追加剂量。

(2)在保证肿瘤获得高剂量照射时,尽量保护邻近正常组织免受照射、过量照射,以避免造成正常组织严重损伤的不可逆。

(3)重要器官如大脑颞叶、脑干、脊髓、垂体和视神经,应严格限制在正常耐受剂量范围内。

2. 鼻咽癌放射治疗时,要考虑到下述因素

(1)鳞癌通常是放疗有效,早期病例放疗有很大治愈的可能。

(2)肿瘤分化越高,放疗效应及肿瘤消失就越慢,就越需要较高的放疗剂量。

(3)外生性肿瘤氧合好,比氧合差的深度溃疡及浸润性肿瘤放疗更敏感。

(4)局限于黏膜的鳞状细胞癌,放疗治愈率很高。

(5)当病变侵及骨和肌肉时,放疗有效及治愈的可能性降低。

(6)早期较小的转移灶,经单独放疗可以治愈;较大的颈部转移淋巴结,最好手术和放疗联合治疗。

3. 遵守鼻咽癌放射治疗流程

(1)放射治疗前,包括有病理确诊,以及增强 CT 和(或)MRI 影像检查;必要的宣教、指导功能锻炼,行口腔处理,如有龋齿需拔除 7～14 天后行放射治疗。

(2)放射治疗计划的执行,包括体位固定、CT 模拟扫描、靶区和正常组织勾画、放疗剂量处方、放疗计划制订和确认、放疗计划实施、质量控制和质量保证、疗效评估。

(四)放射治疗技术与方法

1. 常规外照射技术与方法　采用热塑面模固定头颈部或头颈肩部,依据 TNM 分期和临床分期(临床体检、镜检、CT 或 MRI 等影像资料),照射原发病灶、转移淋巴结及邻近受侵区域(亚临床病灶)或可能扩展受侵的区域和颈部阳性、阴性淋巴引流区域,颈部照射范围应超出淋巴结转移部位 1～2 个颈区。

(1)鼻咽照射范围

1)原发灶:影像学(CT 或 MRI)所见的鼻咽肿瘤范围。

2)亚临床病灶:鼻咽癌可能扩展、侵犯的区域,如鼻腔和上颌窦后 1/3、后组筛窦、眶尖、翼突基底部、翼腭窝、颅底的蝶骨基底、蝶骨大翼、蝶窦、岩尖、斜坡、破裂孔、咽旁间隙(茎突前间隙、茎突后间隙和咽后间隙)、口咽扁桃体、软腭及 C_1、C_2 椎体。

(2)颈部照射范围:全颈照射上至乳突根部,下至锁骨上缘或下缘下、及胸骨切迹下 2～3cm。

1)双侧颈淋巴结转移:全颈照射,根治剂量。

2)单侧颈淋巴结转移:患侧全颈照射,根治剂量;无转移一侧,只作上半颈照射,预防剂量。

3)无颈淋巴结转移:只作上半颈预防照射,预防剂量。

(3)常规外照射野:设面颈联合大野、耳颞侧野、鼻前野(面前野)、耳后野(咽旁野)、颅底野及全颈切线野、上颈前切线野、下颈前切线野,采用等中心照射技术。

1)面颈联合大野＋下颈前切线野(DT36～40Gy),缩野改用小面颈联合缩野+上颈后区电子线野+下颈前切线野(DT14～18Gy),再改用面颈分野±淋巴结阳区域的颈部小野至根治量(DT70Gy)。特殊情况下可根据患者具体病情适当调整。适用于口咽、下咽侵犯的中、晚期患者。

2)面颈联合大野＋下颈前切线野(DT36～40Gy),缩野改用耳颞侧野(至 DT70Gy)+全颈前切线野。适用于双颈淋巴结转移的中期患者。

3)耳颞侧野＋上颈前切线野,适用于早期及双颈淋巴结阴性患者。

为全面合理覆盖靶区,可根据具体情况加用辅助野以提高靶区剂量。常用辅助野:鼻前野、颅底野、筛窦野、咽旁野和颈部小野等。对于鼻腔、颅底和颈动脉鞘区受侵犯者,可分别辅助选用鼻前野、颅底野和耳后野。

(4)分割方式及照射剂量

1)鼻咽癌放射治疗的剂量，决定于：①肿瘤的部位；②病变的大小；③放疗的体积；④治疗的分次数；⑤疗程所用时间；⑥给予放疗的技术；⑦患者的耐受水平；⑧肿瘤的反应。

2)分割方式及照射剂量：①鼻咽病灶：常规分割 1.8～2Gy/次，根治剂量 DT66～70Gy/6.5～7w，残留病灶缩野DT6～8Gy/3～4次。②颈部淋巴结转移：常规分割1.8～2Gy/次，根治剂量DT60～70Gy/6～7w，残留缩野适当补量。

一侧上颈 N1：同侧下颈 50～56Gy；对侧上颈 60Gy、下颈 50Gy。

双侧上颈 N1：双下颈 DT 50～56Gy。

颈部 N2 以上：下颈锁骨上 DT56～60Gy。

颈淋巴结阴性者：上半颈预防 DT50～56Gy/5～5.5w。

(5)布野原则

1)根据临床及增强 CT 或 MRI 等影像资料，按个体化设计原则进行布野。

2)采用可塑面罩固定，模拟机下等中心定位设野，确保两侧对穿野的重合性。

3)照射野"小而不漏"，即最大限度地包括肿瘤组织、最小损伤正常组织。

4)照射野包括脑干、脊髓、视神经、视交叉等重要器官时，应注意及时缩野，严格限制在正常耐受剂量范围内。

5)尽量不要在肿块上分野，即一个肿块应完全包括在同一个照射野内。

6)避免在两相邻照射野之间(衔接处)存在"热点"或"冷点"，出现剂量重叠或遗漏。

常规照射技术的缺陷：高剂量照射体积过大，靶区内剂量分布不均匀，靶区剂量难以进一步提高而影响局部控制率的增加，相邻野间的衔接处有剂量重叠或脱漏，正常组织及危及器官受量过高，早、晚期组织反应明显。

(6)常规外照射照射野设计

1)体位及体位固定：仰卧位、头颈肩热塑面膜固定。

2)拍摄定位片：等中心照射技术、模拟定位。

3)设计照射野的原则：①面颈联合野：包括颅底、鼻咽、咽旁间隙、鼻腔及上颌窦腔的后1/3(包括翼腭窝)，舌骨水平以上的颈部淋巴引流区。照射野的上界，根据肿瘤侵犯颅底的多少、决定与颅底线以及斜坡的距离，必要时根据治疗过程中肿瘤消退情况，在 DT50～60Gy 时进行调整。②下颈锁骨上野：包括双颈Ⅲ、Ⅳ、Ⅴb 区淋巴引流区，在定位片上画出照射野。

4)布野方法。

5)模板制作和射野校对。

6)整体铅挡块制作。

7)射野验证。

8)照射野设计：①面颈联合野；②耳颞侧野；③鼻前野(面前野)；④耳后野(咽旁野)；⑤颅底野；⑥全颈切线野；⑦上颈前切线野；⑧下颈前切线野。

9)照射野设计及调整：由于脊髓在面颈联合野内，脊髓耐受剂量使得在照射过程中需要调整照射野。①面颈联合野设计及调整；②下颈、锁骨上切线野设计；③面颈联合野与下颈、锁骨上切线野，采用半束照射技术设计。

10)放疗分次照射的基本原则及分割方式：①放疗分次照射的基本原则：应用小的分次照射剂量，并在适当范围内、以最短的时间，把需要的总剂量运送至靶区；②放射治疗分割方式：常规分割、超分割、加速分割、加速超分割、低分割。

11)放射源、分割照射方法的选择

A. 放射源的选择

a. 鼻咽：照射宜选用 ^{60}Co-γ 线或直线加速器的 4～8MV-X 线。

b. 颈部：可选用 ^{60}Co-γ 线或直线加速器的 4～8MV-X 线，配合合适能量的电子线如直线加速器（8～12MeV）的电子线或 210KV 深部 X 线。

B. 分割照射方法的选择

a. 常规分割：1.8～2.0Gy/次，每天一次，每周五天照射。

b. 非常规分割：超分割、加速超分割等，临床可以根据病情选择使用。

2. 调强适形放射治疗（IMRT）技术与方法

（1）鼻咽癌 IMRT 的临床应用优势：因鼻咽部毗邻许多重要器官，IMRT 对鼻咽癌的治疗具有独特的优势，可减少或解决对邻近敏感器官的放射性损伤，有望提高肿瘤的局控率，提高患者生存率和生存质量。布野方式，包括静态调强（7 野或 9 野）和容积旋转调强。但在鼻咽癌放疗中的分割剂量及总剂量，总疗程时间，还有待于进一步研究。

（2）IMRT 的流程

1）体位及固定。

2）CT 模拟定位机。

3）CT 模拟定位扫描：采用平扫+增强的方式进行 CT 扫描，扫描范围从头顶至锁骨下 2～3cm，直接用增强连续扫描，层厚 3mm，扫描完成后将获得的图像资料通过磁盘或网络系统传输到 IMRT 治疗计划系统。如条件允许，可采用 MRI 和 CT 的融合图像，或用 MRI-Sim 进行模拟与扫描。

4）IMRT 治疗计划设计。

5）IMRT 治疗计划的验证及治疗验证：确保靶区剂量分布的误差与各种不确定因素的误差在在临床允许范围以内，治疗计划的验证剂量误差≤5%，治疗体位验证误差≤5mm，方可执行治疗，以确保质量控制和质量保证。

（3）IMRT 的靶区

1）靶区勾画：建议采用 MRI 和 CT 图像融合（如 CT 和 MRI 扫描体位不一致，则按骨性标志匹配行原发灶图像融合），有助于勾画 GTV。

2）靶区勾画的建议

A. 选择靶区勾画的顺序、方式：从肿瘤侵犯范围最清晰或具有代表性的解剖结构层面开始勾画，勾画时遵循左右对照、上下层面连续对照的原则；同时，比对横断面、冠状面和矢状面，确保靶区勾画的准确、连续性。

B. 选择靶区勾画的窗宽、窗位：颅底，推荐采用骨窗（如窗宽 1600HU 或 2000HU，窗位 400HU）；勾画鼻咽和淋巴结时，推荐采用软组织窗（如窗宽 350HU，窗位 35HU）。

3）靶区的具体定义

A. 原发灶区（GTVnx）：临床和影像学检查的鼻咽原发肿瘤部位及其侵犯的区域。

B. 高危亚临床病灶区（CTV1）：原发肿瘤周围仅有可能浸润或转移的区域，包括 GTVnx + GTVrpn 及其周围的亚临床病灶区域（一般在 GTVnx + GTVrpn 外放 5～10mm，外放具体范围要根据临床、解剖结构的特殊性可适当调整），包括鼻咽的全部黏膜层及其下方 5mm、软腭、鼻咽旁间隙、椎前间隙与椎前肌、翼腭窝、蝶骨基底部、破裂孔等。

C. 低危亚临床病灶区（CTV2）：根据肿瘤的生物学行为，推断出的可能出现浸润或转移的区域，称低危区或预防照射区。涵盖 CTV1，由 CTV1 外扩 0.5cm～1.0cm，向后方可酌情缩小，包括 CTV1 和颅底骨质、蝶窦下 1/3、部分后组筛窦、鼻腔后 1/3 或后部、上颌窦后 1/3 或后部、翼腭窝、翼内外肌、咽旁和咽后间隙、部分颈椎和斜坡 1/2 等（一般在 CTV1 外 5mm）。

CTV2：涵盖 CTV1，具体范围如下。

前界：鼻腔后部及上颌窦后壁前 5mm。

后界：前 1/3 椎体和斜坡。

上界：部分后组筛窦，颅底区（蝶窦底壁、破裂孔及卵圆孔）。

下界：C$_2$ 椎体下缘，包括整个鼻咽腔。

侧界：包括翼突区、咽旁间隙，颅底层面包括卵圆孔外侧缘。

D. 受累咽后淋巴结（GTVrnd）：影像学观察到的咽后肿大淋巴结（见前述）。

E. 受累淋巴结（GTVnd）：临床触及和（或）影像学观察到的肿大淋巴结（见前述），FDG-PET阳性淋巴结；可考虑对高度可疑淋巴结，也应作为 GTVnd 勾画。在 IMRT 时，可根据双颈多个颈淋巴结灶设置多个 GTVnds。

CTVnd：阳性所在淋巴引流区和需预防照射的颈部淋巴结阴性区域，包括 GTVnd 并超出其 1～2 个阴性淋巴结引流区。

CTVnd1：包括 GTVnd、阳性所在淋巴引流区。

CTVnd2：包括其 1～2 个阴性淋巴结引流区。

F. PTV：按系统误差和不同放疗技术摆位误差确定，如皮肤未受侵，PTV 不超出皮肤。

PGTVnx、PGTVrnd、PCTV1、PCTV2：为 GTVnx、GTVrnd、CTV1、CTV2 向上、下、前、侧各扩 5mm，向后扩 2～3mm。

PGTVnd、PCTVnd1、PCTVnd2：为 GTVnd、CTVnd1、CTVnd2 外扩 5mm。

G. 危及器官（organ at risk，OAR）：理论上，所有的非靶区正常组织都是危及器官，但实际上根据 GTV、CTV 的位置及处方剂量的各异，危及器官亦有所不同。

通常鼻咽癌患者需勾画的危及器官（OAR），根据肿瘤情况适当增减器官项目，包括：脑干、脊髓、颞叶、晶体、眼球、视神经、视交叉、垂体、腮腺、颞颌关节、下颌骨、喉、口腔、颌下腺、内耳、中耳、气管、甲状腺等。

H. 计划危及器官（planning organs at risk volume，PRV）：与 PTV 类似，PRV 也是一个几何的概念，包括摆位误差及治疗间/治疗中危及器官的移动范围。

4）靶区勾画的注意事项

A. 临床确定 CTV，需要综合考虑肿瘤的解剖结构和生物学特点：因不同医院、医疗组及医师，对 CTV 的理解、考虑不同，出现勾画 CTV 的范围也不尽相同。

但可根据 GTV 外，解剖结构的特性不同进行勾画，具体如下。

a. 肌肉筋膜、骨皮质，被认为是肿瘤侵犯的屏障，GTV 外放至 CTV 的距离可以稍小。

b. 脂肪间隙、黏膜，则容易被肿瘤侵犯，GTV 外放至 CTV 的距离需稍大。

c. 若肿瘤邻近重要结构或神经结构，外扩边界可缩小至 1mm。

d. 勾画 CTV 边界时，注意避免包括非高危亚临床浸润的骨或空气等。

B. 危及器官，依据解剖结构勾画

a. 下颌骨应作为一个整体器官被勾画，不分左侧和右侧，需包括牙槽骨，不包括牙齿。

b. 内耳的耳蜗和内听道，应单独勾画和命名。

c. 中耳的鼓室、咽鼓管骨性结构，应单独勾画和命名。

d. 勾画眼的时候，应确保视网膜被完全勾画在内。

e. 勾画晶体时，晶状体和玻璃体的界线清晰，易于勾画。

f. 垂体位于垂体窝，呈卵圆形，应完整勾画，不超过周围骨性结构。

5）2010 鼻咽癌调强放疗靶区及剂量设计指引专家共识，与 RTOG 0225 及 RTOG 0615 中低危临床靶体积定义的对比见表 3-20-4。

表 3-20-4　2010 共识建议与 RTOG 0225、RTOG 0615 的低危临床靶区

低危临床靶区	2010 共识建议	RTOG 0225	RTOG 0615
蝶窦	底壁（蝶窦受侵时包括全部蝶窦）	底壁	底壁（T3～T4 期包括全部蝶窦）
筛窦	后组	—	—
鼻腔	后鼻孔前 5mm	后 1/3	后 1/4～1/3
上颌窦	后壁前 5mm	后 1/3	后 1/4～1/3

续表

低危临床靶区	2010 共识建议	RTOG 0225	RTOG 0615
斜坡	前 1/3	全部	前 1/2～2/3
咽后淋巴结引流区	内侧组从颅底到 C_2 上缘，外侧组从颅底至舌骨上缘	从颅底至舌骨上缘	从颅底至舌骨上缘
C_1 横突以上颈上深组	—	包括	包括
Ⅰb 组淋巴结引流区	—	包括	N+包括

2010 鼻咽癌调强放疗靶区及剂量设计指引专家共识颈淋巴结 CTVnd 设置见表 3-20-5。

表 3-20-5　2010 专家共识颈淋巴结 CTVnd

颈部淋巴结		需预防照射的颈部淋巴引流区域 CTVnd
N0	无任何肿大或可疑转移的淋巴结	双侧Ⅱ、Ⅲ、Ⅴa 区
	未达诊断标准的、高危的淋巴结	同侧Ⅱ～Ⅴ区，对侧Ⅱ、Ⅲ、Ⅴa 区
单颈淋巴结转移		同侧Ⅱ～Ⅴ区，对侧Ⅱ、Ⅲ、Ⅴa 区
双颈淋巴结转移		双侧Ⅱ～Ⅴ区

6) 2010 鼻咽癌调强放疗靶区及剂量设计指引专家共识

A. 由于咽后淋巴结紧邻原发灶，当咽后淋巴结转移时，不论是否包膜外侵，局部预防照射的靶区(CTV)界定按原发灶 CTV1、CTV2 处理。

B. Ⅰb 区包括在 CTVnd 内的指征

a. Ⅰb 区有转移性淋巴结，或该区阳性淋巴结切除术后。

b. Ⅱa 区转移性淋巴结包膜外侵或直径≥3cm。

c. 同侧全颈多个区域(≥4 个区域)有淋巴结转移。

d. 鼻咽肿瘤侵犯鼻腔≥后 1/3、软硬腭、齿槽或上颌窦等。

7) 鼻咽癌诱导化疗后，可按头颈部鳞状细胞癌(head neck squamous cell carcinoma，HNSCC)对含有诱导化疗时的推荐和指南进行操作。

A. 在开始诱导前，所有参与治疗的医师(特别是放疗科医师)一起评价患者。

B. 治疗前进行营养评估，必要时给予营养支持。

C. 开始抗肿瘤治疗之前先行口腔处理。

D. 诱导化疗前先按放疗要求定位(含增强 CT)。

E. PET/CT 作用上不明确。

F. 放射治疗必须在最后一次给予化疗药后 3～4 周内开始。

G. 诱导化疗后重新定位，诱导化疗前后的定位 CT 融合。

H. 使用诱导化疗前的 GTV/GTVnd 做计划。

I. 参考诱导化疗前后 GTV/GTVnd 与正常组织的相对关系重新画靶区，除空腔外不能缩小靶区范围。

J. 放疗剂量不能因为诱导化疗而降低。

8) 靶区勾画说明

A. 除淋巴结术后或皮肤受侵犯者，与 CTV 相应颈部处的 PTV 不应超出皮肤，一般需距皮肤下 2～3mm。

B. 行计划性新辅助化疗后，MRI 确认肿瘤缩小明显者，应以化疗前的病灶影像勾画 GTVnx，鼻咽腔内肿瘤突出部分可按化疗后实际退缩情况的影像勾画。

C. GTVrpn 、GTVnd 包膜无受侵者，按化疗后实际退缩情况的影像勾画；包膜受侵者，按化疗后的影像勾画，同时还应包括化疗前影像显示的外侵区域。

D. CTVnd 包括需预防照射的颈部淋巴结分区。

E. 对于 N+，要根据淋巴结包膜外侵的情况，增加临近的肌肉和结构。

F. 若肿瘤累及一侧视神经，且放疗可能导致患者失明，应在放疗前签署知情同意书，且限制视交叉的剂量，以保护对侧视神经。

G. 勾画靶区时，应结合 CT 骨窗图像，以免遗漏颅底孔道。

9)靶区处方剂量：根据鼻咽原发病灶、亚临床病灶、颈淋巴结和颈淋巴引流区的不同，分别给予不同的处方剂量，这有利于提高肿瘤的局部剂量和减少邻近正常组织的剂量。

A. 鼻咽原发灶处方剂量

a. PGTVnx、PGTVrnd：DT68～76Gy。

b. PCTV1：DT60～64Gy。

c. PCTV2：DT50～54Gy。

B. 颈淋巴结的处方剂量

a. PGTVnd：DT60～70Gy。

b. PCTVnd：PCTVnd1 DT54～60Gy、PCTVnd2 DT50～54Gy。

2010 鼻咽癌调强放疗靶区及剂量设计指引专家共识处方剂量推荐见表 3-20-6。

表 3-20-6　2010 鼻咽癌调强放疗靶区及剂量设计指引专家共识处方剂量推荐

PTV	单次剂量(Gy)	总处方剂量/总分割次数(Gy/Fx)
PGTVnx	2.10～2.25	≥ 66(66～76)/30～32
PGTVrpn		
PGTVnd	2.00～2.25	≥ 66(66～70)/30～32
PCTV1	1.80～2.05	60～62/30～32
PCTV2	1.70～1.8	50～56/30～32
PCTVnd		

注：有条件的单位，可执行分段多次计划，并参照一次性计划相应给量。

(4)靶区和危及器官的剂量评估

1)计划设计优化与评价：通常要求至少 95%PTV 满足上述靶区的处方剂量，PTV 接受≥110%处方剂量的体积应<20%，PTV 接受≥115%处方剂量的体积应<5%，PTV 接受<93%的处方剂量的体积应<1%，PTV 外的任何地方不能出现>110%的处方剂量(参考 RTOG 0615)。

同时，还需评估危及器官的耐受剂量，并尽量减少子野数，缩短照射时间。权重的选择原则：重要危及器官如脊髓、脑干的权重>肿瘤>一般危及器官。

2)评价治疗计划优劣：要注意覆盖 GTV 剂量曲线的均匀性和适形指数，D95 和 V95 覆盖的百分率。

治疗计划优先评估的内容：靶区剂量的均匀度、靶区形状的适形性、靶区的最大剂量、靶区的最小剂量、危险器官的限制剂量、危险器官限制受照射的体积。

3)计划评估包括：各靶区和危及器官的剂量体积直方图(DVH)、等剂量线分布的整体评价和逐层评价。

首先，要仔细看各靶区和危及器官的剂量体积直方图，是否满足处方剂量的要求和限定剂量。

然后，要仔细、逐层的检查等剂量线的分布，确认各靶区的剂量分布是否满意，PRV 的剂量是否在可接受的范围内。

最后，此治疗计划必须通过剂量、位置验证，有剂量师和物理师两级签字及主管医生和(或)技师签字后，方可开始治疗。

第一次治疗要求物理师、主管医师到场参加摆位，并摄中心验证片。计划确认与剂量学处理，位置及剂量误差不超过 5mm、5%。

4) 危及器官计划体积(PRV)及限量：PRV 是危及器官外放边界后的体积，类似于根据 CTV 形成 PTV。

A. 剂量限制标准：由于鼻咽部周围正常组织较多，过度地限制 OAR 的剂量，会造成靶区剂量分布不满意；限制标准过于宽松，无法达到优化剂量的目的。

因此，剂量限制标准应结合肿瘤的大小、位置、与正常组织器官的关系、治疗病史、有无化疗等多种因素考虑。

B. 优先考虑：脑干和脊髓的限量，在靶区达到满意的剂量覆盖的同时，尽可能降低其他 OAR 的受照剂量。

重要功能脏器和危及器官的(PRV)为：脑干≤54Gy，脊髓≤45Gy，视神经和视交叉≤54Gy，晶体≤9Gy，垂体≤45Gy，颞颌关节≤50Gy，颞叶≤54~60Gy，下颌骨≤60Gy，腮腺 50%体积≤30~35Gy 等。

2010 鼻咽癌调强放疗靶区及剂量设计指引专家共识危及器官(OAR)限定剂量推荐与计划评估要求参照 QUANTEC、RTOG 0615、RTOG 0225(表 3-20-7、表 3-20-8)。

表 3-20-7　2010 专家共识危及器官(OAR)限定剂量推荐与计划评估要求

OAR 名称		OAR 剂量限定(Gy)	PRV 扩边	PRV 剂量限定(Gy)
脑干	Brainstem	54	≥1mm	超过 60 ≤1%
脊髓	Spinal Cord	最高剂量 45	≥5mm	超过 50 ≤1%
视神经	Optic Nerves	50	≥1mm	最高剂量 55
视交叉	Optic Chiasma	50	≥1mm	最高剂量 55

表 3-20-8　2010 专家共识危及器官(OAR)限定剂量推荐与计划评估要求

OAR 名称			剂量限定(Gy)
颞叶	Temporal lobe		≤60 或超过 65 的体积≤1%
眼球	Eyeballs		≤50
晶体	Lens	最高剂量	≤25
臂丛神经	Brachial Plexus		≤66
下颌骨	Mandible		≤70，若不能实现，则超过 75 的体积≤ 1cm³
颞颌关节	Temporomandi-buler　Joint(TMJ)		同下颌骨剂量限定
垂体	Pituitary	平均剂量	≤50
腮腺	Parotids		<20(至少单侧)或双侧<25，靶区复杂尽可能低
口腔	Oral Cavity		≤40
声门喉	Glottic Larynx		≤45
食管	Esophagus		≤45
环后区咽	Postcricoid pharynx		≤45
下颌下腺	Submandibular Glands		平均剂量< 35

续表

OAR 名称		剂量限定（Gy）
舌下腺	Sublingual Glands	尽可能减少受照剂量
单侧耳蜗	Cochlea	平均剂量≤45

注：a：RTOG 0615 晶状体的剂量限制为最高剂量<25Gy。

b：RTOG 0225 中规定晶状体的受量尽可能低。

c：国内各单位对晶状体的限量为最高剂量<8～10Gy。

斯隆·凯特琳癌症纪念医院（memorial Sloan-Kettering cancer center，MSKCC）与 2010 中国专家共识放射治疗常用正常组织剂量限制见表 3-20-9。

表 3-20-9　鼻咽癌放射治疗常用正常组织剂量限制

危及器官	MSKCC	2010 中国专家共识
重要器官		
脑干	D_{max}<54Gy 或 1% PTV 的剂量 ≤60Gy	D_{max} < 54Gy，扩边 ≥1mm 限定剂量 > 60Gy≤1%
视神经	D_{max}<54Gy 或 1% PTV 的剂量 ≤60Gy	D_{max}<50Gy，扩边 ≥1mm 限定剂量 55Gy
视交叉	D_{max}<54Gy 或 1% PTV 的剂量 ≤60Gy	D_{max}<50Gy，扩边 ≥1mm 限定剂量 55Gy
脊髓	D_{max}<45Gy 或 1cm³ PTV 的剂量≤50Gy	D_{max} < 45Gy，扩边 ≥5mm 限定剂量 > 50Gy≤1%
下颌骨和颞下颌关节	D_{max}<70Gy 或 1cm³ PTV 的剂量≤75Gy	D_{max}≤70Gy,若不能实现则>75Gy体积≤1cm³
臂丛	D_{max}<66Gy	D_{max}≤66Gy
颞叶	D_{max}<60Gy 或 1% PTV 的剂量 ≤65Gy	D_{max}≤60Gy 或 >65Gy 的体积≤1%
其他正常组织		
口腔	D_{mean}<40Gy	D_{mean}≤40Gy
腮腺	D_{mean}≤26Gy（至少一侧腮腺达此限制量）或双侧腮腺至少 20cm³ 体积的剂量<20Gy，或至少单侧腮腺的 50%体积的剂量<30Gy	D_{mean}<20Gy（至少单侧）或双侧<25Gy，靶区复杂时（如靶区占据部分腮腺）腮腺剂量尽可能低
耳蜗	V_{55}<5%	单侧 D_{mean}≤45Gy
眼	D_{mean}<35Gy，D_{max}<50Gy	D_{max}≤50Gy
晶体	D_{max}<25Gy	D_{max}<25Gy
声门、喉	D_{mean}<45Gy	D_{mean}≤45Gy
食管、环后、咽	D_{mean}<45Gy	D_{mean}≤45Gy
垂体		D_{mean}≤50Gy
下颌下腺		D_{mean}<35Gy
舌下腺		尽可能减少受照剂量

5) 鼻咽癌调强适形放射治疗（IMRT）计划设计的优先权：临床应用过程中，如果肿瘤靶区剂量覆盖与正常组织受量限制不能同时满足时，可考虑参考以下计划优先顺序、级别：Ⅰ级正常组织结构、肿瘤，Ⅱ级正常组织结构，Ⅲ级正常组织结构。

Ⅰ级：非常重要必须保护的正常组织，脑干、视交叉、视神经、脊髓、脑颞叶。

Ⅱ级：重要的正常组织，在不影响 PGTV、PCTV 剂量覆盖的条件下，尽可能保护的正常组织，腮腺、下颌骨、颞颌关节、垂体、臂丛。

Ⅲ级：其他正常组织结构，在满足Ⅰ和Ⅱ类正常组织结构保护条件，且不影响 PGTV、PCTV 剂量覆盖的条件下，尽可能保护的正常组织、眼球、晶体、颌下腺、口腔、舌、中耳、内耳、喉、咽缩肌、食管、气管、甲状腺。

敏感器官的剂量，不超过限定剂量。若超过时，要看超过部分所占的体积，以便权衡利弊，做出正确的评价和修改。

对危及器官勾画的定义不同，其剂量分布、放射性损伤评估也随之产生差异。Sun 对需要限制剂量的危及器官（OAR）勾画和保护标准进行了推荐见表 3-20-10。

表 3-20-10　鼻咽癌调强放射治疗时代危及器官（OAR）勾画推荐

OAR	头端	足端	前界	后界	外侧	内侧
颞下颌关节[a]	关节腔消失	下颌骨头出现，或下颌骨颈切迹上一层面	颞骨关节结节，下颌骨髁前缘	关节窝表面	下颌骨髁外侧缘，或关节窝表面	
脑干	视束，或大脑后动脉消失	枕骨大孔	桥前池，或基底动脉后缘	第四脑室，或中脑水管前缘	大脑后动脉，小脑前下动脉，小脑脚	
视交叉	向上一个或两个层面	垂体或鞍上池	视神经管	漏斗部	颈内动脉，大脑中动脉	
舌（口腔）[b]	硬腭或软腭腭后缘	二腹肌前腹消失	下颌骨后缘或无	腭，口咽，腭扁桃体，舌骨	下颌骨内缘或下齿槽内缘	
喉（喉和喉咽）	会厌上缘	环状软骨下缘	甲状软骨或环状软骨前缘	包括杓状软骨，甲状软骨上下角和咽缩肌后缘	舌骨内缘，甲状软骨和环状软骨外缘，颈部血管、神经和甲状腺侧叶	
上咽缩肌	翼突内侧板上缘	舌骨上缘	鼻咽，口咽，喉咽，舌底	头长肌，颈长肌，颈椎体	颈动脉鞘	
中咽缩肌	舌骨上缘	舌骨下缘	喉咽	头长肌，颈长肌，颈椎体	舌骨	
下咽缩肌	舌骨下缘	环状软骨下缘	喉咽或环状软骨	头长肌，颈长肌，颈椎体	甲状软骨或甲状腺	
气管	环状软骨下缘	锁骨头下缘下 2cm	甲状腺峡部后缘	食管前缘	甲状腺侧叶	气管管腔扩大 1～2mm
颌下腺[a]	翼内肌下缘或第3颈椎	下颌下三角脂肪间隙出现	下颌舌骨肌或舌骨舌肌外侧面	咽旁间隙，颈部血管，和二腹肌后腹，胸锁乳突肌	下颌骨分支，皮下脂肪，或颈阔肌	颈部血管，上和中咽缩肌，舌骨，二腹肌后膜，下颌舌骨肌
食管	环状软骨下缘	锁骨头下缘下 2cm	气管	椎体或颈长肌	脂肪间隙或甲状腺	
视神经[a]	上直肌下	下直肌上	眼球中心的后缘	视神经管		
颞叶[a]	大脑侧裂上缘	中颅窝底	颞骨和大脑侧裂，蝶骨大翼	颞骨岩部，小脑幕，枕前切迹（枕叶后端向前约4cm）	颞骨	海绵窦，蝶窦，蝶鞍，大脑侧裂（包括海马旁回、海马、钩及杏仁体）
腮腺[a]	外耳道，乳突	下颌下间隙后部出现	咬肌，下颌骨后界，翼内肌	胸锁乳突肌前腹，二腹肌后腹外侧界（后内侧），乳突	下颌下脂肪间隙，颈阔肌	二腹肌后腹，茎突，咽旁间隙，胸锁乳突肌
脊髓	小脑消失（从枕骨大孔水平下）	锁骨头下缘下 2cm		除外蛛网膜下隙（腔）		

续表

OAR	头端	足端	前界	后界	外侧	内侧
臂丛[a]	第4颈椎下缘	第1胸椎神经孔下缘,当在神经血管束下方时,锁骨头下1~2个CT层面	前斜角肌	中斜角肌	脂肪间隙	脊髓
甲状腺	梨状窝下缘或甲状软骨中点	第5~7颈椎体	胸骨舌骨肌或胸锁乳突肌	颈部血管或颈长肌	颈部血管或胸锁乳突肌	甲状软骨或环状软骨或食管或咽缩肌

注:a 器官应分左侧和右侧勾画;b 包括舌底、舌体和口底

(5)鼻咽癌自适应个体化调强适形放射治疗计划的制订与适时实现:在鼻咽癌调强放疗过程中,因肿瘤体积、外轮廓及正常组织(如腮腺)的变化,使实际照射剂量分布与计划剂量分布产生差异。

1)鼻咽癌自适应个体化调强适形放射治疗计划的制订,需考虑以下因素。

A. 相关解剖结构,在时空上的变化:使实际照射剂量分布与计划剂量分布产生差异,可能导致肿瘤靶区的照射剂量将下降,而周围正常组织的照射剂量则将增加,导致发生严重并发症,影响疗效及生活质量。

B. 肿瘤放射生物学/功能的变化:需要考虑患者个体肿瘤内部代谢、乏氧、增殖、凋亡、基因突变以及不同亚靶区放射敏感性等生物学特点。

2)必须充分认识、评估与处理,鼻咽癌调强适形放射治疗过程中的各种不确定性因素。

3. 近距离放射治疗

(1)鼻咽癌近距离放射治疗适应证

1)早期鼻咽局限病灶的病例。

2)常规外照射放射治疗后,鼻咽有局部残留的病例。

3)根治性放射治疗后,鼻咽局部复发的病例。

(2)鼻咽癌近距离放射治疗禁忌证

1)恶病质。

2)局部晚期病例。

3)已伴有鼻咽邻近结构放射性损伤的病例。

4)对局部麻醉药物过敏者。

(3)操作方法及程序:鼻咽癌近距离后装放射治疗,具体操作如下。

1)确定鼻咽肿瘤的部位、大小,并选择适当的施源器。

2)依不同施源器放置的需要,收敛鼻甲,表面麻醉鼻腔、鼻咽或口咽、口腔黏膜。

3)根据不同施源器,可采用经口腔或鼻腔放置施源器,并行可靠的固定。

4)在每次治疗前,应在模拟机透视下,采用等中心技术分别摄正、侧位(正交)定位片。

5)设置源驻留位置、各驻留位置剂量参考点距离及参考点剂量,并做几何优化。

6)把施源器与治疗机连接并锁定,工作人员离开治疗室,实施治疗计划。

7)治疗完毕退出放射源,取出施源器,结束治疗。

(4)治疗剂量与分割方法

1)单纯后装放射治疗:总量DT40~50Gy。

2)配合外照射的后装放射治疗:①早期鼻咽癌鼻咽病灶外照射DT55~60Gy后,加后装治疗总量DT10~25Gy;②常规外照射DT66~70Gy后,鼻咽局限残留病灶者,加后装治疗DT10~15Gy;③常规外照射放疗后鼻咽局部复发的病例,再程外照射DT40~45Gy或DT50~54Gy后,加后装治疗DT25~30Gy或DT20Gy。

3) 分割方法：3~5Gy/次，2~3 次/w 或每次 8~10Gy，每周 1 次；配合外照射的后装放疗，总量 DT15~25Gy。

(5) 注意事项

1) 必须经病理证实为鼻咽癌。

2) 治疗前须确定有腔内近距离放射治疗的适应证。

3) 放置施源器时，应注意尽可能保护周围正常组织和敏感器官。

4) 根据靶区部位和范围，设置源驻留位置和剂量参考点距离，剂量参考点距离不宜过大。

5) 鼻咽癌的腔内高剂量近距离放射治疗最好采用分次治疗方法，每次治疗剂量不宜过大。

6) 腔内照射后可能出现后遗症：鼻咽大出血、鼻咽黏膜坏死、软腭穿孔、鼻咽及软腭黏膜纤维化、颅底骨坏死。

三、放射治疗后肿瘤残存的处理

放疗结束时鼻咽残存灶，应活检病理学检查，如提示为放疗后重度反应，无需加量；如病理证实为残存，应进行局部加量照射或手术挽救。

(一)鼻咽原发灶残留

根治剂量放疗后的残留病灶，视残留病灶大小和部位选择：常规缩野推量、腔内近距离后装放疗(适合于浅表残存病灶，一般不超过 5mm 的厚度)、立体定向放疗技术(X-刀，作为鼻咽癌治疗后残留或复发病灶的辅助治疗，适合病变位于咽旁、颅底、海绵窦、蝶窦等)、三维适形放疗(3D-CRT)、IMRT、手术切除或射频消融治疗，并视病灶大小配合化疗。临床可根据情况局部推量照射，剂量不超过 DT10Gy。

鼻咽原发肿瘤的残存，又分为开放性手术及内镜下微创手术两种，可根据具体复发肿瘤部位、专科技术优势等因素而决定。

手术挽救：主要用于放疗后局部残存或疗后局部复发的病变，可考虑对鼻咽原发病灶切除和(或)颈淋巴结清扫术。手术指征要求严格：首次放疗后鼻咽局部残留病灶，观察 2~3 个月仍不消退较局限的、或放疗一度控制后又出现局部复发，且为局限性病变者；无咽旁间隙及颈鞘的明显受侵；无颅底骨破坏，无脑神经受侵；全身无远处转移；无全身麻醉禁忌证。

(二)颈部淋巴结残留

根治性放疗后，颈部淋巴结残留或者复发，观察 2~3 个月以上仍不消失者，仍有残留且原发灶获得控制的患者，可行颈部淋巴结手术切除。

采取何种术式切除残存或复发颈淋巴结，是目前争论的焦点。但手术要求转移的颈部淋巴结不固定，或虽已固定但颈动脉未受累。

根据既要彻底切除病灶，又要保证患者生存质量的原则，对颈部单个残存淋巴结者可行单个淋巴结切除术，对颈部多个淋巴结残存者可考虑颈部分区性淋巴结清扫术或根治性颈清扫术。

四、鼻咽癌放疗后肿瘤残存的手术治疗

鼻咽癌放疗后肿瘤残存手术后具备下述条件之一者，术后加以放疗：对于术中无法完全切除肿瘤，造成残留；全切缘不足，病理学残留；病理发现淋巴结外浸润。

五、复发与转移的处理

(一)复发与转移的现状

鼻咽癌复发的定义是指根治性放射治疗后，肿瘤全消持续 6 个月以上再次出现肿瘤。

临床上对鼻咽癌复发的诊断，常常需要与肿瘤残留相鉴别，须准确判断肿瘤残留、复发与放疗后血管神经性水肿的放疗后改变或组织纤维化，确定是否推量或接受再程放疗。

临床检查怀疑鼻咽或颈淋巴结复发者，必须取得病理活检证实。同时，要区分野内复发或边缘复发，对野内复发的肿瘤，必需仔细评价病变的范围，包括彻底的体检、适宜的放射影像检查或其他检查。

(二)复发鼻咽癌的治疗

依据以往的文献研究，一般情况较差，KPS 评分较低的患者，适应接受最佳营养支持治疗。一般情况较好的患者，可根据分期选择治疗方案，早期的患者，再程放疗和手术挽救治疗效果均较为理想；局部晚期患者，需要联合放化疗，根据病灶大小、位置、复发间隔时间等选择放化疗方案、放疗技术和处方剂量等。放疗后颈淋巴结复发者，首选手术治疗；不能手术者酌情放疗或化疗，视治疗效果选择进一步治疗方案。

(三)复发病灶的再程放射治疗

1. 再程放射治疗原则

(1)复发病灶的再程放射治疗，原则上仅照射复发的部位，一般不做区域淋巴引流区的预防照射。

(2)对于已出现脑、脊髓放射性损伤的病例，慎行再程放射治疗或不主张再程常规外照射放疗，采用化疗。

氨磷汀的临床使用可能是有价值的，但尚需行进一步证实。

2. 再程放射治疗技术及剂量　采用单纯外照射或外照射＋近距离放射治疗，三维适形或调强适形放射治疗。多考虑设小野、多野及与首程放射治疗不同照射部位、不同入射角度的放射治疗计划，DT60～70Gy。

3. 鼻咽和(或)颈淋巴结再程放射治疗

(1)鼻咽复发：放射治疗后 1 年以内，尽量不采用再程常规外照射，放疗选用辅助化学治疗、近距离放射治疗或 γ-刀、X-刀治疗或调强放疗。

(2)颈淋巴结复发：放射治疗后 1 年以内，建议手术治疗，不能手术者可采用化学治疗。

(3)鼻咽局部复发和(或)颈淋巴结复发

1)放射治疗后 1 年以上者，可给予二程放疗或二程根治性放疗，肿瘤范围较大者可配合诱导化疗和(或)同时期化放疗。

2)局限性的鼻咽复发灶，可选择手术切除或单纯外照射或外照射＋近距离后装照射。

4. 再程放射治疗并发症　再程放疗所致放射损伤不容忽视，再程放疗的严重并发症：放射性脑损伤、鼻咽黏膜坏死出血、后组脑神经损伤、听力丧失、张口困难。

六、远处转移病灶及放射治疗原则

诊断依据病史、症状、体征、实验室资料及影像学资料(超声波、全身骨扫描、X 线片、CT、MRI 或 PET-CT 等)。

鼻咽癌出现远处转移：选用以化疗为主的多学科综合治疗，姑息放射治疗对缓解症状和延长生存期具有积极的作用。

1. 骨转移　局限病灶、广泛病灶化疗后疼痛剧烈部位，局部姑息性照射；分割照射，2～3Gy/次，5 次/w，照射总量 DT30～50Gy/3～5w。

2. 肺、肝转移病灶　单个病灶者，局部小野照射；常规分割照射，2Gy/次，5 次/w，照射总量 DT50～60Gy/5～6w。

3. 脑转移灶　全脑+残留病灶缩野照射；先用全脑照射，2～3Gy/次，5 次/w，照射至 DT25～30Gy 后，对残留病灶给予缩野，局部照射至照射总量 DT50～60Gy。对脑转移灶放射治疗时要配合使用 25%甘露醇+地塞米松对症治疗，以减轻脑水肿的发生。

4. 其他器官单个病灶　可配合手术治疗和(或)姑息性放射治疗。

七、放射治疗的不良反应及临床处理

(一)放疗前准备

1. 明确诊断和分期

2. 相关功能评价

(1)营养状态评价。

(2)确定治疗原则和决定治疗技术。

(3)知情同意或委托书的签署。

(4)放疗前的口腔处理(请口腔科会诊)，尽量除去口腔龋齿、残根或义齿。

(5)并发症处理，如合并感染、糖尿病、高血压、心脏病等内科疾患，需要先到相应的科室诊治内科疾病，病情稳定时才开始放化疗。

(6)注意照射区内皮肤、黏膜的保护，及时治疗头颈部感染病灶。

(7)应用抗生素类制品滴鼻及滴眼，或用眼膏涂抹眼球结膜处，防止球结膜炎或角膜溃疡。

(二)放疗中注意事项、评价及放射反应的处理

1. 放疗中注意事项　每周应对肿瘤情况详细记录(原发灶和颈淋巴结)，急性不良反应的评价，放疗反应 RTOG 分级，化疗反应 WHO 分级，血常规监测，营养摄入的监测。EB 病毒 DNA 检查，推荐放疗期间，间断行 2～3 次 EBV DNA 检测。

2. 放疗中期评价　放射治疗剂量 DT50Gy 时，应进行疗中疗效评价，临床体检、间接鼻咽镜、光导纤维鼻咽镜、增强 CT/MRI、颈部彩超、疗效 WHO/RESIST 评价。疗中评价的意义：对肿瘤的放疗敏感性进行评价，作为缩野的依据，及时调整治疗计划。

3. 放疗中常见放射反应的处理

(1)全身反应。

(2)局部反应：①皮肤急性反应；②口腔、口咽黏膜急性反应；③急性放射性腮腺炎；④鼻腔、鼻咽黏膜炎。

(三)放疗后疗终评价及放射性损伤的处理

1. 放疗后疗终评价　最终放射治疗疗效评价，急性和后期放疗、化疗不良反应评价。疗终评价的意义：确定疗效，如有残存，决定进一步处理方法。

2. 放疗后常见放射性损伤的处理　①放射性唾液腺损伤；②放射性中、内耳炎及听力下降；③放射性下颌关节炎、牙关紧闭；④放射性下颌骨骨髓炎、骨坏死、放射性龋齿；⑤放射性垂体功能低下；⑥放射性眼部、视神经和视交叉损伤；⑦放射性脑、脊髓损伤；⑧喉损伤；⑨代谢异常；⑩吞咽功能障碍及误吸；⑪放射性颈部皮肤萎缩与肌肉纤维化；⑫放射性面颌部淋巴水肿和纤维化；⑬头面部急性蜂窝织炎。

(四)放疗后注意事项

1. 保护射野内的皮肤。

2. 注意口腔卫生。

3. 鼻咽癌放疗后颞颌关节功能障碍的康复治疗。

4. 饮食要求。

5. 定期复查、随访及评估。

(1)定期复查、随访：首次随诊，根据不同情况可在 1～3 个月。鼻咽原发灶残存，放疗结束

后 1 个月复诊；颈部淋巴结残存，放疗后 2 个月复诊。

治疗后第 1～3 年内，每 3 个月复查一次；第 4～5 年内，每 4～5 个月复查一次；5 年后，每年复诊一次。包括实验室检查指标(EB 病毒的检测和 6～12 个月查促甲状腺激素水平，TSH)，胸部正侧位片，颈腹部超声，CT 或 MRI 等。

(2)随访记录内容、评估

1)肿瘤(原发肿瘤、区域转移淋巴结)消退情况：记录消退时间，如有残留，记录部位、有关检查结果、处理方法。

2)复发情况：复发部位、时间、检查与处理手段、结果。

3)远处转移情况：部位、时间、检查与处理手段、结果。

4)放射后遗症：放射性脑脊髓病、放射性耳损伤、骨坏死、皮肤黏膜损伤、张口困难、第二原发癌等。

5)生存时间：每次随访时间、死亡时间、死因。

6)其他重要的临床表现。

八、鼻咽癌的化学治疗

(一)鼻咽癌化学治疗的临床应用

2014 版 NCCN 指南，建议 T1N0M0 的患者行单纯放疗，Ⅱ期的患者行放化综合治疗。Ⅲ期和Ⅳ期的局部晚期患者，采用联合治疗模式。有数据显示采用同步放化疗，可提高局部控制率、无疾病生存率、总生存率和无转移疾病生存率。诱导化疗的作用尚未明确，有荟萃分析证实，诱导化疗后再行同步放化疗可获得较小的生存优势。

(二)鼻咽癌化疗药物及方案

同步放化疗，化疗药物多选择顺铂(P)；诱导化疗及辅助化疗方案多为，顺铂+5-Fu(PF)、顺铂+紫杉醇(TP)、顺铂+紫杉醇+5-Fu(TPF)或吉西他滨+顺铂(GP)，每 21 天重复一次，4～6个疗程。

1. 放疗前诱导化疗 放疗前诱导化疗可以缩小肿瘤，减小放疗靶区；同时，对鼻咽癌患者头痛、鼻塞等局部症状的控制是迅速、有效的；但对远期疗效，尚有一定的争议。近年来，一些前瞻性的随机对照研究，对远期生存率无明显改善。

依据 NCCN 指南，局部晚期鼻咽癌患者行诱导化疗后，再接受放化疗作为Ⅲ类推荐。ESMO 指南推荐，根据患者的一般情况、KPS 评分及对治疗的耐受程度，综合评价患者能否接受诱导化疗。

以往研究显示，多西他赛、顺铂联合氟尿嘧啶组成的 TPF 诱导化疗方案，较经典的 PF(顺铂联合氟尿嘧啶)方案诱导化疗，显著提高了局部晚期头颈鳞癌患者的总生存率和无进展生存率，成为头颈鳞癌首选的诱导化疗方案。

目前国际上常用的 TPF 诱导化疗方案主要来源于 TAX323 和 TAX324 等几项基于欧美人群的研究，常规剂量为多西他赛 75mg/(m^2·d)，顺铂 75mg/(m^2·d)和氟尿嘧啶 750mg/(m^2·d)，1～5d，然而这些剂量推荐是否适用于亚洲人群仍未明确。

为明确亚洲人群可耐受的 TPF 剂量，中山大学肿瘤防治中心开展了两项局部晚期鼻咽癌 TPF 诱导化疗的Ⅰ期临床研究，最终确定 TPF 方案的最大耐受剂量为多西他赛 60mg/(m^2·d)，顺铂 60mg/(m^2·d)和氟尿嘧啶 600mg/(m^2·d)，1～5d；研究结果显示，此 TPF 诱导化疗方案的顺应性较好且毒性可耐受，而且在同期放化疗的基础上联合 TPF 诱导化疗，显著改善了局部区域晚期鼻咽癌患者的预后，提示这是适合亚洲人群的有效剂量。

国内中山大学肿瘤防治中心马骏研究团队，在中国 10 个肿瘤治疗中心，开展了一项前瞻性多中心Ⅲ期随机对照临床研究。将病理诊断确诊为非角化型鼻咽癌的 T3～4N1M0/TxN2～3M0 患者[第 7 版国际抗癌联盟(UICC)/美国癌症联合委员会(AJCC)分期],随机分配至诱导化疗联合同期放化疗组(试验组)或同期放化疗组(对照组)。两组患者均接受调强放射治疗,原发灶总剂量≥66 Gy,每天 1 次,每周 5 次,共 6～7 周;同期行顺铂 100mg/m² 每 3 周一次,共 3 个疗程。试验组在同期放化疗前接受诱导化疗,多西他赛 60mg/(m² · d),顺铂 60mg/(m² · d) 和氟尿嘧啶 600mg/(m² · d),d1～5,每 3 周一次,共 3 个疗程。临床研究结果显示:患者顺应性较好、且毒性可耐受;而且,在同期放化疗的基础上联合 TPF 诱导化疗,显著改善了局部区域晚期鼻咽癌患者的预后,3 年无瘤生存率为 72%。

2. 同步放射治疗、化学治疗 局部晚期鼻咽癌患者中,几项大型的 Meta 分析均显示放疗联合各种形式的化疗鼻咽癌,最大的获益来自于同期化疗。

目前,局部晚期鼻咽癌同期放化综合治疗已成为标准治疗方案,列入 NCCN 诊治指南并广泛应用于临床。

建议:根据 NCCN 指南推荐,单药顺铂作为首选同步放化疗方案。

3. 辅助化学治疗 在 NCCN 指南中,同步放化疗+辅助化疗推荐级别高于同步放化疗,但两者均是局部晚期鼻咽癌的标准治疗方案。

局部晚期患者的治疗结局差异较大,越来越多的临床医师认识到局部晚期并不是预后均一的整体,根据预后指标进行危险分级,探索诱导化疗和辅助化疗的价值,是今后的发展方向。

(三)区域动脉内插管灌注化学治疗

1. 经颞浅动脉或面动脉逆行插管化疗 多用于上行型(脑神经侵犯型)和放射治疗后局部复发的鼻咽癌,可提高病变局部的药物浓度,发挥治疗作用,减少全身毒性反应。

2. 肝动脉阻断和局部插管化疗 适用于鼻咽癌经放疗原发病灶已消灭的单纯肝转移者。

九、鼻咽癌分子靶向治疗

在鼻咽癌靶向治疗中研究最热的两个靶点分别是表皮生长因子受体(epidermal growth factor receptor,EGFR)和血管内皮生长因子受体(vascular endothelial growth factor receptor,VEGFR)。

EGFR 在 80%～90%的鼻咽癌组织中高表达,研究表明 EGFR 高表达与鼻咽癌不良预后相关。VEGFR 在 40%～70%的鼻咽癌患者中过表达,而 VEGFR 过表达的患者远处转移的发生率高、生存期短。因此,靶向 EGFR 或 VEGFR 成为鼻咽癌治疗的理想策略。

目前临床用药主要有 EGFR 单克隆抗体(西妥昔单抗、尼妥珠单抗等)、VEGF 单克隆抗体(贝伐单抗)及小分子酪氨酸激酶抑制剂(吉非替尼、索拉非尼等)。

十、支持治疗

(一)支持系统

鼻咽癌的治疗时间长、复杂,而且并发症多。这需要患者有良好的顺应性和意愿,而且需要一个专用的支持系统包括患者的照料者和医疗小组,患者应通过与医疗小组的协作获得帮助。

(二)营养

营养不良可降低修复能力、增加治疗毒性,并降低生存。因此,应该采取主动的、积极的态度治疗营养缺乏。

1. 营养评估 包括体重减轻史、摄取营养评估,以及确定充足营养摄取的障碍。

2. 持续地监测和教育 包括常规体重的测量、脱水的评估,以及向有资质的营养学家咨询。

（三）预防第二原发肿瘤

传统危险因素，如吸烟史和饮酒史的头颈部肿瘤幸存者，有发生第二原发肿瘤的风险。绝大多数第二原发肿瘤发生在上气道和消化道。

有假说认为，这是因为烟草和酒精暴露的致癌作用发生在这些部位。因此，戒除烟酒是照料这些患者的重要补充方面。

化学预防药物异维 A 酸，已经被评估和确定其预防第二原发肿瘤的作用。虽然异维 A 酸（C13-顺式维 A 酸）1～2mg/kg 可以在头颈部肿瘤患者中，预防第二原发肿瘤，但是没有生存获益，而且在停药后作用消失。

尽管缺乏数据，但是大规模使用疫苗接种预防 HPV 感染，可能减少该病毒相关肿瘤的发生。

第九节 疗效及影响预后的因素

一、疗 效

临床应用放射治疗治疗鼻咽癌已有 80 多年历史，我国鼻咽癌放射治疗始于 20 世纪 40 年代，发展到 21 世纪，各年代的 5 年生存率为：20 世纪 40～50 年代，KV 级射线常规放射治疗 15%～25%；60～70 年代，MV 级射线常规放射治疗 47%～55%；80～90 年代，三维适形放射治疗 67%～75%。

21 世纪，现代影像 CT、MRI、PET-CT 技术的应用，精确调强放射治疗技术的临床应用，5 年生存率达 77%～82%，局部控制率达 90%，提高了鼻咽癌治疗疗效的 10%。即使是复发性鼻咽癌，经过合理的再程治疗，也可以达到 10%～20%的 5 年生存率。

临床研究表明，T 分期是影响局部控制的最主要因素，T3～4 单纯放疗 5 年的局部控制率仅58.7%～82.6%。因此，提高 T 晚期患者的局部控制率是提高鼻咽癌疗效的重要环节，而增加肿瘤照射剂量可以提高局部控制率。远处转移，成为治疗失败的主要情况。要减少远处转移，进一步提高疗效，需要寻找更有效的综合治疗方案。

二、影响预后的因素

（一）流行病学因素

影响预后的因素包括种族、年龄和性别。Perez 等发现年龄小于 50 岁的患者，有较好的生存和局部控制率，高龄患者的疗效相对较差。Sham 和 Choy 对 759 例患者进行回顾性分析得出相似结果。女性鼻咽癌患者，预后略优于男性。

（二）患者相关因素

营养状况、行为状态评分（KPS）、疗前血红蛋白浓度、血清白蛋白水平、患者身体质量指数、外周血乳酸脱氢酶（LDH）水平（治疗前 LDH 高以正常值上限者，疗效低于 LDH 正常值者）等影响预后。

（三）疾病相关因素

分期、病理类型、原发肿瘤的体积、颅底和脑神经受侵、咽旁间隙受侵等是影响鼻咽癌放射治疗的预后因素。颈部淋巴结状态，影响远处转移。

1. 分期 Sham、Choy 和 Perez 等认为，分期是决定生存和局部控制率的显著因素。肿瘤分期包括 T 分期、N 分期、M 分期。肿瘤分期是最重要的预后因素，是为患者选择治疗方案最重要的依据。T、N、M 的分期越晚，患者的预后越差。

已有较多研究显示鼻咽部原发肿瘤体积、肿瘤 PET 检查的 SUV_{max} 及外周血 EBV-DNA 拷贝数均是很强的不良预后因素，肿瘤体积越大、SUV_{max} 或外周血 EBV-DNA 拷贝数越高，患者接受根治性放疗后失败的几率越高。

2. 脑神经受累　几组研究都显示，脑神经受累与生存率下降显著相关。Lee 等、Sham 和 Choy 及 Perez 等，都认为它是预后显著相关因素。但 Chu 等，则认为它不是预后相关因素。

3. 淋巴结转移　生存率随着颈淋巴结转移，从上颈向中颈和下颈进展，逐渐降低。双颈淋结巴受累：Lee 等认为，双侧颈淋巴结转移是预后不良因素，其区域失败风险更高。但 Sham 和 Choy 认为，双颈淋结转移不是预后相关因素。

4. 病理类型　122 例双转移鼻咽癌患者分析结果显示，病理类型是最重要的生存预后因素；与未分化癌相比，非角化癌和鳞状细胞癌的相对死亡风险分别增加 3.4 和 3.2 倍。

另一方面，也有人认为，角化型和非角化鳞状细胞癌的生存率和远处转移率无差异。

（四）治疗相关因素

放疗的方式（分段治疗、连续治疗、加速超分割治疗）、总剂量、化疗与否，靶区勾画准确程度，处方剂量及实际获得的剂量水平，所采用的放射治疗技术，放射治疗实施的质量以及合理的综合治疗均会影响到患者的疗效，均对预后有影响。

（五）分子生物学相关因素

研究显示，EB-DNA 具有判断预后价值的因素，尤其是治疗后 EBV-DNA 水平更为重要。初治鼻咽癌治疗后，持续存在可测得的 EBV DNA 是预后的不良因素；随访期间 EBV DNA 由 0 转为可测，提示肿瘤复发或转移可能。

表皮生长因子受体（EGFR）过度表达，是不良预后的指标。

（秦继勇　郎锦义）

第二十一章 口 咽 癌

第一节 概 述

咽部根据解剖位置的不同分为鼻咽、口咽和下咽。口咽部恶性肿瘤指发生在软腭与舌骨之间的扁桃体、舌根、软腭、口咽壁等口咽部的恶性肿瘤，其中扁桃体癌最常见。

病因与饮酒、吸烟、感染人乳头状瘤病毒(human papilloma virus，HPV)有关。

一、解剖及病理

(一)口咽的解剖

口咽前壁(舌会厌区)：舌基底部(舌后缘至轮廓状乳头部或者舌后 1/3)、会厌谷；侧壁：扁桃体、扁桃体窝和扁桃体弓(咽腭弓)、舌扁桃体沟(扁桃体弓)；后壁；上壁：软腭下面、悬雍垂。

1. 口咽部 介于软腭与舌骨水平之间，上起软腭腹侧连接鼻咽，下至会厌谷与下咽相毗邻。

2. 咽后壁 为覆盖于颈椎前的一层软组织。

3. 口咽的侧壁及后壁 由咽缩肌包绕，与咽旁间隙及咽后间隙毗邻，易引起茎突后间隙和咽后间隙淋巴结转移。

口咽部肿瘤具有沿软腭及咽侧壁黏膜，向周围生长和向深层浸润的特性，其病灶局部浸润性广泛。

(二)淋巴结转移的特点

1. 口咽部的淋巴组织和淋巴网非常丰富 颈部淋巴结转移常见(50%～85%)；若原发肿瘤越过中线，且对侧转移的概率高(20%～50%)；最常见颈深上、中组淋巴结(Ⅱ、Ⅲ区)和颌下淋巴结(Ⅰb区)，其次为颈后淋巴结(Ⅴ区)。

2. 咽后淋巴结转移少见 但当病变累及咽侧、后壁或直接发生于侧、后壁的口咽癌，则咽后淋巴结转移发生的概率增加。

3. 扁桃体癌常见淋巴结转移部位 上、中颈深淋巴结和颌下淋巴结(Ⅱ、Ⅲ、Ⅰb区)。

4. 咽后壁癌常见淋巴结转移部位 上、中、下颈深淋巴结(Ⅱ、Ⅲ、Ⅳ区)和咽后淋巴结。当颈深淋巴结转移时，颈后淋巴结转移(Ⅴ区)的概率明显增加 。

(三)病理

1. 口咽部恶性肿瘤的病理类型 与部位有关。

(1)扁桃体区：多见鳞癌、恶性淋巴瘤和未分化癌。

(2)舌根与软腭：多见鳞癌和腺癌，其中腺癌多为腺样囊性癌。

(3)口咽侧壁：多为鳞癌和恶性淋巴瘤。

2. 口咽部恶性肿瘤的预后 与临床分期和病理类型有关。

二、分 期

分期采用美国癌症联合委员会(AJCC)和国际抗癌联盟(UICC)于 2009 年联合制定的第七版TNM 分期标准。

（一）TNM 分期

1. T：原发肿瘤

Tx：原发肿瘤不能评估。

T0：没有原发肿瘤的证据。

Tis：原位癌。

T1：肿瘤最大直径≤2cm。

T2：肿瘤最大直径>2cm，但≤4cm。

T3：肿瘤最大直径>4cm，或者侵及会厌的舌面。

T4a：肿瘤侵及以下任意一个部位：喉、深部/舌外肌（颏舌肌、舌骨舌肌、腭舌肌和茎突舌肌）、翼内肌、硬腭或下颌骨*。

T4b：肿瘤侵及以下任意一个部位：翼外肌、翼板、鼻咽外侧、颅底，或颈动脉鞘。

注：*舌基底部和会厌沟的原发肿瘤累及会厌舌面的黏膜，不归类为喉的侵袭。

2. N：区域淋巴结是颈部淋巴结

Nx：区域淋巴结转移无法确定。

N0：没有区域淋巴结转移。

N1：同侧单个淋巴结转移，直径≤3cm。

N2：转移可进一步描述如下。

N2a：同侧单个淋巴结转移，直径>3cm，但≤6cm。

N2b：同侧多个淋巴结转移，其中最大直径≤6cm。

N2c：双侧或对侧淋巴结转移，其中最大直径≤6cm。

N3：转移淋巴结最大直径>6cm。

注：中线的淋巴结被认为属于同侧淋巴结。

3. M：远处转移。

M0：无远处转移。

M1：有远处转移。

pTNM 病理学分期（同前述，见唇癌和口腔癌）

（二）临床分期

口咽癌临床分期见表 3-21-1。

表 3-21-1　口咽癌临床分期

分期	原发肿瘤	区域淋巴结	远处转移
0 期	Tis	N0	M0
Ⅰ期	T1	N0	M0
Ⅱ期	T2	N0	M0
Ⅲ期	T3	N0	M0
	T1，T2，T3	N1	M0
ⅣA 期	T1，T2，T3	N2	M0
	T4a	N0，N1，N2	M0
ⅣB 期	T4b	任何 N	M0
	任何 T	N3	M0
ⅣC 期	任何 T	任何 N	M1

三、不良预后因素

原发肿瘤 pT3 或 pT4、部分 pT2N0～1 疾病，淋巴结包膜外受侵，淋巴结 N2 或 N3、Ⅳ区或Ⅴ区淋巴结转移，切缘阳性及神经周围侵犯、血管内瘤栓。

第二节 治 疗
一、治 疗 原 则

早期口咽癌，放射治疗和手术治疗的效果相似。因患者手术损伤大、功能影响明显，因此国内外对早期口咽癌均主张首选放射治疗。

（1）对 T1～2N0：根治性放射治疗或手术治疗，对放疗后有残留者行挽救性手术。

（2）局部晚期口咽癌：以手术和放疗、或放化的综合治疗为主。

（3）对术后有不良预后因素，包括淋巴结包膜外受侵、切缘阳性、神经周围侵犯或血管内瘤栓者，需行术后同步放、化综合治疗。

二、放 射 治 疗

（一）放射治疗原则

1. 早期口咽癌（Ⅰ、Ⅱ期）放射治疗 可有效保护正常器官的功能。

2. Ⅲ或Ⅳ期 手术与放、化疗综合治疗（根据肿瘤大小、侵犯范围、病理类型和颈淋巴结转移选择术前或术后放疗）。

3. 口咽部恶性淋巴瘤 放、化疗综合治疗。

4. 无论病期早晚、无论肿瘤细胞分化程度、无论上颈部淋巴结有无转移 中下颈、锁骨上区常规预防性照射。

（二）放射治疗适应证

Ⅰ～Ⅳ期的口咽癌，均可考虑做放射治疗。

（三）放射治疗禁忌证

1. 各种原因致头颈部无法做体位固定者。

2. 咽部肿瘤巨大或肿瘤周围组织明显水肿，影响呼吸道通畅者。

3. 肿瘤或肿瘤周围组织有广泛的坏死或严重感染者。

4. 肿瘤严重阻塞气道，明显呼吸困难者。

5. 有危及生命危险的心肺功能障碍者。

（四）放射治疗指征

1. T1～2、N0～1 患者 可行根治性放疗。

2. 术后病理 提示：原发肿瘤 pT3 或 pT4、淋巴结 N2 或 N3、部分 pT2N0～N1 疾病（Ⅳ区或Ⅴ区淋巴结转移、神经周围侵犯、血管内瘤栓）；淋巴结包膜外受侵或切缘阳性，建议术后同步放化疗。

（五）放射治疗技术

1. 照射范围

（1）原发灶照射范围：包括原发灶、咽淋巴环（韦氏环）、颌下区（Ⅰb区）和颈深上（Ⅱ区）。

(2)颈部照射范围：上颈淋巴结转移，必须做下颈、锁骨上区的预防照射；颈淋巴结阴性应行颈部预防照射。

2. 照射野设置　照射野：面颈联合野(包括原发肿瘤和上颈淋巴引流区)、面颈联合缩野、颈后区电子线野、中下颈锁骨上区切线或垂直野。

面颈联合野水平对穿照射，两侧对穿照射 DT36～38Gy 后改为面颈联合缩野。后界往前移避开脊髓，颈后区电子线野，原发灶残留局部再缩野照射。

下颈、锁骨上区：前野切线、垂直野照射。

3. 放射源　选用 ^{60}Co-γ 线或直线加速器 4MV～8MV-X 线、6MeV～15MeV 电子线。

4. 放射治疗剂量

(1)原发灶剂量

1)单纯根治性放射治疗：DT66～76Gy/6.5～7.5w，常为 70Gy/7w，2Gy/次，1 次/天，5 次/w。

2)术前放射治疗：原发灶 DT40～50Gy/4～5w。

3)术后放射治疗：预防剂量 DT56～60Gy/5.5w；术后残留者应局部加量至根治剂量。

(2)颈部剂量：根治性剂量为 DT60～70Gy/6～7w，预防剂量 DT50Gy/5w。

N0：DT50Gy/5w。

N1：DT66～70Gy/6～7w。

N2 以上的病变：即淋巴结最大径＞3cm 者，缩野加剂量至 70Gy，观察 4～6w，如有残存行颈清扫术。

5. 放射治疗分割方式

(1)早期病变：采用常规分割方式，2Gy/次，1 次/天，5 次/w。

(2)中晚期病变：可采用超分割或野中野技术。

6. 晚期病变主张同步放、化疗　DDP80～100mg/(m^2·3 周·次)，或 DDP 40mg/(m^2·周·次)。

7. 靶向治疗　国外文献报道，西妥昔单抗(爱必妥)联合放疗可以将口咽癌单纯放疗的 5 年生存率提高 10% 左右，有条件的患者可考虑应用。

第三节　扁桃体癌

一、照　射　野

照射野：双侧面颈联合野+下颈锁骨上野。

面颈联合野：左右两侧对穿照射，包括原发病变、周围邻近结构包括颊黏膜、齿龈、舌根、鼻咽和咽侧、后壁和上颈淋巴结(包括Ⅰb、Ⅱ、Ⅴ区上部)。

二、放　射　治　疗

1. 不同剂量比照射技术　病变侧与对侧剂量比为 2∶1 或 3∶2 的照射技术，调整和改善了剂量发布曲线。

2. 单侧部位照射技术　对早期病变可用病变侧两斜野交角楔形照射技术，包括病变区及同侧上颈部，是尽量保护对侧腮腺，减少严重口腔干燥症的发生。

3. 体腔管照射技术　超高压 X 线或电子线通过限光筒，经口腔直接对准病变区照射。适用于非常早期 T1N0、咽前柱小浅表性病变及外照射局部补量手段之一。

4. 组织间近距离插植技术　主要是配合外照射推量使用，适用于：

(1)早期病变：外照射 DT40～50Gy 后休息 1～2 周，行病灶局部插植补量 DT20～30Gy/[(1～2)次·(1～2)周]。既可充分控制病变，又可将外照射所引起的并发症降低到最低。

(2)晚期病变：舌根部受侵即使足量放疗也难以控制，可在外照射 DT60～70Gy 时，针对残存肿瘤插植补量，总量 DT80Gy 左右。

(3)足量放疗后的复发，插植技术可作为一种姑息治疗手段。

第四节　软　腭　癌

一、生物学特性

肿瘤沿黏膜下生长、浸润深层，容易侵犯其周围结构。

软腭淋巴引流丰富、两侧相互交通，易发生淋巴结转移，且两侧转移多见；常见颈上深淋巴结、咽后淋巴结、颌下淋巴结转移。

二、治　疗　原　则

除浅表性极小病变可采用单纯局部手术切外，余均以放疗或放疗与手术的综合治疗为主

三、放　射　治　疗

1. 根据病情选择　外照射、体腔管照射、组织间插植或敷贴放射治疗技术。

2. 放射治疗　以外照射为主。

(1)原发肿瘤：面颈联合野两侧对穿照射，包括软腭、扁桃体区和上颈淋巴引流区。

(2)中下颈常规预防性照射：面颈联合野大野照射 DT4OGy 时避开脊髓，DT50Gy 时再次缩野，仅包括软腭区，加量至根治剂量 DT66～70Gy，对小涎腺来源的癌，剂量常需高于 DT70Gy。

第五节　舌　根　癌

一、生物学特性

舌根有丰富淋巴结构，80%患者在确诊时已有颈部淋巴结转移，其中 30%为双侧转移。临床检查颈部阴性患者，20%左右患者已有微小淋巴结转移。

舌根癌以鳞癌为主，绝大多数表现为浸润性生长的特性，易侵犯其周围结构。

最常见淋巴结转移部位是上颈深组，其次为颈后淋巴结组和颌下淋巴结，咽后淋巴结转移少见。

二、治　疗　原　则

(1)T1、T2 和外生型 T3 病变，首选放疗。

(2)可以手术切除的局部晚期病变，如浸润型或溃疡型的 T3、T4 病变，术前或术后放疗。

(3)不能手术切除的局部晚期病变，足量姑息放疗，或瘤体明显缩小，转可手术者。

三、放　射　治　疗

(1)面颈联合野两侧对穿照射(原发病灶、上颈部淋巴引流区)+下颈锁骨上垂直照射技术。

(2)下颈锁骨上淋巴引流区：前野垂直照射。

(3)近距离高剂量率后装组织间插植治疗：对非浸润性生长的舌根癌，外照射肿瘤剂量 DT45～50Gy 时，休息 2 周再行病灶插植，局部推至根治剂量。

(鞠云鹤　秦继勇)

第二十二章　下　咽　癌

第一节　概　述

一、解剖及病理

（一）解剖、病理

1. 下咽　也称喉咽，位于喉的后方，会厌软骨上缘（会厌尖水平）至环状软骨下缘平面之间，相当于 $C_3 \sim C_6$ 水平。

上与口咽相连，下与食管相接，分为三个区域：梨状窝、环状软骨后区和咽后壁区。

（1）咽食管连接处（环状软骨后区域）：从杓状软骨和杓会厌襞水平至环状软骨下缘，形成了喉咽部的前壁。

（2）梨状窝：从咽会厌襞至食管上端。外侧壁是甲状软骨，内侧壁是杓状会厌襞和杓状软骨及环状软骨的喉咽面。

（3）咽后壁：从舌骨（会厌沟底部）上面至杓状软骨下缘，从一个梨状窝的尖端到另一个梨状窝的尖端。

2. 下咽癌　95%以上为分化程度较低的鳞状细胞癌；少见，小涎腺来源的腺癌、恶性淋巴瘤以及软组织肉瘤等。梨状窝癌最常见。

（二）生物学特征

1. 下咽肿瘤　可沿黏膜或黏膜下扩散，呈浸润性、膨胀性生长，易侵犯口咽、喉、颈段食管和甲状腺，可达鼻咽和咽旁间隙。

2. 下咽有丰富的淋巴网　常见上、中颈深淋巴结（Ⅱ、Ⅲ区），其次为脊副链淋巴结（即颈后淋巴结，Ⅴ区）和咽后淋巴结、锁骨上区转移；对侧颌下腺区域是最常见的对侧转移区域。

3. 不同部位的生物学特征

（1）梨状窝癌：分化较差，易发生颈淋巴结转移，双侧转移。

（2）环后区癌：分化程度较高，易发生跳跃式浸润生长，易引起气管旁淋巴结和下颈淋巴结转移。

（3）下咽下部如环后区、梨状窝顶部的淋巴引流：可随着喉返神经引流至气管旁、食管旁和锁骨上淋巴结。

（4）咽后壁癌：分化较好，易早期出现中颈淋巴结和咽后淋巴结转移，且多为双侧转移。

咽后壁区淋巴引流的一个显著特点，是其与咽后间隙的 Rouviere's 淋巴结及咽侧间隙的淋巴结相互贯通。

二、分　期

分期采用美国癌症联合委员会（AJCC）和国际抗癌联盟（UICC）于 2009 年联合制定的第七版 TNM 分期标准。

（一）TNM 分期

1. T：原发肿瘤

Tx：原发肿瘤不能评估。

T0：没有原发肿瘤的证据。

Tis：原位癌。

T1：肿瘤局限在喉咽部的一个亚区，和(或)最大直径≤2cm。

T2：肿瘤侵袭一个以上的喉咽部亚区或相邻的区域，或肿瘤最大直径＞2cm，但≤4cm，不伴一侧喉部的固定。

T3：肿瘤最大直径＞4cm，或者伴一侧喉部的固定，或者侵袭食管。

T4a：肿瘤侵袭以下任何一个部位：甲状软骨、环状软骨、舌骨、甲状腺、食管、中央室软组织*。

T4b：肿瘤侵袭椎前筋膜、颈动脉鞘，或者侵犯纵隔内结构。

注：*中央室软组织，包括喉前带状肌群和皮下脂肪。

2. N：区域淋巴结是颈部淋巴结

Nx：区域淋巴结转移无法确定。

N0：没有区域淋巴结转移。

N1：同侧单个淋巴结转移，直径≤3cm。

N2：转移可进一步描述如下。

N2a：同侧单个淋巴结转移，直径＞3cm，但≤6cm。

N2b：同侧多个淋巴结转移，其中最大直径≤6cm。

N2c：双侧或对侧淋巴结转移，其中最大直径≤6cm。

N3：转移淋巴结最大直径＞6cm。

注：中线的淋巴结被认为属于同侧淋巴结。

3. M：远处转移

M0：无远处转移。

M1：有远处转移。

pTNM 病理学分期(同前述，见唇癌和口腔癌)

(二)临床分期

下咽癌的临床分期见表 3-22-1。

表 3-22-1　下咽癌临床分期

分期	原发肿瘤	区域淋巴结	远处转移
0 期	Tis	N0	M0
I 期	T1	N0	M0
II 期	T2	N0	M0
III 期	T3	N0	M0
	T1, T2, T3	N1	M0
IVa 期	T1, T2, T3	N2	M0
	T4a	N0, N1, N2	M0
IVb 期	T4b	任何 N	M0
	任何 T	N3	M0
IVc 期	任何 T	任何 N	M1

三、不良预后因素

(一)预后因素

患者预后与原发肿瘤部位、大小、淋巴结转移情况、临床分期、肿瘤细胞的分化程度等有关。

(二)不良预后因素

原发肿瘤 pT3 或 pT4，部分 pT2N0～1 疾病，淋巴结 N2 或 N3，淋巴结包膜外受侵，切缘阳性及神经周围侵犯、血管内瘤栓。

第二节 治　　疗

一、治 疗 原 则

(一)下咽癌治疗目标

下咽癌的治疗目标是提高肿瘤的局部控制率，降低喉咽器官功能损伤的程度，尽可能地保持喉咽及喉的正常生理功能。

(二)综合治疗原则

早期单纯放射治疗，中、晚期手术、放疗和化疗的综合治疗。

1. Ⅰ期　首选单纯根治性放射治疗(手术与放疗疗效相似，放疗可保存喉咽的功能)。

2. Ⅱ或Ⅲ期　手术+术后放化综合治疗。

3. 没有远处转移的Ⅳ期　诱导化疗+手术+术后放化综合治疗。

4. 有远处转移的Ⅳ期　化学治疗为主。

5. 如放射治疗后有肿瘤残存　可行手术挽救。

二、放 射 治 疗

(一)放射治疗适应证

Ⅰ～Ⅳ期的下咽癌，均可以按上述原则选择做放射治疗，病理类型为低分化癌或未分化癌者不论病期早晚，均应首选放射治疗。

1. T1～2N0　肿物呈外生性生长者更适合。

2. T3～4N0～1　可手术者作计划性的术前放射治疗或术前同步化放疗，DT50Gy 后肿瘤完全消退(临床及影像学评价)，可采用根治性放射治疗和(或)同步化放疗，手术作为挽救治疗手段。

3. N2～3、淋巴结＞3cm 质地硬而固定或侵犯皮肤者　术前同步化放疗或术前单纯放疗+手术治疗(颈淋巴结清扫术)为主。

4. 术后放疗　手术切缘安全距不够(通常小于 5mm 为标准)，切缘不净、肿瘤明显残存，淋巴结直径＞3cm，＞N1 者或者多个淋巴结转移，或颈清扫术后提示广泛的淋巴结转移、淋巴结包膜外受侵、周围神经受侵者，均应行术后放射治疗或者术后同步化放疗。

5. 不能手术者　姑息性放疗，如放疗后肿瘤明显缩小，有考虑手术切除。

6. 手术后复发　姑息性放疗。

(二)放射治疗禁忌证

1. 局部肿瘤严重水肿、坏死和感染。

2. 邻近气管、软组织或软骨广泛受侵。

3. 颈部淋巴结大而固定，且有破溃者。

4. 有明显的喉喘鸣、憋气、呼吸困难等呼吸道梗阻症状者。

(三)放射治疗指征

1. T1～2，N0　可行根治性放射治疗。

2. 术后病理

(1)原发肿瘤 pT3 或 pT4。

(2)淋巴结 N2 或 N3。

(3)部分 pT2N0～1 疾病(神经周围侵犯、血管内瘤栓)。

(4)淋巴结包膜外受侵或切缘阳性,建议术后同步放化疗。

(四)放射治疗技术

照射范围包括原发灶、全颈淋巴引流区。

上界至颅底,下界至食管入口(相当于环状软骨下缘水平),包括鼻咽、口咽、下咽、喉、颈段食管及咽后淋巴引流区和上、中、下颈部。

(五)照射野及设计

1. 照射野

(1)面颈联合野:颅底到上、中颈部范围内的肿瘤及淋巴引流区,采用两侧对穿照射。

(2)下颈锁骨上野:气管造瘘口和下颈部淋巴结,垂直切线照射。

(3)面颈联合大野:原发肿瘤、区域引流淋巴结包括锁骨上淋巴结共同包括在一个照射野内,同时转床角±(5°～10°),以避开同侧肩部。适用于颈部粗短者,或下咽病变侵犯颈段食管入口者,可采用两侧水平对穿大野照射。

注意:避免前野挡铅(以免遗漏咽、气管旁淋巴结和造瘘口周围组织),建议侧野挡铅。

2. 设计

(1)面颈联合野:照射 DT<36～38Gy 时,后界前移至颈椎椎体中、后 1/3 处,避开脊髓照至 DT50Gy 后;上下界可适当内收继续照射 DT60Gy 时再次缩野,然后上界移至口咽(下颌角水平)或仅包病变区,总量 DT70Gy 左右。

(2)缩野后颈后区:用 8MeV～12MeV 电子线,颈淋巴结阳性 DT60Gy,预防 DT50Gy。

(3)下颈及锁骨上区淋巴结:阴性 DT50Gy,阳性 DT60Gy。

(六)放射治疗靶区

GTV:包括内镜检查及影像学检查显示的原发灶、转移淋巴结。

CTV:包括下咽、全喉、喉旁间隙、喉周软骨、口咽、咽旁间隙、部分咽后间隙、部分鼻咽、颈段食管及咽后淋巴引流区、上中颈部淋巴引流区、双侧下颈、锁骨上淋巴引流区。

如果患者接受了诱导化疗,靶区应该按照化疗前的侵犯范围来确定(肿瘤凸向腔内部分,可按化疗后勾画)。

(七)放射治疗射线

$^{60}Co\text{-}\gamma$ 线或直线加速器 4MV～8MV-X 线、6MeV～12MeV 电子线。

(八)放射治疗剂量

1. 单纯根治性放射治疗 DT66～70Gy/6.5～7w,2Gy/次,1 次/天,5 次/w。

2. 颈部根治剂量 DT60～70Gy/6～7w,颈部预防剂量 DT50Gy/5w,2Gy/次,1 次/天,5 次/w。

3. 术前放射治疗 DT50～60Gy/5～6w。

4. 术后放射治疗 预防剂量 DT56～60Gy/5.5～6w,术后残留者局部野根治性剂量。

5. 局部晚期病变 考虑超分割、或加速超分割技术、或同步放化疗、或靶向治疗等。

(夏 群 秦继勇)

第二十三章 喉 癌

第一节 概 述

一、解剖及病理

(一)喉的解剖学及生物学特点

解剖学将喉分：声门上区、声门区和声门下区。

1. 声门上区 舌骨上会厌(会厌尖、会厌舌面、会厌喉面)、杓会厌皱襞(会厌披裂皱襞)、喉侧缘、杓状软骨部(披裂)、舌骨下会厌和室带(假声带)、喉室。

声门上区淋巴管丰富，主要引流至颈上深或颈中深淋巴结(Ⅱ、Ⅲ区)。

2. 声门区 声带、前联合、后联合及前联合下 0.5~1cm 范围内的区域。

因声带基本没有毛细淋巴管，极少见颈淋巴结转移(T1 为 0、T2<5%)；当声门区癌侵犯了声门上区或声门下区，则颈淋巴结转移率 15%~30%。

3. 声门下区 声带下缘至环状软骨下缘之间。

声门下区癌主要引流至喉前、气管前和气管旁淋巴结(Ⅵ区)、颈下深(Ⅳ区)、锁骨上和上纵隔淋巴结。

(二)病理

病理组织学类型以鳞状细胞癌最多，占 90%以上，且细胞分化程度较高。其他较少见的是原位癌、腺癌、未分化癌、恶性淋巴瘤、肉瘤等。

二、分 期

分期采用美国癌症联合委员会(AJCC)和国际抗癌联盟(UICC)于 2009 年联合制定的第七版 TNM 分期标准。

(一)TNM 分期

1. T：原发肿瘤

Tx：原发肿瘤不能评估。

T0：没有原发肿瘤的证据。

Tis：原位癌。

(1)声门上区型

T1：肿瘤局限于声门上的一个亚区，声带活动正常。

T2：肿瘤侵及声门上一个亚区以上，或侵及声门，或侵及声门上区以外区域(如舌根黏膜、会厌谷、梨状窦的内侧壁)，不伴有喉固定。

T3：肿瘤局限于喉部，有声带固定，和(或)侵及以下任意一个部位，如环状软骨后区、会厌前间隙、声门旁间隙，和(或)甲状软骨内板。

T4a：肿瘤侵袭甲状软骨，和(或)侵及喉部以外组织，如气管，包括深部/舌外肌(颏舌肌、舌骨舌肌、腭舌肌，和茎突舌肌)的颈部软组织、带状肌群、甲状腺、食管。

T4b：肿瘤侵袭椎前间隙、颈动脉鞘，或者纵隔内结构。

(2)声门型

T1：肿瘤局限于声门(可以包括前或后联合)，声带活动正常。

T1a：肿瘤局限于一侧声带。

T1b：肿瘤侵及两侧声带。

T2：肿瘤扩展至声门上区和(或)声门下区，和(或)伴声带活动受限。

T3：肿瘤局限于喉部，伴声带固定，和(或)侵及声门旁间隙，和(或)甲状软骨内板。

T4a：肿瘤侵袭甲状软骨外皮层，和(或)侵及喉部以外的组织，如气管，包括深部/舌外肌(颏舌肌、舌骨舌肌、腭舌肌和茎突舌肌)的颈部软组织、带状肌群、甲状腺、食管。

T4b：肿瘤侵袭椎前间隙、颈动脉鞘，或者纵隔内结构。

(3)声门下区型

T1：肿瘤局限于声门下区。

T2：肿瘤侵及声带，伴或不伴声带活动受限。

T3：肿瘤局限于喉部，伴有声带固定。

T4a：肿瘤侵及环状软骨或甲状软骨，和(或)侵及喉部以外组织，如气管，包括深部/舌外肌(颏舌肌、舌骨舌肌、腭舌肌和茎突舌肌)的颈部软组织、带状肌群、甲状腺、食管。

T4b：肿瘤侵袭椎前间隙、颈动脉鞘，或者纵隔内结构。

2. N：区域淋巴结

Nx：区域淋巴结转移无法确定。

N0：没有区域淋巴结转移。

N1：同侧单个淋巴结转移，直径≤3cm。

N2：转移可进一步描述如下。

N2a：同侧单个淋巴结转移，最大直径>3cm，但≤ 6cm。

N2b：同侧多个淋巴结转移，其中最大直径≤6cm。

N2c：双侧或对侧淋巴结转移，其中最大直径≤6cm。

N3：转移淋巴结的最大直径>6cm。

注：中线的淋巴结，被认为属于同侧淋巴结。

3. M：远处转移

M0：无远处转移。

M1：有远处转移。

pTNM 病理学分期(同前述，见唇癌和口腔癌)

(二)临床分期

喉癌的临床分期见表 3-23-1。

表 3-23-1 喉癌临床分期

分期	原发肿瘤	区域淋巴结	远处转移
0 期	Tis	N0	M0
I 期	T1	N0	M0
II 期	T2	N0	M0
III 期	T1, T2	N1	M0
	T3	N0, N1	M0
IVA 期	T4a, T4b	N0, N1	M0
	T1, T2, T3	N2	M0
IVB 期	T4b	任何 N	M0
	任何 T	N3	M0
IVC 期	任何 T	任何 N	M1

三、危险因素及发音功能评估

(一)危险因素评估

1. 主要危险因素 术后切缘阳性和(或)淋巴结包膜侵犯。

2. 次要危险因素

(1)术后分期 pT3 或 pT4。

(2)N2~3。

(3)周围神经侵犯。

(4)血管癌栓。

(二)发音功能评估

Ⅰ级：讲话清，音量大，音质好，相距5m能对话。

Ⅱ级：讲话清，音量略小，音质满意，相距3m能对话。

Ⅲ级：声音嘶哑，音量小，相距0.5m能对话。

Ⅳ级：不能发音。

第二节 治 疗
一、治 疗 原 则

(一)声门癌

1. 早期病变(T1~2) 首选考虑根治性放射治疗，可有效保护患者的发音功能。

2. 临床分期为Ⅲ期、Ⅳ期 可选择术前和(或)术后放射治疗±化学治疗。

(1)先行放射治疗，失败时再给予手术。

(2)手术前放射治疗。

(3)手术后辅助放射治疗。

3. 对于复发的患者 在放射治疗失败的基础上，可行挽救性手术；如果为首次手术的患者复发，则可以选用挽救性放射治疗。

4. 晚期 姑息放射治疗。

(二)声门上、下区癌

1. 临床分期较早、病变局限、无气道梗阻者 首选根治性放射治疗。

2. Ⅻ期、Ⅳ期喉癌 术前和(或)术后放射治疗±化学治疗。

(1)原发灶属早期病变，颈淋巴结转移灶较晚期，活动性差，采用综合治疗(手术、放疗)的方案。

(2)临床分期为中、晚期者，原则上行全喉切除术，或对有选择的晚期病例，可先用放射治疗为主的综合治疗，如失败则行全喉切除术补救。

(3)术后具有危险因素者，应考虑行术后放射治疗。

3. 晚期 姑息放射治疗。

(三)支持治疗

1. 解除气管梗阻的治疗 气管切开、气管插管、呼吸机。

2. 营养支持 鼻饲、胃造瘘。

3. 止痛治疗 放疗或止痛药。

4. 喉部肿瘤止血 放疗、姑息手术或内镜下止血。

二、放射治疗

(一)放射治疗指征

1. 单纯放射治疗指征

(1)声带原位癌和临床Ⅰ、Ⅱ期声门上区、声门区喉癌,首选根治性放射治疗。

(2)低分化癌或未分化癌,可首选放射治疗。

(3)对原发病变属早期,而颈部病变属晚期者,原发病变可采用单纯放疗,颈部病变可做淋巴结清扫术。

(4)可手术中、晚期,经计划性术前放射治疗肿瘤消失,可改单纯根治性放疗。

(5)不愿接受手术或存在手术禁忌证的患者。

2. 术前放射治疗的指征

(1)颈部淋巴结固定。

(2)经肿瘤做紧急气管切开术。

(3)肿瘤直接侵犯皮肤。

3. 术后放射治疗的指征

(1)局部晚期病变如 T3～4,喉邻近软骨、神经、血管受侵,颈部软组织受侵。

(2)多发、广泛性颈淋巴结转移 N2～3 或淋巴结包膜受侵。

(3)手术后切缘阳性、肿瘤残留或安全边界不够。

4. 姑息性放射治疗 适合于手术和放疗均难以根治的患者,可改善症状,减轻痛苦,延长患者寿命。

5. 气管造瘘口需包括在照射野内进行照射的指征

(1)病变侵及声门下区。

(2)术前行紧急气管切开术者。

(3)颈部软组织受侵(包括淋巴结包膜外受侵)。

(4)气管切缘阳性或安全界不够。

(5)手术切口通过造瘘口。

6. 术后放、化综合治疗的指征

(1)原发肿瘤 pT4。

(2)切缘阳性。

(3)淋巴结包膜外受侵。

(4)淋巴结 N2 或 N3。

(5)侵犯周围神经、脉管内瘤栓。

同期单药顺铂 100mg/(m^2·次),1 次/3w。

(二)放射治疗禁忌证

1. 各种原因致头颈部无法做体位固定者。

2. 喉部肿瘤巨大或肿瘤周围组织明显水肿,影响呼吸道通畅者。

3. 肿瘤或肿瘤周围组织有广泛的坏死或严重感染者。

4. 肿瘤严重阻塞气道,明显呼吸困难者。

5. 有危及生命危险的心肺功能障碍者。

（三）照射范围

1. T1 或 T2 声门癌　照射全喉（声门上区、声门区和声门下区）。

2. T3 或 T4 晚期声门癌和声门上区癌　照射全喉、颌下和颈深上淋巴引流区，颈淋巴结转移者，需照下颈、锁骨上区。

3. 声门下区癌　照射全喉、颈深上、下颈、锁骨上区、食管入口、气管和上纵隔。

（四）照射野设计

1. 声门上区癌

（1）双侧对穿野：照射喉及上颈部淋巴结引流区。

N0 患者推荐行双上颈淋巴结引流区照射，下颈不做预防性照射，若有淋巴结转移，下颈和锁骨上区均要作预防性照射。

（2）两侧对穿野 DT36～40Gy 后，后界前移避开脊髓，至 DT50～60Gy 后，再缩野原发灶总量 DT70Gy，颈后区改用 6MeV～12MeV 电子线照射颈部淋巴结引流区。

（3）下颈、锁骨上前切线野：中间予 3cm 铅挡块，保护脊髓。

2. 声门区癌

（1）T1 或 T2 声门癌：加 15°～30° 楔形板的两侧对穿野照射喉，早期声门区癌不推荐颈部预防性照射。

（2）T3 或 T4 晚期声门区癌和已侵犯声门上、下区的声门区癌：推荐颈部预防性照射，两侧对穿野 DT36～40Gy 后，后界前移避开脊髓，至 DT50～60Gy 后，再缩野原发灶总量 DT70Gy，颈后区改用 6MeV～12MeV 电子线照射。

3. 声门下区癌

（1）采用两侧对穿大野、两侧对穿缩野、下颈切线野和电子线侧野、垂直野照射。

（2）前后对穿的等中心照射技术，包括肿瘤的原发部位、下颈、锁骨上淋巴结、气管及上纵隔。前野颈髓不挡铅而后野颈髓挡铅，照射至 DT40 Gy 时改为双侧水平野以避开颈髓，包括喉、气管上部，加量至总量 DT65～70Gy。

（五）放射治疗靶区定义

GTV：经临床及影像学检查能见到的肿瘤形状、大小所确定的范围。

1. 声门上区癌

（1）CTV：根据声门上区原发灶可能侵犯的区域，如舌根、舌会厌、梨状窝、环后区、会厌前间隙、喉旁间隙、甲状软骨、气管、颈部部分软组织、舌深部肌/舌外肌（颏舌肌、舌骨舌肌、腭舌肌和茎突舌骨肌）、甲状腺、食管等。

（2）CTVnd：T1～2N0，对同侧和对侧Ⅰb（部分）及Ⅱ、Ⅲ区进行预防照射；T3～4N0，对同侧和对侧Ⅰb（部分）及Ⅱ、Ⅲ、Ⅳ区进行预防照射；N+，照射Ⅰb（部分）～Ⅴ区。

2. 声门区癌

（1）CTV：参考声门上区癌，亚临床区为可能侵犯的组织和器官。

（2）CTVnd：T1～2N0，一般不行预防照射；T3～4N0 或 N1，对同侧和对侧ⅠB 及Ⅱ、Ⅲ、Ⅳ区进行预防照射；N+，照射ⅠB ～Ⅴ区。

3. 声门下区癌

（1）CTV：参考声门上区癌，亚临床区为可能侵犯的组织和器官。

（2）CTVnd：T1～2N0，对同侧和对侧Ⅱ、Ⅲ、Ⅳ、Ⅴ及Ⅵ区进行预防照射；

T3～4N0 或 N+，对同侧和对侧Ⅱ、Ⅲ、Ⅳ、Ⅴ、Ⅵ区和（或）Ⅶ区进行预防照射或照射。

（六）放射治疗剂量

1. 单纯放射治疗剂量

（1）原发灶根治性剂量：DT66～74Gy/[（33～37）次 ·（6.5～7.5）w]。

（2）颈部根治剂量：DT60～70Gy/[（33～35）次 ·（6～7）w]。

（3）颈部预防剂量：≥DT50Gy/（25 次 · 5w）。

2. 术前放射治疗剂量 原发灶≥DT50Gy/（25 次 · 5w），阳性淋巴结区域≥60Gy，预防区域≥50Gy。

3. 术后放射治疗剂量 原发灶≥DT50Gy/（25 次 · 5w），术后有残留或切缘不净，给予局部根治性剂量 DT66～70Gy/[（33～35）次 ·（6.5～7.5）w]，预防剂量 DT56～60Gy/[（28～30）次 ·（5.5～6）w]。

（七）放射治疗分割方式

1. 早期声门癌 小野照射时，分次剂量高于 2Gy，如 2.1Gy、2.25Gy 或 2.3Gy 的分次放疗。

2. 对中、晚期患者或高危患者 主张改变分割方式，如采用超分割或加速超分割方式 。

（郑 虹 秦继勇）

第二十四章 甲状腺癌

第一节 概　述

一、解剖及病理

（一）解剖和生物学特性

1. 甲状腺分为左叶、右叶、峡部，附在甲状软骨和颈段食管的前面及两侧，上界在甲状软骨的中部，下界在第 6 气管软骨环水平，两侧叶贴近气管、食管及喉返神经，后方邻近颈动脉鞘。

2. 超过 90%的甲状腺癌为分化型甲状腺癌（DTC），某些组织学亚型乳头状癌（PTC）的高细胞型、柱状细胞型、弥漫硬化型、实体亚型和滤泡状癌（FTC）的广泛浸润型等的 DTC 容易发生甲状腺外侵犯、血管侵袭和远处转移，复发率高、预后相对较差。

低分化型甲状腺癌也属 DTC 范畴，临床生物学特点为高侵袭性、易转移、预后差，是目前DTC 治疗的难点之一。

3. 甲状腺癌区域性淋巴结转移，第一站淋巴结为喉旁、气管旁和喉前淋巴结，第二站淋巴结为中、下颈淋巴结；上纵隔、颌下、颏下和咽后淋巴结转移少见。

4. 诊断和治疗，涉及内分泌学、头颈外科学、普通外科学、核医学、放射治疗科等多个临床学科，是一个典型的跨学科疾病。

（二）病理类型与临床分期

根据病理类型分为乳头状癌和滤泡状癌、髓样癌、未分化癌。年龄因素，显著影响乳头状癌和滤泡状癌的预后，因此按病理类型进行临床分期：

1. 乳头状和滤泡状癌 ＜45 岁者：Ⅰ～Ⅱ期；≥45 岁者：Ⅰ～Ⅳc 期。

2. 髓样癌（任何年龄） Ⅰ～Ⅳc 期。

3. 未分化癌 所有诊断未分化病理类型的甲状腺癌，都为临床Ⅳa～c 期。

二、分　　期

分期采用美国癌症联合委员会（AJCC）和国际抗癌联盟（UICC）于 2009 年联合制定的第七版TNM 分期标准。

甲状腺癌，需经显微镜下确诊，并根据组织学类型分类。

甲状腺癌 TNM 分期的检查流程如下。

T 分期：体格检查、内镜检查和影像学检查。

N 分期：体格检查和影像学检查。

M 分期：体格检查和影像学检查。

区域淋巴结为颈部和上纵隔淋巴结

（一）TNM 分期

1. T：原发肿瘤

Tx：原发肿瘤不能评估。

T0：没有原发肿瘤的证据。

T1：肿瘤局限于甲状腺内，最大直径≤2cm。

T1a：肿瘤局限于甲状腺内，最大直径≤1cm。

T1b：肿瘤局限于甲状腺内，最大直径>1cm，但≤2cm。

T2：肿瘤局限于甲状腺内，最大直径>2cm，但≤4cm。

T3：肿瘤局限于甲状腺内，最大直径>4cm，或伴有腺体外少许浸润（如：侵犯胸骨甲状肌或甲状腺周围软组织）。

T4a：肿瘤侵出甲状腺包膜，侵及皮下组织、喉、气管、食管、喉返神经。

T4b：肿瘤侵及椎管前筋膜、纵隔血管，或包裹颈总动脉。

未分化癌均归为 T4

T4a*：未分化癌（无论大小），肿瘤限于甲状腺内。

T4b*：未分化癌（无论大小），肿瘤已侵出包膜。

注：*如果是多灶性肿瘤，应该加以标明（用"m"表示），如 T2(m)，适用于所有的组织学类型。此外，最大的病灶决定其分期。

2. N：区域淋巴结

Nx：区域淋巴结转移无法确定。

N0：无区域淋巴结转移。

N1：有区域淋巴结转移。

N1a：转移在Ⅵ水平淋巴结（气管前、气管旁和喉前淋巴结/同侧颈淋巴结）。

N1b：转移到同侧、双侧或对侧颈部淋巴结（Ⅰ、Ⅱ、Ⅳ、Ⅴ水平），或咽后，或上纵隔淋巴结。

注：pN0 选择性颈部淋巴结清扫术，标本的组织学检查，通常包括 6 个或更多的淋巴结。如果淋巴结是阴性的，但是检查的数目没有达到要求，仍可归类为 pN0 分期。

3. M：远处转移

M0：无远处转移。

M1：有远处转移。

（二）临床分期

不同组织病理学类型，甲状腺癌的临床分期各有不同。

1. 乳头状腺癌或滤泡状腺癌

（1）45 岁以下：见表 3-24-1。

表 3-24-1　45 岁以下乳头状腺癌或滤泡状腺癌临床分期

临床分期	T	N	M
Ⅰ 期	任何 T	任何 N	M0
Ⅱ 期	任何 T	任何 N	M1

（2）45 岁以上：见表 3-24-2。

表 3-24-2　45 岁以上乳头状腺癌或滤泡状腺癌临床分期

临床分期	T	N	M
Ⅰ 期	T1a，T1b	N0	M0
Ⅱ 期	T2	N0	M0
Ⅲ 期	T3	N0	M0
	T1~3	N1a	M0
ⅣA 期	T1~3	N1b	M0
	T4a	N0~1	M0
ⅣB 期	T4b	任何 N	M0
ⅣC 期	任何 T	任何 N	M1

2. 髓样癌(任何年龄)　见表 3-24-3。

表 3-24-3　髓样癌(任何年龄)临床分期

临床分期	T	N	M
Ⅰ期	T1a，T1b	N0	M0
Ⅱ期	T2~3	N0	M0
Ⅲ期	T1~3	N1a	M0
ⅣA 期	T1~3	N1b	M0
	T4a	任何 N	M0
ⅣB 期	T4b	任何 N	M0
ⅣC期	任何 T	任何 N	M1

3. 未分化癌(全部归Ⅳ期)　见表 3-24-4。

表 3-24-4　未分化癌(全部归Ⅳ期)临床分期

临床分期	T	N	M
ⅣA 期	T4a	任何 N	M0
ⅣB 期	T4b	任何 N	M0
ⅣC期	任何 T	任何 N	M1

三、预 后 因 素

病理类型及分化程度；肿瘤的侵犯程度；颈淋巴结转移；远处转移；性别、年龄；治疗方式。

第二节　治　　疗

一、治 疗 原 则

(一)手术、术后 ^{131}I 治疗和 TSH 抑制治疗

DTC 治疗的总体发展趋势是个体化的综合治疗。以外科手术切除为主，手术治疗最为重要，直接影响本病的后续治疗和随访，并与预后密切相关。

(二)对分化好的甲状腺乳头状癌、滤泡状癌

手术后，如手术无法切净残存者，且 ^{131}I 治疗无效者可考虑术后放疗，可小野照射。

(三)对分化差的癌或未分化癌

无论手术是否彻底，术后均应及时放疗，应大范围照射。

二、放 射 治 疗

(一)术后 ^{131}I 治疗

见前述。

(二)外放射治疗

1. 外放射治疗适应证

(1)分化型甲状腺癌：侵犯甲状腺外组织，术后有残存而且不摄取 ^{131}I。

(2)甲状腺髓样癌：淋巴结转移广泛并侵犯纵隔，或术后降钙素不降而无远处转移者。

(3)甲状腺未分化癌：无论手术是否彻底术后放疗是常规，对无法手术者可考虑单纯放射治疗。

(4)位于关键部位、无法手术或 ^{131}I 治疗(如脊椎、中枢神经系统、某些纵隔或隆突下淋巴结、骨盆转移等)。

(5)肉眼可见残留肿瘤，无法手术或 ^{131}I 治疗。

(6)局部姑息治疗为目的。

(7)疼痛性骨转移。

2. 外放射治疗技术

(1)照射野设计

1)高分化癌：设野以小野充分包括病变为原则，下界至胸切迹即可。

2)低分化或未分化癌：设大野，上界应至下颌骨下缘上 1cm 包括上颈部淋巴结，下界应至气管分叉水平包括上纵隔淋巴结。

(2)照射技术

1)两前斜野、交角适形照射技术。

2)X 线与电子线的混合照射技术：先采用高能 X 线，前、后大野轮照或单前野 X 线照射，DT36～40Gy 时颈前中央挡铅 3cm 继续 X 线照射，而挡铅部分用合适能量的电子线照射，保证靶区足够剂量，且脊髓受量处于安全剂量范围内。

3)小斗篷野照射技术：前、后野对穿照射技术，均用高能 X 线，前野颈髓不挡铅而后野颈髓挡铅，两野每日均照，前后野的剂量比例为 4：1。剂量参考点，选在颈椎椎体前缘。

DT36～40Gy 时，脊髓受量仍在耐受剂量范围内，且甲状腺、颈部及上纵隔均可得到满意的剂量供应。

最后，加量时将下界上移至胸骨切迹水平而去掉上纵隔，改为双侧水平野对穿或两前斜野适形照射，使总量达到根治剂量。

(3)外照射靶区设定

1)原发灶区(GTVnx)：临床和影像学检查的甲状腺原发肿瘤及其侵犯的区域。

2)受累淋巴结区(GTVnd)：临床触及和(或)影像学观察到的肿大淋巴结。

3)CTV：GTVnx 或 GTVnd ＋ 全部甲状腺 ＋ Ⅱ、Ⅲ、Ⅳ、Ⅵ、Ⅶ 期；可根据危险度不同，而分为 CTV1、CTV2，如颈部阳性区域 CTV1、预防性照射区域 CTV2。

(4)外放射治疗剂量

1)常规放射治疗剂量：常规剂量分割照射，分次剂量 DT2Gy，每日一次，每周 5 次，大野照射 DT50Gy；然后缩野，针对残留区加量至 DT66～70Gy，注意脊髓量勿超过耐受量。

2)调强放射治疗剂量

A. GTVnx：DT69.96Gy/(2.12Gy·33 次)。

B. GTVnd：DT66Gy/(2.0Gy·33 次)。

C. CTV：DT60.06Gy/(1.82Gy·33 次)，或 CTV1：DT60Gy/(2.0Gy·30 次)、CTV2：DT56Gy/(2.0Gy·28 次)。

(郑　虹　秦继勇)

第二十五章　鼻腔、鼻旁窦癌

第一节　概　　述

鼻腔、鼻旁窦癌是指原发于鼻腔、上颌窦、蝶窦和筛窦的上皮源性恶性肿瘤，因鼻腔、鼻旁窦关系密切，发生的肿瘤多相互侵犯，至晚期时往往不能区分具体起源部位，而笼统称为鼻腔、鼻旁窦癌。

一、解剖及病理

（一）解剖及生物学特性

1. 鼻腔、鼻旁窦解剖

（1）鼻腔解剖：左、右鼻腔，鼻中隔、鼻底、鼻侧壁、鼻前庭。

（2）鼻旁窦解剖：上颌窦（左、右上颌窦），筛窦（左、右筛窦）。

2. 淋巴引流的特点

（1）鼻腔：前 1/3 的淋巴引流至颌下淋巴结，鼻腔后 2/3 淋巴和上颌窦淋巴引流至颌下淋巴结和咽后淋巴结，然后引流至颈深上淋巴结。

（2）筛窦：筛窦黏膜与鼻腔黏膜彼此延续，大部分淋巴引流至下颌下、颈深上和咽后淋巴结，其中前组筛窦主要引流至下颌下和颈深上淋巴结，而后组筛窦多引流至咽后淋巴结。

（3）上颌窦：淋巴引流主要至颈深上淋巴结。但上颌窦癌发生淋巴结转移部位，因侵犯邻近结构的不同而不同；如鼻腔后部受侵，容易发生咽后淋巴结和上颈深淋巴结转移；如侵犯口腔、颊黏膜，则颌下和上颈深淋巴结转移多见。

鼻腔、鼻旁窦恶性肿瘤的转移较少见，在晚期患者病灶患侧的颌下、耳前或颈深上区可能触及肿大的淋巴结转移。

3. 生物学特性

（1）鼻腔肿瘤以局部生长为主，容易侵犯或破坏邻近结构和窦腔。

（2）由于鼻腔与上颌窦和筛窦的组织结构邻近，发生在窦腔不同壁的肿瘤，会向不同的方向扩展而产生相应的症状与体征，它们之间相互侵犯的概率较高。

（3）以上解剖部位，以上颌窦癌最常见，上颌窦癌初期在窦内黏膜生长，继而破坏骨壁扩展至窦外。

上颌窦根据肿瘤发生的解剖部位与预后关系，通常被分为后上结构与前下结构，其分界线为人为划定的即 Ohngren 线，为从眼内眦到下颌角的连线，形成平面将上颌窦分为后上、前下两结构。后上接近后筛窦、蝶窦、颅底，预后较差；前下解剖表浅，利于手术切除，但淋巴结转移率高。

（二）病理

通过脱落细胞学检查、鼻腔肿物活检、上颌窦穿刺活检、上颌窦开窗探查活检及其他部位活检，明确病理诊断。

1. 鼻腔恶性肿瘤　鳞状细胞癌、腺癌（包括涎腺型肿瘤，以腺样囊性癌居多）、恶性黑色素瘤、嗅神经母细胞瘤、淋巴瘤和纤维肉瘤。

2. 鼻旁窦恶性肿瘤　可见鳞癌、恶性涎腺型肿瘤、腺癌、腺样囊性癌、纤维肉瘤、骨肉瘤及淋巴肉瘤等。

上颌窦：鳞癌、未分化癌、腺癌、黏液上皮癌、圆柱细胞癌、淋巴上皮癌、乳头状癌等。

二、分 期

分期采用美国癌症联合委员会(AJCC)和国际抗癌联盟(UICC)于 2009 年联合制定的第七版 TNM 分期标准。

（一）TNM 临床分期

1. T：原发肿瘤

Tx：原发肿瘤不能评估。

T0：没有原发肿瘤的证据。

Tis：原位癌。

（1）上颌窦癌

T1：肿瘤局限于黏膜，无骨质侵蚀或破坏。

T2：肿瘤侵蚀骨质或骨破坏，包括硬腭和(或)中鼻道，不包括上颌窦的后壁和翼状板。

T3：肿瘤侵及以下任何一个部位：上颌窦的后壁、黏膜下组织、眶底或眶内壁、翼状窝、筛窦。

T4a：肿瘤侵及以下任何一个部位：眶前内容物、颊部皮肤、翼状板、颞下窝、筛板、蝶窦或额窦。

T4b：肿瘤侵及以下任何一个部位：眶尖、硬脑膜、脑、中颅窝、脑神经[除外三叉神经的上颌支(V2)]、鼻咽部，或斜坡。

（2）鼻窦癌和筛窦癌

T1：肿瘤局限于鼻腔或筛窦的一个亚区，伴或不伴有骨破坏。

T2：肿瘤侵及一个部位的两个亚区，或者病变扩展到筛窦复合体的邻近部位，伴或不伴有骨破坏。

T3：肿瘤侵及眶内壁或眶底、上颌窦、上腭，或筛板。

T4a：肿瘤侵及以下任何一个部位：眶前内容物、鼻或面颊部皮肤、最小扩展至颅前窝、翼状板、蝶窦或额窦。

T4b：肿瘤侵及以下任何部位：眶尖、硬脑膜、脑、中颅窝、脑神经[除外三叉神经的上颌支(V2)]、鼻咽 部，或斜坡。

2. N：区域淋巴结是颈部淋巴结

Nx：区域淋巴结转移无法确定。

N0：没有区域淋巴结转移。

N1：同侧单个淋巴结转移，直径≤3cm。

N2：转移可进一步描述如下。

N2a：同侧单个淋巴结转移，直径＞3cm，但≤6cm。

N2b：同侧多个淋巴结转移，其中最大直径≤6cm。

N2c：双侧或对侧淋巴结转移，其中最大直径≤6cm。

N3：转移淋巴结的最大直径＞6cm。

注：中线的淋巴结，被认为属于同侧淋巴结。

3. M：远处转移

M0：无远处转移。

M1：有远处转移。

pTNM 病理学分期(同前述，见唇癌和口腔癌)

（二）临床分期

鼻腔、鼻旁窦癌的临床分期见表 3-25-1。

表 3-25-1　鼻腔、鼻旁窦癌临床分期

分期	原发肿瘤	区域淋巴结	远处转移
0 期	Tis	N0	M0
Ⅰ期	T1	N0	M0
Ⅱ期	T2	N0	M0
Ⅲ期	T3	N0	M0
	T1, T2, T3	N1	M0
ⅣA 期	T1, T2, T3	N2	M0
	T4a	N0, N1, N2	M0
ⅣB 期	T4b	任何 N	M0
	任何 T	N3	M0
ⅣC 期	任何 T	任何 N	M1

三、不良预后因素

病理为未分化癌、低分化癌；切缘阳性；安全边界不够；周围神经侵犯；侵及颅内。

第二节　治　　疗

一、治　疗　原　则

对鼻及鼻旁窦未分化癌、嗅神经母细胞瘤、小细胞神经内分泌癌等组织学类型，总体治疗中应包括全身治疗。

（一）鼻腔癌治疗原则

根据肿瘤不同病理类型及临床分期选择，鼻腔癌颈淋巴结转移概率较少，一般不需要做颈部淋巴引流区的预防照射。

1. 早期鼻腔癌　可单纯放射治疗，累及鼻窦或单纯的鼻窦癌晚期者则以手术＋放射治疗＋化学治疗的综合治疗为原则。

2. 鼻腔未分化癌、低分化癌　早期单纯根治性放射治疗，余以根治性放疗为主，肿物残留者予以手术救援。

3. 鼻腔中、高分化的鳞癌，腺癌，腺样囊性癌，恶性黑色素瘤，嗅神经母细胞瘤，软组织肉瘤　手术+术后放射治疗±同期化疗，或放疗±同期化疗+手术为主，术后视切缘有无残留酌加放疗。

4. 鼻腔淋巴瘤　局限型早期单纯根治性放射治疗，对中、晚期先化学治疗+鼻腔局部放射治疗。

5. 任何病理类型而病灶广泛的晚期患者　术前放射治疗，辅术后放射治疗，同期给予化学治疗。

6. 伴有远处转移者　化学治疗为主，姑息性放射治疗。

（二）副鼻窦癌治疗原则

1. 筛窦癌治疗原则

（1）初治，T1、T2：完全切除（首选）+放疗（如有危险因素，考虑放、化疗）或根治性放疗。

（2）初治，T3、T4，可切除：完全切除+放疗。

(3)初治，不可切除：放疗，或放、化疗。

(4)不完全切除后诊断(息肉切除术，内镜手术)和残留：优选手术(如果可行)＋放疗，或放疗、放化疗。

(5)不完全切除后诊断(息肉切除术，内镜手术)和临床及影像无征象：放疗或手术(如果可行)＋放疗。

2. 上颌窦癌治疗原则　早期上颌窦癌单纯手术切除，中、晚期首选术前放射治疗+手术的综合治疗方法。

(1)手术+术后放射治疗，手术后2周做术后放射治疗。术后根据是否有不良预后因素(切缘阳性、转移淋巴结包膜侵犯、周围神经侵犯等)选用放、化综合治疗。

(2)对T4的患者，尤其当颅底、鼻咽、翼板、蝶窦等受累时，手术有困难，只能使用单纯放疗或放化综合治疗。

(3)若病理类型属分化差的鳞癌、未分化癌、淋巴肉瘤或病期过晚不适合行根治性手术，或由于年老体弱不宜手术或患者拒绝手术者、患者高龄且伴有其他的疾患时，可做单纯放射治疗或放、化综合姑息性治疗。

二、放　射　治　疗

(一)放射治疗原则

Ⅰ～Ⅳ期的鼻腔及鼻旁窦癌，均可以按以下原则选择做放射治疗。

1. 根治性放射治疗

(1)TNM分期为T1、T2早期病变。

(2)病理为未分化癌、低分化癌或分化差的癌。

2. 术前放射治疗　适应证：有明确病理诊断者，无筛窦、额窦、鼻咽和颅底侵犯，肿瘤未超过鼻中隔，无远处转移中晚期的鼻腔、筛窦癌，尤其侵犯眼眶者，作计划性的术前放疗。

常规分割，术前照射DT40Gy/4w，休息2周后手术。

3. 术后放射治疗

(1)手术切除不彻底，肿瘤有残留或术后局部复发的补充照射，适应证如下。

1)肉眼残留。

2)手术切缘阳性或安全边界不够。

3)局部软组织或肌肉受侵。

4)神经受侵。

(2)临床需根据术前是否行放射治疗，而后考虑给予不同的照射剂量。

1)术前已照射过DT40Gy/4w的患者，则给予DT30～40Gy/3～4w。

2)术前未做过照射的患者，先给予大野照射DT40Gy/4w，然后根据肿瘤残留或复发部位缩小照射野给予DT30～40Gy/3～4w。

4. 姑息性放疗　适用于晚期病例，不能手术及根治性放疗者，以及用于远处转移止痛等。

(二)放射治疗指征、适应证

1. 鼻腔癌放射治疗

(1)单纯放射治疗指征

1)未分化癌、低分化癌或分化差的癌可首选放射治疗。

2)拒绝手术的早期鼻腔癌。

(2)术前放射治疗指征

1)适合手术切除的中晚期鼻腔癌。

2)手术不能切除、或切除困难的肿瘤，通过术前放疗以缩小瘤体，为手术切除创造条件。

（3）术后放射治疗指征

1)手术切缘阳性或安全界不够。

2)手术后复发的患者。

3)如术后病理提示为未分化癌、低分化癌或分化差的癌无论于术切除情况均应术后放疗。

（4）颈部放射治疗指征

1)当病变侵犯鼻咽、口咽等淋巴组织较为丰富的结构时，颈部应行放疗。

2)T4 病变。

3)病理为未分化或低分化鳞癌者。

4)术后复发的病变。

5)术后病理证实有 N1 以上的淋巴结转移，或淋巴结包膜外受侵的病变。

2. 筛窦癌放射治疗

（1）筛窦癌放射治疗指征

1)T1～2，T4b 患者。

2)经不完全切除术，诊断有或无肿瘤残留。

（2）筛窦癌术前放射治疗适应证

1)中晚期的鼻腔、筛窦癌，侵犯眼眶者做计划性的术前放疗。

2)低分化或未分化癌，应首选放射治疗，手术仅作为疗后局部残存或复发的挽救性治疗手段。

（3）筛窦癌术后放射治疗适应证

1)切缘阳性或安全界不够。

2)神经受侵。

3)局部软组织或肌肉受侵。

4)局部晚期，如 T3、T4 病变。

5)病理属分化差的癌，或低分化癌。

6)淋巴结转移＞N1，或淋巴结包膜受侵者。

3. 上颌窦癌放射治疗

（1）上颌窦癌放射治疗指征

1)任何 T、N，除腺样囊性癌外所有组织学类型。

2)术后病理提示切缘阳性或神经周围侵犯。

3)T1～2，N0 腺样囊性癌术后。

（2）上颌窦癌术前放射治疗适应证

1)中晚期上颌窦癌，尤其侵犯翼腭窝、眼眶、筛窦或颅内者，通过术前放疗可以控制手术不易清扫的亚临床病灶，降低 T 分期，起到美容和保留面部重要器官的功能。

2)分化差或未分化癌，对放射治疗敏感，有可能完全治愈，手术可以作为挽救性治疗手段。

（3）上颌窦癌术后放射治疗适应证：同筛窦癌术后放射治疗适应证。

（4）上颌窦癌颈部预防性照射指征

1)局部晚期病变。

2)分化差或低分化癌。

3)如病变先行内镜下手术者，尽管有争议但建议颈部预防性照射。

（三）放射治疗计划设计

1. 鼻腔、筛窦、上颌窦是三个毗邻器官，任何一个发生肿瘤都极易相互直接侵犯。临床需要根据其侵犯的不同部位，个体化确定其照射范围。

2. 早期鼻腔肿瘤淋巴结转移较少见，不需要进行选择性颈部淋巴结的放疗。中 晚期患者或病理属分化差的癌，应常规行颈部淋巴结预防照射。

（四）常规放射治疗技术

1. 可选择常规放射治疗、加速放射治疗、同步推量加速放射治疗、超分割放射治疗技术。

2. 常规放射治疗时，应根据患者的肿瘤侵犯情况，选择合适照射体位。

如上颌窦照射体位：若肿瘤未侵犯眼眶，患者仰卧时下颌应上仰，充分包括上颌窦的顶壁（眼眶底壁），同时又可避开眼球的照射，但此法脑干照射范围较大；若眼眶也受侵犯，仰卧时下颌可适当内收，以减少脑干的照射。

（五）照射野

1. 面前矩形野　适用于肿瘤局限于一侧鼻腔、筛窦而未累及上颌窦的患者。照射范围包括同侧鼻腔和筛窦。

2. 面前"L"形野　适用于同侧上颌窦内侧壁受侵者。照射范围包括同侧鼻腔、筛窦及同侧上颌窦内壁或全上颌窦。

3. 面前"品"形野　适用于肿物侵入鼻中隔，侵犯一侧或双侧上颌窦的患者。照射范围包括鼻腔、全组筛窦、双侧上颌窦内壁或全上颌窦。

4. 面前方形野　适用于肿物位于筛窦后组，肿物侵及一侧或双侧筛窦（对侧未侵及眼眶）、同侧眼眶及球后，有突眼或侵及上颌窦顶壁、后壁的患者，也适用于肿瘤广泛侵及眶骨、颅底、筛板、后组筛窦、脑神经受累的患者。

5. 双颞侧矩形野　适用于病变靠后，或肿瘤侵及眶后、上颌窦后部、下颌关节区或后组筛窦。

6. 下颈锁骨上前切线野　中间予 3cm 铅挡块以保护脊髓。照射至 DT36～40Gy 时，用电子线照射后颈部淋巴结引流区，并注意避开脊髓和脑干组织。

（六）不同部位的个体化照射范围

1. 单一侧鼻腔或筛窦肿瘤　鼻前矩形野照射全鼻腔和全筛窦；肿瘤侵犯同侧上颌窦时，患侧扩展照射全上颌窦，即"L"形照射野。

2. 上颌窦癌侵犯同侧鼻腔　除设置"L"形照射野外，还需要设置患侧的侧野，侧野须包括颅底、筛板和全上颌窦。当病灶靠后，侵及眶后及上颌窦后壁时，前野和侧野均需要加楔形板，使整个照射靶区剂量分布均匀。

3. 鼻腔癌侵犯双侧上颌窦　鼻前"品"字野照射全鼻腔、筛窦和双侧上颌窦，双眼用铅遮挡。

4. 晚期鼻腔、筛窦或上颌窦癌　肿瘤同时侵犯鼻腔、筛窦、眼眶或球后。可用面前方形野，同时加颞侧野。前野和侧野均需要加楔形板，使整个照射靶区剂量分布均匀。在设置面前方形野照射时，患侧眼睛不予遮挡，但要设法保护健侧眼睛。

5. 上颌窦癌　确诊时已经有颈部淋巴结转移、病理提示分化程度很差或 T3～4 的患者，可行颈部放疗；对颈部无淋巴结转移者，不主张采用颈部预防性放疗。

（七）放射源的选择

常用 ^{60}Co-γ 线、4MV～8MV-X 线，当肿瘤侵犯上颌窦前壁和皮肤及前组筛窦者，可用 6MeV～15MeV 电子线照射。

（八）三维适形放疗（3D-CRT）、调强放射治疗（IMRT）技术

由于鼻腔、鼻旁窦毗邻其周围的重要结构，如双侧眼球、角膜、晶体、脑实质、腮腺等，3D-CRT、IMRT 技术可在保证靶区满意的剂量分布情况下，而躲避周围正常组织，尤其是双侧眼球的放射

耐受性限制。

1. 肿瘤靶区定义

(1)GTVnx(原发灶大体肿瘤体积):鼻腔、鼻旁窦肿瘤的临床病灶,即经临床及影像学检查能见到的肿瘤形状、大小所确定的范围。

诱导(新辅助)化疗后的 GTVnx 以化疗前为标准。

术后放疗:手术残留或切缘参考以上资料,手术切除干净,可直接勾画 CTV。

(2)GTVnd(颈部淋巴结大体肿瘤体积):临床查体或影像学支持的颈部肿大淋巴结,影像学检查满足以下条件:①横断面上最短径>1cm;②有包膜外侵;③存在坏死区;④呈串状。

2. 亚临床病灶靶区定义

(1)CTVnx(亚临床病灶区):根据鼻腔、鼻旁窦肿瘤原发灶大小,可能侵犯的区域如鼻中隔、对侧鼻腔、翼腭窝、颞下窝、眼眶、上颌窦、蝶窦、颅底及咽后淋巴结等。如上颌窦肿瘤要考虑:眼眶底、外侧壁、内侧壁、患侧硬腭、部分筛窦、翼窝、颞下窝、筛状板、蝶窦及咽后淋巴结等。

(2)CTVnd(颈部淋巴结区):T1~2N0,不推荐颈部预防照射;T3~4 或任何 T,N+行颈部照射。

(九)放射治疗剂量

1. 不同治疗目的放射治疗剂量

(1)根治性放疗:原发灶 DT66~70 Gy/[(33~35)次·7w],阳性颈部淋巴结 DT60~66(70)Gy,预防区域 DT50~56Gy。

(2)术前放疗剂量:DT40~60Gy/[(20~30)次·(5~6)w],如侵犯上颌窦后壁、翼腭窝、眼眶者,则术前剂量 DT60Gy/(30 次·6w)或更高。

(3)术后放疗剂量:DT50~60Gy/[(25~30)次·(5~6)w],但切缘不净、有明显残留时,缩野后局部加量 DT66~70Gy/6~7w,或更高。

对原发病变晚期、或肿瘤对放射线不敏感时,可根据具体情况改变分割方式,如采用超分割、加速超分割等。

2. 临床可根据不同的病理类型给予原发灶不同的根治剂量

(1)常规照射:DT1.8~2Gy/次,1 次/天,5 次/w。

恶性淋巴瘤和未分化癌:DT 50~60Gy/5~6w。

鳞癌和嗅神经母细胞瘤:DT 66~70Gy/6.5~7w。

各种腺癌及腺样囊性癌:DT 70~80Gy/7~8w。

(2)大分割照射:DT3~5Gy/次,2~3 次/w。恶性黑色素瘤:DT 65~75Gy/7~8w。

(十)常见化学治疗方案

1. 新辅助化疗方案

(1)PF 方案:DDP 80~100mg/(m^2·d1),5-Fu 750mg/[m^2·d(1~5)]。

(2)TPF 方案:多烯紫杉醇 60mg/(m^2·d1)或紫杉醇注射液 135mg/(m^2·d1),DDP 80mg/(m^2·d1),5-Fu 500mg/[m^2·d(1~5)]。

2. 同期放、化疗方案

(1)DDP 40~60mg/(m^2·qw)。

(2)DDP 80~100mg/(m^2·qw)。

3. 靶向治疗　靶向药物 C225(西妥昔单抗)也可用于头颈部肿瘤的同期放化疗。

(鞠云鹤　秦继勇)

第二十六章 头颈部涎腺恶性肿瘤

第一节 概 述

一、解剖及病理

（一）解剖与生物学特征

1. 头颈部涎腺 包括大涎腺(左右腮腺、颌下腺、舌下腺三对)和小涎腺(以硬腭的小涎腺最多)。

2. 大涎腺肿瘤 易发生腮腺周围淋巴结、颌下和上颈深淋巴结转移。

（二）病理类型

1. 高度恶性涎腺肿瘤 高分级黏液表皮样癌、腺癌、腺样囊性癌(囊腺癌)、多形性腺瘤癌变、鳞癌、分化差或未分化癌。

2. 低度恶性涎腺肿瘤 低分级黏液表皮样癌、腺泡细胞癌。

二、分 期

分期采用美国癌症联合委员会(AJCC)和国际抗癌联盟(UICC)于 2009 年联合制定的第七版 TNM 分期标准。

该分期原则适用于大唾液腺癌，不用于小唾液腺(在上呼吸消化道黏膜中分泌黏液的腺体)肿瘤，后者按照肿瘤起源解剖部位(如唇腺)的原则分类。此外，需经组织病理学确诊。

解剖分区：腮腺、颌下腺、舌下腺。

区域淋巴结为颈部淋巴结。

（一）TNM 分期

1. T：原发肿瘤

Tx：原发肿瘤不能评估。

T0：没有原发肿瘤的证据。

T1：肿瘤最大直径≤2cm，无腺体外侵犯[*]。

T2：肿瘤最大直径＞2cm，但≤4cm，无腺体外侵犯[*]。

T3：肿瘤最大直径＞4cm，伴或不伴有腺体外侵犯[*]。

T4a：肿瘤侵及皮肤、下颌骨、耳道、和(或)面神经。

T4b：肿瘤侵及颅底，和(或)翼板，和(或)包绕颈动脉。

注：[*]腺体外侵犯，指临床或肉眼可见的肿瘤侵及腺体外组织，如软组织、神经，不包括 T4a 和 T4b 分期中所涉及的组织。如果仅仅是显微镜下见到腺体外侵犯，分期时不计算在内。

2. N：区域淋巴结

Nx：区域淋巴结转移无法确定。

N0：无区域淋巴结转移。

N1：同侧单个淋巴结转移，直径≤3cm。

N2：转移可进一步描述如下。

N2a：同侧单个淋巴结转移，直径＞3cm，但≤6cm。

N2b：同侧多个淋巴结转移，其中最大直径≤6cm。

N2c：双侧或对侧淋巴结转移，其中最大直径≤6cm。

N3：转移淋巴结最大直径＞6cm。

注：（1）中线的淋巴结被认为属于同侧淋巴结。

（2）pN0 选择性的颈部淋巴结清扫术，标本的组织学检查，通常包括 6 个或更多的淋巴结。根治性或者改良根治性颈部淋巴结清扫术，标本的组织学检查，通常包括 10 个或者更多的淋巴结。如果淋巴结是阴性的，但是检查的数目没有达到要求，仍可归类为 pN0 分期。当淋巴结大小作为 pN 分期的标准时，只测量转移的部分，而不是整个淋巴结。

3. M：远处转移

M0：没有远处转移。

M1：有远处转移。

（二）临床分期

大唾液腺癌的临床分期见表 3-26-1。

表 3-26-1　大唾液腺癌临床分期

临床分期	T	N	M
Ⅰ期	T1	N0	M0
Ⅱ期	T2	N0	M0
Ⅲ期	T3	N0	M0
	T1～3	N1	M0
ⅣA 期	T4a，T4b	N0～1	M0
	T1～3，T4a	N2	M0
ⅣB 期	T4b	任何 N	M0
	任何 T	N3	M0
ⅣC 期	任何 T	任何 N	M1

三、不良预后因素

病理中等或低分化，切缘近或阳性，神经或神经周围受侵，淋巴结转移及淋巴管/血管受侵。

第二节　治　疗

一、治 疗 原 则

手术为首选治疗±术后放射治疗。

二、放 射 治 疗

（一）放射治疗指征

1. 病理为高度恶性的涎腺肿瘤。

2. 原发肿瘤包膜不完整或包膜受侵。

3. 肿瘤与面神经关系密切者，或神经束受侵。

4. T4b 肿瘤，腮腺深叶肿瘤。

5. 淋巴结转移 N1 以上，或淋巴结包膜受侵。

6. 术后肿瘤残留肉眼或镜下残存。

7. 术后局部复发的肿瘤二次手术后，或如不能二次手术可直接放疗。

8. 术后病理提示伴不良预后因素。

9. 腮腺的腺样囊性癌术后。

(二)放射治疗技术

1. 照射范围

(1)全部瘤床、手术瘢痕外 2cm 的正常组织、第一站区域淋巴引流区。

(2)其他颈部淋巴引流区是否需要照射,取决于原发肿瘤的分期、病理类型、颈部淋巴结的转移情况。

(3)局部晚期、高度恶性的病理类型、第一站淋巴结有转移时都要考虑中下颈部的预防性照射。

2. 可采用常规照射技术,或适形调强照射技术

(1)常规放射治疗技术

1)根据病变范围可选择采用:单野混合束照射、同侧两野交角楔形照射、两侧野对穿照射技术。

2)选用高能射线 4MV～8MV-X 线、^{60}Co-γ 线和(或)适当的电子线(根据肿瘤深度及与高能射线的配比而定,最高不超过 15MeV)。

3)术后放射治疗剂量 DT60Gy/6w,对镜下残存或面神经受侵者≥DT66Gy/6～7w,肿瘤明显残存的术后局部剂量 DT70Gy/7w。

(2)调强放射治疗技术

1)靶区确定

A. 原发灶区(GTVnx):根据临床、影像学检查及术中所见显示的具体肿瘤以及术后病理检查结果等,确定的肿瘤所在位置及侵犯的区域。

B. 受累淋巴结区(GTVnd):临床触及和(或)影像学观察到的肿大淋巴结。

C. CTV:包括瘤床、病变所在涎腺区、上颈部淋巴引流区,具体包括范围同常规照射野,根据危险度的不同可分为 CTV1、CTV2。

2)照射剂量:瘤床或残存肿瘤,可给予较高的分次剂量和总剂量,CTV 给予常规分次剂量。GTVnx、GTVnd:DT66Gy/(2.2Gy·30 次)。

CTV1:DT60Gy/(2.0Gy·30 次),CTV2:DT50～54Gy/[1.8Gy·(28～30)次]。

3. 腮腺癌放射治疗

(1)腮腺与颈动、静脉和面神经的关系密切,手术能完全切除腮腺肿瘤较为困难,术后需行放射治疗。

(2)常规放射治疗技术

1)两侧野对穿照射:病变已侵犯深部结构,并过体中线者。

2)同侧两野交角楔形照射:病变完全局限于一侧,同时又为了更好地避开对侧腮腺、脊髓和其他正常组织[通过放射治疗计划系统(TPS)确定靶区及治疗条件]。

3)单野混合束照射:无深层结构受侵,可采用电子线和高能 X 线的混合束照射(由 TPS 确定具体剂量配比)。

(3)调强放射治疗技术

1)靶区确定

A. GTVnx:根据术前临床、影像学检查及术中所见显示的具体肿瘤,以及术后病理检查结果等确定的肿瘤所在位置及侵犯的区域。

B. GTVnd:临床触及和(或)影像学观察到的肿大淋巴结。

C. CTV1:包括瘤床、病变所在腮腺区、咽旁间隙、上中颈部淋巴引流区。

D. CTV2:下颈、锁骨上淋巴引流区。

2)照射剂量

A. GTVnx、GTVnd：DT66Gy/（2.2Gy·30 次）。

B. CTV1：DT 60Gy/（2.0Gy·30 次），CTV2：DT 50～54Gy/[1.8Gy·（28～30）次]。

4. 颌下腺癌

（1）位于由二腹肌前腹、后腹和下颌骨体下缘所组成的下颌下三角内，以下颌舌骨肌为界，分为深叶和浅叶。

（2）常规放射治疗技术

1）同侧两野交角楔形照射：早期病变或病变完全局限于一侧的病变。

2）两侧平行对穿野照射：病变较大或病变过中线者，要求照射过程中张口含物，以尽可能多地保护邻近的正常组织。

（3）调强放射治疗技术

1）靶区确定

A. GTVnx：病变侧瘤床、颌下腺区域（根据术前临床、影像学检查及术中所见显示的具体肿瘤及术后病理检查结果等确定的肿瘤所在位置及侵犯的区域）。

B. GTVnd：临床触及和（或）影像学观察到的肿大淋巴结。

C. CTV：包括病变侧瘤床、颌下腺、舌下腺区、下颌骨、口底、病变侧咽旁、病变侧Ⅰ、Ⅱ、Ⅲ区。

2）照射剂量

A. GTVnx、GTVnd：DT66Gy/[（2.2～2.12）Gy·（30～32）次]。

B. CTV：DT56～60Gy/[（1.8～2.0）Gy·（30～32）次]。

5. 舌下腺癌

（1）舌下腺位于口底黏膜深面，在颏舌肌和下颌骨之间；舌下腺没有真正的筋膜，舌下腺小导管直接开口于口底的舌下襞，主要至颌下淋巴结。

（2）常规放射治疗技术：两侧平行对穿野照射，具体射野参照颌下腺癌的设野原则。

（3）调强放射治疗技术。

1）靶区确定

A. GTVnx：病变侧瘤床、舌下腺区（根据术前临床、影像学检查及术中所见显示的具体肿瘤以及术后病理检查结果等确定的肿瘤所在位置及侵犯的区域）。

B. GTVnd：临床触及和（或）影像学观察到的肿大淋巴结。

C. CTV：包括病变侧瘤床、舌下腺区、颌下腺区、口底，病变侧咽旁、病变侧Ⅰ、Ⅱ、Ⅲ区。

2）照射剂量

A. GTVnx、GTVnd：DT66Gy/[（2.2～2.12）Gy·（30～32）次]。

B. CTV：DT 56～60Gy/[（1.8～2.0）Gy·（30～32）次]。

（李　懿　秦继勇）

第二十七章　原发灶不明的颈部淋巴结转移癌

第一节　概　　述

有病理证实的颈部淋巴结转移性癌，既往无肿瘤病史，并且经全面、详细的临床检查未发现原发灶者，称为原发灶不明的颈部淋巴结转移癌。好发部位为上、中颈部淋巴结。

一、解剖及病理

1. 颈部有丰富的淋巴网和淋巴结，颈淋巴结分为浅层和深层两组，浅层淋巴结很少有肿瘤转移，而深层淋巴结则多见为原发性或转移性肿瘤。颈静脉链淋巴结沿胸锁乳突肌走行，位于其深面，是淋巴结转移最常受累的部位。

2. 本病的病理分型以鳞癌（包括低分化鳞癌）居多，其次为腺癌和未分化癌。淋巴瘤、黑色素瘤和肉瘤不属于本病的范围。

3. 治疗前应根据病理类型、淋巴结所在部位积极寻找原发灶。

（1）根据病理类型

1）如病理属鳞癌，则国外头颈部来源中扁桃体癌最常见，而国内鼻咽癌最常见，其次为口咽癌（扁桃体和舌根）、下咽癌、喉癌和颈段食管癌。

2）如病理为腺癌，根据部位应考虑涎腺（包括三对大唾液腺及分布于头颈部的小涎腺）、甲状腺、肺、胃肠道和乳腺等。

（2）根据淋巴结所在部位：了解常见头颈部肿瘤的颈部淋巴结转移规律，根据淋巴结转移的具体部位积极检查寻找原发灶，如病变位于上、中颈部，应重点检查头颈部。

1）上颈部淋巴结转移：原发灶多见于鼻咽、口腔、扁桃体、口咽及头面部的肿瘤；淋巴结为腺癌转移者多来源于腮腺或甲状腺。

2）下颈部淋巴结转移：原发灶多见于喉、甲状腺或颈段食管的肿瘤。

3）单纯锁上区淋巴结转移：原发灶则多见于胸、腹、盆部来源的肿瘤。

头颈部淋巴结分区相应的引流区域以及发生该淋巴结区域转移的高危原发肿瘤部位，见表3-27-1。

表 3-27-1　淋巴结分区相应的引流区域及发生该淋巴结区域转移的高危原发肿瘤部位

分区	引流	高危原发肿瘤部位
Ⅰa	下颏皮肤，中下唇，舌尖，口腔前底	口底，前口腔舌，下颌牙槽嵴和下唇
Ⅰb	Ⅰa区，下鼻腔，硬腭和软腭，上颌和下颌牙槽嵴，面颊，上下唇，大部分前舌	口腔，前鼻腔，面颊中部软组织结构和下颌下腺
Ⅱ	面部，腮腺，下颌下、颏下和咽后淋巴结，鼻腔，咽部，喉部，外耳道，中耳，舌下和下颌下腺	鼻腔，口腔，鼻咽，口咽，下咽，喉和主要唾液腺，其中Ⅱb区主要与口咽和鼻咽有关
Ⅲ	Ⅱ区和Ⅴ区，咽后、气管前和喉返神经淋巴结，舌底，扁桃体，喉，下咽，甲状腺	口腔，鼻咽，口咽，下咽和喉部
Ⅳa	Ⅲ区和Ⅴ区，咽后，气管前，喉返神经淋巴结，下咽，喉，甲状腺	下咽，喉，甲状腺，颈段食管。来自口腔前部罕见
Ⅳb	Ⅳa区和Ⅴc区，气管前和喉返神经淋巴结，下咽，食管，喉，气管和甲状腺	下咽，声门下喉，气管，甲状腺，颈段食管
Ⅴ（Ⅴa和Ⅴb）	枕部和耳后淋巴结，顶叶头皮，颈肩外侧及后侧皮肤，鼻咽，口咽和甲状腺	鼻咽，口咽和甲状腺，后头皮的皮肤结构
Ⅴc	颈后三角淋巴结（Ⅴa区和Ⅴb区）	鼻咽

续表

分区	引流	高危原发肿瘤部位
Ⅵa和Ⅵb	Ⅵb 引流口腔前底，舌尖，下唇，甲状腺，声门和声门下喉，下咽，颈段食管	下唇，口腔(口底和舌尖)，甲状腺，声门和声门下喉，梨状窝顶部，颈段食管
Ⅶa	鼻咽黏膜，咽鼓管和软腭	鼻咽，咽后壁和口咽(主要为扁桃体窝和软腭)
Ⅶb	鼻咽黏膜	鼻咽，其他通过淋巴逆流浸润Ⅱ区上部淋巴结的头颈部原发肿瘤
Ⅷ	额部和颞部皮肤，眼睑，结膜，耳郭，外耳道，鼓膜，鼻腔，鼻根部，鼻咽，咽鼓管	额部及颞部皮肤肿瘤，眼眶，外耳道，鼻腔，腮腺
Ⅸ	鼻，眼睑，颊部	面部皮肤，鼻，上颌窦(浸润颊部软组织)和颊黏膜
Ⅹa	耳郭后表面，外耳道和相邻的头皮	耳后区域的皮肤肿瘤
Ⅹb	含毛发头皮的后部分	枕部区域的皮肤肿瘤

二、分　　期

分期采用美国癌症联合委员会(AJCC)和国际抗癌联盟(UICC)于 2009 年联合制定的第七版 TNM 分期标准。

(一)TNM 分期

1. T：原发肿瘤

Tx：原发肿瘤部位不详。

2. N：区域淋巴结

N1：单侧颈部的单个淋巴结肿大，且最大直径≤3cm。

N2a：单侧颈部的单个淋巴结肿大，且最大直径>3~6cm。

N2b：同侧颈部多发淋巴结肿大，其中最大直径均≤6cm。

N2c：对侧或双侧多发淋巴结肿大，其中最大直径均≤6cm。

N3：转移淋巴结最大直径>6cm。

注：中线的淋巴结被认为属于同侧淋巴结。

3. M：远处转移

M0：无远处转移。

M1：有远处转移。

(二)临床分期

原发灶不明的颈部淋巴结转移癌分期见表 3-27-2。

表 3-27-2　原发灶不明的颈部淋巴结转移癌分期

分期	原发肿瘤	区域淋巴结	远处转移
Ⅲ期	Tx	N1	M0
ⅣA 期	Tx	N2	M0
ⅣB 期	Tx	N3	M0
ⅣC 期	Tx	任何 N	M1

第二节　治　　疗

一、治 疗 原 则

需要针对不同 N 分期、不同病理类型综合考虑治疗方案。

（一）不同 N 分期

1. N1 期　淋巴结转移可单纯手术切除。

2. N2～3　行同步放、化综合治疗。

（二）不同病理类型

1. 低分化、未分化癌及不超过 N1 的鳞癌　可行单纯放疗。

2. 低分化或非角化鳞癌　颈 I～V 区淋巴结清扫术，或同步放、化疗，或诱导化学治疗+同步放、化疗。

3. 鳞癌

（1）N1 术后

1）有高危因素者，如颈清术后有淋巴结包膜受侵或脉管瘤栓，术后放疗。

2）N1 中、高分化鳞癌，术后无高危因素者，颈清术后不做放疗定期复查。

（2）N2～3 术前放疗为主 + 手术（CR 也应考虑手术）。

4. 未分化癌　诱导化学治疗 + 同步放、化疗。

5. 腺癌　手术为主（颈 I～Ⅲ区淋巴结清扫术）±术后放疗（根据具体情况决定）。

二、放 射 治 疗

（一）具有以下高危因素者，行同步放、化疗

1. 淋巴结包膜受侵。

2. 淋巴结 5 个以上，或单个淋巴结≤5cm。

3. 临床分期 N2 或 N3。

4. 术后≥3 个淋巴结阳性。

5. 侵犯神经和（或）血管。

6. 脉管瘤栓。

（二）放射治疗设计

低分化鳞癌或未分化癌，EB 病毒和（或）HPV 阳性者，放射治疗照射范围应包括：鼻咽和口咽+化学治疗。

1. 照射野设计

（1）全颈部+全咽部照射野：适用于上颈部鳞癌、低分化癌或术分化癌。

1）全颈区域淋巴引流区：颌下、颏下、颈深、颈后、下颈锁骨上淋巴结（双侧 I～V 区和锁骨上淋巴结，如锁骨上淋巴结阳性则包括上纵隔）。

2）全咽部：包括鼻咽、口咽、下咽、声门上区，以及咽旁间隙（做全咽部放疗后，局部复发率可从不做放疗的 30%降至 5%）。

上界：包括鼻咽及颅底。

下界：环状软骨下缘水平。

前界：鼻咽和舌根前缘前 2cm。

后界：棘突后缘连线，或以充分包括淋巴结、手术瘢痕为原则。

（2）面颈联合野+下颈锁骨上野：照射野需要包括颌下、颏下淋巴结。

面颈联合野下界：环状软骨下缘水平，包括下咽、喉。

上述两野共线处应挡铅，建议设在侧方脊髓处挡铅。

（3）单纯面颈联合野：适用于患者颈部粗短，或颈部淋巴结明显者。

下界在锁骨下缘，容易被同侧肩膀所遮挡，要求转床角 5°～10°。

(4)全颈部照射野：适用于腺癌或下颈转移性鳞癌。

全颈区域淋巴引流区：颌下、颏下、颈深、颈后、下颈锁骨上淋巴结。

依据病灶、危及器官，选择行单前野垂直照射和/或前后两野等中心照射。

(5)局部照射野：适用于锁骨上淋巴结转移，或其他颈部淋巴结转移并其他部位的转移、或年老体弱不能行根治性大野放疗，姑息治疗者。

2. 放射治疗剂量

(1)转移淋巴结剂量：根治性阳性淋巴结区域 DT66～70Gy/33～35 次，残留淋巴结加至 DT70～76Gy/7～7.5w；术前 DT50Gy，术后 DT60～66Gy。

(2)区域预防照射：DT50～56Gy/5～5.5w。

(3)全咽部黏膜：DT60Gy/6w。

3. 调强靶区勾画及剂量

(1)GTV：肿瘤病灶区，根据查体、术前影像学所见并结合术中所见、术后病理，将转移淋巴结所在部位，剂量 DT66～70Gy(根据有无包膜受侵决定)。

(2)CTV1：包括病变侧 Ⅰb 到 Ⅴ 区淋巴引流区，同侧咽后淋巴结；Ⅰb 转移，同侧 Ⅰa；Ⅰa 转移，双侧 Ⅰa；剂量 DT60Gy/30 次。

(3)CTV2：对侧 Ⅱ～Ⅴ 区，包括咽后淋巴结和咽部黏膜(包括鼻咽、口咽、下咽、喉等)，剂量 DT54Gy/30 次。

中国医学科学院肿瘤医院：将咽部黏膜(包括鼻咽、口咽、下咽、声门上区等)作为潜在 GTV 对待；CTV1 包括 GTV 及转移的颈部淋巴结或术后瘤床及高危颈部区域，而 CTV2 仅为中、低危预防性照射的颈部。

少见部位如 Ⅰa 淋巴结转移，则不主张包括全咽部黏膜，靶区设计以局部扩大野照射为原则。

4. 同步放、化疗

(1)顺铂 80～100mg/(m² · 次)，每隔 3 周重复。

(2)或者顺铂 30～40mg/(m² · w)，用至放射治疗结束。

(秦继勇　郎锦义)

第四篇　胸部肿瘤

第二十八章　食　管　癌

第一节　概　　述

食管癌（esophagus cancer）是指原发于食管黏膜上皮的恶性肿瘤。

其发生有明显地域性分布，中国河北省磁县及河南省林县等是高发区。食管癌病因：与不良饮食及生活习惯，尤其是吸烟、饮酒、进食粗糙或热辣食物、真菌毒素等物理和化学的长期刺激、营养缺乏、生物及遗传等因素有关。

临床分期是影响食管癌预后的主要因素，局部未控是治疗失败的主要原因。

一、解剖及病理

（一）解剖及淋巴引流

1. 解剖　食管是一个管状肌性器官，上端起自咽部（环状软骨），相当于 C_6 下缘，于 T_{11} 水平止于贲门。食管在食管入口、主动脉弓和食管膈肌入口处有三个生理狭窄。

食管 UICC1987 年分段法，即食管入口到胸骨上切迹处为颈段；胸骨上切迹到气管分叉处为胸上段；气管分叉到贲门全长的上 1/2 为胸中段；气管分叉到贲门全长的下 1/2 为胸下段。

2. 淋巴引流　食管的淋巴引流主要集中在食管壁的黏膜下与肌层间的淋巴管网，两者相互沟通后汇集成淋巴管穿出管壁。

上行：进入食管旁、锁骨上及颈深淋巴结，主要收集颈段和大部分胸上段的淋巴组织。

下行：进入贲门旁及胃左动脉旁淋巴结，主要收集胸中段和胸下段食管的淋巴组织。

部分胸中段：淋巴管引流到气管隆突下淋巴结，同时还向上、下两个方向引流。

部分胸下段：食管淋巴组织进入到气管或食管旁淋巴结。

（二）病理类型

中国鳞状细胞癌（高、中、低分化）最多见，其次腺癌（高、中、低分化），黏液表皮样癌、腺样囊性癌、小细胞未分化癌、肉瘤、癌肉瘤等少见。

西方国家以腺癌为主，主要发生于胸下段食管。

二、分　　期

食管癌的分期采用美国癌症联合委员会（AJCC）和国际抗癌联盟（UICC）于 2009 年联合制定的第七版 TNM 分期标准。

（一）TNM 分期

1. T：原发肿瘤

Tx：原发肿瘤不能确定。

T0：　无原发肿瘤证据。

Tis：原位癌或高度不典型增生。

T1：肿瘤只侵及黏膜固有层和黏膜下层。

T1a：肿瘤侵及黏膜固有层或黏膜肌层。

T1b：肿瘤侵及黏膜下层。

T2：肿瘤侵犯固有肌层。

T3：肿瘤侵犯食管纤维膜。

T4：肿瘤侵及邻近器官结构。

T4a：肿瘤侵及胸膜、心包、膈肌、邻近腹膜。

T4b：肿瘤侵及其他邻近器官，如主动脉、椎体、气管。

2. N：区域淋巴结

Nx：区域淋巴结无法确定。

N0：无区域淋巴结转移。

N1：1～2 个区域淋巴结转移。

N2：3～6 个区域淋巴结转移。

N3：> 6 个区域淋巴结转移。

3. M：远处转移

Mx：有无远处转移无法确定。

M0：无远处转移。

M1：有远处转移。

注：锁骨上淋巴结和腹腔动脉干淋巴结，不属于区域淋巴结，而为远处转移。

(二)临床分期

食管癌临床分期标准见表 4-28-1。

表 4-28-1 食管癌临床分期标准

临床分期	T N M
0 期	Tis N0 M0
Ⅰ A 期	T1 N0 M0
ⅠB 期	T2 N0 M0
Ⅱ A 期	T3 N0 M0
ⅡB 期	T1～2 N1 M0
ⅢA 期	T4a N0 M0 T3 Nl M0 T1～2 N2 M0
ⅢB 期	T3 N2 M0
ⅢC 期	T4aN1～2M0，T4b 任何 N M0，任何 T N3M0
Ⅳ期	任何 T 任何 N　M1

第二节　治　疗

一、治　疗　原　则

根据临床分期、病变部位和长度、侵犯范围、有无穿孔前和出血征象、患者的一般状况、是否伴有严重的内科疾病及有无转移、个体治疗意愿等具体情况，制订合理的、经济的包括手术、放射治疗、化学治疗在内的个体化多学科综合治疗方案。

手术治疗仍为首选治疗，不能手术和局部晚期患者，放射治疗为标准治疗，目前多主张放化疗同步治疗。

(一)临床分期

1. 早期食管癌者　首选手术治疗，因内科疾病不能手术或拒绝手术时，可行根治性放射治疗。

2. 部分局部晚期、单纯手术切除困难者　可行术前放射治疗。

3. 中、晚期者 选择以放射治疗为主的综合治疗。

（二）肿瘤部位

1. 颈段及胸上段 因手术比较困难，发生并发症危险性大，而放疗效果较好，故应首选根治性放射治疗。

2. 胸中段 因手术和放射治疗的疗效接近，则应根据患者的具体情况选择手术或放射治疗。

3. 胸下段 因手术切除率较高应首选手术，但易发生腹腔等处淋巴结转移，应辅以术后的综合治疗。

（三）肿瘤是否可切除

1. 可切除的食管癌

（1）治疗前分期为 T1～3，食管肿瘤无或合并局部区域淋巴结转移。

（2）T4 肿瘤侵犯心包、胸膜或膈肌，但可以切除。

（3）食管肿瘤位于胸下段，合并可切除的腹腔转移性淋巴结，肿瘤未侵犯腹腔动脉及大血管。

2. 不可切除的食管癌

（1）T4 肿瘤侵犯心脏、大血管、气管、肺、肝、胰腺和脾。

（2）食管肿瘤位于胸下段，合并不可切除的腹腔淋巴结转移，肿瘤侵犯腹腔动脉、大血管或其他周围器官。

（3）合并远处器官转移或非区域淋巴结转移。

二、放 射 治 疗

放射治疗是目前治疗食管癌主要的有效治疗手段之一，除患者有食管穿孔形成食管瘘，远处转移，明显恶病质或严重的心、肺、肝等疾病外，均可行放射治疗，包括根治性放疗、姑息性放疗和术前、术后放疗。

临床上，上消化道 X 线钡餐造影显示：腔内型、蕈伞型对射线敏感，髓质型中等，缩窄型抗拒，溃疡型放射治疗易穿孔。

（一）根治性放射治疗

目的：使局部肿瘤获得较好的控制。

1. 根治性放射治疗适应证

（1）全身情况中等以上，KPS≥70 分。

（2）可进流食或半流食。

（3）无声带麻痹或远处转移。

（4）病变长度不超过 8cm。

（5）无明显的外侵征象如胸背痛，无出血、食管穿孔前征象。

（6）无严重内科相关疾病。

（7）拒绝手术者。

（8）食管癌术后局部复发或纵隔淋巴结转移。

（9）术后肿瘤残存。

2. 根治性放射治疗禁忌证

（1）完全梗阻、严重贫血、恶病质、已有明显症状或多发远处转移者。

（2）中等量以上大出血。

（3）有穿孔前征象或已发生食管穿孔、纵隔炎者（食管气管瘘或可能发生食管主动脉瘘）。

3. 根治性放射治疗照射野及设计原则

(1)照射野取决病变长度、食管周围侵犯程度等因素。

(2)常采用 X 线、CT 模拟定位、PET-CT 定位。

(3)三野照射、多野等中心照射，有条件行 3D-CRT 或 IMRT 等。

^{60}Co-γ 射线或 4MV～8MV-X 射线常规/后程加速超分割照射，原发病灶 DT60～70Gy/6～7w，预防剂量 DT50Gy/5w。

(二)姑息性放射治疗

目的：减轻痛苦(如骨转移的止痛放疗，转移淋巴结压迫症状等)，缓解进食困难，延长寿命。

1. 姑息性放射治疗适应证

(1)一般情况差，KPS≤60 分。

(2)局部梗阻严重，仅能进流食或滴水不进者。

(3)病变长度≥10cm。

(4)伴纵隔、锁骨上和(或)颈部淋巴结转移、声带麻痹者。

(5)有远处转移，为缓解进食困难或因病变压迫气管等症状。

(6)复发病例。

(7)手术未能切除者。

2. 姑息性放射治疗禁忌证　　已有食管穿孔，恶病质。

3. 姑息性放射治疗照射范围及剂量　　超过病变两端各 2cm 左右，不包括淋巴结引流区，前后两垂直野或一个局部照射野，剂量不超过 DT50Gy/5w。

(三)术后放射治疗

1. 术后放射治疗适应证

(1)根治性手术后，具有以下高危因素之一者：淋巴结阳性、切缘阳性、淋巴结清扫不彻底、估计有亚临床病灶。

(2)姑息性手术，肿瘤和(或)淋巴结残留。

(3)术后吻合口复发。

(4)其他部位转移。

(5)术后既无残留也无淋巴结转移，仅行预防照射者。

2. 术后放射治疗照射范围及剂量

(1)术后放射治疗时间：手术后 3～4 周内。

(2)局部照射野：包术中所留置银夹周围的范围，常规照射，剂量 DT50～60Gy/5～6w。

(3)术后既无残留也无淋巴结转移：行预防照射者，剂量 DT50～54Gy/5～6w。

(四)食管癌腔内后装放射治疗

食管癌腔内后装放射治疗是外照射后的局部补充治疗和姑息性治疗手段之一。

对局部症状缓解率较高，但没有提高远期生存率，且放射性食管炎、溃疡、狭窄等并发症明显增加，临床上应严格掌握适应证。

1. 配合外照射的适应证

(1)足量外照射结束时局部仍有残存。

(2)外照射后局部复发。

(3)术后吻合口复发或有残存癌。

(4)颈段食管癌常规外照射难以避开脊髓。

2. 单纯腔内后装放射治疗的适应证

(1)术后吻合口复发或有残存。

(2)外照射后局部复发。

(3)对不能手术又不能外照射的严重梗阻者,缓解局部症状的姑息治疗。

(4)早期小表浅肿瘤,确无区域淋巴结及远处转移者。

3. 禁忌证

(1)恶病质。

(2)颈段食管癌及食管严重梗阻施源器无法通过者。

(3)影像学伴有明显深在的溃疡或食管穿孔前征象。

(4)严重的胸背部或下咽痛。

(5)食管气管瘘。

(6)伴有严重其他系统相关疾病者。

(五)放射治疗技术

食管癌具有局部侵犯和沿食管黏膜向上、下两端蔓延性生长的生物学特性。照射野的设计要取决于对病变的部位、长度、食管周围侵犯程度及与周围组织的关系等因素的综合考虑;确定照射野的大小、数量、各野的入射角、是否加用楔形板及各照射野间的剂量比等。

采用源瘤距两野、三野或多野等中心照射、3D-CRT 或 IMRT 精确放射治疗技术。

1. 常规放射治疗技术

(1)照射野设计

1)颈段、胸上段食管癌:多采用两前斜野等中心,野宽 4.5~5.0cm、机架角 50°或 60°、加 30°或 45°的楔形板照射技术。

2)胸上段食管癌:常用两前斜野等中心,两野夹角 60° ~120° 、加 15° 或 30° 的楔形板照射技术;或三野(前正中垂直野、左右两后斜野)等中心交叉照射,野宽 5~6cm,三野按 1:1:1 分配剂量。

3)胸中、下段食管癌:三野等中心(一前两后斜)照射,野长超出病变上、下端各 3~4cm,前野宽 6~8cm,后野宽 6~7cm,后斜野机架角±130° 。

胸下段食管癌:按照区域转移淋巴结转移规律设计照射野,包胃左动脉旁淋巴结、腹腔动脉旁淋巴结等。

4)分期较晚者:前后对穿等中心照射,DT36~40Gy 后,改斜野等中心,避开脊髓继续照射。

5)后程加速超分割(LCAF)放射治疗技术:前 4 周常规分割照射剂量 DT40Gy 后,改用 1.5Gy/次、2 次/天、间隔 6 小时以上的加速超分割照射,总剂量 DT60~66Gy。

(2)放射源:^{60}Co-γ 射线或 4MV~8MV-X 射线。

(3)照射剂量:常规照射,1.8~2Gy/次,1 次/天,5 次/w,原发病灶 DT60~70Gy/6~7w;锁骨上区预防照射剂量 DT50Gy。

2. 三维适形(3D-CRT)和调强适形放射治疗(IMRT)技术 该技术可提高食管癌靶区放射治疗的准确性,可对靶体积、正常组织和危及器官受到照射的剂量和体积给予评估、保护,降低放射治疗的损伤。

食管癌精确放射治疗照射靶区范围的界定、最佳照射剂量等国内外尚无统一标准。目前,食管癌的放射治疗靶区勾画可考虑如下设定。

(1)靶区设定

1)根治性放射治疗靶区

原发灶区(GTVnx):临床和影像学检查的食管癌原发肿瘤及其侵犯的区域。

受累淋巴结区(GTVnd):临床触及和(或)影像学观察到的肿大淋巴结(影像学观察到的肿大淋巴结推荐标准:颈部淋巴结短径 10mm、纵隔气管分叉以上淋巴结短径 5mm、气管分叉以下淋巴结短径 10mm、局部多个淋巴结或淋巴结融合、腹部淋巴结短径 10mm)。

CTV46～50：GTVnx 上下各 3～5cm 长度的食管、GTVnd 和相应区域淋巴结(颈段食管癌包括双侧颈部、双侧锁骨上区、部分纵隔淋巴结；胸上段食管癌包括双侧锁骨上区、纵隔淋巴结；胸中段食管癌包括纵隔淋巴结；胸下段食管癌包括纵隔及胃左、胃小弯侧淋巴结)。

CTV60～64：GTVnx 上下各 1.5～2cm 长度的食管和 GTVnd。

PTV：由 CTV 外扩 0.5～0.8cm。

2)术前放射治疗靶区

原发灶区(GTVnx)：临床和影像学检查的食管癌原发肿瘤及其侵犯的区域。

受累淋巴结区(GTVnd)：临床触及和(或)影像学观察到的肿大淋巴结。

CTV40～50：GTVnx 上下各 3～5cm 长度的食管、GTVnd 和纵隔淋巴引流区(上界不超过锁骨头平面)。

PTV：由 CTV 外扩 0.5～0.8cm。

3)术后放射治疗靶区

原发灶区(GTVnx)：影像学检查的食管癌原发肿瘤及其侵犯的区域。

受累淋巴结区(GTVnd)：影像学观察到的肿大淋巴结。

CTV46～50：双侧锁骨上区、纵隔淋巴引流区和食管瘤床。

CTV60～64：GTVnx 和 GTVnd。

PTV：由 CTV 外扩 0.5～0.8cm。

(2)放射治疗剂量：根治性放疗 60～64Gy；术前放疗 40～50Gy；术后放疗 46～64Gy，根据病灶具体情况进行调整；单纯放疗亦可考虑采用后程加速超分割，照射剂量 DT36～40Gy，2Gy/次，后改为 1.5Gy/次，每天 2 次，至总量 DT68～70Gy。

(六)食管癌同期放化疗

以铂类或 5-氟尿嘧啶(5-FU)为基础的化疗方案。

1. 顺铂(DDP)+ 5-FU　DDP 总量 75～100mg/m², 5-FU 总量 2.4～4.0g/m², 每 3～4 周 1 次。

2. 紫杉醇/多烯紫杉醇 + DDP/卡铂(CBP)

(1)多烯紫杉醇 50～70mg/m², 或紫杉醇 135～175mg/m²；DDP 总量 80～100mg/m², 或 CBP AUC = 5～6，每 3～4 周 1 次。

(2)多烯紫杉醇 20～30mg/m², 或紫杉醇 60～75 mg/m²；DDP 20～30mg/m², 或 CBP AUC = 2，每周 1 次。

(七)食管癌术后放化疗

胸下段或胃食管结合部腺癌：5-FU/卡培他滨。

(八)放疗不良反应及处理

1. 全身放射治疗反应

2. 局部放射治疗反应

(1)放射性食管炎。

(2)放射性气管炎。

(3)穿孔

1)原因：由肿瘤消退速度与正常组织修复速度不均衡所致。

2)表现：①呛咳；②发热；③胸背不适、疼痛；④白细胞增高。

3)处理：①禁食、禁水，停放疗；②有效抗炎、高营养、高蛋白等治疗；③食管支架介入治疗。

(4)出血。

(5)食管单纯瘢痕狭窄：严重者选择物理扩张或手术治疗。

(九)随访内容

食管癌肿瘤完全消退后，第一年内每 3 个月复查一次，此后每 6 个月复查一次，每次检查血常规、肝和肾功能、食管吞钡 X 线/食管内镜、胸及腹部 CT，出现骨痛、ALP 或血钙异常升高者，考虑全身 SPECT 检查以排除骨转移。

（夏耀雄　秦继勇　李　涛）

第二十九章　原发性支气管肺癌

第一节　概　　述

原发性支气管肺癌（pulmonary carcinoma，简称肺癌），是指来源于支气管黏液腺、细支气管上皮及肺泡上皮的恶性肿瘤。

肺癌发生，与主动或被动吸烟、空气污染、职业性因素及家族易感因素等有关。肺癌的发生，与每日吸烟的支数及年限等成正比。

肺癌的临床症状表现轻重，与肿瘤的发生部位、病理类型、肿块的大小和发展速度等有关。

一、解剖及病理

（一）肺的解剖及淋巴引流

1. 肺脏　位于胸廓内纵隔的两侧，表面覆盖有脏层胸膜，壁层胸膜则附在胸壁内侧、膈肌和纵隔上。左肺 2 个叶，右肺 3 个叶，气管于胸腔入口进入上纵隔，在 T_5 水平分为左、右支气管。左、右支气管，肺动、静脉，支气管动、静脉和淋巴组织等组成了肺门结构。

2. 肺的淋巴引流　肺脏淋巴分布丰富，浅层与脏层胸膜、深层与支气管、肺血管相并行后汇集肺门。把胸腔淋巴结分为 14 个区。

1 区：为上纵隔上部淋巴结。

2 区：为气管旁淋巴结。

3 区：为气管前、血管后淋巴结。

4 区：为气管支气管淋巴结。

5 区：为主动脉弓下（主动脉肺动脉窗）淋巴结。

6 区：为主动脉弓旁淋巴结（升主动脉或膈神经）。

7 区：为隆突下淋巴结。

8 区：为食管旁淋巴结。

9 区：为肺韧带淋巴结。

10 区：为气管周围、肺门淋巴结。

11 区：为叶支气管间淋巴结。

12 区：为叶支气管周围淋巴结。

13 区：为段支气管周围淋巴结。

14 区：为亚段支气管周围淋巴结。

1～9 区淋巴结称为纵隔淋巴结，10～12 区淋巴结称为肺门淋巴结，13、14 区淋巴结称为肺内淋巴结。

肺癌的淋巴转移：先至同侧肺门，后到隆突下淋巴结、纵隔淋巴结、锁骨上淋巴结，最后进入血液循环。

（二）病理类型

1. 根据肺癌的发生部位分类　分为中心型肺癌（以鳞癌或小细胞癌最多见）、周围型肺癌（腺癌多见）、弥漫型肺癌（多为腺癌和肺泡细胞癌）三型。

2. 根据肺癌的生长方式分类　分为管内型、管腔浸润型、肿块型、球型、弥漫浸润型五型。

3. 肺癌的组织学类型分类

(1)鳞状细胞癌：包括乳头状癌、透明细胞癌、小细胞样癌、基底细胞癌。生长较缓慢，中心常发生坏死而伴有偏心厚壁空洞，多伴有肺门淋巴结的转移，血行转移较晚，对射线中度敏感。

(2)腺癌：包括腺泡状腺癌，乳头状腺癌，细支气管-肺泡细胞癌及混合型癌。早期即可出现淋巴、血行或胸膜的转移，对放射治疗、化学治疗敏感性均较差。

(3)小细胞癌：包括雀麦细胞癌和复合雀麦细胞癌。多为中心型，病情进展迅速，恶性度极高，常侵犯周围组织，早期即可出现广泛的淋巴及血行转移，对放射治疗和化学治疗均敏感。

(4)大细胞癌：包括大细胞神经内分泌性癌、透明细胞癌、淋巴上皮样癌、大细胞伴横纹肌样癌。周围型多见，常伴有淋巴结转移，对射线中度敏感。

(5)腺鳞癌：少见，对放射治疗、化学治疗低度敏感，需综合治疗。

(6)类癌：极少见，对射线不敏感。

(7)支气管唾液腺癌：包括腺样囊性癌，黏液表皮样癌等，偶见，对射线不敏感。

(8)多形性癌伴肉瘤样成分：极少见，对射线不敏感。

4. 病理检查

(1)痰细胞学检查(>3 次)，纤维支气管镜检查并取活检。

(2)未能取得病理者，可选择经皮肺穿刺、浅表淋巴结穿刺、胸腔积液细胞学、纵隔镜或胸腔镜检查，必要时结合免疫病理学检查和(或)电镜检查。

(3)小细胞肺癌外周血常规异常，考虑行骨髓穿刺检查。

由于肿瘤的生物学行为不同，肺癌分为两大类：小细胞肺癌(small cell lung cancer，SCLC)和非小细胞肺癌(nonsmall cell lung cancer，NSCLC)，后者包括除小细胞肺癌以外的其他所有上皮源性肺癌。

二、分　　期

肺癌的分期采用美国癌症联合委员会(AJCC)和国际抗癌联盟(UICC)于 2009 年联合制定的第七版 TNM 分期标准。

此分期适用于非小细胞肺癌、小细胞肺癌、支气管肺类癌，但不适用于肉瘤和其他罕见肿瘤。需经组织病理学确诊，并根据组织学类型进行分类。

肺癌的 TNM 分期的检查流程如下。

T 分期：体格检查、影像学检查、内镜检查和(或)手术探查。

N 分期：体格检查、影像学检查、内镜检查和(或)手术探查。

M 分期：体格检查、影像学检查和(或)手术探查。

区域淋巴结为胸内淋巴结(纵隔、肺门、肺叶、叶间、段和亚段淋巴结)、斜角肌及锁骨上淋巴结。

(一)TNM 分期

1. T：原发肿瘤

Tx：原发肿瘤不能评估；或在痰液、支气管冲洗液中找到肿瘤细胞，但影像学或支气管镜检没有可视肿瘤。

T0：没有原发肿瘤的证据。

Tis：原位癌。

T1：肿瘤最大直径≤3cm，被肺或脏层胸膜包绕，支气管镜检肿瘤没有累及叶支气管以上(即没有累及主支气管)。

T1a：肿瘤最大直径≤2cm[1]。

T1b：肿瘤最大直径>2cm，但≤3cm[1]。

T2：肿瘤最大直径＞3cm，但≤7cm；或肿瘤符合以下特征之一[2]。累及主支气管，但距隆突≥2cm；累及脏层胸膜；伴有扩展到肺门的肺不张或阻塞性肺炎，但不累及全肺。

T2a：肿瘤最大直径＞3cm，但≤5cm。

T2b：肿瘤最大直径＞5cm，但≤7cm。

T3：肿瘤＞7cm或直接侵犯下列结构之一。

胸壁（包括上沟瘤）、膈肌、膈神经、纵隔胸膜、心包壁层；或肿瘤位于距隆突2cm以内的主支气管[1]，但尚未累及隆突；一侧全肺不张或阻塞性肺炎；或原发肿瘤同一肺叶内出现单个或多个分离肿瘤结节。

T4：任何大小的肿瘤侵犯下列结构之一。

纵隔、心包、大血管、气管、喉返神经、食管、椎体、隆突；原发肿瘤同侧不同肺叶内出现单个或多个肿瘤结节。

2. N：区域淋巴结

Nx：区域淋巴结转移无法确定。

N0：无区域淋巴结转移。

N1：转移至同侧支气管周围淋巴结和（或）同侧肺门淋巴结和肺内淋巴结，包括肿瘤直接侵犯。

N2：转移至同侧纵隔和（或）隆突下淋巴结。

N3：转移至对侧纵隔、对侧肺门淋巴结，同侧或对侧斜角肌，或锁骨上淋巴结。

注：pN0肺门和纵隔淋巴结切除标本，组织学检查通常需要包含至少6个/站淋巴结。其中3个/站淋巴结来自包括隆突下淋巴结在内的纵隔淋巴结，3个/站来自N1淋巴结。最好根据IASLC图表的定义对淋巴结进行标记。如果所有淋巴结检查均为阴性，但是检查的数目没有达到要求，仍可归类为pN0分期。

3. M：远处转移

M0：没有远处转移。

Ml：有远处转移。

M1a：对侧肺叶单个或多个肿瘤结节；胸膜多个肿瘤结节或恶性胸膜腔积液或恶性心包积液。

M1b：远处转移。

注：（1）任何大小的不常见的表浅肿瘤，只要局限于支气管壁，即使累及主支气管，也定义为Tla。

（2）具有这些特征，并且肿瘤最大直径≤5cm或最大直径不能确定者，定义为T2a；具有这些特征并且肿瘤最大直径＞5cm但≤7cm定义为T2b。

（3）大部分肺癌的胸腔（心包）积液是由肿瘤引起的，但在少部分患者中，如果对胸腔（心包）积液进行了多次显微镜下细胞学检查均未能找到癌细胞，且积液为非血性和非渗出性的，则临床积液与肿瘤无关，这种积液不影响肺癌分期，应定义为M0。

（二）临床分期

肺癌临床分期标准见表4-29-1。

表 4-29-1　肺癌临床分期标准

临床分期	T	N	M
隐匿性癌	Tx	N0	M0
0期	Tis	N0	M0
ⅠA期	T1a，T1b	N0	M0
ⅠB期	T2a	N0	M0
ⅡA期	T2b	N0	M0
	Tla，T1b	N1	M0

续表

临床分期	T	N	M
ⅡA 期	T2a	N1	M0
ⅡB 期	T2b	N1	M0
	T3	N0	M0
ⅢA 期	T1a～b；T2a～b	N2	M0
	T3	N1～2	M0
	T4	N0～1	M0
ⅢB 期	T4	N2	M0
	任何 T	N3	M0
Ⅳ期	任何 T	任何 N	Ml

　　小细胞肺癌也可采用上述临床分期标准；由于小细胞肺癌恶性度高，多数患者在确诊时已为Ⅲ、Ⅳ期而不适合进行 TNM 分期，临床上仍采用美国退伍军人医院制订的分期，如下。

　　1. 局限期（limited disease）　指肿瘤局限于一侧胸腔、有和（或）无同侧肺门及纵隔、前斜角肌及锁骨上淋巴结转移，但不能有明显的上腔静脉压迫、声带麻痹和胸腔积液；

　　2. 广泛期（extensive disease）　指肿瘤的发展已扩展到胸腔外，已超过局限期。

三、肺癌筛查、检查

（一）采用 LDCT 对高危人群开展肺癌筛查

　　低剂量 CT（1ow-dose computed tomography，LDCT）发现早期肺癌的敏感度是常规胸片的 4～10 倍，可以检出早期周围型肺癌。采用 LDCT 对高危人群开展肺癌筛查，有益于发现早期肺癌，提高治愈率。

　　美国国立综合癌症网（national comprehensive cancer network，NCCN）指南中提出的肺癌筛查风险评估因素包括：吸烟史（现在和既往）、氡暴露史、职业史、患癌史、肺癌家族史、疾病史（慢阻肺或肺结核）、烟雾接触史（被动吸烟暴露）。

　　将风险状态，分三组，具体如下。

　　1. 高危组　年龄 55～74 岁，吸烟史≥30 包/年，戒烟史<15 年（1 类）；或年龄≥50 岁，吸烟史≥20 包/年，另外具有被动吸烟除外的 1 项危险因素（2B 类）。

　　2. 中危组　年龄≥50 岁，吸烟史或被动吸烟接触史≥20 包/年，无其他危险因素。

　　3. 低危组　年龄<50 岁，吸烟史<20 包/年。

　　NCCN 指南建议高危组进行肺癌筛查，不建议低危组和中危组进行筛查。

（二）肺癌检查

　　1. 影像学检查　主要包括：X 线胸片、CT、磁共振成像（magnetic resonance imaging，MRI）、超声、核素显像、正电子发射计算机断层扫描（positron emission tomography / computed tomography，PET-CT）等方法。主要用于肺癌诊断、分期、再分期、疗效监测及预后评估等。在肺癌的诊治过程中，应根据不同的检查目的，合理、有效地选择一种或多种影像学检查方法。

　　2. 内镜检查　支气管镜检查、经支气管针吸活检术（transbronchial needle aspiration，TBNA）和超声支气管镜引导的经支气管针吸活检术（endobronchial ultrasound-guided transbronchial needle aspiration，EBUS-TBNA）、经支气管肺活检术（transbronchial lung biopsy，TBLB）、纵隔镜检查、胸腔镜检查。

　　3. 其他检查技术　痰细胞学检查、TFNA（可在 CT 或超声引导下进行胸内肿块或淋巴结的穿刺)、胸腔穿刺术、胸膜活检术、浅表淋巴结及皮下转移结节活检术。

4. 血清学肿瘤标志物检测 临床应用于肺癌的辅助诊断、疗效监测、随访观察。癌胚抗原(carcinoembryonic antigen，CEA)，神经元特异性烯醇化酶(neuron-specific enolase，NSE)，细胞角蛋白片段 19(cytokeratin fragment，CYFRA21-1)和胃泌素释放肽前体(progastrin-releasing peptide，proGRP)，以及鳞状上皮细胞癌抗原(squamous cell carcinoma antigen，SCC)等。

四、非小细胞肺癌高危及预后不良因素

(一)非小细胞肺癌高危因素

1. 低分化癌。

2. 侵犯脉管。

3. 楔形切除术。

4. 肿瘤靠近切缘。

5. 肿瘤大于 4cm。

6. 脏层胸膜受累。

7. N1～3。

(二)非小细胞肺癌预后不良因素

1. 纵隔淋巴结清扫不充分。

2. 淋巴结包膜外侵犯。

3. 多个肺门淋巴结阳性。

4. 肿瘤靠近切缘。

五、影响肺癌的预后因素

与患者一般状况、肿瘤部位及范围、病理类型、临床分期和治疗因素相关；其中，最重要的是临床分期，分期决定了治疗方案的选择。

按组织学分类，鳞状细胞癌的预后最好，其次是腺癌和大细胞未分化癌，小细胞未分化癌的预后最差。

肺癌的局部未控是发生远处转移的根源，最终导致治疗的失败。

第二节 治 疗

一、治 疗 原 则

(一)综合治疗原则

采取多学科综合治疗，与个体化治疗相结合的原则。

应根据患者机体的一般状况、肿瘤的部位及范围、病理组织学类型和分子分型、侵及范围、临床分期和发展趋向等，采取多学科综合治疗的模式，结合细胞分子生物学，有计划地、合理地应用现有的多种治疗手段(手术、化疗、放疗和分子靶向治疗等)进行多学科综合、有效的治疗，以最适宜的经济费用、取得最好的治疗效果；同时，最大限度地延长患者的生存时间，控制肿瘤进展和改善患者的生活质量，提高生存率。

诱导化疗或巩固化疗的必要性及是否需要维持治疗，目前未得到统一答案。

同步放化疗是目前标准治疗模式，同步放化疗目前首推 EP 和 NP 方案。

放疗最佳方案，放疗与生物靶向治疗的联合应用能否减轻毒副作用、提高生活质量和疗效，也需要进一步探讨；靶向药物联合放疗的临床试验正在进行。

（二）放射治疗原则

肺癌放射治疗包括：根治性放疗、姑息放疗、辅助放疗和预防性放疗等。

1. 根治性放疗　适用于 Karnofsky 功能状态评分标准评分≥70 分的患者，包括：因医源性或（和）个人因素不能手术的早期 NSCLC、不可切除的局部晚期 NSCLC 和局限期 SCLC。

2. 姑息性放疗　适用于对晚期肺癌原发灶和转移灶的减症治疗。对于 NSCLC 单发脑转移灶，手术切除患者，可以进行术后全脑放疗；广泛期 SCLC 的胸部放疗。

3. 辅助放疗　适应于术前放疗、术后放疗切缘阳性（R1 和 R2）的患者；外科探查不够的患者或手术切缘近者；对于术后 pN2 阳性的患者，鼓励参加术后放疗的临床研究。

术后放疗设计，应当参考患者手术病理报告和手术记录。

4. 预防性放疗　适用于全身治疗有效的 SCLC 患者全脑放疗。

5. 同步放化疗　适用范围：不能手术的ⅢA 及ⅢB 期患者，建议同步放化疗方案为 EP 方案（足叶乙苷+顺铂）、NP 方案（长春瑞滨+顺铂）和含紫杉类 TC 方案（紫杉醇、卡铂）。如果患者不能耐受，可以行序贯化放疗。

接受放化疗的患者，潜在毒副作用会增大，治疗前应当告知患者。

放疗设计和实施时，应当注意对肺、心脏、食管和脊髓的保护。治疗过程中，应当尽可能避免因毒副作用处理不当导致的放疗非计划性中断。

接受放疗或放化疗的患者，治疗休息期间，应当予以充分的监测和支持治疗。

6. 放射治疗技术　采用三维适形放疗、调强放疗技术或图像引导放疗等先进的放疗技术，建议在具有优良的放射物理技术条件下，开展立体放射治疗（stereotactic body radiation therapy，SBRT）。

放疗靶区勾画时，推荐增强 CT 定位或 PET-CT 定位。可以参考 PET-CT 的肿瘤生物影像，在增强 CT 定位影像中勾画肿瘤放疗靶区。

二、非小细胞肺癌放射治疗

（一）非小细胞肺癌综合治疗原则

Ⅰ～ⅢA 期：首选手术或手术为主综合治疗，术后放、化疗。因高龄或内科原因不能手术或拒绝手术者，可行根治放疗，可获得和手术相似的局部控制率。

ⅢB 期：根据病理采用根治性放疗、化疗或放、化综合治疗。

Ⅳ期：适当行全身化疗，或局部姑息放疗或支持治疗。

术后评价切除的原发灶和淋巴结的完整病理诊断：断端阳性、肺门和（或）纵隔淋巴结转移、手术切除不彻底、肿瘤残留，行术后放射治疗。

（二）非小细胞肺癌放射治疗适应证

1. 因身体原因，不能手术治疗的早期 NSCLC 患者的根治性治疗。

2. 可手术患者的术前及术后辅助治疗。

3. 局部晚期病灶，无法切除患者的局部治疗。

4. 晚期不可治愈患者的重要姑息治疗手段。

（三）非小细胞肺癌放射治疗策略

1. Ⅰ期 NSCLC　因医学条件不适合手术或拒绝手术时，大分割放射治疗是有效的根治性治疗手段，推荐 SBRT。

分割原则应是大剂量、少分次、短疗程，分割方案可根据病灶部位、距离胸壁的距离等因素综合考虑，通常给予总剂量 BED≥100Gy。

制订 SBRT 计划时，应充分考虑、谨慎评估危及器官组织如脊髓、食管、气管、心脏、胸壁及臂丛神经等的放疗耐受剂量。

2. 对于接受手术治疗的 NSCLC

(1)术后病理手术切缘阴性、而纵隔淋巴结阳性(pN2 期)：除常规接受术后辅助化疗外，建议加用术后放疗，建议采用先化疗后序贯放疗的顺序。

(2)对于切缘阳性、pN2 期肿瘤：如果患者身体许可，建议采用术后同步放化疗。对切缘阳性的患者，放疗应当尽早开始。

3. 因身体原因，不能接受手术的 Ⅱ ～ Ⅲ 期 NSCLC

(1)如果身体条件许可，应当给予适形放疗结合同步化疗。

(2)对于有临床治愈希望的患者，在接受放疗或同步放化疗时，通过更为适形的放疗计划和更为积极的支持治疗，尽量减少治疗时间的中断或治疗剂量的降低。

4. 对于有广泛转移的Ⅳ期 NSCLC

(1)部分患者可以接受原发灶和转移灶的放射治疗，以达到姑息减症的目的。

(2)当患者全身治疗获益明显时，可以考虑采用SBRT技术治疗残存的原发灶和(或)寡转移灶，争取获得潜在根治效果。

(四)非小细胞肺癌放射治疗

1. 根治性放射治疗

(1)由于医学原因，不能耐受手术治疗或者拒绝手术的Ⅰ～Ⅱ和Ⅲ期患者，行单纯放疗；对N0、且最大直径小于 5cm 的周围型病变，可考虑立体定向放疗(SBRT)。

(2)不可手术切除的Ⅲ患者。

(3)ⅢA 期患者术后。

(4)ⅢA(N2)不宜手术和ⅢB 期的有利型患者(一般情况较好，没有明显体重下降)的标准治疗是同期放、化疗，可辅以 2～3 个疗程巩固化疗。

(5)术后病理提示 N2 及切缘阳性患者，推荐术后同步放化疗。

2. 术前放射治疗　肺尖癌伴 Pancoast 综合征者，术前应常规行同期放化疗。

3. 术后放射治疗

(1)建议肺癌术后 4 周内接受放射治疗，杀灭残存肿瘤或亚临床病灶。

1)Ⅰ期：切缘阴性，无淋巴结转移，不放疗。

2)切缘阴性，纵隔淋巴结阳性，2～4 个周期化疗后行局部放疗；切缘阳性，先术后放疗，后辅助化疗。

3)诱导化疗后手术，术后放射治疗指征见下述。

(2)术后放射治疗指征

1)有明确肿瘤残留、术中肉眼残留和术后影像学显示肿瘤残留者：推荐术后放、化疗。

2)切缘阳性者：推荐术后放、化疗。

3)手术切缘较少靠近肿瘤(切缘距离肿瘤边缘不足 0.5cm)或纵隔淋巴结阳性者：建议术后放疗并联合辅助化疗。

4)对术后证实纵隔淋巴结阳性、切缘阴性：首选术后放疗并联合辅助化疗。

5)术后病理证实有肺门或纵隔淋巴结转移而清扫不彻底者：术后放、化疗。

6)术中没有行区域淋巴结清扫。

7)肿瘤穿破淋巴结的包膜进入周围组织。

8)任何 T4(除外同侧肺内多个孤立性结节或恶性胸腔积液)。

4. 姑息性放射治疗　晚期肺癌的姑息性治疗，或任何期别、有明显症状、肿瘤急诊者，可选择放射治疗，加或不加化疗。

晚期肺癌患者姑息放疗的主要目的，是为了解决因原发灶或转移灶导致的局部压迫症状、骨转移导致的疼痛及脑转移导致的神经症状等，缓解患者症状、控制病情和提高患者生存质量为目的。

可考虑应用于缓解晚期患者有脑转移、骨转移、脊髓压迫、严重大气道堵塞、大咯血和上腔静脉压迫导致的症状，控制因肿瘤浸润导致的症状、出血、疼痛及阻塞性炎症。

采用低分割照射技术，使患者更方便得到治疗，同时可以更迅速地缓解症状。

放疗剂量和分割方式：根据放疗部位和姑息程度，个体化选择；完整包括所见肿瘤，对淋巴结引流区域仅行累及野照射。

5. 放射治疗照射范围

(1)根治性放疗照射范围：累及野照射，淋巴结引流区不行或选择性预防性照射

1)Ⅰ期：照射肿瘤，淋巴结引流区不做预防性照射。

2)Ⅱ、ⅢA期：原发灶、肺门转移和纵隔淋巴结引流区的亚临床病灶。

3)ⅢB期：影像学所显示肿瘤和转移淋巴结。

4)肺尖癌：原发病灶、同侧的锁骨上区，肺门无肿大淋巴结不包肺门及纵隔。

5)诱导化疗后：化疗后可见肿瘤和化疗前异常的淋巴结；若化疗后达 CR 者，包治疗前肿瘤和淋巴结所在区域；若化疗期间肿瘤进展，包所见肿瘤。

(2)术后放疗照射范围

1)纵隔清扫无转移：包残留部位或切缘。

2)N1～2：包残留转移淋巴结区域；原发灶上叶，包同侧肺门和两上纵隔；下叶，包全纵隔；上纵隔淋巴结残留，应包锁骨上区。

3)肿瘤残留同时有 N1～2：包残留原发病灶和同侧肺门及纵隔淋巴结。

(3)放射源：6MV～15 MV-X 射线。

(4)根治性剂量：常规照射 DT40～46Gy；改野照射，鳞癌 DT60～66Gy/6～7w，腺癌 DT60～70Gy/6～7w；锁骨上淋巴结转移 DT60～66Gy/6～7w。

三、小细胞肺癌放射治疗

1. 小细胞肺癌综合治疗原则　初始治疗要基于临床分期和病变范围而定。

(1)局限期：化疗基础上辅以放疗，辅原发肿瘤局部手术或放射治疗，同期放、化疗值得提倡。对临床分期Ⅰ期，可考虑行肺叶切除术加纵隔淋巴结清扫。

(2)广泛期：在化疗的基础上辅以姑息性放疗，化疗后局部残存病灶可行放射治疗。

2. 小细胞肺癌放射治疗策略　放化疗综合治疗是局限期 SCLC 的标准治疗。

(1)局限期：建议初始治疗就行同步化放疗或先行 2 个周期诱导化疗后，行同步化放疗。

1)如果患者不能耐受，也可行序贯化放疗。

2)如果病情允许，局限期 SCLC 的放射治疗应当尽早开始，可以考虑与第 1 或第 2 个周期化疗同步进行。

3)如果病灶巨大，放射治疗导致肺损伤的风险过高的话，也可以考虑在第 3 个周期化疗时同步放疗。

(2)广泛期：远处转移灶经化疗控制后，加用胸部放疗也可以提高肿瘤控制率，延长生存期。

3. 小细胞肺癌治疗评价和后续治疗

(1)治疗达完全缓解或接近完全缓解者，给予脑预防性照射。

(2)治疗后肿瘤进展或明显残留者，给予支持治疗和其他辅助治疗。

(3)治疗后复发者，再次治疗依据复发时间、部位而定。

1）治疗后无瘤生存时间超过 3 个月者，使用初次治疗的化疗方案，仍可有较高的缓解率。

2）治疗后短期内复发者，必须使用二线方案治疗。

4. 小细胞肺癌根治性放疗适应证

（1）无远处转移。

（2）手术禁忌或拒绝手术的周围型孤立病变。

5. 照射范围

（1）化疗前肿瘤范围。

（2）化疗后达 CR 者，包化疗前肿瘤的范围。

（3）化疗同时对有症状转移灶，行姑息性放疗。

6. 放射源　6MV～15 MV-X 线、9MeV～15MeV 电子线，锁骨上区用混合线治疗。

7. 常规放疗剂量　DT50～56Gy/5～6w。

8. 脑预防性照射（prophylactic carnial irradiation，PCI）　适应证：根治性手术，没有发现新的转移病灶者；局限期，放、化综合治疗后达完全缓解。

（1）局限期 SCLC：在胸内病灶经治疗达到完全缓解后，推荐行脑预防性照射；达到部分缓解的患者，也推荐行脑预防性照射。

（2）广泛期 SCLC：在化疗有效的情况下，行脑预防性照射亦可降低 SCLC 脑转移发生的风险。

脑预防性照射推荐时间，为所有化放疗结束后 3 周左右进行；之前应行增强脑核磁检查，以排除脑转移。建议全脑放疗剂量为 DT25～36Gy/2～2.5w，如 2 周内，分 10 次完成。

SCLC 全脑预防照射的决定应当是医患双方充分讨论，根据每例患者的情况权衡利弊后确定。

四、三维或调强适形放射治疗

仰卧位，双上肢外展上举、双手交叉置头顶，真空袋或体膜下颈、胸部和上腹部固定。

（一）放疗计划的靶区定义

1. 放疗计划的靶区　包括肺部原发灶、胸腔阳性淋巴结、原发灶的亚临床病灶、胸腔淋巴结区域及计划靶区。

原发灶（GTVT）：包括影像学可见的肺部原发肿瘤体积。

阳性淋巴结（GTVN）：包括影像学或病理为阳性的胸腔淋巴结，包括：区域淋巴结短径≥10mm；淋巴结坏死或包膜外侵犯；同一结区内≥3 个淋巴结成簇状出现；PET-CT 显像阳性；纵隔镜检查病理为阳性。

原发灶的亚临床区域（CTVT）：GTVT + 6mm 或 8mm（鳞癌外扩 6mm，腺癌、小细胞癌及其他病理类型外扩 8mm）；对无明显证据显示有纵隔、胸壁、心脏及相邻肺叶侵犯等证者，均以此为边界修回。

淋巴结亚临床区域（CTVN）：包括阳性淋巴结所在区域的引流间隙，无明显证据显示有血管、食管等周围正常组织侵犯者，边界均以引流间隙为外界修回。

PTV：依据不同部位肿瘤的运动幅度及采用的摆位技术而定，可选择在 CTV 外扩 5～15mm。

原发区域的计划靶区（PTVT）：CTVT +（10～15）mm（上肺 10mm，中下肺 15mm）；头脚为主要活动方向，可参照模拟机或 4D-CT 下观察到的肺呼吸、肿瘤运动幅度，个体化确定；前后及侧向 PTVT 外扩 10mm。

淋巴结区域的计划靶区（PTVN）：CTVN +（5～8）mm，包括大血管搏动、呼吸运动及摆位误差；对接近肺门或肺门的淋巴结，头脚方向活动相对较大，可参照 PTVT 外扩。

2. 勾画靶区时注意

（1）肿瘤勾画在 CT 肺窗。

（2）伴肺不张，加用 PET-CT，有助肿瘤、淋巴结勾画。

(3)肺上沟癌借助 MRI。

(二)射野方式及照射剂量

尽量采用三维 CT 的定位方式,个体化设计多野照射。

照射剂量根据综合治疗模式和敏感器官的受照程度给予,主要参考条件:肺V_{20}≤30%(特殊情况下最高不得超过 35%)、平均肺受照剂量(MLD)≤17Gy、脊髓最高剂量<50Gy。

立体定向放疗(SBRT):Local control>90% with ablative dose(BED>100 Gy to PTV),54 Gy in 3 次、50(48)Gy in 4 次、70 Gy in 10 次。

1. 非小细胞肺癌放疗

1)单纯放疗和放、化疗综合治疗的目的、靶区、分割方式见表 4-29-2。

表 4-29-2　非小细胞肺癌放疗目的、靶区、分割方式

期别	治疗目的/方法	靶区名称	单次剂量	总剂量/次数
T1～2	根治性/常规分割放疗	GTVT	2Gy	≥70Gy/35 次
N0	根治性/立体定向放疗	GTVT	15Gy	45Gy/3 次
		GTVT	12Gy	48Gy/4 次
		GTVT	10Gy	50Gy/5 次
		GTVT	7.5Gy	60Gy/8 次
T1～4	根治性/常规分割放疗	GTVT	2Gy	≥60Gy/30 次
N1～3		CTVT	2Gy	40～50Gy/20～25 次
		GTVN	2Gy	≥60Gy/30 次
		CTVN	2Gy	40～50Gy/20～25 次
	姑息性/常规分割放疗	GTVT	2Gy	尽量 60Gy/30 次
		CTVT	2Gy	40～50Gy/20～25 次
		GTVN	2Gy	尽量 60Gy/30 次
		CTVN	2Gy	40～50Gy/20～25 次

2)放疗联合手术综合治疗的模式、分割方式见表 4-29-3。

表 4-39-3　非小细胞肺癌放疗联合手术综合治疗模式、分割方式

治疗模式	病理情况	单次剂量	总剂量/次数
术前放疗		2Gy	45～50Gy/20～25 次
术后放疗	切缘阴性	2Gy	50Gy/2 次
	LN 包膜外侵犯	2Gy	54～60Gy/27～30 次
	镜下切缘阳性	2Gy	60～66Gy/30～33 次
	肉眼残留	2Gy	高至 70Gy/35 次

2. 小细胞肺癌放疗　其靶区、分割方式见表 4-29-4。

表 4-29-4　小细胞肺癌放疗靶区、分割方式

期别	靶区名称	单次剂量	用法	总剂量/次数
局限期	GTV	1.5Gy	2 次/天,间隔>6h	45Gy/30 次
		1.8～2Gy	1 次/天	60～70Gy/30～35 次
PCI	全脑	2Gy	1 次/天	30Gy/15 次
		2Gy	1 次/天	36Gy/18 次
		2.5Gy	1 次/天	25Gy/10 次

五、腔内后装放射治疗

腔内后装放射治疗适应证：原发肿瘤表浅者；足量外照射结束时，气管内局部仍有原发灶残留；气管、支气管腔内肿瘤阻塞肺不张或阻塞性炎症；外照射后气管内局部复发者；术后支气管残端阳性或术后残端复发者。

六、同期放化综合治疗及辅助化学治疗

(1) ⅠB 期以后患者的术后化疗，以及与放疗同期应用的化疗，可提高生存率；卡氏评分>60 的Ⅳ期患者，化疗可延长生存期。

(2) 放、化综合治疗，是局部晚期肺癌患者的标准治疗。

1) 非小细胞肺癌的放、化综合治疗：最常用的方案有 EP 方案(足叶乙苷+顺铂)、NP 方案(长春瑞滨+顺铂)和含紫杉类 TC 方案(紫杉醇、卡铂)等。

2) 小细胞肺癌的放、化综合治疗：最常用的方案有 EP(顺铂、依托铂苷)。

七、靶 向 治 疗

对肿瘤生物学行为的研究，靶向治疗日益受到关注。靶向治疗并不杀灭肿瘤细胞本身，只是阻断了肿瘤发展的一条通路，是一种姑息治疗。

常用靶向药物吉非替尼、厄洛替尼及贝伐单抗等；在放疗中发挥作用，仍待更多临床研究结果。

八、肺癌放射治疗中的一些建议

(一) 放射治疗中的建议

1. 合并肺炎、肺不张　放疗 2 周及 2 周后每周复查胸片，如肺炎、肺不张缓解，肿瘤位置改变者，须予以重新定位设计，并与原计划进行图像融合。

2. 无肺炎、肺不张　放疗 2 周、4 周，放疗结束后复查胸片，评价治疗反应，如肿瘤增大或有新发病灶者，须及时改变治疗策略。

(二) 放射治疗期间的建议

1. 放疗与第一或第二周期化疗一起开始。

2. 勾画靶区需参照化疗前 CT，原淋巴结阳性化疗后缩小或消失者仍需包括在照射野内；

3. 对一般情况比较好者，宜采用同期放、化疗。

4. 有条件尽量采用 3D-CRT 技术，可选择适合患者行立体定向放疗。

5. 建议图像引导放疗(IGRT)，克服肿瘤的移动、靶区勾画不准确、照射剂量不足。

6. 预防性全脑放疗推荐 DT25Gy/10 次，每天 1 次。

九、肺癌放射治疗进展

(1) 放射治疗技术的不断更新及临床应用(采用 IMRT、IGRT、Proton Beam Radiotherapy)。

(2) 放射治疗方式的改变(选择常规、超分割、加速超分割)。

(3) 选择性淋巴结照射技术(技术有受累淋巴结、淋巴结区域等)。

(4) 适当放射治疗剂量的选择，仍有待研究。

(5) RTOG 系列随机对照研究显示：因毒性关系，每天 2 次放疗不如每天 1 次的同时化放疗。

(6) 超分割放疗，仅提高有利型 NSCLC 的局控率和生存率。

(7) 四维适形放疗、三维适形放疗(3D-CRT)明显提高了 NSCLC 的放射剂量，提高了局控率，

合并化疗有可能提高生存率。

十、放射治疗的不良反应及疗效评价、随访

(一)放射治疗的不良反应

1. 急性放射反应

(1)放射性食管炎。

(2)急性放射性肺病。

(3)放射性心脏炎。

2. 晚期放射损伤

(1)放射性肺纤维化。

(2)放射性食管损伤。

(3)放射性心脏损伤。

(4)放射性脊髓炎。

(二)疗效评价、随访内容

1. 放疗后 1 个月、3 个月行胸部 CT 检查，评价治疗效果和肺的急性反应情况。

2. 放疗结束后 1 个月、3 个月、6 个月及以后每半年，复查胸部 CT 进行评价；治疗结束后 1 个月、6 个月及以后每半年，复查骨 SPECT、腹部 B 超、头颅 CT 或 MRI 进行评价。

（秦继勇　陈　宏　李文辉）

第三十章 乳 腺 癌

第一节 概 述

乳腺癌(breast carcinoma)是来源于乳腺组织的恶性肿瘤，是严重危害女性最常见的恶性肿瘤之一。

乳腺癌的发生主要与月经初潮年龄、患病年龄、第一次生育年龄、哺乳状况、选择不育及乳腺癌家族史等原因有关，还有如乳腺良性病、服用雌激素药物、高脂肪等饮食习惯、电离辐射等相关因素。

乳腺癌发病率近年呈上升趋势，尤其是在大、中城市已居女性恶性肿瘤发病率的首位。乳腺癌的发病率随着年龄的增长而增高，在绝经前，增高幅度较大，绝经后增高幅度变小。

乳腺肿瘤可直接侵犯乳腺皮肤、胸肌筋膜、胸大小肌和胸壁，很容易发生区域淋巴结转移(腋窝、内乳、锁骨上淋巴结及两侧交通引流淋巴链)、血行转移(常见肺、胸膜、骨、脑、眼睛、肝、卵巢、肾上腺和脑干、垂体等脏器)。

对乳腺癌的早期诊断及规范化综合治疗，能明显改善患者的长期生存、提高患者的生存质量。

一、解剖及病理

(一)乳房的解剖及淋巴引流

1. 乳房的解剖 乳房位于胸肌筋膜表面，内含乳腺腺叶及脂肪组织，乳腺附着于胸大肌筋膜表面，位于第 2~6 前肋之间，内界为胸骨缘，外界达腋前线，其外上极可延伸至腋窝，形成乳腺的腋尾部。

乳腺实质由腺泡及乳管、乳腺小叶所组成，乳腺间质有丰富的浅、深组血管淋巴网；浅组位于皮内和皮下，深组位于乳腺小叶周围和输乳管壁内。

2. 乳房的淋巴引流 乳房乳腺的淋巴系统包括其内部的淋巴管和向外引流的淋巴管及区域淋巴结。

(1)乳腺内的淋巴管起始于腺泡周围的毛细淋巴间隙，引流方向与乳管系统的排列相同，由腺泡沿各级乳管达乳晕下，组成乳晕下淋巴管丛，然后向乳腺间周围引流。

(2)乳房乳腺向外引流的淋巴管以腋窝区及内乳淋巴链区为第一站：乳房外象限的淋巴管集合成外侧干，向外直行达腋窝淋巴区；乳房内象限的淋巴管集合成内侧干，由乳房内侧向下绕行止于腋窝。

1)前哨淋巴结(SLN)：是最先接受肿瘤淋巴引流的淋巴结，也是最早发生肿瘤转移的淋巴结。SLN(-)：观察(前提假阴性率低)；SLN(+)：腋窝淋巴结清扫或腋窝照射。

2)腋窝淋巴结：以胸小肌为标志，位于胸小肌下缘以下的淋巴结为第一组；在胸小肌上、下缘之间的胸肌间淋巴结(Rotter's 淋巴结)为第二组，其淋巴引流到锁骨下静脉；胸小肌上缘上方的腋顶或锁骨下淋巴结为第三组，其在锁骨中段下方，皮下 1~1.5cm 处。

3)内乳淋巴结：位于内乳动、静脉周围，胸骨缘外侧 1~2cm 处，以第 1~3 肋间最多见；主要接受乳房内半及中央区的淋巴引流，入锁骨内侧端后面的最下一个颈深淋巴结和胸导管、淋巴导管或直接注入颈内静脉与锁骨下静脉的汇合处，后进入大静脉。

4)锁骨上淋巴结：为乳房淋巴引流的第二站，位于锁骨上方，颈阔肌深面的疏松结缔组织中：内界为颈内静脉；外界为斜方肌；下界为锁骨下静脉；深面为前斜角肌。在颈内静脉与锁骨下静脉汇合处附近的淋巴结好发转移。

5)两侧交通引流淋巴链:在胸骨前方,经皮下淋巴管引流到对侧腋窝淋巴结,第 1 肋间胸骨柄后方有一交通支,联结两侧内乳淋巴结。

(二)病理检查及诊断

1. 病理检查 乳腺肿块细针抽吸活检、粗针穿刺活检、麦默通(Mammotome)穿刺活检、开放手术活检或乳头溢液、乳头糜烂或肿瘤溃疡脱落细胞学检查,可获得病理学或细胞学诊断。

(1)乳腺癌手术后标本检查,包括:原发病灶大小、术后病理分型及 SBR 分级、癌组织侵犯,有、无多中心/多灶性肿瘤,有无皮肤侵犯,有无血管/淋巴管内癌栓、神经受侵,有无广泛导管内癌成分,以及手术切缘情况;腋淋巴结清扫、转移情况及具体数目与比例,有无淋巴结包膜外侵犯;免疫组化 ER、PR 和 HER-2 状态,如免疫组化 HER-2 表达为+~++时,建议做 FISH 或 CISH 定量检测。

(2)分子生物学标志物和基因的检测及判定

1)免疫组化法检测类固醇激素受体(ER 和 PR)。显微镜下观察评估阳性细胞的百分比和着色强度(强、中、弱)。

2)免疫组化法检测 HER-2/neu 蛋白。结果分为(−)(+)(++)(+++)。

3)荧光原位杂交法(FISH)检测 HER-2/neu 基因:计算比值(20 个细胞核中红色信号总数/20 个细胞核中绿色信号总数),结果分为阴性、阳性、临界值、无法判定。

因乳腺癌本身存在异质性,且受检测系统、抗体、检测方式等因素影响,检测结果可能存在一定的不一致性。因此,复检时应提供初检所用检测系统、检测方式(全自动、半自动、人工检测)、抗体名称及浓度、探针名称等。

(3)目前,常用检测人表皮生长因子受体 2(HER-2)的两种方法:免疫组化法(IHC)及荧光原位杂交法(FISH),其结果判定如下。

1)免疫组化检测若为(+),则 HER-2 为(−)。

2)免疫组化检测为(++),HER-2 即为交界性结果,应行荧光原位杂交(FISH)检测:① 若是(−),则 HER-2 为(−);② 若是(+),则 HER-2 为(+)。

3)免疫组化检测若为(+++),则 HER-2 为(+)。

2. 病理分类

(1)非浸润性原位癌:指上皮细胞异常增生,病变未超过基膜。

1)导管原位癌(DCIS):起源于终末导管和(或)小叶单位呈多灶性分布,肿瘤细胞仅限于导管内,没有间质浸润;分为实体型、粉刺样型、筛状型、低乳头型。

2)小叶原位癌(LCIS):病变位于末梢导管小叶单位,75%的病例可见伴有末梢导管的 Paget 扩展。多中心病变,伴有隐匿性浸润,且小叶原位癌易发生对侧乳腺转移。

3)乳头派杰病(Paget 病):在乳头、乳晕鳞状上皮内出现恶性腺上皮细胞,其下方常伴有导管内癌。

(2)原位癌早期浸润

1)导管原位癌早期浸润:导管内癌局部少量癌细胞突破基膜,向间质生芽浸润,浸润的癌细胞没有脱离导管壁。

2)小叶原位癌早期浸润:小叶原位癌的癌细胞突破末梢乳管或腺泡的基膜,浸润到小叶内间质,但仍局限于小叶内,没有小叶间间质的浸润。

3)微浸润性癌(microinvasive carcinoma):指在原位癌的背景上,在小叶间间质内出现一个或几个镜下明确分离的微小浸润灶。当不能确定是浸润时,应诊断为原位癌。

(3)浸润性癌

1)浸润性导管癌:非特殊型、混合型、多型性癌、伴有破骨巨细胞的癌、伴有绒癌特征的癌、伴有黑色素特征的癌。

2)浸润性小叶癌：分为经典型和变异型(常见的包括实性型、腺泡型、多形型三种)。

3)浸润性特殊型癌：髓样癌伴大量淋巴细胞浸润、小管癌、分泌黏液的癌、腺样囊性癌、浸润性微乳头状癌、皮脂腺癌(大汗腺癌)、鳞癌、乳头派杰病(Paget病)、浸润性筛状癌、嗜酸性细胞癌、腺泡细胞癌。

4)其他罕见癌：分泌性癌、富脂质癌、印戒细胞癌、富含糖原的透明细胞癌、原发性神经内分泌肿瘤、伴神经内分泌分化的癌、伴化生的癌。

5)特殊形式的乳腺癌：炎性乳腺癌、副乳腺癌、男性乳腺癌。

炎性乳腺癌属临床诊断，其特点为乳房肿大、红热有压痛，可伴有肿块或只有边界不清的浸润。病理检查时真皮内和(或)淋巴管内有瘤栓。病程短，进展快，可较早出现远处转移，预后差。

3. 导管内原位癌 Van Nuys 预后指数评分系统 见表 4-30-1。

表 4-30-1　导管内原位癌 Van Nuys 预后指数评分系统

评分	肿瘤直径(mm)	手术切缘(mm)	组织学分化
1	≤15	≥10	Ⅰ、Ⅱ级，无粉刺坏死
2	16～40	1～9	Ⅰ、Ⅱ级，伴粉刺坏死
3	≥40	<1	Ⅲ级伴或不伴粉刺坏死

注：导管内原位癌 Van Nuys 预后指数评分：总分 3～4 分为低危复发组，5～7 分为中危复发组，8～9 分为高危复发组。

4. SBR(scarf bloom richardson，SBR)病理分级 见表 4-30-2。

表 4-30-2　SBR 病理分级

观察指标/评分	1	2	3
腺管排列形成	腺管结构基本接近正常	部分失去正常腺管结构	完全失去腺管正常结构
细胞核异型程度	所有细胞核基本规则	中度异型性	绝大部分胞核失去正常形态
核有丝分裂象(每个视野)	最多可见 1 个	最多可见 2 个	至少可见到 3 个有丝分裂象

注：SBR 病理分级评分：Ⅰ级(高分化)3～5 分，预后佳；Ⅱ级(中分化)6～7 分，预后一般；Ⅲ级(低分化)8～9 分，预后差。

5. 治疗效果的组织病理学评估 乳腺癌放射治疗、化疗、内分泌治疗、分子靶向治疗后出现的病理形态学改变，可作为评价其疗效的组织病理学依据。判断为 0 级(无效)、Ⅰ级(部分有效)、Ⅱ级(显效)、Ⅲ级(特效)。

二、分　　期

分期采用美国癌症联合委员会(AJCC)和国际抗癌联盟(UICC)于 2009 年联合制定的第七版 TNM 分期标准。

（一）TNM 分期

1. T：原发肿瘤 原发肿瘤的分期定义，不管是临床还是病理都是一样的。如果肿瘤的大小由体检得到的，可用 T1、T2 或 T3 来表示。如果是由其他测量方法，如乳腺 X 线摄片或病理学测量得到的，那么可用到 T1 的亚分类。肿瘤大小应精确到 0.1cm。

Tx：原发肿瘤不能确定。

T0：没有原发肿瘤证据。

Tis：原位癌。

Tis：导管原位癌。

Tis：小叶原位癌。

Tis：乳头 Paget's 病，不伴有肿块。(注：伴有肿块的 Paget's 病按肿瘤大小分类。)

T1：肿瘤最大直径≤2cm。

T1mic：微小浸润癌，最大直径≤0.1cm。

T1a：肿瘤最大直径>0.1cm，但≤0.5cm。

T1b：肿瘤最大直径>0.5cm，但≤1cm。

T1c：肿瘤最大直径>1cm，但≤2cm。

T2：肿瘤最大径大>2cm，但≤5cm。

T3：肿瘤最大径>5cm。

T4：无论肿瘤大小，直接侵及胸壁或皮肤。

T4a：肿瘤侵犯胸壁，不包括胸肌。

T4b：乳腺皮肤水肿(包括橘皮样变)，或溃疡，或不超过同侧乳腺的皮肤卫星结节。

T4c：同时包括 T4a 和 T4b。

T4d：炎性乳腺癌。

2. N：区域淋巴结

Nx：区域淋巴结不能确定(如曾经切除)。

N0：区域淋巴结无转移。

N1：同侧腋窝淋巴结转移，可活动。

N2：同侧腋窝淋巴结转移，固定或相互融合或缺乏同侧腋窝淋巴结转移的临床证据，但临床上发现*有同侧内乳淋巴结转移。

N2a：同侧腋窝淋巴结转移，固定或相互融合。

N2b：仅临床上发现*同侧内乳淋巴结转移，而无同侧腋窝淋巴结转移的临床证据。

N3：同侧锁骨下淋巴结转移伴或不伴有腋窝淋巴结转移；或临床上发现*同侧内乳淋巴结转移和腋窝淋巴结转移的临床证据；或同侧锁骨上淋巴结转移伴或不伴腋窝或内乳淋巴结转移。

N3a：同侧锁骨下淋巴结转移。

N3b：同侧内乳淋巴结及腋窝淋巴结转移。

N3c：同侧锁骨上淋巴结转移。

注：* "临床上发现"指影像学检查(淋巴结闪烁扫描除外)、临床体检或肉眼可见的病理异常。

3. M：远处转移

Mx：远处转移无法评估。

M0：无远处转移。

M1：有远处转移。

(二)临床分期标准

乳腺癌临床分期见表 4-30-3。

表 4-30-3　乳腺癌临床分期

分期	TNM
0 期	Tis N0 M0
Ⅰ 期	T1 N0 M0
ⅡA 期	T0N1M0，T1N1M0，T2N0M0
ⅡB 期	T2N1M0，T3N0M0
ⅢA 期	T0N2M0，T1N2M0，T2N2M0，T3N1~2M0
ⅢB 期	T4N0M0，T4N1M0，T4N2M0，
ⅢC 期	任何 T，N3 M0
Ⅳ期	任何 T，任何 N，M1

(三)pTNM 分期

1. pT：原发肿瘤 病理学分期需进行原发癌灶的病理检查，标本切缘应无肉眼可见的肿瘤组织。如只在镜下观察到切缘存在肿瘤组织，可进行 pT 分级。进行病理学分期时肿瘤大小应依据浸润病灶的测量值。如果存在较大的原位癌病灶（如 4cm）和小的浸润病灶（如 0.5cm），肿瘤应属于 pT1a。

pTx：原发肿瘤不能被评估（如已切除）。

pT0：原发肿瘤未查出。

pTis：原位癌。

pTis：导管原位癌。

pTis：小叶原位癌。

pTis：不伴肿瘤的乳头 Paget's 病（伴有肿瘤的乳头 Paget's 病应根据肿瘤大小分期）。

pT1：肿瘤最大直径≤2cm。

pT1mic：微浸润灶，最大直径≤0.1cma。

pT1a：肿瘤最大直径>0.1cm，但≤0.5cm。

pT1b：肿瘤最大直径>0.5cm，但≤1cm。

pT1c：肿瘤最大直径>1cm，但≤2cm。

pT2：肿瘤最大直径>2cm，但≤5cm。

pT3：肿瘤最大直径>5cm。

pT4：不论肿瘤大小，直接侵犯胸壁（包括肋骨、肋间肌和前锯肌，但不包括胸肌）或皮肤。

pT4a：肿瘤侵犯胸壁。

pT4b：患侧乳房皮肤水肿（包括橘皮样改变）、溃烂，或出现卫星结节。

pT4c：兼有 T4a 和 T4b 的表现。

pT4d：炎性癌。

注：（1）微浸润是指肿瘤细胞突破基膜侵入邻近组织，形成局部病灶最大直径≤0.1cm。当形成多个局部病灶时，根据最大病灶的直径大小进行分期。多灶性微浸润应注意是否伴有多发较大的浸润性癌。

（2）乳腺炎性癌的特征是弥漫性皮肤发硬，边缘类似丹毒，通常其下方不伴肿块。如果炎性癌（T4d）皮肤活检结果阴性并且局部无可测量的原发性癌存在，病理分级应归为 pTx 类。除 T4b 和 T4d 外，T1、T2、T3 类肿瘤存在皮肤凹陷、乳头内陷或其他皮肤改变，不影响其分类。

2. pN：区域淋巴结

pNx：区域淋巴结无法评估（手术未包括该部位或以前已被切除）。

pN0：无区域淋巴结转移。

pN1mi：微转移（最大直径>0.2mm，但<2mm）。

pN1：1～3 个患侧腋窝淋巴结转移，和（或）前哨淋巴结活检发现内乳淋巴结转移，但临床上未发现**。

pN1a：1～3 个腋窝淋巴结转移，至少 1 个最大直径>2mm。

pN1b：前哨淋巴结活检发现镜下内乳淋巴结转移，但临床上未发现**。

pN1c：1～3 个腋窝淋巴结转移及前哨淋巴结活检发现镜下内乳淋巴结转移，但临床上未发现**。

pN2：4～9 个患侧腋窝淋巴结转移；或临床上发现*患侧内乳淋巴结转移而无腋窝淋巴结转移。

pN2a：4～9 个患侧腋窝淋巴结转移，至少 1 个>2mm。

pN2b：临床上发现*内乳淋巴结转移，但无腋窝淋巴结转移。

pN3：10 个或 10 个以上患侧腋窝淋巴结转移；或锁骨下淋巴结转移；或临床表现有患侧内乳淋巴结转移伴 1 个以上腋窝淋巴结转移；或 3 个以上腋窝淋巴结转移伴无临床表现的镜下内乳淋

巴结转移；或锁骨上淋巴结转移。

pN3a：10 个或 10 个以上腋窝淋巴结转移(至少 1 个>2mm)或锁骨下淋巴结转移。

pN3b：临床上发现*患侧内乳淋巴结转移，并伴 1 个以上腋窝淋巴结转移；或 3 个以上腋窝淋巴结转移，伴前哨淋巴结活检发现镜下内乳淋巴结临床上未发现**的微小转移。

pN3c：锁骨上淋巴结转移。

注：(1)"*临床上发现"指影像学检查(淋巴结闪烁扫描除外)或临床体检异常。"**临床上未发现"指影像学检查(淋巴结闪烁扫描除外)或临床体检未发现异常。

(2)区域淋巴结只有游离的肿瘤细胞(ITC)属 pN0；ITC 是指单个的肿瘤细胞或小的细胞簇(最大直径不超过 0.2mm)，通常由免疫组化或分子生物学方法检测到，但也可通过 HE 染色观察证实。ITC 通常不表现典型的肿瘤转移活性(如增殖或间质反应)。

(3)无临床表现是指体格检查或影像学检查不能检测出(除外放射性核素淋巴结显像)。

(4)有临床表现是指体格检查或影像学检查可检测出(除外放射性核素淋巴结显像)或肉眼检查可见。

3. pM：远处转移　pM 分期与 M 分期标准相同。

pMx：远处转移无法评估。

pM0：无远处转移。

pM1：发生远处转移。

三、危险度分级

针对低、中、高危患者，放射治疗均可降低其复发率；对中危患者，放疗提高了生存率；但对高危患者，放疗虽使复发率降低幅度最大，但未提高生存率。

(一)低危患者

具备以下至少 4 个因素：

1. ≤3 个淋巴结阳性(LN+)。

2. 肿瘤(pT)≤2cm。

3. 病理分级 I 级。

4. 瘤周脉管未见肿瘤侵犯。

5. ER(+)。

6. HER-2(-)(HER-2 基因没有过度表达或扩增)。

7. 年龄≥35 岁。

(二)中危患者

具备下列至少 1 个因素：

1. 腋淋巴结 1~3 个阳性者，且未见 HER-2 过度表达和扩增。

2. 肿瘤(pT)≥2cm。

3. 病理分级 II~III 级。

4. 有瘤周脉管肿瘤侵犯。

5. HER-2 基因过度表达或扩增。

6. 年龄≤35 岁。

(三)高危患者

具备以下至少 2 个因素：

1. >3 个淋巴结阳性(LN+)。

2. 腋淋巴结 1～3 个阳性者，且 HER-2 过度表达或扩增。

3. 肿瘤＞5cm。

4. 病理Ⅲ级。

四、预 后 因 素

患者预后与临床分期、腋窝淋巴结状态、肿瘤大小、病理分级、脉管瘤栓、ER 和 PR 状态、手术切缘情况等因素有关。

第二节 治 疗

一、治 疗 原 则

采用综合治疗的原则，根据肿瘤的生物学行为和患者的身体状况，联合运用多种治疗手段，兼顾局部治疗和全身治疗，以期提高疗效和改善患者的生活质量。

需根据患者年龄、月经状态、疾病分期、原发肿瘤分级、雌激素和孕激素受体情况及细胞增生能力和 HER-2 基因表达水平等，采用手术、放疗、化疗和辅助内分泌治疗±辅助生物靶向的综合治疗(对于 HER-2 阳性者，建议使用曲妥珠单克隆抗体治疗)。

（一）Ⅰ、Ⅱ期乳腺癌保乳术后放疗

在生存率、局控率与根治术或改良根治术相同。同时，避免因乳房缺损给患者所带来的形体毁损、精神的创伤，减轻自卑情绪，更好地融入社会。

1. 切缘阴性者　辅助化疗完成后 2～4 周内开始术后放疗(应在术后 24 周内开始)。

2. 含蒽环类和紫杉类的化疗方案　不建议与放疗同期使用。

3. 没有辅助化疗指征者　在术后 8 周以内开始放疗。

4. 辅助内分泌治疗和靶向治疗　建议可以在放疗期间开始，也可以在放疗结束后开始。

5. 左侧乳腺癌同期使用曲妥珠单克隆抗体者　需严密监测左心射血分数。

（二）非浸润性乳腺癌

1. 乳腺小叶原位癌　诊断后,双侧乳腺发生浸润性乳腺癌的风险相等,可在 15 年内约有 21%发生浸润性癌的风险。

目前推荐密切随访观察，同时绝经前服用他莫昔芬(三苯氧胺)内分泌性预防治疗 5 年，绝经后口服他莫昔芬或雷洛昔芬降低风险；特殊情况下(若不能排除多形性小叶原位癌)可行全乳或双侧乳房切除术+视情况进行乳房重建术。

2. 乳腺导管内原位癌　乳腺导管内癌及有广泛病变(即病灶涉及≥2 个象限)者：接受全乳切除，不需淋巴结清扫。对于单纯原位癌患者，在未获得浸润性乳腺癌证据或者未证实存在肿瘤转移时，不建议行全腋窝淋巴结清扫。

根据复发风险可选择单纯保乳手术(低危组)、保乳手术+全乳放疗(中危组)或全乳切除 ± 乳房重建(高危组)，免疫组化 ER/PR 阳性者需要接受他莫昔芬治疗 5 年。

（三）浸润性乳腺癌

1. Ⅰ、ⅡA、ⅡB 和ⅢA(仅 T3N1M0)期乳腺癌

(1)可选择保留乳房手术或改良根治术(其中淋巴结阴性患者可考虑前哨淋巴结活检)± 辅助化疗 ± 术后放射治疗 ± 辅助内分泌治疗 ± 辅助生物靶向治疗。

(2)其中ⅡA、ⅡB 和ⅢA(仅 T3N1M0)期，有保乳意愿者可行新辅助化疗后再进行后续治疗。

2. ⅢA(不含 T3N1M0)、ⅢB 和ⅢC 期乳腺癌

(1)先行新辅助化疗，未获缓解者还可考虑术前放疗。

1)如降期转化为可手术乳腺癌则可选择行保留乳房手术或改良根治术+术后放疗。

2)如仍不能手术者则进行个体化治疗，包括局部高姑息性放射治疗等。

(2)后续需行进一步的辅助化疗 ± 辅助内分泌治疗 ± 辅助生物靶向治疗。

3. Ⅳ期和复发转移性乳腺癌

(1)保留乳房治疗后乳房内局部复发乳腺癌：乳房切除术+全身治疗。

(2)改良根治术后局部复发乳腺癌：如有治愈可能者可行手术切除和放疗+全身治疗，否则需先全身治疗再考虑手术切除和(或)放疗。

(3)转移性乳腺癌：根据具体情况选择内分泌治疗、化疗和(或)生物靶向治疗及双膦酸盐等全身治疗，之后根据需要考虑局部姑息性放射治疗。

4. 老年人乳腺癌　局部扩大切除或全乳切除，受体阳性患者需进行内分泌治疗，视情况做前哨淋巴结活检。

二、放 射 治 疗

(一)放射治疗原则

乳腺癌放射治疗前，尽量获得前哨淋巴结活检和(或)腋窝淋巴结清扫的外科病理学分期，可明确区域淋巴结照射的范围。对有以下指征者，需行放射治疗。

1. 对术后切缘阳性或有肉眼可见的残存病灶者。

2. 腋窝淋巴结≥3cm、淋巴结包膜或淋巴管受侵、脉管癌栓。

3. 内乳淋巴结阳性，应加内乳淋巴结区放射治疗。

(二)乳腺导管内原位癌保乳术后放射治疗

1. 病灶局限保乳手术后，切缘阴性者　全乳房预防性放射治疗。

2. 照射部位　全乳房/乳腺：两侧切线加楔形板对穿野，加瘤床推量垂直野照射。

3. 照射剂量

(1)保乳术后：乳腺剂量 DT46Gy/4.5w。

(2)原发灶：电子线，或铱-192 组织间插植补量 DT10～16Gy。

(三)浸润性乳腺癌保乳术后放射治疗

所有保乳手术患者均应予术后放疗，可选择常规放射治疗或适形调强放射治疗。包括浸润性癌、早期浸润性乳腺癌、原位癌早期浸润保乳术后的全乳+瘤床根治性放射治疗，照射范围与腋窝淋巴结清扫及清扫程度有关。

70 岁以上、TNM 分期为Ⅰ期、激素受体阳性的患者，可以考虑选择单纯内分泌治疗。

1. 照射靶区

(1)浸润型乳腺癌保乳术后者：需行全乳放疗。

(2)对腋窝淋巴结阳性≥4 个者：行全乳和胸壁+同侧锁骨上下淋巴引流区域+瘤床推量放疗。

(3)对腋窝淋巴结 1～3 个阳性者：行全乳和胸壁+瘤床推量放疗，但含有其他高危复发因素，如年龄≤40 岁，激素受体阴性，淋巴结清扫数目不完整或转移比例大于 20%，HER-2/neu 过表达等，照射靶区建议积极考虑需包括患侧乳腺，和(或)同侧锁骨上/下淋巴引流区域放疗。

(4)对腋窝淋巴结清扫或前哨淋巴结活检阴性，或腋窝淋巴结转移 1～3 个但腋窝清扫彻底(腋窝淋巴结检出数≥10 个)，且不含有其他复发的高危因素的患者，照射靶区为患侧乳腺+瘤床推量放疗。

(5)对腋窝淋巴结未清扫者或前哨淋巴结阳性而未做腋窝淋巴结清扫者,照射靶区需包括患侧全乳房、胸壁、同侧腋窝及锁骨上/下区淋巴结。

(6)仅做低位取样:淋巴结阳性时照腋窝淋巴结。

2. 照射部位

(1)全乳腺:所有患者。

(2)锁骨上下区:T3、T4 患者或腋窝淋巴结转移数≥4 个的患者。

(3)腋窝:腋窝淋巴结未清扫或清扫不彻底或前哨淋巴结活检阳性(SLN+)未做腋窝清扫的患者。

(4)内乳:不做常规放疗,内乳 LN+者照射内乳区。

3. 照射剂量

(1)全乳腺 DT 50Gy/5w,2Gy/(次·天)。

(2)乳腺瘤床补量 DT 10~16Gy/1~2w,2Gy/(次·天)。

(3)锁骨上下区和腋窝 DT 50Gy/5w,2Gy/(次·天)。

(四)乳腺癌根治术或改良根治术后辅助放疗

主要用于局部和区域淋巴结复发高危患者,可降低局部和区域淋巴结复发率,提高治愈率。

1. 对浸润性乳腺癌改良根治术或根治术后放疗指征 术后全身治疗包括化疗和(或)内分泌治疗者,具有下列高危因素之一,需术后胸壁±淋巴引流区辅助性放射治疗。

(1)对腋窝淋巴结阳性≥4 个者:行同侧胸壁及锁骨上下淋巴引流区放疗。

(2)对 T1、T2、腋窝淋巴结 1~3 个阳性者,选择复发高危患者:腋窝淋巴结清扫不彻底者、腋窝淋巴结检出数<10 个、或有脉管癌栓、或腋窝淋巴结阳性比≥20%~25%、肿瘤>4cm、病理Ⅲ级、激素受体阴性(ER 阴性)、HER-2/neu 过表达、年龄≤40 岁……可以建议积极考虑术后放疗。

术后行:同侧胸壁及锁骨上下淋巴引流区放疗。

(3)对腋窝淋巴结阴性,原发肿瘤>5cm(≥T3 者),切缘距病灶很近(<1mm)或切缘病理阳性者:行胸壁放疗,考虑锁骨上下淋巴引流区放疗。

(4)对腋窝淋巴结阴性,原发肿瘤≤5cm。

1)切缘距病灶<1mm 者:考虑行胸壁放疗。

2)切缘距病灶≥1mm 者,伴有脉管癌栓者:考虑行胸壁放疗。

(5)经化疗肿瘤缩小可行根治术,术后照胸壁和淋巴引流区。

2. 照射部位

(1)胸壁和锁骨上下(腋顶)淋巴结区域:所有患者。

(2)腋窝清扫彻底者:不照射Ⅰ、Ⅱ组腋窝。

(3)腋窝:腋窝淋巴结未清扫或清扫不彻底的患者。

(4)内乳:不做常规放疗;内乳淋巴结无转移(临床或病理)时,不予照射。

3. 放射源的选择 ^{60}Co-γ 线或 4MV~6MV-X 线及 6MeV~15MeV 电子线混合照射,可在胸壁皮肤上每日和(或)隔日加用 5~10mm 填充物以提高皮肤量。

(1)根治术后:胸壁厚度 1.5~2cm,6MeV 电子线;胸壁厚度 2~3cm,用 9MeV 电子线;胸壁厚度 4~5cm,用 15MeV 电子线。

(2)锁骨上下淋巴结引流区:^{60}Co-γ 线或 4MV~6MV-X 线及适当能量电子线混合治疗。

4. 照射剂量

(1)根治术后胸壁:预防剂量 DT46~50Gy/4.5~5w,23~25 次;切缘阳性,原发灶补量 DT10~16Gy,5~8 次。

(2)区域淋巴结引流区:预防照射 DT50Gy/5~5.5w,25~28 次。

（五）乳腺癌术前放射治疗

可考虑应用于ⅢA（不含 T3N1M0）、ⅢB 和ⅢC 期乳腺癌新辅助化疗 3～4 个周期后，未获得有效缓解的患者，可行术前放射治疗。手术未有效切除者，再局部补量放疗，足量放疗能有效提高局部控制率。

1. 照射部位

（1）行全乳和胸壁+同侧腋窝、锁骨上下淋巴引流区域+肿瘤局部推量放疗。

（2）内乳：不做常规放疗。

2. 放射源的选择 ^{60}Co-γ 线或 4MV～6MV-X 线及 6MeV～15MeV 电子线混合照射。

3. 照射剂量

（1）全乳腺、胸壁：DT50Gy/5w，2Gy/（次·天）。

（2）乳腺缩野瘤床补量：DT 10～16Gy/1～2w，2Gy/（次·天）。

（3）锁骨上下区和腋窝淋巴引流区：DT 50Gy/5w，2Gy/（次·天）；肿大淋巴结可补量 DT10～15Gy。

（六）乳腺癌腋窝淋巴结未行清扫者

1. 乳腺导管内癌（DCIS）、早期浸润性癌、直径≤0.5cm 的 T1a 乳腺癌 不必行腋窝淋巴结清扫。

2. 肿瘤直径＞1.0cm 及Ⅱ、Ⅲ期浸润性癌 因腋淋巴结阳性率达 8%～20%，应做腋窝淋巴结清扫术。

（1）腋窝淋巴结阴性早期乳腺癌：清扫与未清扫放疗的疗效相似。

（2）术前腋窝触及肿大淋巴结：必须行腋窝淋巴结清扫。

（3）局部晚期行乳房切除，未行腋窝清扫：必须行腋窝放疗。

3. 6MV-X 线 DT45～50Gy 淋巴结肿大时加量 DT10～15Gy。

（七）乳腺癌新辅助化疗后、改良根治术后放射治疗

1. 放射治疗指征 与未接收新辅助化疗相同。

2. 参考新辅助化疗前的初始分期

3. 放射治疗技术和剂量 同未接受新辅助化疗的改良根治术后放射治疗。

4. 对于有辅助化疗指征的患者 术后放射治疗应该在完成辅助化疗后开展。

5. 如果无辅助化疗指征 在切口愈合良好的前提下，术后 8 周内开始放射治疗。

6. 辅助赫塞汀治疗 可以和术后放射治疗同期开展。放射治疗开始前，要确认左心室射血分数（LVEF）大于 50%，同时避免内乳野照射，尽可能降低心脏的照射剂量，尤其是患侧为左侧。

（八）姑息性放射治疗

1. 姑息性放射治疗目的 缓解症状、减轻痛苦、改善生活质量。

2. 姑息性放射治疗指征

（1）经术前治疗，仍不能手术的局部晚期乳腺癌。

（2）局部晚期或皮肤有水肿、破溃、红斑或与胸肌固定不能手术切除。

（3）炎性乳腺癌。

（4）保乳治疗后的局部复发和区域淋巴结转移。

（5）根治术后或改良根治术后的局部复发和区域淋巴结转移。

（6）脑转移、骨转移等远处转移乳腺癌患者：骨、脑转移，首选放射治疗；主要是合并严重疼痛，以及 MRI 确诊的无症状椎体转移和（或）椎管时侵犯压迫脊髓的局部姑息性放射治疗。

（九）局部复发乳腺癌的高姑息性放射治疗

胸壁和锁骨上淋巴引流区，是乳腺癌根治术或改良根治术后复发最常见的部位。局部区域复发患者在治疗前，需取得复发灶的细胞学或组织学诊断。

胸壁单个复发，原则上手术切除肿瘤后进行放射治疗；若手术无法切除，应先进行放射治疗。

1. 既往未做过放疗的，胸壁、锁骨上和（或）内乳、腋淋巴结复发者

（1）放射治疗范围：应包括全部胸壁和锁骨上/下区域。

1）锁骨上复发的患者，如既往未进行术后放射治疗，照射靶区需包括患侧全胸壁。

2）如腋窝或内乳淋巴结无复发，无需预防性照射腋窝和内乳区。

（2）行全胸壁+区域淋巴引流区照射 DT50Gy/25 次，其后手术切除不彻底或不能手术者缩野照射至 DT60～66Gy/30～33 次。

2. 既往已做过胸壁和区域淋巴引流区放疗的复发者 仅考虑行局部小野，照射 DT60～66Gy/30～33 次。

（十）远处转移乳腺癌的姑息性放射治疗

1. 骨转移 剂量 DT30～40Gy/15～20 次，或 DT30Gy/10 次；局部止痛照射，必要时可采用 DT5Gy×4 次/2 周，或 DT8～10Gy×1 次。

2. 脑转移者 全脑照射 DT30Gy/10～15 次后，单发或 2～3 个局限小病灶者，可缩野常规分割加量 DT15～20Gy 或 γ/ X-刀治疗；多病灶者，患者一般情况允许时，可全脑常规分割推量照射至 DT40Gy。

三、放射治疗野设计

（一）放射治疗野设计原则

1. 保乳术后全乳放疗 采用二维或三维设计切线野或正向调强设计切线野子野(野中野)或逆向调强设计多野/弧形照射。

2. 保乳术后瘤床放疗（全乳照射后瘤床加量照射） 常规电子线局部野或小切线野，或三维适形多野照射，或逆向调强全乳+瘤床同期加量多野照射，或近距离技术照射。

3. 改良根治术/根治术后胸壁放射治疗 采用二维或三维设计切线野照射或全胸壁电子束单野或弧形照射。

4. 区域淋巴结放射治疗 可分别采用锁骨上野、内乳野、锁骨上-腋窝联合野和腋后野照射，注意与全乳或胸壁射野的衔接。

（二）放射治疗放射线、能量的选择和物理优化原则

1. 乳房和胸壁切线野照射 采用 4MV～6MV-X 线，剂量参考点选取乳房后 1/3 处或肺胸壁交界处。

2. 改良根治术/根治术后胸壁放射治疗 为保证皮肤表面剂量，需根据选用适当能量电子线半程至全程使用 0.5～1.0cm 厚的组织等效填充物(Bolus)，术前肿瘤有皮肤侵犯者全程使用 Bolus(保乳术后乳房和瘤床根治性放射治疗不使用 Bolus)。

3. 胸壁电子束照射 建议使用 4MeV～6MeV 的电子束，参照 CT 或 B 超实际测量的术后皮肤和皮下组织厚度，确定治疗深度，照射时需半程至全程使用 0.5～1cm 厚的 Bolus。

4. 瘤床加量照射 使用 6MeV～12MeV 的电子束，参考术前钼靶片及术中银夹实际测量位置，在模拟机下根据术中银夹标记定位或手术瘢痕周围外放 2～3cm，确定射线治疗参考深度及选择射线能量(用合适能量的电子线或 X 线小切线野)；深度≥4cm 不宜使用电子束，选用 4MV～6MV-X 线采取缩小的切线野(6cm×6cm 左右)照射或多野照射。

5. 锁骨上野和内乳野 参考患者 CT 实际测量数据，使用 4MV～8MV-X 线和适当能量电子束混合照射，电子束能量需根据治疗参考深度和射野大小选取 9MeV～12MeV；锁骨上野参考深度一般为皮下 3～4cm，内乳野参考深度一般为皮下 2.5～3cm。

6. 腋窝野照射 剂量计算，按腋窝-锁骨联合野(前野)以 3～4cm 深度为参考点，照射 DT30～40Gy 后；改腋后野，参考点按实际体厚取中平面深度 6～7cm(大致相当于腋中群淋巴结的深度)，照射 DT10～20Gy。

四、放射治疗技术

患者仰卧于专用乳腺托架上，调整托架板适当角度，使胸壁走行与模拟定位机床面平行，患侧上臂外展 90°，手握立柱，健侧上肢置体侧；三维适形、调强适形放疗双侧上臂外展 90°，手握立柱。

对全乳房、胸壁、腋窝及锁骨上下和(或)内乳淋巴引流区照射，可选择常规放疗(全乳房/乳腺两侧切线加楔形板对穿野/垂直野、腋窝及锁骨上下淋巴引流区对穿野/垂直野)、三维适形放疗及调强适形放射治疗技术。

(一)常规放射治疗技术

1. 靶区 乳腺、胸壁、腋窝及锁骨上下和(或)内乳淋巴引流区，设野要求如下。

(1)照射准确，靶区剂量分布均匀，变动在±5%以内。

(2)尽量减少对正常组织如心、肺和对侧乳腺的照射。

(3)避免在照射野邻接处发生重叠或遗漏。

(4)照射技术简便易行，重复性要好。

2. 乳腺或胸壁照射野

(1)X 线照射：适用于胸壁较厚且厚薄不均匀的患者。为了与锁骨上下野衔接，采用半束(半野)照射技术，照射野的中心置于锁骨头下缘水平；采用内切野和外切野照射。

(2)电子线照射：适用于胸壁厚度均匀患者。

上界：第 2 前肋间(设锁骨上下野)或平胸骨切迹处(不设锁骨上下野)。

下界：乳腺皱褶下 1.5～2.0cm。

内切界：体中线(不包内乳区)或过中线向健侧 3cm(包内乳区)。

外切界：外界为腋中线或腋后线(包全手术瘢痕和引流口)。

切线深度包括：乳腺底部胸壁和部分肺组织，切线野后缘到前胸壁后缘垂直距离 2～3cm 之内(包括 1～2cm 肺组织)，切线野高度超过乳头 1～2cm 以上。

3. 锁骨上下野 需要锁骨上下区照射的患者，定位时采用上下半束(半野)技术；照射野中心置于锁骨上下野和全乳腺切线野的分界处(锁骨头下缘水平)。

如用 X 线照射，源皮距 100cm，机架角向健侧偏 15°，以保护气管、食管及脊髓。如用电子线照射，机架角为 0°。

上界：平甲状软骨下缘或环状软骨水平。

外界：在肩关节(肱骨头)内侧(喙状突内缘)。

下界：平第 2 前肋或在第一前肋骨端水平(锁骨头下缘)。

内界：体正中线至胸骨切迹水平向上沿胸锁乳突肌内缘内 0.5～1cm 直达甲状软骨下缘。

4. 腋窝野 可与锁骨上下野联合照射。

内界：胸骨柄过中线 1cm，向上沿胸锁乳突肌内缘达甲状软骨下缘水平。

上界：甲状软骨下缘横行到肩关节沿肩缘向外包肱骨头内侧缘，尽量保护肱骨头。

下界：第 2 肋软骨水平，前野向健侧呈 15°。

5. 腋后野 为保证照射剂量均匀，患者俯卧位。

上界：锁骨上缘或下缘（只照射腋窝第 1、2 组淋巴结）。

内界：沿胸廓走行进入肺野 1～1.5cm（沿胸廓内缘走行，包括 1cm 的肺组织）。

外界：锁骨肩峰端向下，包括肱骨头的内侧缘，肱骨头要给予保护。

下界：与锁骨上野下界相同。

(二)三维适形/调强适形放射治疗

1. 调强适形放射治疗（IMRT）　需在 CT 图像上逐层勾画靶区和危及器官，以减少乳腺内照射剂量梯度，提高剂量均匀性，提高了乳房美容效果；降低正常组织如肺、心血管和对侧乳腺的照射剂量，降低近期和远期毒副作用。

采用正向或逆向调强放射治疗计划设计，以内切野和外切野为主。年轻、乳腺大的患者，可能受益更大。

CT 扫描前要用铅丝标记全乳腺和手术瘢痕、引流口，以辅助 CT 确定全乳腺照射和瘤床补量的靶区。

(1)手术切除范围：乳腺（原发灶）、腋窝Ⅰ、Ⅱ组（淋巴引流区）；手术未切除范围：部分腋窝Ⅱ组、腋窝Ⅲ组、内乳。

(2)经模拟 CT 扫描，勾画靶区和危险器官：全乳腺/胸壁，瘤床，内乳、锁骨上下、腋窝淋巴引流区、臂丛神经、心腔、冠状动脉、对侧乳腺，双肺，脊髓等，行放射治疗计划制订。

(3)GTV：肿瘤已切除，以 CT 示术腔和银夹示瘤床范围确定。

CTV：GTV 外放 10mm。

PTV：CTV 外放 10mm。

CTV：胸壁、锁骨上下区照射；腋窝、内乳是否照射需根据具体病情而定。

全乳腺靶区：CTV：全乳腺（结合查体和 CT）；PTV：CTV 外放 0.5～1cm（皮下 5mm）。

2. 乳腺癌靶区的定义及建议

(1)乳腺原发病灶、区域转移淋巴结肿瘤（GTV）

1)GTV_T：体检和影像学可见的乳腺原发病灶（局部晚期不能手术的乳腺癌行高姑息性放疗、术前放疗）。

2)GTV_N：体检和影像学可见的区域转移淋巴结肿瘤。

3)$GTV_{R/M}$：体检和影像学可见的复发、转移肿瘤（复发、转移性乳腺癌姑息放疗）。

4)无 GTV：原发肿瘤和区域淋巴结已切除（保乳手术、改良根治/根治手术后乳腺癌）。

(2)保乳术后全乳靶区（CTV_{T-B}）

1)导管内原位癌保乳术后放射治疗，全乳靶区：患侧乳房完整的乳腺组织。

2)早期浸润性癌保乳术后放射治疗，全乳靶区：完整乳房及腋尾的乳腺组织、瘤床、胸大小肌间 Rotter's 淋巴结和乳房下的胸壁淋巴引流区。

3)保乳术后全乳靶区勾画建议

A. 内外界：按照乳腺腺体实际分布范围确定，参照扫描前金属标志和胸骨旁线、腋中线、胸大肌边缘和胸背静脉等解剖标志勾画，注意原发病灶位于边缘的患者应充分包括瘤床。

B. 上下界：按照乳腺腺体实际分布范围确定，参照第 2～6 前肋范围界限（即锁骨头下 0.5 cm 和乳房皱褶之间）。

C. 后界：包括胸肌（胸大、小肌间隙 Rotter's 淋巴结）和乳房下的胸壁淋巴引流区。

D. 前界：在皮缘下 5mm。

(3)保乳术后瘤床靶区（CTV_{T-TB}）

1)手术切除瘤床外扩 10～15mm（切缘阴性）的乳腺腺体和软组织，切缘阳性者必须适当扩大范围。

2)参照手术银夹，必要时用 B 超、CT 和 MRI 来辅助确定手术切除瘤床和残腔。

(4)锁骨上淋巴引流靶区（CTV_N）：患侧部分胸小肌后和内侧的 II、III组腋淋巴结，同侧最上纵隔淋巴结区、锁骨上淋巴结和颈部的IV、V组淋巴结区。

(5)保乳术后 CTV_{T-B}、CTV_{T-TB} 相应的 PTV_{T-B}、PTV_{T-TB}

1)内、外界和后界：外扩 7mm。

2)上下界：外扩 10mm。

前界：仍与 CTV 一致（在设野时再考虑充分外扩安全边界）。

(6)乳房切除术后胸壁靶区（$PTV_{T\sim T}$）：改良根治/根治术后的手术瘢痕和手术区域胸壁皮肤和皮下组织及相应外扩的安全边界范围。

上界：在胸骨切迹上缘颈静脉角/锁骨头水平，如有锁骨上野则与其下界在锁骨头下 0.5 cm 衔接。

下界：在乳房皱褶下 1～2cm。

内界：在体中线或胸骨旁线。

前界：包括全胸壁皮肤。

外界：在腋中线水平。

(三)乳腺癌靶区的勾画

1. 全乳腺区勾画（根据患者解剖调整）

上界：不超过胸锁关节。

下界：剑突下缘（根据患者解剖调整）。

外界：不超过背阔肌前缘。

内界：胸骨内缘。

腹侧界：乳腺皮下 5mm。

背侧界：胸肌筋膜。

2. 瘤床区勾画 依赖手术瘢痕位置、血清肿/手术改变/金属标记确定瘤床范围。

瘤床 CTV：瘤床外放 1.0～1.5cm（收至皮下 5mm 和胸壁处）。

瘤床 PTV：CTV 外放 0.5～1.0cm（用电子线单野照射时，背侧方不外放）。

3. 内乳淋巴结勾画 内乳淋巴结转移多见第 1～3 肋间，在内乳血管（IMV）外放 5mm（不包括胸骨和肺）。

上界：颈静脉和锁骨下静脉结合部。

下界：第 4 肋上缘。

腹侧界：胸大肌背侧面，胸骨背面。

背侧界：胸膜或 IMV 背侧 5mm 脂肪。

外界：IMV 外侧 5mm，头臂静脉外侧。

内界：IMV 内侧 5mm，头臂静脉内侧。

4. 内侧锁骨上淋巴结区勾画

上界：环状软骨上缘。

下界：颈外和锁骨下静脉结合部上缘，颈外静脉下缘。

腹侧界：胸锁乳突肌背侧。

背侧界：颈内动脉背侧，前斜角肌腹侧。

外界：胸锁乳突肌和前斜角肌外缘。

内界：颈内动脉和颈内静脉的内侧。

5. 外侧锁骨上淋巴结区勾画

上界：肩胛舌骨肌上缘。

下界：颈外静脉/颈横血管下缘。

腹侧界：锁骨、皮肤。

背侧界：肩胛舌骨肌/肩胛提肌/中斜角肌的腹侧。

外界：肋骨，斜方肌。

内界：胸锁乳突肌和前斜角肌外缘。

6. 锁骨下淋巴结区勾画

上界：三角肌下缘。

下界：喙突下缘。

腹侧界：胸大肌，皮肤。

背侧界：锁骨，锁骨下肌。

外界：喙突、胸小肌、喙肱肌的内缘。

内界：皮肤，胸大肌的锁骨起点。

7. 腋窝Ⅲ组淋巴结区勾画

上界：喙突下缘。

下界：腋静脉下缘。

腹侧界：胸大肌背面。

背侧界：锁骨下肌腹侧，锁骨下Ⅴ/腋血管背侧，肋骨。

外界：胸小肌内缘。

内界：锁骨、肋骨，颈Ⅴ和锁骨下静脉结合部外缘。

8. Ⅱ组淋巴结区勾画

上界：腋血管头侧。

下界：胸小肌尾侧游离缘。

腹侧界：胸小肌背面。

背侧界：腋血管背侧缘，肋骨、前锯肌。

外界：胸小肌外缘。

内界：胸小肌内缘。

9. 腋窝Ⅰ组淋巴结区勾画

上界：背阔肌腱下缘。

下界：胸大肌游离缘，肩胛下肌下缘。

腹侧界：皮肤(腋血管腹侧 5mm)。

背侧界：腋血管背侧缘，肩胛下肌和前锯肌。

外界：背阔肌、大圆肌、肩胛下肌。

内界：肱二头肌、喙肱肌 、胸大肌外缘和乳腺。

10. 胸肌间淋巴结(LNs)区勾画

上界：胸肩峰血管头侧缘。

下界：胸小肌尾侧缘。

腹侧界：胸大肌背面。

背侧界：胸小肌腹面。

外界：胸小肌外缘。

内界：胸小肌内缘。

11. 锁骨上窝(内侧锁上)淋巴结区勾画

内界：气管侧缘(不包括甲状腺和甲状软骨)。

外界：锁骨的内缘。

前界：胸锁乳突肌深面和颈深筋膜。

侧后界：前斜角肌的前内缘。

内后界：颈内动静脉的内缘。

上界：环状软骨上缘。

下界：锁骨下动脉(下部)。

12. 锁骨下窝淋巴结区勾画

上界：胸小肌最上缘。

下界：锁骨入胸骨柄处。

外侧界：胸小肌的内缘。

内界：锁骨的侧缘。

前界：胸大肌的深面。

后界：锁骨下(腋)动脉。

13. 心脏勾画　在呼吸门控(BG)深吸气末屏气(DIBH)下定位 CT 扫描，勾画心脏、冠状动脉。

心脏：心房、心室。

冠状动脉：左主干前降支、回旋支，右冠状动脉。

五、放射治疗与化学治疗

针对乳腺癌可选择预防性、根治性和姑息性放射治疗，有新辅助(诱导性)、同期、辅助性化学治疗(先放后化、先化后放和化、放、化)模式。

化疗方案：以 CMF 和 CAF 为主；放疗与化疗并用：蒽环类(阿霉素)、紫杉类、甲氨蝶呤要慎用。

(一)放射治疗与化学治疗方式

1. 先放疗后化疗　目的是控制局部复发、降低远处转移危险。

(1)切缘阳性、局部复发为主的高危患者。

(2)切缘阳性，重新手术直到切缘阴性。

(3)建议术后 2～4 周开始放疗。

2. 先化疗后放疗　化疗消灭微小转移病灶，减少局部肿瘤负荷，针对远处转移高危患者。

(1)区域淋巴结转移。

(2)临床检查证明或高度怀疑远处转移。

(3)肿瘤分化差、恶性度高。

3. 同步放、化综合治疗　对不良预后因素较多患者，术后不宜过晚开始放疗，有条件者同步放、化疗。

(1)可尽早杀死微小转移灶，缩短总治疗时间。

(2)化疗药物可同时作为放疗增敏剂，提高疗效。

(二)手术或手术加局部放疗前新辅助化疗

新辅助(诱导性)化疗是指为降低肿瘤临床分期，提高切除率和保乳率，在手术或手术加局部放射治疗前，首先进行全身化疗。

1. 适应证

(1)临床分期为ⅢA(不含 T3、N1、M0)、ⅢB、ⅢC。

(2)临床分期为ⅡA、ⅡB、ⅢA(仅 T3、N1、M0)期，除了肿瘤大小以外，符合保乳手术的其他适应证。

2. 化疗方案　术后辅助化疗方案均可应用于新辅助化疗，推荐含蒽环类和(或)紫杉类药物的联合化疗方案，常用的化疗方案包括以下几种。

(1)蒽环类方案：CAF、FAC、AC、CEF、FEC(C 环磷酰胺、A 阿霉素、E 表阿霉素、F 氟脲嘧啶)。

(2)蒽环类与紫杉类联合方案：A(E)T、TAC(T 多西紫杉醇)。

(3)蒽环类与紫杉类序贯方案：AC→T/P(T 多西紫杉醇，P 紫杉醇)。

(4)其他可能对乳腺癌有效的化疗方案。

(5)HER-2 阳性患者化疗时可考虑联合曲妥珠单克隆抗体治疗。

3. 注意事项

(1)化疗前必须对乳腺原发灶行核芯针活检明确组织学诊断及免疫组化检查，区域淋巴结转移可以采用细胞学诊断。

(2)明确病理组织学诊断后实施新辅助化疗。

(3)不建议 I 期患者选择新辅助化疗。

(4)一般周期数为 4～8 周期。

(5)应从体检和影像学两个方面评价乳腺原发灶和腋窝淋巴结转移灶疗效，按照实体肿瘤疗效评估标准或 WHO 标准评价疗效。

(6)无效时暂停该化疗方案，改用手术、放射治疗或者其他全身治疗措施(更换化疗方案或改行新辅助内分泌治疗)。

(7)新辅助化疗后根据个体情况选择乳腺癌根治术、乳腺癌改良根治术或保留乳房手术。

(8)术后辅助化疗应根据术前新辅助化疗的周期、疗效及术后病理检查结果确定治疗方案。

六、内分泌治疗

对于雌激素受体(ER)或孕激素受体(PR)阳性的乳腺癌患者，不论其年龄、绝经状态、肿瘤大小或有无淋巴结转移，均应接受辅助性内分泌治疗。

(一)晚期乳腺癌的内分泌治疗

1. 首选内分泌治疗的适应证

(1)患者年龄大于 35 岁。

(2)无病生存期大于 2 年。

(3)仅有骨和软组织转移。

(4)或存在无症状的内脏转移。

(5)ER 和(或)PR 阳性。

2. 药物选择与注意事项

(1)根据患者月经状态，选择适当的内分泌治疗药物。

1)一般绝经前，患者优先选择他莫昔芬(雌二醇的类似物三苯氧胺)，其在体内和雌激素受体形成二聚体，从而竞争地抑制乳腺癌的雌激素受体，具有抗肿瘤和激素的双重作用。三苯氧胺对 ER 和 PR 阳性的患者有效率为 78%，但对阴性者仅 10%，而二者之一阳性者有效率为 45%。亦可联合药物或手术去势。

2)绝经后，患者优先选择，第三代芳香化酶抑制剂；通过药物或手术达到绝经状态的患者，也可以选择芳香化酶抑制剂。

(2)他莫昔芬和芳香化酶抑制剂失败的患者，可以考虑换用化疗，或者换用其他内分泌药物，如孕激素或托瑞米芬等。

(二)辅助内分泌治疗

1. 适应证 激素受体 ER 和(或)PR 阳性的早期乳腺癌。

2. 药物选择与注意事项

(1)绝经前患者，辅助内分泌治疗首选他莫昔芬。

(2)绝经前高复发风险的患者,可以联合卵巢抑制/切除。

(3)他莫昔芬治疗期间,如果患者已经绝经,可以换用芳香化酶抑制剂。

(4)绝经后患者,优先选择第三代芳香化酶抑制剂,建议起始使用。

(5)不能耐受芳香化酶抑制剂的绝经后患者,仍可选择他莫昔芬。

(6)术后辅助内分泌治疗的治疗期限为 5 年。

(7)针对具有高复发危险因素的患者,可以延长内分泌治疗时间,延长用药仅针对第三代芳香化酶抑制剂。

(8)ER 和 PR 阴性的患者,不推荐进行辅助内分泌治疗。

七、靶 向 治 疗

目前,针对 HER-2 阳性的乳腺癌患者,可进行靶向治疗,主要药物是曲妥珠单克隆抗体。

(一)HER-2 阳性的定义

1. HER-2 基因过表达　免疫组化染色 3+、FISH 阳性或者色素原位杂交法(CISH)阳性。

2. HER-2 免疫组化染色(2+)的患者　需进一步行 FISH 或 CISH 检测 HER-2 基因是否扩增。

(二)注意事项

1. 治疗前必须获得 HER-2 阳性的病理学证据。

2. 曲妥珠单克隆抗体　6mg/kg(首剂 8mg/kg)每 3 周方案,或 2mg/kg(首剂 4mg/kg)每周方案。

3. 首次治疗后观察 4~8h。

4. 一般不与阿霉素化疗同期使用,但可以序贯使用。

5. 与非蒽环类化疗、内分泌治疗及放射治疗可同期应用。

6. 曲妥珠单克隆抗体开始治疗前应检测左心室射血分数(LVEF),使用期间每 3 个月监测一次 LVEF。出现以下情况时,应停止曲妥珠单克隆抗体治疗至少 4 周,并每 4 周检测一次 LVEF。

(1)LVEF 较治疗前绝对数值下降≥16%。

(2)LVEF 低于该检测中心正常值范围并且 LVEF 较治疗前绝对数值下降≥10%。

(3)4~8 周内 LVEF 回升至正常范围或 LVEF 较治疗前绝对数值下降≤15%,可恢复使用曲妥珠单克隆抗体。

(4)LVEF 持续下降超过 8 周,或者 3 次以上因心肌病而停止曲妥珠单克隆抗体治疗,应永久停止使用曲妥珠单克隆抗体。

(三)晚期 HER-2 阳性乳腺癌的靶向治疗

1. 曲妥珠单克隆抗体联合化疗方案　紫杉醇(每周方案)、多西紫杉醇、长春瑞滨、卡培他滨、其他药物或联合方案也可以考虑。

2. 注意事项

(1)晚期患者,建议使用曲妥珠单克隆抗体的联合化疗;

(2)ER 和(或)PR 阳性的患者,曲妥珠单克隆抗体可以与内分泌治疗同期进行。

(四)HER-2 阳性乳腺癌术后辅助靶向治疗

1. 适应证

(1)浸润癌部分检测到 HER-2 基因扩增或过表达。

(2)浸润癌部分最长径大于 1cm 或腋窝淋巴结阳性。

(3)不存在曲妥珠单克隆抗体的禁忌证。

2. 注意事项

(1)不与蒽环类药物同时使用,但可以与紫杉类药物同时使用。紫杉类辅助化疗期间或化疗后,开始使用曲妥珠单克隆抗体。

(2)曲妥珠单克隆抗体辅助治疗期限为 1 年。

(3)曲妥珠单克隆抗体治疗期间,可以进行辅助放射治疗和辅助内分泌治疗。

八、放射治疗的不良反应

(一)早期反应

皮肤反应、放射性皮炎、放射性肺炎、骨髓抑制、全身疲劳。

(二)晚期反应

皮下组织纤维化、肺纤维化、同侧上肢水肿、放射性臂丛损伤、肋骨骨折、放射性心脏炎、心脏病、第二实体肿瘤、乳房纤维化、乳腺美容效果。

(三)Harris 保乳治疗后美容效果的评估标准

佳:无肉眼可见的治疗后遗症,两侧乳房外形相同。

良:病侧乳房有轻度色素沉着,局限性毛细血管扩张,手术瘢痕可见。

一般:有明显治疗后遗症,乳房外形有明显变形,乳头移位,有明显的放射性改变,但还可接受。

差:乳房有严重回缩或严重的纤维化或毛细血管扩张。

九、随访和疗效评估

(一)随访时间

放射治疗结束后 2 年内每 3 个月复查一次,3～5 年内每 3～6 个月复查一次,以后每 6～12 个月复查一次,5 年后每年一次。

(二)随访项目及疗效评估

对乳房美容结果评估、乳腺钼靶 X 摄片、胸片、乳腺/腹部 B 超、骨 ECT、肿瘤标记物、放射性肺/心脏/皮肤损伤等,定期评估其治疗并发症和生存质量,以及内分泌治疗疗效、依从性等。

1. 乳腺超声 每 6 个月一次。

2. 乳腺钼靶 X 线摄片 每年一次。

3. 胸片 每年一次。

4. 腹部超声 每 6 个月一次,3 年后改为每年一次。

5. 存在腋窝淋巴结转移 4 个以上等高危因素的患者 行基线骨扫描检查,全身骨扫描每年一次,5 年后可改为每 2 年一次。

6. 血常规、血液生化、乳腺癌标志物的检测 每 6 个月一次,3 年后每年一次。

7. 应用他莫昔芬的患者 每年进行一次盆腔检查(妇科检查)。

(三)特殊检查项目

1. 乳房影像学检查 建议辅助放/化疗结束后 6 个月内开始,每年一次双侧乳房 X 线检查(乳腺钼靶 X 线摄片:每年一次;保乳术后放疗患者,每 6～12 个月一次),必要时可联合超声检查,有条件者可以行乳房 MRI 检查。

2. 妇科和子宫 B 超检查 接受他莫昔芬治疗,而子宫仍保留患者,每 6～12 个月一次。

3. 全身骨密度检查 接受芳香化酶抑制剂治疗或治疗后继发卵巢功能减退患者,每年一次。

4. 病理检查 疑为复发、转移或者第二原发的病灶,尽量行空芯针活检或者手术病理活检和

ER、PR、HER-2 状态检测（尤其是原发病灶为阴性表述患者）以明确诊断，为后续综合治疗提供依据。

全乳切除，仍为保乳术后局部复发的标准补救方式。

5. 性激素水平监测 绝经前或围绝经期患者，使用卵巢抑制剂治疗后，拟继续在接受芳香化酶抑制剂治疗患者，每 3～6 个月一次。

（四）绝经的定义

绝经通常是生理性月经永久性终止，或是乳腺癌治疗引起的卵巢合成雌激素的功能永久性丧失。

1. 满足以下任意一条则可以推断为绝经，绝经标准如下。

（1）双侧卵巢切除术后。

（2）年龄≥60 岁。

（3）年龄＜60 岁，且在没有化疗和服用三苯氧胺、托瑞米芬和卵巢功能抑制治疗的情况下停经 1 年以上，同时血 FSH 及雌二醇水平符合绝经后的范围；而正在服用三苯氧胺、托瑞米芬，年龄＜60 岁的停经患者，必须连续检测血 FSH 及雌二醇水平符合绝经后的范围。

2. 另外，还需要注意以下几点。

（1）正在接受 LH-RH 激动剂或拮抗剂治疗的妇女，无法判断是否绝经。

（2）辅助化疗前没有绝经的妇女，停经不能作为判断绝经的依据；因为患者在化疗后虽然会停止排卵或无月经，但卵巢功能仍可能正常或有恢复可能。

（3）对于化疗引起停经的妇女，如果考虑采用芳香化酶抑制剂作为内分泌治疗，则需要考虑有效地卵巢抑制（双侧卵巢完整切除或药物抑制），或者连续多次监测 FSH 或雌二醇水平以确认患者处于绝经后状态。

（秦继勇 李文辉）

第三十一章 纵隔肿瘤

第一节 概　　述

纵隔位于胸腔正中、两侧胸膜腔之间。上界为 T_1 与胸骨柄形成的胸廓入口，下界为膈肌，前方为胸骨，后界为脊柱及其两侧椎旁沟。

一、解　　剖

将纵隔分为：上纵隔、前下纵隔、中下纵隔及后下纵隔四个区。

1. 胸骨角与第4椎间盘做一连线，相当于主动脉弓水平面以上为上纵隔区。

2. 以气管分界，气管前为前上纵隔，气管后为后上纵隔。

3. 下纵隔以心包为界分为三个区，心包前缘前为前下纵隔。

4. 心包后缘后为后下纵隔，心包前、后缘之间为中下纵隔。

二、纵隔各区和肿瘤分类

纵隔的各个分区均可发生肿瘤，胸腺肿瘤、神经源性肿瘤、畸胎类肿瘤、各类囊肿和胸腔内甲状腺肿瘤等，占原发纵隔肿瘤的80%~90%，而前三种占2/3。

纵隔肿瘤多为良性，成人恶性肿瘤占10%~25%，儿童则半数为恶性肿瘤。

前上纵隔肿瘤主要为胸腺瘤，中纵隔最常见的是囊性肿瘤，后纵隔以神经源性肿瘤最常见。纵隔各区的解剖和肿瘤的分类（表4-31-1）。

表 4-31-1　纵隔各区解剖和肿瘤分类

	前上纵隔中的	中纵隔中的	后纵隔中的
解剖结构	动脉和大血管 胸腺 淋巴结	心脏和心包 气管、支气管 肺静脉、淋巴结	交感神经链、迷走神经 食管、淋巴结 胸导管、降主动脉
纵隔肿瘤和囊肿	胸腺瘤 淋巴瘤 生殖细胞肿瘤 内分泌肿瘤 甲状腺肿瘤 间质性肿瘤 肺癌 囊肿	淋巴瘤 肉瘤 心脏和心包肿瘤 气管肿瘤 动脉瘤 囊肿	神经源性肿瘤 淋巴瘤 食管肿瘤 内分泌肿瘤 脊柱肿瘤 肺癌

第二节 治　　疗

一、治 疗 原 则

确诊原发纵隔肿瘤应首选外科手术，力争切除肿瘤；对不能完整切除或无法切除者，在病理确诊后行放射治疗或化学治疗。

二、放 射 治 疗

（一）放射治疗的目的

1. 根治性放射治疗　淋巴瘤、不宜手术的胸腺瘤和纵隔生殖细胞肿瘤。

2. 姑息性放射治疗　晚期患者，以解除痛苦、缓解症状为目的。

3. 术前放射治疗　手术切除困难者。

4. 术后放射治疗　浸润型胸腺瘤术后和其他纵隔肿瘤术后残存者。

(二) 放射治疗技术、剂量

1. 采用等中心多野、二程缩野照射技术。

2. 照射剂量与病理类型、放疗目的而定。

(1) 根治剂量：DT46～60Gy/4.5～6w。

(2) 姑息剂量：DT20～40Gy/2～4w。

(3) 术前剂量：DT30～40Gy/3～4w，放射治疗后2周内手术。

(4) 术后剂量：DT45～60Gy/4.5～6w，术后2～4周内局部放射治疗。

第三节　胸　腺　瘤

胸腺瘤是指发源于胸腺网状上皮细胞的肿瘤，其内可伴有不同程度的淋巴细胞。

胸腺瘤，约占纵隔肿瘤的20%。胸腺瘤局部侵犯常见，侵犯包膜或包膜外周围脂肪组织和器官，如心包、肺、纵隔大血管和淋巴结，胸膜及胸壁，锁骨下及腋下等组织。血行转移较少见。

一、解　　剖

胸腺位于前上纵隔，是一个不规则的分叶状的器官，上至颈部甲状腺下缘，下达第4肋软骨水平，有时可达第6肋软骨水平，前方紧贴胸骨，后方从上至下贴附于气管、无名静脉、主动脉弓和心包。

胸腺分颈、胸两部分，颈部包括甲状腺韧带和胸骨体，胸部位于胸骨柄和胸骨体后方。胸腺通常在出生后继续生长，随年龄的增长逐渐萎缩，最后被脂肪组织所代替。

胸腺由皮质和髓质组成，髓质内以网状上皮细胞为主，有散在分布的胸腺淋巴细胞，皮质内密集胸腺淋巴细胞。

二、病　　理

(一) 大体形态

胸腺肿瘤大小不一，可为0.1～20.0cm，多数为实性、结节状，常可见纤维组织分隔成多个小体，有时可见灶状出血及钙化，但一般少见坏死。

1. 非浸润型胸腺瘤　胸腺瘤呈膨胀性生长，有时虽生长巨大，但仍有完整包膜，与周围组织无粘连或仅有纤维性粘连，易被完整切除。

2. 浸润性胸腺瘤　胸腺瘤无完整包膜或无包膜，呈浸润性生长。

(二) 组织学

主要见两种细胞成分，即来源于内胚层(也可能少数来源于外胚层)的上皮细胞和来源于骨髓的淋巴细胞。

根据上皮细胞的部位、形态及表型等特征，分为：皮质、被膜下、髓质及胸腺小体相关(如Hasall小体)的胸腺瘤等。

胸腺瘤镜下：细胞形态无或仅有轻度细胞异型，表现为由肿瘤性上皮细胞和非肿瘤性淋巴细胞混合组成，各型肿瘤和同一肿瘤的不同区域细胞成分差异很大。

世界卫生组织(2004WHO)制定的胸腺组织学分型(表4-31-2)，经多项研究表明该分型方法与临床特点具有相关性。

表 4-31-2 胸腺瘤(2004WHO)病理分型

病理类型	标准
A 型胸腺瘤	主要细胞成分为梭形或椭圆形胸腺上皮细胞,没有细胞形态学异型性,核仁不明显,淋巴细胞含量比较少
AB 型胸腺瘤	由 A 型胸腺瘤与富含淋巴细胞的 B 型胸腺瘤共同组成
B1 型胸腺瘤	具有与正常胸腺组织相似的形态,肿瘤内存在的扩大区与正常胸腺皮质难以鉴别,伴有胸腺髓质分化,胸腺小体较常见,肿瘤性上皮细胞呈卵圆形,散在分布于大量淋巴细胞之间,小至中等大小,细胞核呈圆形,可见小核仁
B2 型胸腺瘤	肿瘤性胸腺上皮细胞是其主要成分,肿瘤细胞散布于富有淋巴细胞的组织内,胞质丰富,可见泡状核,核仁明显,常常可看到血管外间隙
B3 型胸腺瘤	肿瘤呈小叶状分布,呈浸润性生长,缺乏完整的包膜,多边形或圆形上皮细胞为其主要成分
C 型胸腺瘤	具有明显恶性肿瘤细胞形态学特征,类似其他器官发生的癌,可存在成熟淋巴细胞,而未成熟淋巴细胞却是缺乏的

注:A 型及 AB 型,即髓质型及混合型为良性肿瘤,患者预后良好,无复发危险;B 型,属于Ⅰ型恶性胸腺瘤,患者复发率及转移率高;C 型,为Ⅱ型恶性胸腺瘤,患者恶性程度及病死率很高。

表 4-31-3 各类胸腺肿瘤分型比较

WHO 分类	传统分类	M-H 分类
A 型	梭形细胞型	髓质型
AB 型	混合细胞型	髓质型
B1 型	淋巴细胞为主型	皮质型
B2 型	混合细胞型	皮质型
B3 型	上皮细胞为主型	高分化胸腺癌

三、分 期

胸腺瘤是临床常见的前上纵隔肿瘤,其组织学分型一直存在争议;既往相关学者提出的分型方案,均未能有效反映肿瘤病理与临床及预后的关系。

1981 年 Maosaoka 分期(表 4-31-4),是目前胸腺瘤临床常用的分期标准,其在一定程度上能反映肿瘤的预后。

表 4-31-4 胸腺瘤 Maosaoka 临床分期

Maosaoka 临床分期	分期标准
Ⅰ 期	大体包膜完整,光镜下没有发现肿瘤细胞侵犯包膜
Ⅱa 期	光镜下发现肿瘤细胞侵犯包膜
Ⅱb 期	周围胸膜或脂肪组织受到肿瘤细胞侵犯
Ⅲ 期	邻近器官受到肿瘤细胞侵犯(如肺、心包、大血管等)
Ⅳa 期	肿瘤在胸膜或心包种植转移
Ⅳb 期	肿瘤发生血道或淋巴道转移

四、临 床 特 征

胸腺瘤生长相对缓慢,因肿瘤压迫、侵犯、转移或伴随疾病,如侵及胸膜及心包时,出现胸腔积液、心包积液,并可直接侵犯周围组织及器官,引起相应临床症状及体征。淋巴结、血行转移,少见。

伴随疾病:重症肌无力、单纯红细胞再生障碍性贫血、获得性丙种球蛋向缺乏症及胸腺瘤合并库欣综合征、系统性红斑狼疮或硬皮病等。

五、检 查 项 目

(一)X 线检查

肿块位于前纵隔,紧贴于胸骨后,绝大多数位于心基部、升主动脉前。包膜完整的肿块轮廓光整,密度均匀或偶有斑点状钙化;如肿瘤是浸润性生长,则轮廓毛糙,不规则,有明显分叶现象。

(二)CT 或 MRI

显示肿瘤位置、范围及与周围组织结构关系。

(三)病理

不能行开胸探查术者,治疗前经皮针吸活检明确病理诊断。

六、治　　疗

(一)治疗原则

手术治疗是目前治疗胸腺瘤有效的方法,前纵隔脂肪组织中内含与原位胸腺相同的异位胸腺组织,应尽量完整清除前隔脂肪组织;尽量完整切除胸腺组织及胸腺肿瘤,以减少及消除肿瘤复发机会,降低重症肌无力(MG)的发生率。

胸腺瘤术后并发 MG,严重影响患者术后生活质量。应对 MG 高发人群进行评估,采取有效的手术、放射治疗、化学治疗、抗胆碱酯酶药物、免疫抑制治疗等综合治疗方案,对降低 MG 发生具有重要意义。

(二)分型分期治疗

1. 非浸润型或浸润型胸腺瘤　手术是胸腺瘤治疗的首选方法,尽可能完整地切除或尽可能多地切除肿瘤或病理活检,用金属夹标记肿瘤范围,术后放射治疗。对切除困难者,可行术前放疗。

2. 浸润型胸腺瘤　即使肉眼已"完整切除"的,术后均需行根治性放射治疗。

3. Ⅰ期非浸润型胸腺瘤根治术后　显微镜下无浸润者,不做术后放射治疗,密切观察;一旦复发,应争取再次手术后加根治性放射治疗。

4. 对晚期胸腺瘤(Ⅲ、Ⅳ期),包括已有胸内、外转移者　应给予积极的局部放射治疗,和(或)采用适当的化学治疗。

(三)放射治疗

1. 放射治疗适应证
(1)浸润性胸腺瘤术后。
(2)胸腺瘤未能完全切除者,或仅行病理活检的晚期患者。
(3)部分胸腺瘤的术前放射治疗。
(4)复发胸腺瘤的治疗。

2. 照射范围及策略
(1)照射肿瘤及侵犯区域,局部瘤床边缘外放 1cm,包括胸腺肿瘤和可能被浸润的组织和器官。
(2)有明确纵隔心包种植转移或心包积液者,应先给予全纵隔、全心包放射治疗,DT30~35Gy/3~3.5w 后,对局部瘤床加量。
(3)有胸膜或肺转移者,先行半胸或全胸膜照射,DT15~20Gy/2~3w 后,对局部瘤床和转移灶加量。

3. 放射治疗技术 选择 ^{60}Co-γ 线或高能 X 线,和(或)电子束线。

可采用常规等中心照射技术、3D-CRT、IMRT 技术,以影像学所见肿瘤定义为 GTV,完全切除者定义为 CTV,双侧锁骨上区不做常规预防照射。

(1)常规照射技术

1)肿瘤位于前纵隔,两前斜野加楔形板等中心照射。

2)对巨大肿瘤和(或)病情偏晚的病例及部分浸润型胸腺瘤术后:采用高能 X 线和电子线混合照射,先前后对穿照射,前后野剂量比为 2:1 或 3:1,剂量 DT20～30Gy/2～3w(脊髓受量控制在 DT30Gy 以内);后改两前斜野加楔形板等中心照射,分次剂量 DT1.8～2.0Gy,每周 5 次。

3)如肿瘤巨大,位置较深时:两前斜野加楔形板和一正中后野等中心照射,正中后野的剂量为两前斜野的 1/4 或 1/3 。

(2)3D-CRT、IMRT 技术

1)肿瘤靶区(GTV):胸腺肿瘤或术后残留病变为 GTV。

2)临床靶区(CTV):GTV 边界外放 1cm。

3)计划靶区(PTV):CTV 各方向均匀外放 0.5cm。

4. 放射治疗剂量

(1)单纯放疗:包括胸腺瘤未能完全切除的患者、仅行活检者和晚期者,给予 DT50～60Gy/5～6w 左右;淋巴细胞为主型,DT50Gy/5w;上皮细胞为主型或混合型,DT60～70Gy/6～7w。

(2)手术完整切除的浸润型胸腺瘤:术后放疗剂量 DT50～60Gy/5～6w。

5. 计划评估 包括靶区和危及器官的剂量体积直方图(DVH)的评价和逐层评价。

(1)95%PTV 满足上述靶区的处方剂量,PTV>110% 的处方剂量的体积应<20%,PTV 接受<93%的处方剂量的体积应<3%,PTV 外的任何地方不能出现>110%处方剂量。

(2)危及器官体积(PRV)及限量:双肺 V_{20}≤30%,脊髓≤45Gy,心脏 V_{40}≤30%、V_{30}≤40%,食管 V_{50}≤50%等。

6. 放射治疗注意事项

(1)双锁骨上区,不需常规做预防照射。

(2)脊髓剂量不超过其耐受剂量。

(3)注意射野及分割剂量,减少心包炎等并发症。

(四)胸腺瘤不伴/伴重症肌无力

1. 胸腺瘤重症肌无力(MG)的治疗 控制肌无力,首选抗胆碱酯酶药物新斯的明,小剂量开始,每日肌内注射新斯的明 1～2.5mg 或口服 15mg,多数患者服用新斯的明 15～45mg 或相当剂量的溴化吡啶斯的明 60～180mg 或美斯的明 5～15mg,可取得满意效果。如药量过大而出现腹痛、腹泻、呕吐、出汗、流涎等胆碱能危象时,可用阿托品缓解。

免疫抑制治疗,一旦出现肌无力加重,及时应用肾上腺皮质激素,从大剂量开始(泼尼松 60～100mg),症状好转后逐渐减量。

2. 胸腺瘤不伴/伴重症肌无力的放射治疗 放射治疗前应了解肌无力的程度、生命体征和新斯的明用量,应在使用新斯的明后进行放射治疗。一般开始为 0.5～1Gy/d,逐渐增加到 2Gy/d,DT40Gy/4～5w。同时使用新斯的明等药物,即使放射治疗后 MG 消失,还需继续服用一段时间并逐渐减量。MG 等症状改善很慢,甚至在结束治疗后仍能持续数月。

(1)对不伴重症肌无力的胸腺癌进行放射治疗时,放疗分次剂量 DT2.0Gy,每周 5 次;至少每周透视 1 次,了解肿块退缩情况,对肿块缩小明显,应在剂量达到 DT30～40Gy 后及时缩野,避免肺体积过大照射及剂量过高,尽量避免放射性肺炎的发生。

(2)胸腺瘤合并重症肌无力时,放射治疗应慎重。放疗前,应先用抗胆碱酯酶药物控制肌无力,放射开始时剂量要小,可从 DT0.5～1.0Gy 开始,缓慢增加至 DT2.0Gy;治疗中或治疗后,要密切观察肌无力的病情变化，一旦出现肌无力加重或危象发生，应及时处理。

（五）疗效评价标准

治愈：患者术后症状完全消失，且停止使用药物，肌力恢复正常。

缓解：患者症状相对减轻，用药量与以前相比有所减少。

进展：患者症状有一丝改善但并不明显，且药量没变。

死亡：患者各项生命体征完全停止。

（六）预后因素

非浸润性胸腺瘤和浸润型胸腺瘤的 5 年生存率，分别为 85%～100% 和 33%～55%。胸腺癌的 5 年和 10 年生存率，分别为 33%～50% 和 0～6.3%。

预后与肿瘤大小、手术切除程度（是否完整的手术切除）、组织学分型及组织学分类、Masaoka 临床分期、治疗模式等密切相关。

（夏耀雄　秦继勇　陈　宏）

第五篇　腹部肿瘤

第三十二章　胃　癌

第一节　概　述

胃癌（carcinoma of stomach）好发于胃窦部，特别是小弯侧，其次是胃底贲门部，胃体部少见。病因至今未明，与地域环境及生活饮食、幽门螺旋杆菌（helicobacter pylori，HP）感染、癌前病变（胃息肉、慢性萎缩性胃炎、胃部分切除后的残胃）、遗传和基因的易感性及吸烟等因素有关。

文献报道：胃癌术后局部区域（残胃、残端、区域淋巴结）复发率 5.8%～38.5%，中位 19.3%；美国、欧洲、日本作者报道：胃癌手术＋辅助治疗较单纯手术，生存率提高 10%～13%。

胃癌治疗失败模式以局部复发多见，术后放疗或术中放疗等综合治疗，可降低局部复发率和提高生存率。

一、解剖及病理

（一）胃的解剖及淋巴引流

1. 胃的解剖　胃底、胃体、胃窦及幽门部。

胃前壁与肝、膈肌、腹壁相毗邻；胃后壁与胰腺、膈肌角、左肾上腺、左肾及脾相毗邻；胃小弯被肝左叶覆盖，此处癌肿易直接浸润肝左叶。

胃壁自内向外为黏膜层、黏膜下层、肌层和浆膜层。黏膜下层由疏松结缔组织形成，含有丰富的血管和淋巴管，癌肿侵及此层时，可发生淋巴转移。浆膜层包裹胃的前壁，有阻止癌肿向邻近脏器浸润的作用。

2. 胃的淋巴引流　胃的淋巴引流走向与胃主要血管一致。依据距胃的距离，将引流胃的区域淋巴结分 16 组三站。

第一站为胃旁淋巴结，按照贲门右、贲门左、胃小弯、胃大弯、幽门上、幽门下淋巴结的顺序编为 1～6 组。

7～16 组淋巴结原则上按照动脉分支排序分别为胃左动脉旁、肝总动脉旁、腹腔动脉旁、脾门、脾动脉旁、肝十二指肠韧带内、胰后、肠系膜上动脉旁、结肠中动脉旁、腹主动脉旁淋巴结。胃癌第二站为 7～11 组，12～14 组为第三站。

3. 胃癌扩散途径　直接侵犯、淋巴扩散、血行扩散、腹膜扩散、术中种植。

（1）近端胃癌直接侵犯：左膈、前腹壁、肝下面；向后可侵犯腹腔动脉、胰体（前上部）、大动脉、肋膈角。

（2）胃体胃癌直接侵犯：向前侵犯前腹壁或肝；侧面侵犯胃脾韧带或脾；向后侵犯胰体、尾；向上侵犯胃脾韧带或小网膜；向下侵犯横结肠、肠系膜或大网膜。

（3）远端胃癌直接侵犯：向后侵犯胰头或肝门结构；向下侵犯横结肠系膜和结肠。

（二）病理

1. 大体分型

（1）早期胃癌：癌组织仅限于黏膜或黏膜下层者，不论病灶大小或有无淋巴结转移均为早期癌。

病灶直径<10mm 称小胃癌，<5mm 为微小癌，根据病灶形态分三型：Ⅰ型为隆起型、Ⅱ型浅表型（Ⅱa浅表隆起型、Ⅱb浅表平坦型和Ⅱc浅表凹陷型）、Ⅲ型凹陷型。

（2）进展期胃癌：癌组织超出黏膜下层侵入胃壁肌层为中期胃癌；病变达浆膜下层或超出浆膜外浸润至邻近脏器或有转移为晚期胃癌。中、晚期胃癌统称进展期胃癌。按 Borrmann 分型法分四型：Ⅰ型（结节型）、Ⅱ型（溃疡局限型）、Ⅲ型（溃疡浸润型）、Ⅳ型（弥漫浸润型），若全胃受累胃腔缩窄、胃壁僵硬如皮革状，称革囊胃，几乎都是由低分化腺癌或印戒细胞癌引起，恶性度极高。

2. 组织学 WHO 分型 常见腺癌（肠型、弥漫型）、乳头状腺癌、管状腺癌、低分化腺癌、黏液腺癌及印戒细胞癌；少见腺鳞癌、鳞状细胞癌及小细胞癌、未分化癌、其他等。

二、分 期

分期采用美国癌症联合委员会（AJCC）和国际抗癌联盟（UICC）于 2009 年联合制定的第七版 TNM 分期标准。

此分期适用于胃癌，并需经组织病理学确诊。

对于肿瘤中心位于食管胃交界处 5cm 内且向食管内扩展的肿瘤，以食管癌归类和分期。

其他肿瘤中心位于胃内且距食管胃交界处大于 5cm，或者肿瘤中心位于食管胃交界处 5cm 以内未向食管部扩展的肿瘤，均应以胃癌分期。

胃癌 TNM 分期的检查流程：

T 分期：体格检查、影像学检查、内镜检查和（或）手术探查一。

N 分期：体格检查、影像学检查和（或）手术探查。

M 分期：体格检查、影像学检查和（或）手术探查。

胃部区域淋巴结包括：胃大弯及胃小弯周围的淋巴结；胃左动脉旁、肝总动脉旁、脾动脉旁、腹腔动脉旁及肝十二指肠韧带旁的淋巴结。

其他腹腔内淋巴结转移被视为远处转移，如胰后、肠系膜、腹主动脉旁淋巴结。

（一）TNM 分期

1. T：原发肿瘤

Tx：原发肿瘤不能评估。

T0：没有原发肿瘤的证据。

Tis：原位癌，未侵及固有层的上皮内肿瘤、重度增生。

T1：肿瘤侵及固有层、黏膜层或黏膜下层。

T1a：肿瘤侵及固有层或者黏膜层。

T1b：肿瘤侵及黏膜下层。

T2：肿瘤侵及肌层。

T3：肿瘤侵及浆膜下层。

T4：肿瘤穿透浆膜层或者侵及邻近结构[1][2][3]。

T4a：肿瘤穿透浆膜层。

T4b：肿瘤侵及周围邻近结构[1][2][3]。

注：（1）胃的邻近结构包括脾、横结肠、肝脏、膈肌、胰腺、腹 壁、肾上腺、肾脏、小肠及腹膜后间隙。

（2）透壁性浸润至十二指肠、食管（包括胃）的分期取决于其最大浸润的深度。

（3）肿瘤侵及胃结肠韧带、肝胃韧带、大网膜及小网膜且尚未穿透腹腔脏层者视为 T3。

2. N：区域淋巴结

Nx：区域淋巴结转移无法确定。

N0：无区域淋巴结转移。

N1：1～2 个区域淋巴结转移。

N2：3～6 个区域淋巴结转移。

N3：7 个或 7 个以上区域淋巴结转移。

N3a：7～15 个区域淋巴结转移。

N3b：16 个或 16 个以上区域淋巴结转移。

注：pN0 区域淋巴结切除标本的组织学检查，通常包括 16 个或更多淋巴结。如果淋巴结检测阴性，但是检查的淋巴结数目未达到要求，仍可归类为 pN0 分期。

3. M：远处转移

M0：无远处转移。

M1：有远处转移。

注：远处转移包括腹腔种植、腹腔细胞学检测阳性及非持续性延伸的大网膜肿瘤。

（二）临床分期

胃癌的临床分期见表 5-32-1。

表 5-32-1　胃癌临床分期

临床分期	TNM
0 期	Tis N0 M0
Ⅰ A 期	T1 N0 M0
Ⅰ B 期	T2 N0 M0，T1 N1 M0
Ⅱ A 期	T3 N0 M0，T2 N1 M0，T1 N2 M0
Ⅱ B 期	T4a N0 M0，T3 N1 M0，T2 N2 M0，T1 N3 M0
Ⅲ A 期	T4a N1 M0，T3 N2 M0，T2 N3 M0
Ⅲ B 期	T4b N0～1 M0，T4a N2 M0，T3 N3 M0
Ⅲ C 期	T4a N3 M0，T4b N2～3 M0
Ⅳ 期	任何 T　任何 N　M1

三、治疗相关因素

（一）影响预后的病理因素

肿瘤大小、组织类型、侵犯范围、侵犯深度、切缘、淋巴转移、组织学分级（分化程度）等，其中肿瘤的浸润深度和有无淋巴结转移是胃癌重要的预后因素。

（二）胃癌术后的预后因素

预后不良的组织学特征包括：低分化，血管、淋巴管浸润，切缘阳性。

阳性切缘定义为：肿瘤距切缘小于 1mm 或电刀切缘可见癌细胞。

随 T 分期升高，生存率降低；随分期增高，生存率降低；LN+数目增多，生存率降低；患者的淋巴结清扫范围不够（<15 枚）；R0 术后生存率高于 R1 手术。

（三）胃癌的高危因素

低分化或组织学分级高、淋巴管浸润及神经系统浸润、年龄小于 50 岁。

（四）预测临床结局较差因素

体力状态较差、存在转移、碱性磷酸酶水平大于 100U/L。

第二节　治　　疗

一、治　疗　原　则

根据肿瘤病理学类型及临床分期，结合患者一般状况和器官功能状态，采取多学科综合治疗模式，有计划、合理地应用手术、化疗、放疗和生物靶向等治疗手段，达到根治或最大幅度地控制肿瘤，延长患者生存期，改善生活质量的目的。

局部进展期胃癌并非单一手术治疗能解决的，应根据胃癌的不同期别，选择以手术为主+术后的辅助性、姑息性放射治疗等综合治疗，治疗策略更趋向个体化。

（一）临床分期治疗

Ⅰ期：以手术切除为主。

Ⅱ期：以手术切除为主，术后放射治疗和化学治疗。

Ⅲ期：以手术切除为主，术后化学治疗、放射治疗、免疫治疗及中药治疗等。

Ⅳ期：对症、姑息治疗。

（二）手术治疗

1. 手术治疗原则

（1）T1～3：应切除足够的胃，距肿瘤边缘不小于 5cm。

（2）T4：推荐 D2 术式，需将累及组织整块切除（不需常规或预防性切除脾，当脾或脾门处受累时可考虑行脾切除术）。

（3）不可切除肿瘤：可切除部分胃（切缘阳性也可以），不需行淋巴结清扫。

（4）旁路手术：缓解梗阻症状。

2. 胃癌手术的概念

（1）R 分级：胃癌术后残存肿瘤的多少。R 分级越高，术后肿瘤残存越多。

1）R0：术后无肉眼和镜下肿瘤残存。

A. T：距净切缘 4～6cm。

B. N：清扫至 LN+的下一站，即 N0 则为 D1，N1 则为 D2。

2）R1：术后有镜下肿瘤残存。

3）R2：术后可见肉眼肿瘤残存。

（2）D 分级：胃癌手术中胃周淋巴结的清扫范围和程度。

1）D0：第 1 站胃周淋巴结未完全清扫。

2）D1：第 1 站胃周淋巴结完全清扫。

3）D2：D1+第 2 站淋巴结完全清扫。

4）D3：D2+第 3 站淋巴结完全清扫。

5）D4：D3+第 4 站淋巴结完全清扫。

二、放　射　治　疗

放射治疗的方式有：术前放疗±化疗、术后放疗±化疗、术中放疗＋术后放（化）疗、单纯放疗±化疗。

（一）放射治疗原则、指征、适应证

1. 放射治疗原则　胃癌放疗或放化疗，包括施行术前或术后辅助治疗、姑息治疗，建议术前、术后三维适形放疗计划系统评价。

放射野包括原发灶和淋巴引流区，上下 3～5cm 边界，总剂量 DT45～50.4Gy，1.8Gy/次，每天一次，推荐采用以 5-氟尿嘧啶(5-FU)或卡培他滨为基础的同期放化疗方案。

2. 放射治疗指征

(1)T3、T4 或任何 T、N+患者。

(2)T2，N0 伴高危因素者。

(3)R1 或 R2 切除。

3. 放射治疗适应证

(1)术前放射治疗

1)术前放射治疗适应证

A. Ⅱ期、Ⅲ期：病理类型对放射治疗相对敏感，而手术切除有困难者。

B. 不可手术切除的局部晚期或进展期胃癌。

C. 未分化癌：不论肿瘤大小，均应行术前放射治疗。

D. 局部晚期不可手术切除的胃癌(T4NxM0)，术前同步放化疗。

2)术前放疗±化疗优点

A. 治疗后重新评估，争取行根治性手术。

B. 术前放化疗可明显的病理完全缓解，提高手术切除率。

C. 局部进展期病灶有降期可能。

D. 放疗毒性反应较低，急性毒性反应可接受，无严重的后期反应。

E. 较好的局控和生存时间。

(2)术后放射治疗

1)术后放射治疗适应证

A. T3～4，N0M0。

B. 无论 T，N+M0。

C. 伴不良预后因素的 T2N0 患者。

D. 胃癌 R1/R2 术后。

E. 术后有明确残留病灶。

F. 病理证实切端见癌细胞者。

G. 胃癌术后盆腔局部种植转移。

2)根治术后同步化放疗(RCT)适应证

A. 胃癌根治术后(R0)，病理分期为 T3～4 或淋巴结阳性(T3～4N+M0)者。

B. 未行标准 D2(<D2)手术，且未行术前放化疗者。

C. 胃癌非根治性切除，有肿瘤残存患者(R1 或 R2 切除)。

3)可切除胃癌术后放化疗

A. 毒性反应可耐受。

B. 术后放化疗可提高局控，降低复发率，提高生存率，但对远处转移无影响。

C. 胃癌术后放化疗可视为标准治疗。

(3)术中放射治疗适应证

1)Ⅱ、Ⅲ期病灶位于胃体、窦部，已切除者。

2)主要用于肿瘤切除术后的瘤床及淋巴结引流区(腹腔动脉及肝、十二指肠韧带区淋巴结)的预防照射。

3)适用于原发灶已切除，无腹膜及肝转移、淋巴结转移在两组以内，原发灶累及浆膜面或累及胰腺者或对残留及未能切除的病灶给予治疗性照射。

(4)单纯放射治疗适应证

1)不适合手术的未分化癌、乳头状腺癌或低分化腺癌。

2)早期拒绝手术治疗者。

3)手术后局部区域复发不适合再手术者，建议放疗或放化疗。

(5)姑息性放射治疗适应证

1)肿瘤局部区域复发和(或)远处转移病变范围，相对局限。

2)骨转移引起的疼痛和脑转移、梗阻、出血等症状明显者。

考虑肿瘤转移灶或原发病灶的姑息减症放疗，50%～70%患者可获益。

(6)不可手术胃癌的放疗：局部晚期无法切除、无法耐受手术者，放化疗可作为姑息性治疗的手段。

(7)局部复发胃癌的放疗

1)R1 切除术后，5-FU 同步放化疗。

2)R2 切除术后，5-FU 同步放化疗或化疗、最好的支持治疗。

三、放射治疗技术

建议三野及以上的多野等中心常规放射治疗，局部加量可采用术中放疗或外照射技术。

建议使用三维适形放疗或调强放疗等先进技术，如行调强放疗，必须进行计划验证；更好地保护周围正常组织如肝、脊髓、肾脏和肠道的照射剂量，降低正常组织毒副作用，提高放疗耐受性。

(一)常规放射治疗技术

空腹下服 50～100ml 钡剂，根据上消化道造影及 CT 所示肿瘤部位、侵犯范围，以原发灶为中心，模拟机下定位。设野步骤：确定各界限；确定双肾脏位置(增强 CT)；确定吻合口和残胃(钡餐造影)；术前 CT 或上消化道造影评价；上下界，T12 标记；挡铅(部分肝、肾脏和心脏)。

1. 放射治疗方式

(1)单纯放射治疗

1)照射野：设前、后两野对穿±左侧野加楔形板。

2)高能射线≥6MV-X 线、常规照射，平均照射野大小 15cm×15cm，

3)单次照射 DT1.8～2.0Gy，DT45～50.4Gy/4～5w 后缩小照射野到病灶区，谨慎给到 DT55～60Gy/5～6w，姑息剂量 DT45～50.4Gy/4～5w。

(2)术前放射治疗

1)照射野：前、后两野对穿。

2)高能射线≥6MV、常规照射，剂量 DT45～50Gy/4～5w。

3)放射治疗后 3～4 周内手术。

(3)术后放射治疗

1)照射野：前、后两野对穿+左侧野。

2)高能射线≥6MV-X 线、常规照射。

3)原发肿瘤高危复发区域和区域淋巴引流区照射剂量，推荐 DT45～50.4Gy，DT1.8 Gy/次，共 25～28 次。

4)有肿瘤和(或)残留者，大野照射后局部缩野加量照射 DT5～10Gy。

5)术后 2～3 周内放射治疗。

(4)术中放射治疗：根据原发灶切除情况，选择能量及单次给予剂量。

肿瘤全部切除：仅照射亚临床病灶，6MeV～9MeV 电子线，深度 1.0～1.5cm，DT10～15Gy。

肿瘤全部切除：术前侵及浆膜、与周围组织似粘连或已经粘连，9MeV～12MeV 电子线，深度 1.0～2.5cm，DT12～18Gy。

肿瘤大块瘤体切除：肉眼残存肿瘤、淋巴结，9MeV～16MeV 电子线，深度 2.0～3.0cm，DT20～

25Gy。

肿瘤基本未切：病灶瘤床，12MeV～16MeV 电子线，DT20～30Gy。

(5)姑息性放射治疗

1)照射野：前、后两野对穿±侧野。

2)高能射线≥6MV-X 线，1.6～1.8Gy/次，大野照射后局部缩野加量照射至 DT50～60Gy/5～6w。

2. 胃癌不同部位的靶区范围建议

(1)近端 1/3 胃肿瘤：吻合口和食管旁淋巴结，残胃、胃周淋巴结，幽门下淋巴结在淋巴结侵犯不严重时可不包括(幽门上、幽门下、胰十二指肠淋巴结)。

(2)胃体肿瘤或包括胃体的肿瘤：胃周(1、2、3、4、5)，胃左(7)，脾门、脾动脉(10、11)，肝门、胰十二指肠(12)，腹腔干(9)。

(3)远端 1/3 胃肿瘤：幽门下、胰十二指肠淋巴结(50%)，脾门少累积(AP～PA)，残胃、胃周淋巴结。

3. 胃癌靶区范围界定　根据术前、术后 CT 或金属标记确定，靶区范围包括周围正常组织 3～5cm，保护肝脏和肾脏。

(1)前、后野

上界：照射左侧横膈的高度(原则上平 T_{10} 下缘)。

下界：依具体情况而定(多数病灶需要到 L_3)。

左界：依具体情况而定，包括所有胃周淋巴结(脾门)。

右界：过中线 3cm，包括术前病灶范围。

(2)侧野

上下界：同前。

后界：接近脊髓前缘。

前界：前腹壁或内侧壁。

4. 胃癌不同部位的常规布野

(1)近段 1/3 胃癌

上界：吻合口上 3～5cm(参考术前、术后 CT 并至少包括左侧膈顶)。

下界：L_2～L_3 下缘。

淋巴结范围：食管旁、贲门旁、胃小弯、胃大弯、胃左，腹腔干，肝总动脉，脾门、脾动脉、胰后、肠系膜上淋巴结及部分腹主动脉旁淋巴结(肝门可考虑、幽门区可不考虑)。

(2)中 1/3 胃癌

上界：参考术前、术后 CT 并至少包括左侧膈顶。

下界：L_3 下缘。

淋巴结范围：包括上面所有淋巴结和肠系膜下淋巴结。

(3)远端 1/3 胃癌

上界：参考术前 CT 包括相应的淋巴结。

下界：L_3 下缘。

淋巴结范围：小弯、大弯、幽门上下、肝门(肝总动脉)，胃左，腹腔干，肝十二指肠韧带、胰后、肠系膜上下淋巴结及部分腹主动脉旁淋巴结。

(4)术中放射治疗布野范围

靶区：胃瘤床、吻合口/残胃、区域淋巴结引流区(胃左、腹腔 A、肝门、幽门上下)及部分胰腺。

可根据病变的部位、范围选择不同形状、大小的限光筒(斜口、椭圆形、特制五边形等限光筒)，上端与机头相接，下端插入腹腔对准病灶，胃的断端移开，对正常组织(如胰腺、小肠)

用铅块遮挡。

(二)三维适形和(或)调强适形放射治疗技术

1. 优点

(1)提高靶区剂量,降低正常组织剂量。

(2)根据原发肿瘤位置、范围不同,区域淋巴结危险度不同、转移不同,放疗计划靶区设计的个体化策略如下。

1)T、N分期决定放射治疗靶区。

2)可明确每一淋巴结区照射的明确指征。

3)可制定出每一淋巴结靶区勾画规范。

4)目前,不考虑全部残胃照射。

2. 胃癌术后靶区 包括:原发肿瘤高危复发区域和高危区域淋巴结区照射。

(1)原发肿瘤高危复发区域

1)吻合口和邻近受侵器官或部位。

2)瘤床:残胃和切除的肿瘤床(术前影像,术中标记)。

3)残端/吻合口。

(2)高危区域淋巴结区:根据原发肿瘤部位、肿瘤侵犯深度和淋巴结转移情况决定。

1)区域淋巴引流区:胃大、小弯,腹腔干,胰十二指肠,胰腺上,脾门,肝门,食管旁。

2)邻近器官:胰腺或部分胰腺区等。

(3)剂量要求:95%PTV最小剂量DT45Gy。

(4)正常剂量限制:脊髓:DT<45Gy;肝脏:V_{30}<30%,Mean剂量DT<20Gy;肾脏:V_{15}<50%,Mean剂量DT<18Gy,2/3单肾DT<20Gy;1/3心脏DT<50Gy;尽量减少肠道和十二指肠照射剂量。

3. 靶区定义

(1)CTV定义:不同部位的原发肿瘤及需要照射的淋巴结区。

1)近端1/3贲门癌(上1/3癌)/胃食管结合部原发癌(表5-32-2)。

CTV:远端食管3~5cm、左半横膈膜和邻近的胰体部。

高危淋巴结区:邻近的食管周围、胃周、胰腺上和腹腔干淋巴结(食管旁淋巴结、贲门旁淋巴结第1和2组、小弯和大弯侧淋巴结第3和4组、胃左动脉第7组、脾动脉/脾门区第10和11组。胃周伴广泛淋巴结转移时,包括幽门上下组第5、6组)。

表5-32-2 原发贲门/近端1/3胃TN分期与区域淋巴结

TN分期	区域淋巴结
T2(达浆膜)N0	不包括或包括胃周(D1)
T3N0	不包括或包括胃周(D1);可选:食管周围和腹腔干(D2)
T4N0	受侵器官引流区、胃周、腹腔干、食管周围(D1~2)
T1~2N+	食管周围、胃周、腹腔干、脾门/动脉、胰上/胰十二指肠、肝总(D1~D2),腹膜后(a1~2)
T3~4N+	同上+腹膜后(a1~2、b1或b2)

2)中1/3胃体癌(表5-32-3)。

CTV:胰体部。

高危淋巴结区:邻近的胃周、胰腺上、腹腔干淋巴结、脾门、肝门和胰十二指肠淋巴结(贲门旁淋巴结第1和2组、小弯和大弯侧淋巴结第3~6组、胃左动脉第7组、脾动脉/脾门区第10和11组、胰十二指肠后第13组、肝十二指肠韧带第12组)。

表 5-32-3　胃体/中 1/3 胃 TN 分期与区域淋巴结

TN 分期	区域淋巴结
T2(达浆膜、后壁)N0	不包括或包括胃周(D1);可选:腹腔干、脾门/动脉、胰上/胰十二指肠、肝总(D1~D2),腹膜后(a1~2)
T3N0	同上
T4N0	受侵器官引流区、胃周、腹腔干、脾门/动脉、胰上/胰十二指肠、肝总(D1~D2),腹膜后(a1~2)
T1~2N+	胃周、腹腔干、脾门/动脉、胰上/胰十二指肠、肝总(D1~D2),腹膜后(a1~2、b1)
T3~4N+	同上+腹膜后(a1~2、b1 或 b2)

3)远端 1/3 胃窦癌(胃下 1/3 癌)/幽门原发癌(表 5-32-4)。

如果,肿瘤扩展到胃十二指肠结合部。

CTV:胰头、十二指肠第一段和第二段(术后者包括十二指肠残端 3~5cm)。

高危淋巴结区:胃周、胰腺上、腹腔干、肝门和胰十二指肠淋巴结(小弯和大弯侧淋巴结第 3~6 组、胃左动脉第 7 组、肝总动脉第 8 组、腹腔动脉第 9 组、胰十二指肠后第 13 组和肝十二指肠韧带第 12 组。不必包括脾动脉/脾门区第 10、11 组和贲门左右第 1、2 组)。

表 5-32-4　幽门/胃窦/远端 1/3 胃 TN 分期与区域淋巴结

TN 分期	区域淋巴结
T2(达浆膜)N0	不包括或包括胃周(D1);可选:腹腔干、脾门/动脉、胰上/胰十二指肠、肝总(D1~D2),腹膜后(a1~2)
T3N0	同上
T4N0	受侵器官引流区、胃周、腹腔干、脾门/动脉、胰上/胰十二指肠、肝总(D1~D2),腹膜后(a1~2)
T1~2N+	胃周、腹腔干、脾门/动脉、胰上/胰十二指肠、肝总(D1~D2),腹膜后(a1~2、b1)
T3~4N+	同上+腹膜后(a1~2、b1 或 b2)

(2)PTV 定义:CTV 外扩 0.5~0.8cm。

4. 胃癌术后的靶区勾画建议

(1)瘤床的勾画建议

1)T1:不考虑照射。

2)T2:根据具体情况(浆膜下位于后壁)。

3)T3~4:包括根据术前影像资料确定位置、术中放置的标记勾画受侵的器官和组织。

(2)吻合口的勾画建议:胃癌术后淋巴结的照射范围:腹腔干,T_{12}~L_1;肝总 A,T_{11}~L_1 右旁开 2cm。

(3)区域淋巴引流区的勾画建议:①胃周围淋巴结丰富,各淋巴结区之间存在广泛的交通支;②胃周血管纤细、走行复杂、分支较多,影像学识别困难;上腹部没有很好的肌肉或骨性标记界定每一淋巴引流区的范围;③胃的淋巴引流与部位相关,而目前胃的分区以手术为基础,这与胃的淋巴引流规律不完全一致;④胃周淋巴结(1~6 组),胃周以外淋巴结(7~16 组)。

1)胃周淋巴结(1~6 组):右贲门旁(1 组)、左贲门旁(2 组)、胃小弯(3 组)、胃大弯(4 组)、幽门上(5 组)和幽门下(6 组)。

解剖:分布在胃的周围。胃浆膜下和黏膜下的淋巴管网有广泛的交通支,一旦某组胃周淋巴结转移,很容易转移到其他组胃周淋巴结。

放疗指征:N+。

靶区勾画:残胃外放 0.5~1.0cm。

2)区域淋巴结(7~11 组)及周围淋巴结(12~16 组):区域淋巴结(7~11 组),胃左(7 组)、肝总动脉(8 组)、腹腔动脉周围(9 组)、脾门淋巴结(10 组)和脾动脉(11 组);周围淋巴结(12~16 组),胃十二指肠动脉(12 组)、胰十二指肠后(13 组)、肠系膜根部(14 组)、结肠中动脉(15 组)

和腹主动脉旁(16 组)；

A. 7 组胃左动脉淋巴结

a. 解剖：与胃左动脉伴行。在肝胃之间向左上前方行走至贲门，提供胃小弯侧大部分和下段食管血供。

b. 放疗指征：胃小弯侧病变、病变累及下段食道或第 1、3a 组淋巴结转移时需照射胃左淋巴结。

c. 靶区勾画：勾画肝胃之间的间隙。

上界：胃贲门下缘，下界：腹腔干上缘。

前界：胃小弯侧前缘，后界：腹主动脉前缘。

右界：肝左侧缘，左界：胃右侧缘。

B. 8 组肝总淋巴结

a. 解剖：沿肝总动脉分布的淋巴结，肝总动脉从腹腔干发出，向右前方行走，分出胃十二指肠动脉、肝固有动脉和胃右动脉。

胃右动脉提供胃小弯侧下部、幽门及十二指肠的血供。

胃十二指肠动脉的分支胃网膜右动脉提供胃大弯侧下半部分血供。

b. 放疗指征：胃小弯侧近幽门和胃大弯侧下半部分病变，或第 3b、5、6、4d 组淋巴结转移时需要照射肝总淋巴结。

c. 靶区勾画：从腹腔干分出肝总动脉起点到肝总动脉分出胃十二指肠动脉为止，勾画肝总动脉，然后外放 1cm。

CTV = 肝总动脉外放 1cm。

C. 9 组腹腔干淋巴结

a. 解剖：腹腔干先后发出胃左、肝总和脾动脉供及胃的全部血液。

b. 放疗指征：N+需要照射腹腔干淋巴结。

c. 靶区勾画：起于腹主动脉前缘，止于脾动脉起始部，勾画腹腔干后周围外放 1cm。

D. 10 组脾门

a. 解剖：脾动脉在其末端近脾门处发出的胃短动脉和胃网膜左动脉分别提供胃底和胃大弯侧上半部分血供。

b. 放疗指征：胃底和胃大弯侧上半部病变或第 4 s a、4 s b 组淋巴结转移时需要照射该组淋巴结。

c. 靶区勾画：勾画脾门区血管，外放 0.5～1cm。

E. 11 组脾动脉淋巴结

a. 解剖：沿脾动脉分布，以脾动脉起点到胰尾末梢中点为界分为近侧组(11p)和远侧组(11d)。11d 组接受胃底和胃大弯侧上部淋巴引流。

11p 除了接收 11d 淋巴引流外还直接接受第 6 组淋巴引流，在胃下部癌属第二站，因此胃下部癌 No.6 组淋巴转移时需要考虑照射 11p 组。

b. 靶区勾画：勾画脾动脉，外放 0.5～1cm，N0.6 阳性仅照射 11p 组时左界是脾动脉起点到胰尾末梢的中点。

F. 12 组肝十二指肠韧带

a. 解剖：连接肝门横裂与十二指肠球部侧壁的双层腹膜结构，其内有肝动脉、门静脉和胆管，相应淋巴结为 12a、12p 和 12b 组

b. 放疗指征：胃小弯侧近幽门和胃大弯侧下半部分病变，或第 3b、5、6、4d 组淋巴结转移时需要照射 N0.12a 小弯侧病变或 1、3、5 组淋巴结转移需照射 N0.12p。

12a 组：从肝固有动脉分为肝左、右动脉到肝总动脉。

12p 组：门静脉分出肝右静脉到胰腺右侧缘。

G. 13 组胰后淋巴结：

a. 解剖：位于胰头后面，附于 Treitz 筋膜脏层下面，分布于胰十二指肠后动脉弓旁的淋巴结。胰后淋巴结主要接受胰腺后方淋巴引流，理论上讲与胃的淋巴引流关系不大。

b. 放疗指征：胃窦部病变、胃黏液腺癌或印戒细胞癌考虑照射胰后淋巴结。

c. 靶区勾画：位置：胰头后方（上界：胰头上缘；下界：胰头下缘；外界：胰头外侧缘；内界：腹主动脉右缘；前界：胰头；后界：下腔静脉）。

H. 14 组肠系膜根部淋巴结：

a. 解剖：肠系膜上动脉组（14a）和肠系膜上静脉组（14v）淋巴结。

b. 放疗指征：肠系膜上动脉并不直接提供胃的血供，一旦肿瘤侵及胃周围组织如胰腺、横结肠，则有可能出现该组淋巴结转移，因此 14a 组转移属于第三站。

14v 组淋巴结直接接受幽门下 N0.6 组的淋巴回流，在胃下部癌是第二站 14p 肠系膜根部淋巴结。

c. 靶区勾画：勾画肠系膜上静脉：上界：胰下缘；下界：结肠静脉分歧部，外放 0.5～1cm。

I. 15 组结肠中动脉旁淋巴结

a. 解剖：沿结肠中动脉分布，此组淋巴结接受横结肠淋巴引流。

b. 放疗指征：胃大弯肿瘤容易侵犯横结肠及其系膜，也可以浸润结肠中动脉及其分支，一旦发生以上情况时需要照射该淋巴结区。

c. 靶区勾画：结肠中动脉血管较小，CT 上很难发现，定义困难，勾画时可以从受累的横结肠延伸到肠系膜根部血管区域。

J. 16 组腹主动脉旁淋巴结

a. 以肾静脉下缘为界分为 a 区和 b 区。

b. 以腹腔干上缘和肠系膜下动脉上缘分为 a1、a2 和 b1、b2。

a2 和 b1 是最常见转移部位。

a1 区：横膈至腹腔干。

a2 区：腹腔干至左肾静脉。

b1 区：左肾静脉至肠系膜下静脉。

b2 区：肠系膜下静脉至髂血管分叉。

c. 胃腹主动脉旁转移淋巴结主要分布在左肾静脉水平腹主动脉的左侧、腹主动脉前方和腹主动脉下腔静脉之间的区域。

上界：腹腔干上缘。

下界：L_3 下缘（肠系膜下动脉上缘）。

d. 近端胃腹主动脉旁淋巴结转移主要位于 a 2 区外侧组，如果累及食道需要照射食管和下纵隔淋巴结，照射野下界可放在左肾静脉下缘（约 L_1 下缘）。

e. CTV=腹主动脉外放左 1～1.5cm，右 2.5～3mm，前 1.5～2cm，后 0.2cm。

3）食管旁淋巴结。

4）远地转移（M1）：胃十二指肠动脉（12 组）、胰十二指肠后（13 组）、肠系膜根部（14 组）、结肠中动脉（15 组）和腹主动脉旁（16 组）。

5. 胃癌调强放射治疗

(1)进一步降低肾脏毒性。

(2)受胸式、腹式呼吸运动及空腔脏器（胃、食管、小肠、十二指肠等）的充盈、蠕动等器官运动的影响。

(3)剂量不均匀，可能导致高剂量点在小肠。

(4)需更多临床研究。

（三）胃癌放疗中存在的问题

1. 靶区范围大，放化疗联合治疗 毒性反应大。

2. 胃癌放疗的靶区周围关键器官 肝脏，肾脏，脊髓放射耐受量低。

3. 器官移动 扩大治疗的安全边界、治疗的毒性反应大。

4. 靶区勾画差异。

四、放射治疗与化学治疗

（一）术前化疗

1. 术前化疗 ECF（表柔比星、顺铂和 5-Fu）（推荐）。

2. 术前放、化疗 紫杉醇或多西紫杉醇加氟尿嘧啶（如 5-Fu、卡培他滨）（可考虑）。

（二）术后化疗

1. 术后化疗 以 ECF 为主。

2. 术后放化疗 氟尿嘧啶类为基础。

（三）转移性或局部晚期肿瘤化疗

1. 推荐 DCF（多西紫杉醇、顺铂和 5-Fu）、ECF 方案。

2. 可考虑 伊利替康加顺铂、奥沙利铂加氟尿嘧啶类、伊利替康加氟尿嘧啶类、氟尿嘧啶类口服单药方案。

（四）胃癌辅助治疗研究前景

1. 新的、有效的化疗药物和化疗方案 奥沙利铂、伊利替康、卡培他滨、替吉奥。

2. 靶向治疗药物 EGFR 抑制剂。

3. 调强适形放射治疗、图像引导下放射治疗。

4. 手术前后的辅助治疗组合研究进展

（1）术前化疗±放疗—手术。

（2）术前化疗—手术—术后化疗±放疗。

（3）联合靶向药物。

五、放疗不良反应、随访和疗效评估

（一）放射治疗期间应密切观察

1. 急腹症 如腹痛加重、发热、脉快及便血，警惕是否有穿孔可能。

2. 防止胰腺炎 对未受肿瘤侵犯的正常胰腺组织铅挡保护。

3. 防止吻合口瘘 术后放射治疗照射剂量不宜过大。

（二）放射治疗的不良反应及处理

1. 消化道反应较重 主要是恶心、呕吐、食欲不佳及全身乏力。

2. 放射性小肠炎 腹痛、腹泻。

3. 远期反应 小肠及十二指肠溃疡或不同程度肠梗阻。

（三）治疗中疗效评估

1. 治疗中 每周检查血常规、大便常规及潜血试验，每疗程化疗前后检查肝、肾功能。

2. 放疗结束后 4～8 周复查钡餐、血清学指标、大便常规及潜血试验、食管内镜/食管内镜超声评价局部肿瘤消退情况，必要时活检，可考虑 PET-CT 评价。

(四)随访内容

治疗结束后第 1 年，每 3 个月复查一次；第 2～4 年，每 6 个月复查一次；第 5 年以后，每年复查一次。

每次检查血常规、大便常规及潜血实验、肝和肾功能、钡餐/食管内镜、腹部 CT、血清学肿瘤指标。

(秦继勇　胥　莹　陈　宏)

第三十三章　原发性肝癌

第一节　概　　述

原发性肝癌(primary carcinoma of liver)是指肝细胞或肝内胆管细胞发生的恶性肿瘤。其发病原因和发病机制尚不清楚,目前认为与病毒性肝炎(乙型、丙型、丁型肝炎)、黄曲霉毒素及饮用水污染、其他化学性物质(如亚硝胺类、偶氮芥类、农药及环境因素等)、其他肝脏代谢疾病、自身免疫性疾病及隐源性肝病或隐源性肝硬化有关。危险因素包括嗜酒、缺硒、遗传等易感性。

中国 90%肝癌患者有乙型肝炎病毒感染史,10%～20%肝癌患者中可检出 HCV,相当一部分是 HBV 和 HCV 双重感染。我国的肝癌多有肝炎肝硬化的背景,肝细胞损伤后发生再生和不典型增生引起恶变,由肝硬化发展成为肝癌。可经血行转移、淋巴转移、种植转移。

原发性肝癌以手术、动脉栓塞灌注化疗、放射治疗为主。放射治疗对大肝癌、淋巴结转移、静脉癌栓者及不能手术的肝内胆管细胞癌者,可提高其中位生存期,骨转移者可止痛。

一、解剖及病理

(一)解剖及淋巴引流

1. 肝脏的解剖　肝脏的脏面借 "H" 形沟分为四叶,右纵沟右侧为右叶;左纵沟左侧为左叶;左、右纵沟之间在横沟前方为方叶;横沟后方为尾叶。

门静脉、肝固有动脉和胆总管在肝的脏面横沟各自向左右侧的支干,再进入肝实质内,此处为第一肝门。三条主要肝静脉在肝脏后上方的静脉窝进入下腔静脉,此处为第二肝门。

肝脏是体内双重供血器官,一是门静脉,二是腹腔动脉分支而来的肝动脉。正常肝脏 70%～80%的血供来自门静脉,20%～30%的血供来自肝动脉。

原发性肝癌血供与正常肝脏相反,约 98%来自肝动脉。

2. 肝脏的淋巴引流　肝脏浅层淋巴管位于肝被膜的深面,形成淋巴管网,与深层淋巴管相通,引流至腹腔淋巴结;深层淋巴引流至肝门和膈淋巴结。

肝脏区域淋巴结为肝门(肝动脉和门静脉)淋巴结、肝十二指肠韧带(胰周)淋巴结、腔静脉(腹主动脉旁)淋巴结。

(二)肝癌的病理

1. 大体形态分型

(1)块状型:癌块直径≥5cm,易发生出血坏死,最多见。

(2)结节型:癌块直径<5cm,常伴肝硬化。

(3)弥漫型:癌块弥漫,米粒至黄豆大小,最少见。

(4)小癌型:癌块直径<3cm。

2. 按肿瘤大小分类

(1)微小癌:直径<1cm。

(2)小肝癌:1cm≤直径≤3cm。

(3)中肝癌:3cm<直径≤5cm。

(4)大肝癌:5cm<直径≤10cm。

(5)巨块型肝癌:直径>10cm。

(6)弥漫型肝癌:全肝散在分布小癌灶(类似肝硬化结节)。

3. 组织病理学类型 可通过手术切除、B 超/CT 引导下肝穿刺活检等方法获取病理诊断。

(1)肝细胞癌(HCC)：由肝细胞发展而来，癌细胞基本形态与肝细胞相似，呈多角形，胞质丰富，核大深染，最多见。

(2)胆管细胞癌(ICC)：由肝内胆管上皮细胞发展而来，呈立方形或柱状，胞质蓝色透明，癌细胞排成腺腔，纤维组织较多，血窦较少，较少见。大体分为结节型、管周浸润型、结节浸润型和管内生长型。

(3)混合细胞型肝癌(即 HCC-ICC 混合型肝癌)：癌组织中具有肝细胞癌和胆管上皮癌两种结构，最少见。

二、分　　期

分期采用美国癌症联合委员会(AJCC)和国际抗癌联盟(UICC)于 2009 年联合制定的第七版 TNM 分期标准。

(一)肝细胞癌分期

肝硬化是影响预后的重要因素，是一个独立预后变量，并不影响 TNM 分期。

区域淋巴结包括肝门部淋巴结，沿肝固有动脉分布的肝淋巴结，沿门静脉分布的门脉周围淋巴结，以及那些沿肾静脉水平以上的下腔静脉分布的淋巴结(不包括膈下淋巴结)。超越这些范围的淋巴结应视为远处转移。

1. 肝细胞癌 TNM 分期

(1)T：原发肿瘤

Tx：原发肿瘤不能评估。

T0：没有原发肿瘤的证据。

T1：无血管浸润的单个肿瘤。

T2：有血管浸润的单个肿瘤或多个肿瘤，其最大直径≤5cm。

T3：多个肿瘤，任何一个的最大直径>5cm；或肿瘤侵犯门静脉或肝静脉的主要分支。

T3a：多个肿瘤，任何一个的最大直径>5cm。

T3b：肿瘤侵犯门静脉或肝静脉的主要分支。

T4：肿瘤直接侵犯除胆囊以外的邻近脏器，或穿破内脏腹膜。

(2)N：区域淋巴结

Nx：区域淋巴结转移无法确定。

N0：无区域淋巴结转移。

N1：有区域淋巴结转移。

注：pN0 区域淋巴结切除标本的组织学检查，通常包括 3 个或 3 个以上淋巴结。如果淋巴结检查阴性，但检查的淋巴结数目没有达到要求，仍可归类为 pN0 分期。

(3)M：远处转移

M0：无远处转移。

M1：有远处转移。

2. 肝细胞癌临床分期 见表 5-33-1。

表 5-33-1　原发性肝细胞癌临床分期

临床分期	T	N	M
Ⅰ 期	T1	N0	M0
Ⅲ 期	T2	N0	M0
ⅢA 期	T3a	N0	M0

续表

临床分期	T	N	M
ⅢB 期	T3b	N0	M0
ⅢC 期	T4	N0	M0
ⅣA 期	任何 T	N1	M0
ⅣB 期	任何 T	任何 N	M1

(二)肝内胆管癌分期

此分期只适用于肝内胆管癌、胆管细胞癌和混合性肝细胞胆管细胞癌。

右叶肝内胆管癌的区域淋巴结：包括肝门部淋巴结(包括胆总管周围淋巴结、肝动脉周围淋巴结、门静脉周围淋巴结和胆囊管周围淋巴结)、十二指肠周围淋巴结及胰周淋巴结。

左叶肝内胆管癌的区域淋巴结：包括肝门部淋巴结及肝胃韧带淋巴结。

肝内胆管癌扩散到腹腔淋巴结和(或)主动脉周围淋巴结及腔静脉周围淋巴结的为远处转移(M1)。

1. 肝内胆管癌 TNM 分期

(1)T：原发肿瘤

Tx：原发肿瘤不能评估。

T0：没有原发肿瘤的证据。

Tis：原位癌(胆管内肿瘤)。

T1：单发肿瘤，无血管浸润。

T2a：单发肿瘤，有血管浸润。

T2b：多发肿瘤，有或无血管浸润。

T3：肿瘤侵透脏层腹膜或直接侵及邻近肝外组织。

T4：肿瘤伴胆管外侵犯(胆管外生长模式)。

(2)N：区域淋巴结

Nx：区域淋巴结转移无法确定。

N0：无区域淋巴结转移。

N1：有区域淋巴结转移。

注：pN0 区域淋巴结切除标本的组织学检查，通常包括 3 个或 3 个以上淋巴结。如果淋巴结检查阴性，但是检查的淋巴结数目没有达到要求，仍可归类为 pN0 分期。

(3)M：远处转移

M0：无远处转移。

M1：有远处转移。

2. 肝内胆管癌临床分期　见表 5-33-2。

表 5-33-2　肝内胆管癌临床分期

临床分期	T	N	M
Ⅰ 期	T1	N0	M0
Ⅱ 期	T2	N0	M0
Ⅲ 期	T3	N0	M0
ⅣA 期	T4	N0	M0
	任何 T	N1	M0
ⅣB 期	任何 T	任何 N	M1

（三）中国 1977 年肝癌的分期标准

Ⅰ期（亚临床期）：无明确肝癌症状和体征。

Ⅱ期（临床期）：超过Ⅰ期标准而无Ⅲ期证据。

Ⅲ期（晚期）：有明确恶病质、黄疸、腹水或远处转移之一者。

三、检 查 项 目

（一）三大常规

血常规+血型、止血+凝血试验、尿常规、大便常规+潜血。

（二）血清学检查

生化常规、肝炎十项（HBsAg 阳性者定量检测 HBV-DNA）、肝纤维化四项。

吲哚靛青绿（ICG）15 分钟滞留率（ICG-R15）：反映肝细胞摄取能力（有功能的肝细胞量）及肝血流量，重复性较好。一次静脉注射 0.5mg/kg 体重，测定 15min 时 ICG 在血中的潴留率（ICG-R15），正常值＜12%，或通过清除曲线可测定肝血流量。

（三）肿瘤标记物

甲胎蛋白（AFP），AFP 浓度与肝癌的大小呈正相关；AFP 检查诊断肝细胞癌标准如下。

1. AFP＞500μg/L 持续 4 周。

2. AFP 在 200μg 以上的中等水平持续 8 周。

3. AFP 由低浓度逐渐升高不降。

（四）影像学检查

上腹部彩色超声和（或）超声造影、肝脏增强 CT 扫描（双期/三期）、MRI 扫描及 MRI 弥散成像。

1. CT 和 MRI 的作用

（1）原发肿瘤位置、大小、数目和周围血管关系有无癌栓和腹部淋巴结转移。

（2）肝硬化、门脉高压及侧支血管形成，腹水和脾肿大等。

（3）测定肝脏体积和血液灌注状况，间接了解肝脏的功能等。

2. MRI 弥散成像原理 肿瘤组织密集，这使得其细胞内和细胞外可供水分子自由扩散的空间变小，通过测量的表观弥散系数（ADC 值）就低，有效治疗会导致肿瘤细胞溶解，细胞破裂，细胞间隙增宽，因此水分子弥散能力增加，因此有效的放疗后 ADC 值升高很快出现，且早于形态学改变就出现。

3. B 超或 CT 引导下肝穿刺活检。

（五）评价肝脏储备功能的指标

1. 肝脏体积 反映肝脏储备功能的一项重要指标，能够客观反映肝脏的大小和肝实质的容量，间接反映肝脏的血流灌注和代谢能力，客观评估患者肝脏对手术的承受能力，有助于指导选择合适的手术方式。

对于肿瘤直径＞3cm 的肝癌，可以采用 CT 和（或）MRI 扫描，计算预期切除后剩余肝脏的体积。

2. 标准残肝体积 评估肝切除术患者肝脏储备功能的有效且简便的方法，对预测患者术后发生肝功能损害的程度及避免患者术后发生肝衰竭有重要的临床指导作用。

已有研究表明，采用 CT 扫描测定国人的标准残肝体积（standard remnant liver volume，SRLV）＜416ml/m^2 者，肝癌切除术后中、重度肝功能代偿不全发生率比较高。

（六）Child-Pugh 肝硬化分级

临床普遍采用 Child-Pugh 分级（表 5-33-3）来评价肝硬化的严重程度，分级越高表明肝硬化程度越严重，并以此作为选择治疗方式和评价预后的重要指标。

表 5-33-3　Child-Pugh 肝功能分级标准（1973）

实验室检查指标	异常程度评分		
	1分	2分	3分
肝性脑病	无	1～2度	3～4度
腹水	无	少量	中等量以上
血清总胆红素(mg/dl)	<2.0	2.0～3.0	>3.0
(μmol/L)	<34	34～51	>51
血清白蛋白(g/L)	>35.0	28.0～35.0	<28.0
凝血酶原时间延长(s)	<4.0	4.0～6.0	>6

注：A 级，5～6 分；B 级，7～9 分；C 级，10～15 分。

第二节　治　疗

一、治 疗 原 则

可切除的病灶首选手术切除，对因内科疾病不能手术切除或拒绝手术的早期病灶及不能手术切除的中、晚期病灶或复发病灶，可采用放射治疗、介入治疗等多学科综合治疗手段。

放射治疗方式、剂量、分割、时间等，可根据治疗目的，而选择不同的方案。

术前放射治疗：不能切除肝癌，先放射治疗或介入治疗，能使肿瘤血管减少，癌块缩小，提高手术效果。

术后放射治疗：术后残留或病理残留阳性者，术后 1 个月内缩野放射治疗，常规分割，总剂量 DT56Gy。

二、放 射 治 疗

原发性肝癌 $\alpha/\beta \geqslant 10$（相当于低分化鳞癌），对放疗敏感；放疗为无创性治疗，一次可以治疗多个病灶。

对肿瘤局限，因肝功能不佳不能进行手术切除；或肿瘤位于重要解剖结构，在技术上无法切除；或患者拒绝手术，可考虑行放疗。

对一般状况差、有合并症的肝癌患者，放疗也适用。另外，对已发生远处转移的患者，有时可行姑息性放射治疗，以控制疼痛或缓解压迫症状等。

原发性肝癌放射治疗的疗效与照射剂量有关，存在明显的剂量效应关系，在不增加正常肝放射损伤的前提下，提高肿瘤区照射剂量是提高放射治疗疗效的重要因素，区域淋巴结通常不进行预防性照射。

三维适形、适形调强放射治疗、图像引导放疗技术（IGRT）具有剂量学优势，可给予肝脏肿瘤更高的放疗剂量，3D 计划可获得 DVH 图，了解靶区和危及器官受照射的剂量和体积，对肿瘤周围的正常组织可更好保护。

应尽量采用适形放射治疗技术，对于合并有肝硬化的小肝癌患者采用三维适形（3D-CRT）的高剂量放疗是有效的，而且是安全的。

放射性肝病（radiation induced liver disease，RILD）是伴肝硬化原发性肝癌放疗的致命并发症，为避免放射性肝病的发生，应选择：Child-Pugh A、没有门脉癌栓者或急性放射性肝损伤发生后，及时终止放疗，避免放射性肝病发生。

（一）放射治疗原则

1. 选择好放疗的适应证。

2. 确定好放疗范围（靶区）。

3. 选择合适的放疗技术。

4. 给予有效、安全的放疗剂量。

5. 在分次放疗过程中，要注意每一次放疗的质量控制，确保准确照射。

(二)放射治疗适应证

1. 一般情况好，如 KPS≥70 分，肝功能 Child-Pugh A 级，单个病灶。

2. 对有手术指征而放弃手术的小而局限的肝癌，放射治疗可作为根治性手段。

3. 对原发肿瘤局限，最大直径<6cm，伴或不伴局限性肝门淋巴结转移者。

4. 肿瘤局限，但邻近或侵及大血管，或肝功能差，或有严重合并症无法接受手术，或患者拒绝手术治疗，合并肝硬化或其他内科疾病不宜手术切除的。

5. 肿瘤位于第一肝门区，压迫肝门所引起的黄疸或腹水，如患者一般情况可，可试行肝门区适形放射治疗。

6. 对无手术指征的中、晚期肝癌可行姑息性放射治疗。

7. 手术切除不彻底、肝癌术后有局部小范围复发的。

8. 肝内胆管细胞癌术后切缘阳性、不能手术切除的肝内胆管细胞癌。

9. 局限于肝内 HCC 放疗联合肝动脉介入治疗，肝动脉栓塞化疗后局部复发或残留的。

10. 门静脉、肝静脉或下腔静脉瘤栓，腹腔或腹膜后淋巴结转移。

11. 门脉主干完全阻塞，侧支循环未形成时，姑息放射治疗；

12. 远地转移：肾上腺、骨转移、椎管内转移、脑转移等姑息性放射治疗。

13. 一般情况可，能耐受放射反应，无严重肝肾功能损害，无严重肝硬化、黄疸，无大、中等量腹水，无远处转移者，可行姑息放疗。

(三)放射治疗禁忌证

1. 全身状况差，Karnofsky≤50 分。

2. 肝功能严重损害者。

3. 肝癌伴严重肝硬化者 Child-Pugh B、C。

4. 弥漫性肝癌或巨大肿块型肝癌，伴大量腹水和(或)广泛转移者。

5. 炎症型肝癌，病情危险。

6. 多种并发症，如肝昏迷、消化道出血，特别是脾功能亢进明显者等。

(四)正常肝脏的耐受剂量

肝脏是对放疗较敏感的器官，全部肝脏的耐受剂量为 DT30Gy，但部分肝脏可以接受较高的放疗剂量。

1965，Ingold，全肝照射 DT30Gy。

1991，Emami B，全肝照射 DT30Gy；2/3 的肝脏受到照射 DT45Gy；1/3 的肝脏受到照射 DT50～55Gy。

三、放射治疗技术

恰当的放疗技术选择，是为了保证不同类型肝癌放疗既安全、又有效；技术的选择与肝功能基础、肿瘤的大小、位置和形状等有关。

推荐采用适形或调强放疗，通过 4D 模拟定位 CT 技术、图像引导放疗技术(IGRT)，实现放疗过程的质量控制。

(一)放疗计划设计要素

1. 放射野不宜太多，3～5 个；射线通过肝脏的路径尽可能短，选择射野到达靶区的距离尽量短的方向(放射野通过的正常肝的途径越短越好),尽可能保护部分正常肝脏不受到照射,包括低剂量照射。

2. 使用 IMRT、IGRT 技术,呼吸门控(ABC)、4 维 CT 技术,给予肝脏肿瘤更高的放疗剂量。

3. 剂量学要求:保护部分正常肝脏,不受任何剂量;保证正常肝剂量,在安全范围内;避免大体积的正常肝脏,受到低剂量的照射。

(二)放射计划的设计宗旨

仅可能少的正常肝脏受照射,降低全肝平均剂量,避免放射性肝病的发生。

1. 在设计肝细胞肝癌的放疗计划时,应尽量保留一部分正常肝脏不被照射,以期该部分肝脏发生再生,来弥补损失的肝功能。

2. 期望在放射损伤后,这些没有受到放射的肝脏有增殖的机会,以代偿和维持放射损伤丢失的肝功能。

(三)常规放射治疗技术

1. 照射野

(1)局部照射野:前后对穿照射野或加用侧野(用楔形板)。

大野或半肝照射剂量 DT1～2Gy/次,总剂量 DT20～30Gy/15～20 次,局部加量至 DT40～50Gy;照射野面积<20cm^2 的局部小野剂量 DT2Gy/次,总剂量 DT50～60Gy/25～30 次。

(2)全肝照射野:弥漫型或肝内广泛转移者,谨慎试用,剂量 DT1～1.5Gy/次为宜。

2. 放射治疗剂量

(1)根治性放疗

1)常规分割:总剂量 DT50～60Gy,DT2Gy/次,每日 1 次,每周 5 次。

2)低分割:总剂量 DT40～50Gy,DT3～4Gy/次,隔日 1 次,每周 3 次。

(2)姑息性放疗

1)常规分割:总剂量 DT40～54Gy,DT2Gy/次,每日 1 次,每周 5 次。

2)根据患者情况,考虑选择低分割或其他放疗。

(3)辅助性放疗。

常规分割:总剂量 DT45～54 Gy,DT2Gy/次,每日 1 次,每周 5 次。

(四)三维适形放疗(3D-CRT)和调强放疗(IMRT)

1. 靶区 大体肿瘤体积(GTV)、临床靶体积(CTV)和计划靶体积(PTV)。

(1)GTV:影像学所观察到的肝脏肿瘤。

CT 扫描:平扫呈低密度,增强时呈明显强化灶、表现为"快进快出"的特点,以动脉期显示最佳,可清楚地显示病灶的大小、边界、数目和分布情况。

MRI 表现:T$_1$ 加权像主要表现为低信号,T$_2$ 加权像主要表现为不均匀中高信号。

在介入后,肝癌中央、肝动脉供血区缺血坏死,而肿瘤周边门脉供血区仍有肿瘤残留,根据这一特点,PET 或增强 CT、MRI 可以显示该区域。

(2)CTV:包括 GTV 和亚临床灶。

定义:为 GTV 各方向外扩 1～2cm(文献报道的范围:0.5～1.5cm,多数为 1.0cm;临床应用中可能根据治疗的目的、肿瘤的大小、位置和肝功能情况适当调整),但不超出肝边缘。对于肝细胞癌,若无区域淋巴结转移,CTV 不需包括淋巴引流区;对于肝胆管细胞癌,若肝内病灶较局限,可考虑包括肝门区域淋巴结在 CTV 内。

大体肿瘤外放距离与肿瘤分级有关:包括 100%亚临床病变,不同肿瘤分级推荐在大体肿瘤外外放的距离:Ⅰ级:0.2mm;Ⅱ级:4.5mm;Ⅲ级:8.0mm。介入以后进行放疗患者,无明确病理者推荐 GTV 外放 5mm 形成 CTV。

(3)PTV：包括 GTV、CTV 和肝脏的运动(ITV)、误差。

由于呼吸肝脏是运动的，应对患者进行呼吸训练，采用 4D 模拟定位 CT 技术，即在 3D 基础上考虑时间因素。解决肝脏移动的方法：主动呼吸控制、强迫呼吸控制、呼吸门控系统、IGRT(影像引导下的放疗)。

由 CTV 外扩常规的安全边界得到，可由透视下肿瘤或膈肌活动确定，器官上下移动：0.5～2.5cm(通常为 1.0～1.5cm)，系统误差多考虑为 0.5cm。

安全边界定义：为 X 轴(左右方向)、Z 轴(腹背方向)分别外扩 0.7～1.2cm，Y 轴(头脚方向)根据患者在 X 线透视下或 4D-CT 中观察到的膈肌移动度及摆位误差个体化外扩 1.0～2.5cm。若配合使用呼吸门控设备，可适当缩小 PTV。

2. 计划设计及评估

(1)放射源：6MV～15MV-X 线。

(2)射野方式：三维共面或非共面射野、多野照射。

(3)小靶区者：DT5～8Gy/次，总剂量 DT60Gy/8～10 次。

(4)大靶区或者照射野邻近危险器官者：DT2Gy/次，1 次/天，5 次/周，总剂量 DT50～60Gy。

(5)计划评估：剂量参考点定义为靶区中心点，90%的等剂量曲线完全覆盖 PTV，95%的等剂量曲线覆盖≥95%PTV。通过剂量体积直方图(DVH)、各断层剂量分布、Lyman NTCP 模型等评估、优化放疗计划。

3. 肝脏在不同分割方式及照射体积下的放疗耐受剂量 肝脏是并联器官，其放疗耐受剂量与照射的体积、剂量及肝脏的功能状态等密切相关。

(1)肝脏在不同分割方式下的放疗耐受剂量

1)肝脏的放疗耐受剂量(DT4～6Gy/次)：当 Child-Pugh 为 A 时，全肝的耐受剂量($TD_{5/5}$)：DT21Gy；当 Child-Pugh 为 B 时，全肝的耐受剂量(TD5/5)：DT6Gy。

2)肝脏的放疗耐受剂量(DT1.5Gy/次，2 次/日)：1/3 肝的耐受剂量 DT93Gy；2/3 肝的耐受剂量 DT47Gy。

3)肝脏的平均耐受剂量(DT2.0Gy/次)：DT28Gy。

(2)肝脏在不同照射体积下的放疗耐受剂量：见表 5-33-4。

表 5-33-4 肝脏在不同照射体积下的放疗耐受剂量

肝体积	等剂量曲线	肿瘤照射剂量
<25%	>50%	≥59.4 Gy
25%～50%	>50%	45～54 Gy
50%～75%	>50%	30.6～41.4 Gy
>75%	>50%	不治疗

50%的处方剂量线包括非肿瘤的肝体积(肝体积指非肿瘤的肝体积，即全肝体积减 GTV)，50%的处方剂量线包括的非肿瘤正常肝脏体积越少，肿瘤处方剂量就可以越大。

4. 危及器官及耐受剂量

(1)肝：正常肝 DT≥30Gy 的受照体积百分比(V_{30})<50%，正常肝平均剂量(MDTNL)DT≤31Gy。

注：该剂量限制仅作为肝储备功能良好且肝功能 Child A 级肝癌的参考，具体剂量应根据个体情况做相应调整；正常肝定义为全肝减去 GTV 的体积。

(2)肾：若一侧肾平均剂量 DT>20Gy，则 90%对侧肾体积的受照剂量 DT<18Gy。

(3)十二指肠：DT≤54Gy。

（4）胃：全胃受照剂量 DT≤40Gy，1/3 胃受照剂量 DT＜60Gy。

（5）脊髓：DT≤45Gy。

四、放射治疗与肝动脉栓塞化学治疗

适形放射治疗联合肝动脉栓塞化学治疗（TACE），是不能手术肝癌患者有效的综合治疗手段，可以明显提高患者的生存率，对病灶的局部控制率也有提高。

放疗联合介入治疗的疗效优于单纯介入治疗；不宜或介入治疗失败的肝癌患者，放疗仍可以获得有效的治疗。

1. 肝癌为双重血供肿瘤，介入治疗对肝动脉供血部分有效、门静脉供血部分会残留。

（1）肝细胞肝癌有丰富的血管，对介入治疗效果好，应该用肝动脉栓塞治疗。

（2）肝内胆管细胞癌缺乏丰富的血管，对介入治疗效果不佳，不宜用肝动脉栓塞治疗。

2. 先行介入治疗的优点如下。

（1）TACE 后有效，可减少肿瘤负荷，降低放疗前的肿瘤负荷，提高治愈率。

（2）TACE 后肿瘤缩小，可减少放疗的靶体积和正常肝脏受照射体积，降低放疗剂量。

（3）介入可发现和治疗小的隐匿病灶。

（4）介入后瘤内碘油沉积，有利于放疗的准确定位（在模拟机下的定位和验证）、准确定出放射野。

（5）介入栓塞后肿瘤缩小，周边乏氧细胞变为血供丰富，乏氧细胞再氧合。

（6）TACE 中应用的化学治疗药物，对放射治疗均有增敏作用。

（7）有可能推迟肝内的局部播散，延缓肝内出现播散的时间。

3. 放射治疗能抑制 TACE 治疗后残存的癌细胞，尤其是对肿瘤边缘区由门静脉血供、氧合较好的癌细胞，放射治疗的作用更强。

建议：先行 3～5 次 TACE，休息 1 个月后，再做三维适形放射治疗，剂量 DT50～60Gy。

五、其他治疗方法

局部消融治疗主要包括射频消融（RFA）、微波消融（MWA）、冷冻治疗（cryoablation）、高功率超声聚焦消融（HIFU）及无水乙醇注射治疗（PEI），治疗途径有经皮、经腹腔镜手术和经开腹手术三种。

（一）对于不能手术的局限期肝细胞癌

放疗可与栓塞化疗（TACE）、射频消融（RFA）等局部治疗手段联合应用。一般在 TACE 2～3 次或 RFA 1～2 次后 3～4 周开始放疗。

（二）接受放射治疗、免疫抑制治疗或化疗前，应筛查 HBsAg、血清 HBV DNA、肝功能

1. 如果 HBsAg 阳性，推荐在治疗前 6 周至治疗后应用替比夫定、恩替卡韦、拉米夫定或阿德福韦，消除或永久抑制病毒 DNA 复制。

目的：持续抑制 HBV DNA 复制、ALT 复常/预防失代偿、治疗期间和治疗后尽量减少肝脏炎性坏死、纤维化；预防肝功能失代偿、预防进展到肝纤维化和肝细胞肝癌、延长生命。

早期预测疗效指标：HBV DNA 快速降低。

2. 评估 HBV DNA 抑制程度

（1）HBeAg 阳性：ALT≥2ULN，HBV DNA≥1×10^5。

免疫调节剂：干扰素（interferon，IFN）或核苷类药物：恩替卡韦、拉米夫定、阿德福韦、替比夫定等。

(2) HBeAg 阴性：ALT≥2ULN，HBV DNA≥1×10^4。

免疫调节剂：IFN、恩替卡韦、阿德福韦或拉米夫定、替比夫定等。

(3) ALT<2ULN 观察，ALT 升高或肝活检有中重度炎症者，则治疗。

3. HBeAg 血清学转换 是 HBeAg 阳性患者停药的重要指征。

核苷类抗病毒药物替比夫定、恩替卡韦、拉米夫定或阿德福韦：推荐疗程最少 1.5 年。

HBeAg 阳性患者，间隔 6 个月以上，2 次均为 HBeAg 转换，HBV DNA 阴性。

六、放疗并发症及治疗

放疗并发症主要包括急性期(放疗期间)毒副作用及放疗后期(4 个月内)的肝损伤。

放射线可损伤肝实质细胞和血管内皮细胞，可引起血管内皮细胞的损伤，导致管腔狭窄乃至闭塞；小叶中心区域发生异常变化，肝细胞萎缩、坏死及肝小叶结构破坏致肝功能损害。

急性肝损伤往往可逆、易修复；而后期肝损伤常常不可逆，是严重的放射性损伤，一旦发生，死亡率高达 80%。放射性肝损伤后，肝脏可出现肝的再生。

(一)早期肝损伤诊断标准

1. 明确的肝脏放射治疗历史。

2. 放疗过程中发生肝细胞坏死，肝脏密度改变与射野一致。

3. 肝硬化肝脏、正常肝脏放疗后，CT 显示受照肝脏为界限清晰的低密度改变；合并脂肪肝改变患者，照射区显示为界限清晰的高密度改变；部分代之以纤维细胞和血管内皮细胞损伤，出现肝硬化。

4. 肝脏照射后 SGPT、SGOT、胆红素升高，碱性磷酸酶升高至少 2 倍，非肿瘤性腹水，无疾病进展的肝脏肿大。

5. 转氨酶升高，为正常值上限或疗前水平的 5 倍以上。

(二)后期肝损伤诊断标准

放疗结束后 1~4 个月(放疗结束后 4 月内)、没有肿瘤进展的证据。

1. 已接受过肝脏高剂量的放疗。

2. 在放疗结束后发生。

3. 临床表现

(1)典型的 RILD：发病快，患者在短期内迅速出现大量非癌性腹水和肝脏肿大，伴 AKP 升高到大于正常值的 2 倍，或 ALT 上升至大于正常值的 5 倍。

(2)非典型 RILD：仅有肝脏功能的损伤，转氨酶升高，AKP＞正常值 2 倍，或 ALT 上升至＞正常值的 5 倍(CTC 肝放射性损伤 3~4 级)，没有肝脏的肿大和腹水；

4. 能排除肝肿瘤发展造成的临床症状和肝功能损害。

RILD 是一种严重的放射并发症，一旦发生，70%以上的患者可在短期内死于肝衰竭。以预防为主，放疗剂量限制在安全范围内。

(三)后期放射性肝损伤的危险因素

1. 容易发生 RILD 的患者

(1)原有的肝脏功能差，如肝脏功能为 Child-Pugh B 级。

(2)正常肝脏的受照体积大，剂量高。

(3)患者同时伴发血管的癌栓，如门静脉和下腔静脉的癌栓。

(4)如果同时使用 TACE，则 TACE 和肝脏放疗的间隔时间短于 1 个月。

(5)在放疗期间出现急性肝功能损伤，如≥RTOG Ⅱ级肝损伤，如继续放疗，则以后发生 RILD

的概率可高达 60%。因此，对此类患者应停止放疗，以避免治疗后 RILD 的出现。

2. 危险因素

(1)单因素分析：T 分期晚、GTV 大、门静脉癌栓、Child-Pugh 分级为 B、未接受 TACE、放疗中肝脏的急性毒性。

(2)多因素分析：肝硬化的严重程度、Child-Pugh 分级为 C 时不宜放疗。

3. 如何避免 RILD 的发生　把握好适应证，预防是关键，在设计放疗计划时，把正常肝脏受照剂量限制在能够耐受的范围内，要尽可能采用精确定位、精确设计和精确放射治疗。

根据国内的资料，肝脏的耐受剂量(全肝平均剂量)是：Child-Pugh A 级患者为 DT23Gy，Child-Pugh B 级患者可能是 DT6Gy。

(四)放射性肝病诊治

1. 发生放射性肝病的有关因素　主要诱因包括肝脏基础病变重(Child-Puph B 级或 C 级)、正常肝组织照射体积过大、剂量过大等。

(1)照射剂量：全肝照射，安全剂量 DT<30～35Gy/3～4w，随剂量增加，发生放射性肝炎概率增加。

(2)肝内肿瘤侵犯越广泛，肝脏耐受性越低。

(3)原有肝硬化越重，肝脏耐受性越低。

(4)与化学治疗药物有关，如用过高剂量的阿霉素，肝的耐受剂量则降低到 DT20～25Gy。

2. 临床表现　若全肝照射剂量超过 DT30Gy，放射后几周内(2～9 周)，可出现以下症状。

(1)肝脏突然肿大、大量腹水，伴有黄疸。

(2)肝功能损害，血清谷丙转氨酶和碱性磷酸酶升高。

(3)肝穿刺活检表现为急性肝损害。

3. 治疗　主要是对症、支持治疗，卧床休息，给予高蛋白、高热量饮食，并限制盐的摄入量，服用利尿剂，肝功异常者保肝药物治疗，必要时放腹水及使用激素。

(五)其他并发症

1. 放射性消化道损伤(消化道溃疡、消化道出血)

(1)因空腹胃不能从放射野里避开，胃的充盈状态对肿瘤位置有影响。

(2)如十二指肠在放射野，总剂量 DT≤54Gy。

(3)对十二指肠溃疡的积极处理，使用 H_2 受体阻滞剂。

2. 放射性肾损伤、胸腔少量积液、主动脉血栓、放射性肺炎等。

七、疗效评估、随访

(一)治疗毒性评估

1. 血常规、大便潜血　每周监测。

2. 生化检查　每 1～2 周监测。

3. 每周监测 AFP 的动态变化。

4. ICGR15 放疗中、放疗结束时各复查 1 次。

(二)随访

1. 时间　放疗后 1 个月、3 个月复诊；然后每 3 个月复诊 1 次，2 年后每 6 个月复诊 1 次。

2. 项目　体格检查、生化检查、肿瘤标志物、胸片、上腹彩色超声/超声造影、肝脏增强 CT/MRI 扫描等。

(李康明　胥　莹　秦继勇)

第三十四章　胰　腺　癌

第一节　概　　述

胰腺癌(carcinoma of pancreas)指胰腺导管上皮来源的恶性肿瘤,吸烟、高脂饮食和体重指数超标可能是胰腺癌的主要危险因素;另外,糖尿病、过量饮酒及慢性胰腺炎等与胰腺癌的发生也有一定关系。

胰腺癌早期缺乏典型临床症状,确诊时往往已晚期,预后差。

一、解剖及病理

(一)解剖及淋巴引流

胰腺分为胰头、胰体、胰尾、胰管、胰岛(胰内分泌腺),呈一狭长形腺体。腹主动脉分支、肠系膜上动脉供血,经脾静脉及胰十二指肠上、下静脉进入门静脉。

胰头部淋巴引流经胰十二指肠上淋巴结至腹腔淋巴结,或经胰十二指肠下淋巴结引流至肠系膜上淋巴结;胰体上部淋巴引流可经肝淋巴结入腹腔淋巴结,下部入肠系膜上淋巴结;胰尾部的淋巴引流主要入脾淋巴结。

(二)病理

胰头的肿瘤,发生在肠系膜上静脉左侧壁位置的右边部分胰腺;钩突被认为是胰头的一部分。胰体肿瘤,发生在肠系膜上静脉左侧壁位置和主动脉左侧壁位置之间。胰尾肿瘤,发生在主动脉左侧壁位置和脾门之间。

1. 大体分型　分胰头癌(占 60%~70%)、胰体癌、胰尾癌及全胰癌。

2. 组织学分类　90%为导管腺癌,囊腺癌、导管内乳头状黏液腺癌、腺泡细胞癌、胰母细胞癌、实性假乳头状癌等少见。

二、分　　期

分期采用美国癌症联合委员会(AJCC)和国际抗癌联盟(UICC)于 2009 年联合制定的第七版 TNM 分期标准。

此分期适用于胰外分泌部癌和胰神经内分泌肿瘤,包括类癌。需经组织病理学和细胞学检查确诊。

区域淋巴结为胰周淋巴结,可被进一步细分为:上部(胰头及胰体上)、下部(胰头及胰体下)、前部(胰十二指肠前、幽门,仅对于胰头肿瘤和近端肠系膜)、后部(胰十二指肠后、胆总管和近端肠系膜)、脾(脾门和胰尾,仅对胰体和胰尾肿瘤)、腹腔(仅对于胰头肿瘤)。

(一)TNM 分期

1. T:原发肿瘤

Tx:原发肿瘤不能评估。

T0:没有原发肿瘤的证据。

Tis:原位癌*。

T1:肿瘤局限于胰腺,直径≤2cm。

T2:肿瘤局限于胰腺,直径>2cm。

T3：肿瘤超出胰腺，但未侵及腹腔干或肠系膜上动脉。

T4：肿瘤侵及腹腔干或肠系膜上动脉。

注：*Tis 也包括 PanIN-Ⅲ分类。

2. N：区域淋巴结

Nx：区域淋巴结转移无法确定。

N0：无区域淋巴结转移。

N1：有区域淋巴结转移。

注：PN0 区域淋巴结切除标本的组织学检查通常包括至少 10 个淋巴结。

3. M：远处转移

M0：无远处转移。

M1：有远处转移。

（二）临床分期

胰腺癌临床分期见表 5-34-1。

表 5-34-1　胰腺癌临床分期

临床分期	T	N	M
0 期	Tis	N0	M0
ⅠA 期	T1	N0	M0
ⅠB 期	T2	N0	M0
ⅡA 期	T3	N0	M0
ⅡB 期	T1～3	N1	M0
Ⅲ期	T4	任何 N	M0
Ⅳ期	任何 T	任何 N	M1

三、检　查　项　目

（一）实验室检查

1. 生化检查　肿瘤阻塞胆管时可引起血胆红素升高，伴有丙氨酸氨基转移酶（ALT）、天门冬氨酸氨基转移酶（AST）、γ-谷氨酰转肽酶（γ-GT）及碱性磷酸酶（AKP）等酶学改变。

2. 肿瘤标志物检查　糖类抗原 CA199、癌胚抗原（CEA）、糖类抗原 CA50 和糖类抗原 CA242，CA199 可≥正常值的 10 倍，对于 CA199 升高者，应排除胆道梗阻和胆系感染。

（二）影像学检查

根据病情，选择恰当的影像学技术是诊断胰腺占位的前提。检查技术应遵循"完整（显示整个胰腺）、精细（层厚 2～3mm 的薄层扫描）、动态（动态增强、定期随访）、立体（多轴面重建，全面了解毗邻关系）"的基本原则。

1. 超声/内镜超声检查　首选。

2. CT/CT 血管造影（CTA）检查　多排螺旋 CT 薄层（扫描层厚度≤3mm）双期增强扫描。

3. MRI/MRCP/MR　平扫及薄层动态增强扫描。

4. PET-CT 检查　辨别"胰腺占位"的代谢活性、发现胰腺外转移。

（三）组织学检查

1. 超声或 CT 引导下经皮穿刺活检、引流。

2. 胰液及十二指肠引流液。

3. 内镜逆行胰胆管造影（ERCP），可以发现胰管狭窄、梗阻或充盈缺损等异常。直接观察十二指肠乳头部、取活检或取胰液、刷取狭窄处的细胞做细胞学检查，并可放置胆道支架。

4. 腹腔镜及术中活检组织。

四、体能状态评估及恶液质的诊断与分期

(一)体能状态评估

体能状态评估包括体能状态评分(performance status，PS)、疼痛、胆道梗阻和营养状况四个方面。

1. PS 评分≤2 分。

2. 疼痛控制良好，疼痛数字分级法(NRS)评估值≤3。

3. 胆道通畅。

4. 体重稳定。

(二)恶液质的诊断与分期

1. 恶液质前期 即体重下降≤5%，并存在厌食或糖耐量下降等。

2. 恶液质期 即 6 个月内体重下降>5%，或基础 BMI<20 者体重下降>2%，或有肌肉减少症者体重下降>2%。

3. 难治期 即预计生存<3 个月，PS 评分低，对抗肿瘤治疗无反应的终末状态。

第二节 治 疗
一、治 疗 原 则

根据肿瘤的分子生物学特征、病理类型和临床分期等，结合患者的体能状况等进行全面的评估，制订科学、合理的诊疗计划，积极应用手术、放疗、化疗、介入及分子靶向药物等多学科综合诊治。

针对不同病期和肿瘤病灶局部侵犯的范围，采取不同的手术方式，手术目的是实施根治性切除 R0。手术切除后，根据切缘或淋巴结状态，采用放疗±化疗联合。

(一)治疗策略

1. Ⅰ期、Ⅱ期 根治性切除。

2. 术后局部残留或者切缘阳性者 术后行放射治疗或者同步放、化疗综合治疗。

3. 局部晚期 放射治疗±化学治疗。

4. 病变广泛者 姑息治疗为主，或局部放射治疗或介入治疗。

(二)手术治疗

1. 可根治切除标准 无远处转移；无肠系膜上静脉-门静脉扭曲；腹腔干、肝动脉和肠系膜上动脉周围脂肪间隙清晰。

2. 可能切除标准 无远处转移；肠系膜上静脉-门静脉有狭窄、扭曲或闭塞，但切除后可安全重建；胃十二指肠动脉侵犯达肝动脉水平，但未累及腹腔干；肿瘤侵犯肠系膜上动脉未超过周径的 180°。

3. 肿瘤不可切除 远处转移；不可重建的肠系膜上-门静脉侵犯；胰头癌，肿瘤包绕肠系膜上动脉超过 180° 或累及腹腔干和下腔静脉；胰体尾癌，肿瘤累及肠系膜上动脉或包绕腹腔动脉干超过 180°。

二、放 射 治 疗

(一)放射治疗原则

主要用于不可手术切除肿瘤的根治性放疗，以氟尿嘧啶类或吉西他滨类药物为基础的同步放化疗，是局部晚期胰腺癌的标准治疗手段。

照射范围：应包括原发肿瘤和区域淋巴结所在部位。

(二)适应证

1. 早期胰腺癌拒绝，或者估计不能耐受手术者。

2. 局部晚期胰腺癌。

3. 胰腺癌术后 T3，或腹膜后淋巴结转移者。

4. 术后肿瘤切缘不净者、切缘阳性，或肿瘤残留者(R1 手术)辅助放化疗。

5. 术后局部复发者。

6. 晚期胰腺癌的镇痛治疗(腹痛或者骨转移造成的疼痛)。

7. 术前新辅助放化疗。

(三)禁忌证

1. 梗阻性黄疸，肝功能损伤明显者。

2. 晚期胰腺癌，全身多处转移、一般情况差者。

三、放射治疗技术

(一)常规放射治疗、三维适形放射治疗、调强适形放射治疗、TOMO 及包括 X-刀、γ-刀的立体定向放射治疗(SBRT)技术。

行肿瘤局部照射、区域淋巴结的预防照射，也可根据病期、患者的一般状况不进行淋巴结预防照射。

1. 靶区定义

(1)肿瘤区(GTV)：根据 CT 图像或根据术前 CT 和(或)术中放置的金属标志勾画，包括原发肿瘤或瘤床和区域高危淋巴结区、局部淋巴结、转移的淋巴结。

(2)临床靶区(CTV)：GTV 外放的区域及高危淋巴引流范围(胰腺头部肿瘤术后，需包括胰十二指肠淋巴结、肝门区淋巴结、腹腔动脉淋巴结和胰上淋巴结区)。

(3)计划靶区(PTV)：体内脏器移动及摆位误差，CTV 外放 5～10mm 范围。

(4)危及器官(OAR)：肝脏、双侧肾脏、胃、小肠和扫描范围内的脊髓。

2. 靶区剂量

(1)放射源：6MV～15MV-X 线。

(2)剂量：靶区处方剂量根据不同肿瘤情况确定，常规照射 DT1.8～2.0Gy/次，1 次/天，5 次/周，总剂量 DT45～50Gy。

(3)CTV：DT45Gy，瘤床区和切缘加量到 DT50.4～54Gy(DT1.8～2.0Gy/次)。

(4)危及器官的限量：脊髓 DT≤40Gy，50% 肝脏体积接受的照射剂量 DT≤30Gy，30%双侧肾脏体积接受的照射剂量 DT≤20Gy。

3. 新辅助放疗 对于可切除及可能切除的局部晚期胰腺癌，临界切除的局部晚期胰腺癌接受术前放化疗可以提高手术切除率，并可改善患者生存。

新辅助放疗的范围是 GTV。

MDACC 推荐放疗剂量：DT45～50.4Gy，DT1.8～2.0Gy/次或 DT30Gy，DT3 Gy/次。

(二)不可切除的局部晚期胰腺癌的放射治疗

1. 适用患者

(1)对全身状况良好、不能切除的局部晚期胰腺癌，采用同步放化疗或诱导化疗有效后放疗。

(2)对拒绝进行手术治疗或因医学原因不能耐受手术治疗的可手术切除局限期胰腺癌。

(3)因肿瘤侵及或包绕大血管，而病灶体积≤3cm 的局限性胰腺癌。

(4)由于梗阻、压迫或疼痛的转移性胰腺癌，给予减症放疗(对于梗阻性黄疸的病例，放疗前建议放置胆道支架引流胆汁)。

2. 放射治疗措施

(1)治疗范围：包括原发肿瘤和转移淋巴结及高危区域淋巴结。

(2)但也有文献：认为对于不可手术切除的局部晚期胰腺癌，放疗范围倾向于只照射 GTV，不包括高危淋巴结引流区，PTV 为 GTV+1.5~2cm(前后、左右方向)和 2~3cm(头脚方向)；采用吉西他滨或氟尿嘧啶类为基础的方案，同步放化疗中放疗剂量为 CTV DT45Gy。

(3)美国与法国共同推荐：针对局部晚期胰腺癌放疗总量为 DT50~54Gy，每次分割剂量为 DT1.8~2.0Gy。

(三)术中放射治疗(IORT)

通常在剖腹探查术中，发现肿瘤无法手术切除、无法彻底切除或术中肿瘤切缘较近或切缘阳性时采用。

有术中照射设备的单位，根据病变的部位、厚薄：选用适当能量的电子线、合适的限光筒(直径 5~7cm)，照射范围包括肿瘤外 1cm 正常组织，不包括胃肠道在内。

建议：术中电子线照射 DT15~20Gy，术后(1 个月内)补充外照射(EBRT)DT30Gy/10 次或 DT40Gy/20 次。

四、辅助化疗及其他治疗

(一)辅助化疗

1. 推荐氟尿嘧啶类药物(包括替吉奥胶囊及 5-FU/LV)或吉西他滨(GEM)单药治疗；对于体能状态良好的患者，可以考虑联合化疗。

2. 对于不可切除的局部晚期或转移性胰腺癌，积极的化学治疗有利于减轻症状、延长生存期和提高生活质量。

对体能状况良好者，一线治疗推荐方案如下。

(1)吉西他滨+白蛋白结合型紫杉醇：每周期 d1、d8 和 d15 给予白蛋白结合型紫杉醇 125mg/m²，GEM 1000mg/m²，每 4 周重复 1 次(Grade A)。

(2)FOLFIRINOX 方案：奥沙利铂 85mg/m²，伊立替康 180mg/m²，亚叶酸钙 400mg/m²，5-FU 400mg/m²，之后 46h 持续静脉输注 5-FU2400mg/m²，每 2 周重复(Grade A)。

(3)吉西他滨单药：GEM 1000mg/m²，每周 1 次，连续给药 7 周，休息 1 周，之后连续 3 周，休息 1 周，每 4 周重复(Grade A)。

(二)其他治疗

以下治疗方法尚缺乏充分的和高级别的循证医学证据，建议积极组织或参与多中心临床研究。

1. 介入治疗　由于胰腺癌的供血多为乏血供和多支细小动脉供血等特征，可采取超选择性供血动脉灌注化疗或栓塞做特殊治疗；对肝转移性病变可根据供血特征分别行供血动脉灌注化疗或化疗栓塞。

（1）适应证

1）梗阻性黄疸（胆管引流术或内支架置入术）。

2）不宜手术或者不愿意手术、接受其他方法治疗或术后复发的患者。

3）控制疼痛、出血等疾病相关症状。

4）灌注化疗作为特殊形式的新辅助化疗。

（2）禁忌证

1）相对禁忌证：①造影剂轻度过敏；②KPS 评分<70 分或 ECOG 评分>2 分；③有出血和凝血功能障碍性疾病不能纠正及有出血倾向者；④白细胞<$4.0×10^9$/L，血小板<$80×10^9$/L。

2）绝对禁忌证：①肝肾功能严重障碍：总胆红素>51μmol /L、ALT>120U/L；②有明显出血倾向者：凝血酶原时间<40%或血小板<$50×10^9$/L；③中等或大量腹水、全身多处转移；④全身情况衰竭者。

2. 姑息治疗与营养支持　对于胰腺癌终末期患者应给予姑息治疗，其目的是减轻患者临床症状和提高患者生活质量。

疼痛：包括肿瘤引起的癌痛和器官累及引起的其他疼痛，根据 WHO 三阶梯镇痛的五大原则予以足量镇痛。

乏力相关症状：主要是由于营养摄入不足或代谢异常引起的营养不良。存在胃肠道功能者以肠内营养为主，无胃肠道功能者可选择胃肠外营养。生命体征不稳和多脏器衰竭者原则上不考虑系统性的营养治疗。

糖皮质激素类药物和醋酸甲地孕酮能够增加食欲。酌情选用能够逆转恶液质异常代谢的代谢调节剂，目前使用的药物包括鱼油不饱和脂肪酸（EPA）、二十二碳六烯酸（DHA）和沙利度胺等。

五、不良反应及随访

（一）不良反应

1. 急性反应　消化道急性反应，如不同程度的恶心、呕吐、食欲减退、胃炎或者胰腺炎症状。

反应程度与放射治疗剂量有关，放射治疗加化学治疗时，急性反应会加重，应给予对症处理，一般能耐受，部分患者也会因此而中断治疗。

2. 晚期反应　如胃肠道溃疡出血、幽门肠道梗阻、胆囊炎等。

（二）随访

对于胰腺癌术后患者，术后第 1 年，每 3 个月随访 1 次；第 2～3 年，每 3～6 个月随访 1 次；之后每 6 个月 1 次进行全面检查，以便尽早发现肿瘤复发或转移。

对于晚期或转移性胰腺癌患者，应至少每 2～3 个月随访 1 次。

患者应密切进行 CT/MRI、PET-CT 等影像学和 CA199 等血清肿瘤标志物检查，推荐随访时间为每 2～3 个月 1 次。

（蒋美萍　胥　莹　秦继勇）

第三十五章 直 肠 癌

第一节 概 述

直肠癌(rectal cancer)指发生于直肠齿状线以上至直肠乙状结肠起始部之间,是消化道常见的恶性肿瘤。

主要与癌前疾病如家族性肠息肉病、直肠腺瘤,尤其是绒毛状腺瘤、直肠慢性炎症、高蛋白、高脂肪和高糖膳食、胆汁酸及遗传等因素有关。

目前,中、晚期直肠癌是以手术、放化疗的综合治疗为主。

一、解剖及病理

(一)解剖及淋巴引流

1. 解剖 直肠与乙状结肠相连,上界于 S_3 水平,沿骶、尾骨前面向下延伸,由两侧肛提肌组成肛管止于肛门,肛管长约 3cm,其上为齿状线,作为直肠与肛管的移行部分。

直肠长 12～15cm,以腹膜返折为界分为上段直肠和下段直肠。上段直肠,前面和两侧有腹膜覆盖,前面的腹膜返折成直肠膀胱陷凹或直肠子宫陷凹;下段直肠,全部位于腹膜外。

2. 淋巴引流 直肠肛管的淋巴引流以齿状线为界分上、下二组,两组淋巴网有吻合支,彼此相通。

(1)齿状线以上

1)向上:沿直肠上动脉可引流至肠系膜下动脉旁淋巴结。

2)向两侧:经直肠下动脉旁淋巴结引流到盆腔侧壁的髂内淋巴结,延伸至骶前淋巴结。

3)向下:穿过提肛肌至坐骨肛管间隙,沿肛管动脉、阴部内动脉旁淋巴结到髂内淋巴结,沿肛内血管至髂内淋巴结。

(2)齿状线以下

1)向下:外经会阴大腿内侧皮下注入腹股沟淋巴结,然后到髂外淋巴结。

2)向周围:穿过坐骨直肠间隙沿闭孔动脉引流到髂内淋巴结。

(二)病理

1. 大体类型 隆起型、溃疡型、浸润型、胶样型。

2. 组织学类型 乳头状腺癌(预后较好)、管状腺癌(分为低分化腺癌、中分化腺癌和高分化腺癌)、黏液腺癌(以癌组织内大量黏液为特征,恶性度较高)、印戒细胞癌(恶性程度高,预后差)、未分化癌(预后差)、腺鳞癌(内有腺癌和鳞癌两种结构)、鳞状细胞癌(多发生在直肠肛门附近的被覆鳞状上皮)、髓样癌、其他及癌不能确定类型。

结直肠腺癌组织学分级标准见表 5-35-1。

表 5-35-1 结直肠腺癌组织学分级标准(依据 2010 版 WHO)

标准	分化程度	数字化分级 [a]	描述性分级
>95%腺管形成	高分化	1	低级别
50%～95%腺管形成	中分化	2	低级别
0～49%腺管形成	低分化	3	高级别
高水平微卫星不稳定性 [b]	不等	不等	低级别

注:a. 未分化癌(4 级),这一类别指无腺管形成、黏液产生、神经内分泌、鳞状或肉瘤样分化;b. MSI-H。

直肠癌新辅助放疗和(或)化疗病理疗效评估见表 5-35-2。

表 5-35-2　直肠癌新辅助放疗和(或)化疗病理疗效评估

分级	疗效	病理
0	完全反应	无肿瘤残留
1	中度反应	少量肿瘤残留
2	低度反应	大部分肿瘤残留
3	无反应	

二、分　期

分期采用美国癌症联合委员会(AJCC)和国际抗癌联盟(UICC)于 2009 年联合制定的第七版 TNM 分期标准。

区域淋巴结：直肠上、中、下淋巴结，肠系膜下淋巴结，髂内淋巴结，直肠系膜淋巴结(直肠周)，骶外侧淋巴结，骶骨前淋巴结，骶骨岬淋巴结。除外以上部位的淋巴结转移，其余均为远处转移。

(一)TNM 分期

1. T：原发肿瘤

Tx：原发肿瘤无法评估。

T0：没有原发肿瘤的证据。

Tis[1]：原位癌，上皮内或侵及黏膜固有层。

T1：侵犯黏膜下。

T2：侵犯肠壁固有肌层。

T3：肿瘤侵犯肌层穿入浆膜下，或穿入腹腔动脉或直肠旁组织，但未穿破腹膜。

T4：直接侵犯其他器官或组织结构和(或)穿透脏层腹膜。

T4a：肿瘤穿透脏层腹膜。

T4b：肿瘤直接侵犯其他器官或组织结构[2][3]。

注：(1)Tis 包括癌细胞局限于腺体基底膜(上皮内)或固有层(黏膜内)，未穿透黏膜肌层侵及黏膜下层。

(2)T4b 所指直接侵犯包括经显微镜证实的通过浆膜侵犯其他器官或结直肠其他节段，或者腹膜后或腹膜下肿瘤，穿透肌层直接侵犯其他器官或组织。

(3)肉眼可见肿瘤与其他器官或结构粘连，归为 cT4b，而如果经显微镜检查证实无粘连，则根据解剖浸润深度归为 pT1～3。

2. N：区域淋巴结

Nx：区域淋巴结转移无法确定。

N0：无区域淋巴结转移。

N1：1～3 个区域淋巴结转移。

N1a：1 个区域淋巴结转移。

N1b：2～3 个区域淋巴结转移。

N1c：肿瘤种植，如卫星结节*，位于浆膜下层，或者在无腹膜覆盖的结肠或直肠周围组织，但无区域淋巴结转移。

N2：4 个或更多的区域淋巴结转移。

N2a：4～6 个区域淋巴结转移。

N2b：7 个或更多的区域淋巴结转移。

注：（1）PN0 区域淋巴结切除标本的组织学检查，通常包括 12 个或 12 个以上的淋巴结。

（2）*肿瘤种植（卫星结节）。

1）如位于原发肿瘤的结肠或直肠周围脂肪组织内的淋巴引流区内的肉眼或显微镜可见的癌巢或结节（组织学证据显示结节内无残留淋巴结），可能是淋巴结的跳跃式传播，通过血管外侵犯所致的静脉受侵（V1/2）或者完全被肿瘤取代的淋巴结（N1/2）。

2）如果此肿瘤结节为仅观察到的病变，则归类为 T1 或 T2，否则 T 分期不变，肿瘤结节归为 N1c 类。

3）如果经病理证实瘤结节为被肿瘤取代的淋巴结（表面光滑），它应该被归为阳性淋巴结而不是卫星结节，在术后 N 分期中，计算瘤结节时必须与淋巴结区分。

3. M：远处转移

M0：无远处转移。

M1：有远处转移。

M1a：转移局限于一个器官（如肝、肺、卵巢、非区域淋巴结）。

M1b：转移至腹膜或多于一个器官。

（二）临床分期

直肠癌临床分期见表 5-35-3。

表 5-35-3　直肠癌第七版 TNM 临床分期与 Duke、MAC 分期比较

临床分期	T	N	M	Duke	MAC
0	Tis	N0	M0	—	—
Ⅰ期	T1	N0	M0	A	A
	T2	N0	M0	A	B1
Ⅱ期	T3～4	N0	M0		
ⅡA 期	T3	N0	M0	B	B2
ⅡB 期	T4a	N0	M0	B	B2
ⅡC 期	T4b	N0	M0	B	B3
Ⅲ期	任何 T	N1～2	M0		
ⅢA 期	T1～2	N1	M0	C	C1
	T1	N2a	M0	C	C1
ⅢB 期	T3，T4a	N1	M0	C	C2
	T2～3	N2a	M0	C	C1/C2
	T1～2	N2b	M0	C	C1
ⅢC 期	T4a	N2a	M0	C	C2
	T3，T4a	N2b	M0	C	C2
	T4b	N1～2	M0	C	C3
ⅣA 期	任何 T	任何 N	M1a	-	-
ⅣB 期	任何 T	任何 N	M1b	-	-

注：1. cTNM 是临床分期，pTNM 是病理分期。

2. 前缀 y 用于接受新辅助（术前）治疗后的肿瘤分期（如 ypTNM），病理学完全缓解的患者分期为 ypT0N0cM0，可能类似于 0 期或Ⅰ期。

3. 前缀 r 用于经治疗获得一段无瘤间期后复发的患者（rTNM）。

4. Duke B 期包括预后较好（ⅡA）和预后较差（ⅡB、ⅡC）两类患者，Duke C 期也同样（任何 N+）。

5. MAC 是改良 Astler-Coller 分期。

三、检 查 项 目

（一）直肠指检

了解肿瘤部位、距肛缘距离、大小、性质、活动度、浸润范围及与周围脏器的关系等，并注意指套有无血染、脓血。

（二）实验室检查

1. 三大常规 血常规、尿常规、粪便常规+隐血实验。

2. 血清学检查 肝功能、肾功能、电解质、乙肝两对半、HIV-Ab、梅毒血清学。

3. 肿瘤标志物血液检查 癌胚抗原（CEA）、糖抗原199（CA199）可估计预后、术后复发及随访观察。

（三）影像学检查

1. 胸部 X 线片+钡灌肠线片。

2. 胸部和腹部（平扫+增强）CT。

3. 腹部及直肠腔内 B 超检查，显示直肠癌肠壁内、外的侵及深度。

4. MRI 检查，确定术前分期，可直接观察肿瘤直肠的浸润状况，是否侵犯盆腔肌肉、膀胱、前列腺等。

（四）内镜病理检查

内镜病理检查包括直肠镜、乙状结肠镜和纤维结肠镜检查+活检。

四、高 危 因 素

手术切缘阳性、淋巴管血管浸润、分化差。

第二节 治 疗
一、治 疗 原 则

1. T1～2N0M0（Ⅰ期，或 Dukes A）期 首选手术治疗，根治术后无需任何辅助治疗。

2. T3～4N0 或任何 TN1～2M0（Ⅱ、Ⅲ期，或 Dukes B、C）期 以手术为主，辅助放、化疗综合治疗方案；包括术前放疗和（或）术后放疗，无论术前放化疗还是术后的同步放化疗均是Ⅱ、Ⅲ期可切除直肠癌的标准辅助治疗方案。

3. 任何 T 任何 NM1（Ⅳ期，Dukes D）期 可行化疗、放疗为主的综合治疗。

4. 各种原因不能手术及术后盆腔局部复发者 放射治疗±化疗。

二、放 射 治 疗

放疗或放化疗的主要目的：辅助治疗和姑息治疗。

对手术切缘阳性、淋巴管血管浸润、分化差的高危因素患者，均需行放射治疗。对于某些不能耐受手术，或者有强烈保肛意愿的患者，可以试行根治性放疗或放化疗。

辅助放射治疗适应证：主要针对Ⅱ～Ⅲ期直肠癌。

姑息性放射治疗适应证：肿瘤局部区域复发和（或）远处转移。

（一）放射治疗方式

1. 根治性放疗 以外照射为主，辅助后装治疗；对病灶小，局限于肠壁浅层、分化良好的直肠癌患者，可选择行后装治疗。适应证如下。

（1）Dukes A、B、C 期：无法耐受手术、拒绝手术或手术禁忌、因其他原因不能行手术者。

（2）早期低位直肠癌（保肛治疗）。

（3）术后局部复发且一般情况尚可，无远处转移者。

2. 辅助性放疗 可提高局部控制率、提高长期生存率，提高了保肛率；把不可手术切除转变为可手术切除，提高切除率（R0），降低分期。

（1）术前放疗：适应证为低位直肠癌术前病理检查为低分化腺癌，T3～4N0 或任何 TN1～2M0（Duke B、C 期）。

1）术前放疗的有利点：①瘤床未受手术的影响，肿瘤细胞氧合好，由于较多的氧合细胞，放射敏感性较高；②减少手术瘤床种植的发生，减少局部复发，提高治愈率；③降低术前的肿瘤分期，提高肿瘤切除率；④增加保存括约肌功能的概率，使一部分患者可以行保留肛门的手术；⑤小肠未受手术影响，小肠照射少，放射损伤小，急性毒性较少；⑥对不可手术的局部晚期病例，术前放射治疗可以提高切除率。

2）直肠癌术前放疗的不利点：因无明确的病理分期，对早期（T1～2N0M0）或已有远处转移的患者（术中探查已经有肝转移的患者）得到不必要的放射治疗。

（2）术后放疗：适应证为 T3～4N0 或任何 TN1～2M0（Dukes B、C 期）术后，或术后切缘有肿瘤残留、可能残留者；T2 肿瘤经肛门切除，切缘阴性，无预后不良组织学特征。

1）直肠癌术后放疗的有利点：①准确病理分期，避免早期肿瘤及术中探查已经有肝转移患者可以避免不必要的照射；②在手术中可以放置银夹，准确标出瘤床的范围；③不延误手术的时间，不影响伤口愈合。

2）直肠癌术后放疗的不利点：①手术会影响局部区域的血流，术后潜在的乏氧瘤床，造成乏氧，放射敏感性降低，影响疗效；②手术后小肠坠入盆腔，照射较多小肠，放射治疗中小肠的受量增加；③Miles 术后放射治疗需要包括会阴部手术瘢痕，使照射野扩大。

（3）术中放射治疗：适应证如下。

1）术中发现不能切除的肿块，或明确有肿瘤残余的"高危险区"：给予术中照射 DT15～17Gy；

2）对局部晚期或复发的直肠癌，或其他原因不能切除的癌块，因受小肠耐受剂量限制，难以达到根治剂量，可在外照射 DT50Gy 后手术，术中推开小肠、输尿管，暴露肿瘤一次给予DT15Gy。

（4）姑息性放疗：适应证为晚期姑息性手术后或术后局部复发不能手术切除，适用于止痛、止血、减少分泌物、缩小肿瘤、控制肿瘤等。

（二）放射治疗规范

1. Ⅰ期直肠癌不推荐放疗 局部切除术后，有以下因素之一，推荐行根治性手术；如拒绝或无法手术者，建议术后放疗。

（1）术后病理分期为 T2。

（2）肿瘤最大径＞4cm。

（3）肿瘤占肠周＞1/3 者。

（4）低分化腺癌。

（5）神经侵犯或脉管瘤栓（LVI）。

（6）切缘阳性或肿瘤距切缘＜3mm。

2. 临床诊断为Ⅱ/Ⅲ期直肠癌 推荐行术前放疗或术前同步放化疗。

3. 根治术后病理诊断为Ⅱ/Ⅲ期直肠癌 如果未行术前放化疗者，必须行术后同步放化疗。

4. 局部晚期不可手术切除的直肠癌 直肠癌放射治疗规范,对 T4 患者必须行术前同步放化疗，放化疗后重新评估，争取根治性手术。

5. 局部区域复发的直肠癌 首选手术；如无手术可能，推荐放化疗。

6. Ⅳ期直肠癌 初治Ⅳ期，建议化疗±原发病灶放疗，治疗后重新评估可切除性；转移灶必要时行姑息减症放疗。

7. 复发转移直肠癌

1)可切除局部复发：先手术切除，再考虑是否行术后放疗。

2)不可切除局部复发：行术前同步放化疗，争取手术切除。

三、放射治疗技术

(一)靶区及照射技术

1. 靶区 原发肿瘤区、高危复发区域和区域淋巴引流区。

1)原发肿瘤高危复发区域包括肿瘤/瘤床、直肠系膜区和骶前区，中低位直肠癌靶区应包括坐骨直肠窝。

2)区域淋巴引流区包括真骨盆内髂总血管淋巴引流区、直肠系膜区、髂内血管淋巴引流区和闭孔淋巴结区。

3)肿瘤和(或)残留者，全盆腔照射后局部缩野加量照射。

4)盆腔复发病灶的放疗。

2. 照射技术 根据医院放疗设备、技术，可选择常规、三维适形、调强、图像引导放疗技术。

1)推荐 CT 模拟定位，如无 CT 模拟定位，必须行常规模拟定位。建议俯卧位或仰卧位，充盈膀胱。

2)必须三野及以上的多野照射。

3)如果调强放疗，必须进行计划验证。

4)局部加量可采用术中放疗或外照射技术。

5)放射性粒子植入治疗不推荐常规应用。

(二)放射治疗设计

体位：患者充盈膀胱，可取俯卧位，双上肢外展上举、双手放于头顶，这样有利于减少小肠的照射；如果患者不能俯卧或体型瘦小，或需要照射髂外淋巴结、骶骨前区时也可以采用仰卧位，双上肢外展上举、双手交叉置颏下。

固定：用体模或真空袋固定。

1. 常规外照射设计 照射野：应包括真骨盆壁，一般多主张采用区域性三野或四野照射技术。

(1)常规照射野设计

1)盆腔前后对穿野照射：其矩形野的两个上角、两个下角均应适当铅挡保护。

上界：在腰骶关节(位于 S_1 上缘)，如盆腔中部有淋巴结受侵时，其高度要升到 $L_4 \sim L_5$ 椎间盘处。

下界：视肿瘤部位而定，闭孔下缘或肛缘水平(上中段直肠癌照射的下界于肛管中点；下段直肠癌的下缘应包括肛门口；Miles 术后患者下缘包括会阴下缘 1.5cm)。

两侧界：一般在真骨盆壁外 1~2cm(耻骨弓状线最宽处外 2cm)，术后无淋巴结转移的患者，可缩小为 1~1.5cm。

2）两侧野：其矩形野的一个上角、一个下角应适当铅挡保护。

上下界：与前后对穿野上、下界相同。

后界：包括骶骨后 0.5cm 的软组织。

前界：包括膀胱后壁，一般在股骨头中点、中前 1/3 或前缘（视肿瘤具体情况而定）。

（2）常规照射野选择：包括直肠原发灶/复发灶区域和区域淋巴引流区。

1）三野照射：一个后野+两个侧野，侧野需根据 TPS 计划采用 30°～60°的楔形滤板，使靶区剂量分布均匀。

建议后野与其他各野的剂量比为 2∶1∶1。

2）四野照射：前后野+两侧水平野照射，各野照射范围同上，侧野需根据 TPS 计划采用 30°～60° 的楔形滤板，使靶区剂量分布均匀。

建议后野与其他各野的剂量比为 1.6∶1∶1∶1。

3）缩野照射：一般在照射 DT46～50.4 Gy 后，缩小照射范围，只照射直肠原发灶或复发灶、阳性淋巴结，照射范围是 GTV 外扩 1～2cm 的范围，加量至 DT56～70Gy（视肿瘤具体情况而定）。

（3）常规照射剂量

1）术前照射剂量：原发肿瘤、高危复发区域和区域淋巴引流区，推荐 DT45～50.4Gy，每次 DT1.8～2.0Gy，共 25 或 28 次。

术前放疗，如采用 DT5×5 Gy/（5 次·周），或其他剂量分割方式，有效生物剂量（BED）必须 ≥30Gy。

放射治疗后 8～12 周手术。

2）术后照射剂量：先用大野照射原发肿瘤瘤床、高危复发区域和区域淋巴引流区，推荐 DT45～50.4Gy，每次 DT1.8～2.0Gy，共 25 或 28 次。

若有病灶残留，则缩野加量，总量为 DT56～70Gy/28～35 次；若已行术前照射，则应减去术前照射剂量。

有肿瘤和（或）残留者，全盆腔照射后，局部缩野加量照射 DT10～20Gy。

术后 4～8 周，会阴部创口完全愈合后开始。

3）单纯外照射剂量：先用大野照射原发肿瘤、高危复发区域和区域淋巴引流区，推荐 DT45～50.4Gy，每次 1.8～2.0Gy，共 25 或 28 次。

缩野照射直肠原发灶或复发灶、阳性淋巴结，加量至 DT56～70Gy/28～35 次。

有肿瘤和（或）残留者，全盆腔照射后，局部缩野加量照射 DT10～20Gy。

4）术中放射治疗剂量：术中给予不能切除的肿块，或明确有肿瘤残余的"高危险区"，给予局部术中照射 DT15～17Gy。

2. 三维适形、调强、图像引导放疗技术设计

（1）靶区定义

1）GTV：影像学所观察到的大体肿瘤。

2）CTV1：直肠旁周围组织和区域淋巴引流区，包括肿瘤沿大肠壁浸润的亚临床病灶、直肠系膜到盆腔侧壁（闭孔肌）；女性患者前面到阴道，男性患者到膀胱/前列腺/精囊腺；后面到骶骨（包括骶孔和骶管），Miles 术后患者到会阴部瘢痕。

3）CTV2：表示 GTV 外扩最少 2cm 的范围。

4）PTV1：表示 CTV1 加 0.8～1cm 的范围。

5）PTV2：表示 CTV2 加 0.8～1cm 的范围。

（2）重要敏感器官的剂量限制：盆腔照射中涉及的重要敏感器官是膀胱、直肠、股骨头和小肠，它们的最大耐受量分别是 DT65Gy、DT60Gy、DT52Gy 和 DT45Gy。

（3）处方剂量：通常采用多野照射技术，尽量保护正常组织，PTV 需包括在 95%的等剂量线内；PTV1 需照射 DT46～50.4Gy，PTV2 推量照射至 DT60～70Gy。

四、其他治疗方式

直肠癌的新辅助治疗目的：在于提高手术切除率，提高保肛率，延长患者无病生存期。推荐新辅助放化疗，仅适用于距肛门<12cm 的直肠癌。

新辅助放化疗中，化疗方案推荐首选持续灌注 5-FU，或者 5-FU/LV，或者卡培他滨单药。建议化疗时限 2～3 个月。

(一)直肠癌手术治疗

1. 放射治疗与手术治疗
(1)一般术前放疗后 8～12 周，行包括 Miles 术、Dixon 术等手术治疗。
(2)术后 4～8 周，腹部、会阴部创口完全愈合后，可开始行术后放疗。
2. 直肠癌局部切除术 对确诊直肠癌的病例施行局部切除应持审慎的态度，对于符合以下条件的中低位直肠癌患者可考虑经肛门局部切除。
(1)肿瘤浸润深度为 T1 或 T2。
(2)肿瘤直径<3.0cm，并<30%周径，活动、不固定。
(3)距肛缘 8cm 以内。
(4)分化等级为高-中分化。
(5)治疗前影像学检查没有区域淋巴结转移的证据。
(6)切缘阴性(距离肿瘤>3mm)。

(二)术前或术后同期放化疗

如果患者身体条件许可，建议行术前或术后同期放化疗。
1. 同步放化疗的化疗方案 推荐 5-FU 或 5-FU 类似物为基础方案。
(1)单药化疗方案
1)5-FU：400mg/(m^2·d)，d1～4/d1～5；或 225mg/(m^2·d)，连续用药至放射治疗结束。
2)长培他宾：1600～1650mg/m^2，2 次/日，放射治疗第 1 天早上开始，连续用药至放射治疗结束。
3)奥沙利铂：55～85mg/(m^2·次)，静脉注射 2h 以上，1 次/3 周。
(2)联合化疗方案：可采用 mFOLFOX6 或 mXELOX 方案，每 2～3 周重复。
1)mFOLFOX6 方案
A. 奥沙利铂：100mg/m^2，静脉注射 2h 以上，d1。
B. LV：400mg/m^2，静脉注射 2h 以上，d1。
C. 5-FU：400 mg/m^2，LV 一半时静脉注射，d1。
D. 5-FU：2400 mg/m^2 持续静脉泵注(CIV)，46～48h。
2)mXELOX 方案
A. 奥沙利铂：100～130mg/m^2，静脉注射 2h 以上，d1。
B. 长培他宾：1000mg/m^2，2 次/日，第 1 天晚上至第 15 天早晨口服。
2. 根据病情需要，可以用盐酸伊立替康(开普托)**加 5-FU/CF** 或长培他宾化疗或加用靶向药物治疗。
3. 术前或术后同期放化疗的顺序
(1)术前同期放化疗的顺序：Ⅱ～Ⅲ期直肠癌根治术前，推荐先行同步放化疗，手术±术后局部放射治疗，再行辅助化疗。
(2)术后放化疗和辅助化疗的顺序：Ⅱ～Ⅲ期直肠癌根治术后，推荐先行同步放化疗，再行辅助化疗；或先行 1～2 周期辅助化疗，同步放化疗，再辅助化疗的夹心治疗模式。

五、不良反应及随访

(一)不良反应

放射性膀胱炎：预防为主，选用三维适形或调强放射治疗技术。

放射性直肠炎：最好采用多野、小野照射，分次剂量不宜过高，照射时膀胱充盈以减少小肠照射范围、剂量。

(二)随访

1. 随访时间 术后前 2 年，每 3 个月复查 1 次；2 年后，半年复查 1 次；5 年后，每年复查 1 次。

2. 随访内容

(1)必做检查：体格检查、血常规、肝功能、CEA、CA199、腹部 B 超、钡灌肠；纤维肠镜应每 6 个月至 1 年复查 1 次，连续 3 次正常时，改为每 2~3 年 1 次。

(2)备选检查：CT、MRI、ECT、PET-CT 等。

（鞠云鹤　胥　莹　秦继勇）

第六篇　盆腔肿瘤

第三十六章　前列腺癌

第一节　概　述

前列腺癌（prostatic carcinoma）是一种常见的男性生殖系统恶性肿瘤，随着生活方式的改变及人口老龄化也呈显著增长的趋势，发病率和致死率与年龄呈正相关。发病率相关危险因素除年龄、种族和地理因素外，还和家族史、饮食高饱和脂肪酸、类固醇激素、接触金属镉相关。

前列腺癌常为多灶性且易侵犯两叶，可发生局部浸润、淋巴和血行途径转移；血行转移是从前列腺静脉经阴茎深静脉通向脊柱静脉系统，到达骨盆和腰椎，骨转移是最常见的远处转移。治疗后，其5年生存率可高达90%。

一、解剖及病理

（一）解剖及淋巴引流

1. 解剖　前列腺位于盆腔，形状像栗子，尖端向下，底部向上，在膀胱和泌尿生殖膈之间包绕男性尿道，尿道膜状部从其底部中心穿过。

前列腺分为底部、体部和颈部，底部朝上，与膀胱颈部紧密相连，后部有精囊附着；尖部向下，止于泌尿生殖膈；底部与尖部之间为体部。体部后面平坦，中央有一纵行浅沟称为前列腺中央沟，将前列腺分为左右两叶。

2. 淋巴引流　前列腺的淋巴引流主要有三个途径。

第一组淋巴结：沿髂内动脉走行至髂外淋巴结组（分为外侧链、中链、内侧链，内侧链有一附属淋巴结，位于闭孔神经周围，即闭孔神经淋巴结）。

第二组淋巴结：从前列腺的背侧离开引流至骶侧淋巴结，然后至髂总动脉周围的髂总淋巴链。

第三组淋巴结：通过膀胱旁淋巴结引流至髂内周围淋巴结。

淋巴结转移最主要的部位是闭孔神经淋巴结（为前列腺癌淋巴转移的第一站），然后依次为髂内淋巴结、髂外淋巴结、髂总淋巴结、骶前淋巴结和腹主动脉旁淋巴结，也可转移至纵隔和锁骨上淋巴结。

（二）病理

1. 病理类型　前列腺癌大多数发生于腺体外周带或后叶的腺泡腺管上皮，其中腺癌占绝大多数（97%），其次是移行细胞癌、鳞状细胞癌。

上皮源性肿瘤：腺癌、黏液腺癌、腺样囊腺癌、印戒细胞癌、腺鳞癌、鳞状细胞癌、移行细胞癌、神经上皮癌、粉刺样癌、子宫内膜样癌等。

非上皮源性肿瘤：横纹肌肉瘤、脂肪肉瘤、骨肉瘤、血管肉瘤、癌肉瘤、纤维肉瘤、恶性纤维组织细胞瘤、恶性淋巴瘤、转移性恶性肿瘤等。

2. 病理分级　最常用的是 Gleason 评分系统：依据癌组织在低倍镜下所见的腺体分化程度及肿瘤在间质中的生长方式，腺体由分化好到分化差分为5个等级（分值为1～5分）。

把前列腺癌组织分为主要分级区（1～5级）和次要分级区（1～5级），1级分化最好，5级分化最差，每级记 1 分；将主要、次要分级两者级数相加就是组织病理学评分所得分数，即是 Gleason 总分，为 2～10 分。

评分为：2～4 分属高分化癌(轻度间变)，5～6 分为中分化癌(中度间变)，7～10 分为低分化癌或未分化癌(重度间变)，分别记为 G1、G2、G3～4。

评分越高，肿瘤恶性度越高，预后越差。Gleason 评分为 7～10 分时，肿瘤为非激素依赖性的比率较大。

二、分 期

分期采用美国癌症联合委员会(AJCC)和国际抗癌联盟(UICC)于 2009 年联合制定的第七版 TNM 分期标准。

此分期仅适用于前列腺癌(前列腺移行细胞癌归为尿道肿瘤)，需经组织病理学确诊。

前列腺癌 TNM 分期的检查流程如下。

T 分期：体格检查、影像学检查、内镜检查、活检和生化学检测。

N 分期：体格检查和影像学检查。

M 分期：体格检查、影像学检查、骨骼检查和生化学检测。

区域淋巴结是指盆腔淋巴结，特别是髂总动脉分叉处以下的盆腔淋巴结；单侧或双侧，不影响 N 分期。

(一)TNM 分期

1. T：原发肿瘤

Tx：原发肿瘤无法评估。

T0：无原发肿瘤的证据。

T1：前列腺隐匿癌，既不能触及，影像学也无法发现。

T1a：前列腺隐匿癌，在≤5%的切除组织中通过组织病理学发现。

T1b：前列腺隐匿癌，在＞5%的切除组织中通过组织病理学发现。

T1c 肿瘤经穿刺活检证实，例如，由于前列腺特异性抗原(PSA)升高。

T2：肿瘤局限于前列腺[1]。

T2a：肿瘤累及一侧叶的一半或更少。

T2b：肿瘤累及大于一侧叶的一半，但仅累及一侧叶。

T2c：肿瘤累及两侧叶。

T3：肿瘤突破前列腺被膜[2]。

T3a：肿瘤浸润达被膜外(单侧叶或双侧叶)，包括显微镜下发现的累及膀胱颈部。

T3b：肿瘤侵及单侧或双侧精囊。

T4：肿瘤固定或侵及除精囊以外的邻近结构，包括侵及外括约肌、直肠、提肛肌，和(或)盆腔壁。

注：(1)穿刺活检发现肿瘤位于单侧叶或双侧叶，但直肠指诊不能触及或经影像学不能证实的肿瘤分期为 T1c。

(2)肿瘤累及前列腺尖部或达前列腺被膜(但是未突破被膜)其分期不是 T3，而是 T2。

2. N：区域淋巴结

Nx：区域淋巴结转移无法确定。

N0：无区域淋巴结转移。

N1：有区域淋巴结转移。

注：前列腺没有 Pn1 分期，因为没有足够的组织评价最高级别的 pN 分期。转移灶小于 0.2cm，可以分为 pN1mi。

3. M：远处转移*

M0：无远处转移。

M1：有远处转移。

M1a：非区域淋巴结转移。

M1b：骨转移。

M1c：其他部位转移。

注：*当出现多于一个转移灶时，选用最高级别的分期，pM1c 是最高分期。

4. G：组织病理学分级

Gx：分化程度无法评估。

G1：高分化(轻度间变)(Gleason 评分 2～4 级)。

G2：中分化(中度间变)(Gleason 评分 5～6 级)。

G3～4：低分化/未分化(重度间变)(Gleason 评分 7～10 级)。

(二)临床分期

前列腺临床分期如表 6-36-1。

表 6-36-1　前列腺临床分期

临床分期	T	N	M
Ⅰ期	T1，T2a	N0	M0
Ⅱ期	T2b，T2c	N0	M0
Ⅲ期	T3	N0	M0
Ⅳ期	T4	N0	M0
	任何 T	N1	M0
	任何 T	任何 N	M1

(三)预后分期

前列腺预后分期见表 6-36-2。

表 6-36-2　前列腺预后分期

预后分期	T	N	M	PSA	评分
Ⅰ组	T1a～c	N0	M0	PSA<10	评分≤6
	T2a	N0	M0	PSA<10	评分≤6
ⅡA组	T1a～c	N0	M0	PSA<20	评分≤7
	T1a～c	N0	M0	PSA≤10，<20	评分≤6
	T2a，b	N0	M0	PSA<20	评分≤7
ⅡB组	T2c	N0	M0	任何 PSA	任何评分
	T1～2	N0	M0	PSA≥20	任何评分
	T1～2	N0	M0	任何 PSA	评分≥8
Ⅲ组	T3a，b	N0	M0	任何 PSA	任何评分
Ⅳ组	T4	N0	M0	任何 PSA	任何评分
	任何 T	N1	M0	任何 PSA	任何评分
	任何 T	任何 N	M1	任何 PSA	任何评分

注：如果 PSA 水平或 Gleason 评分之一无法获得，预后分组应当由 T 分期与任何一个 PSA 水平或 Gleason 评分结果来决定。如果这两个指标均无法获得，则不能进行预后分组，要使用分期分组。

三、检查项目

(一)直肠指检

前列腺腺体增大,质地较硬,伴有结节及中央沟消失等应做进一步检查。

(二)实验室检查

1. 酸性磷酸酶(PAP)及碱性磷酸酶的测定。

2. 前列腺特异性抗原(PSA) 可作为病理分类、早期诊断及用于治疗前后的监测、随访指标,有助于判断有无肿瘤残存或转移。

3. PSA 相关指标 PSA 密度、PSA 速度、年龄调整 PSA、游离 PSA。

(三)影像学及内镜检查

1. 影像学检查 经直肠前列腺超声(TRUS)、盆腔 CT 和(或)MR1、骨扫描、腹部 B 超或 CT、膀胱尿道或精囊造影、胸片,PET-CT 检查、前列腺特异膜抗原(PSMA)放射性核素检查。

2. 膀胱镜检查。

(四)病理检查

1. 超声引导下,前列腺穿刺活检,对于总 PSA 处于诊断灰区(4～10ng/ml)者,推荐系统穿刺活检。

2. 经直肠针吸、会阴部针刺活检及经会阴行病理、浅表淋巴结切检。

3. 细胞学检查有尿液细胞学、前列腺液细胞学检查。

四、危险性分组

前列腺癌分为:早期(局限期)前列腺癌和晚期(转移性)前列腺癌。

依据临床分期(T 分期)、血清 PSA、Gleason 分级评分,NCCN 将临床局限期前列腺癌按复发风险分组。

早期前列腺癌定义为:肿瘤局限于前列腺,无淋巴结转移或远处转移,分为低危、中危和高危三组(表 6-36-3)。

表 6-36-3 前列腺癌危险性分组

危险分组	低危组	中危组	高危组	极高危组
危险评价指标	T1～T2a	T2b～T2c	T3a	T3b～T4
	PSA<10 ng/ml	PSA10～20 ng/ml	PSA>20 ng/ml	
	GS<7	GS 7	GS 8～10	

五、不良病理及生化预后因素

1. 不良的病理预后因素 切缘阳性、精囊腺受侵、包膜外侵犯。

2. 不良的生化预后因素 术后,可检测到 PSA 或 PSA 复发。

六、盆腔淋巴结转移可能性估计

(一)前列腺癌淋巴结转移

与 T 分期、Gleason 评分和治疗前 PSA 值均有关;其中 T2a、T2b、T3 盆腔淋巴结转移,分别为 3.3%、10.8%、25%。

（二）推算盆腔淋巴结转移风险（可能性的）公式

采用 Roach 评分系统（Roach equation for LN risk）：淋巴结转移率（LN）% = 2/3 PSA +（Gleason 评分−6）×10

1. 以 LN%≥15%为参考依据，当结果大于 15%时可以认为有盆腔转移的危险，当结果大于 30%时认为可能性很大。

2. 估算 LN%＞7%，则可考虑行盆腔淋巴结清扫手术。

七、精囊腺转移可能性估计

精囊腺转移概率公式：采用 Roach 评分系统：前列腺癌精囊腺转移率（SV）% = PSA +（Gleason 评分−6）×10

SV%结果大于 15%，则认为精囊受侵可能性大。

八、生存预算评估

适用于群体而非个体；在前列腺癌的早期诊断及治疗选择中很重要。临床上根据健康状况做如下调整。

（1）处于最佳健康状况时，+50%。

（2）处于最差健康状况时，−50%。

（3）介于两者中间状态时，不做调整。

第二节　治　疗
一、治　疗　原　则

（一）首程治疗前需综合评估

应根据肿瘤 Gleason 分级、血清 PSA 浓度和临床分期进行危险度分析，能初步预测：淋巴结转移状况、前列腺包膜或精囊受侵概率，判断肿瘤的预后。

同时，考虑患者的预期生存时间、并发症、可能的治疗副作用，以及患者的意愿等，对患者进行有效的预后分层，以确定临床治疗方案。

（二）首程临床治疗方案

1. 可行积极随诊观察。

2. 根治性手术切除。

3. 放射治疗

（1）外照射放疗（EBRT）：推荐影像引导的 3D-CRT 或 IMRT。

（2）近距离放疗（BHT）：通常采用放射性同位素（^{125}I 和 ^{103}Pd）永久性植入前列腺，进行组织间照射。

4. 内分泌治疗　雄激素去势治疗（ADT）：可诱导、同期和（或）辅助，短程 4~6 个月，长程 2~3 年。

局限 T1~2 期前列腺癌，可选择手术或放疗（包括外照射和组织间照射）；对局限期前列腺癌，放射治疗可作为首选治疗方法之一。

（三）依据患者危险性分级、分层治疗

1. 低危局限期前列腺癌　低危组（T1~2a，Gleason 分级 2~6 分，PSA＜10ng/ml）：考虑积极随诊观察、局部根治性治疗手段（包括根治性手术切除或根治性外照射或粒子植入）。

(1)由于前列腺癌自然病程较长，根据年龄和预期寿命，部分低危患者可积极随诊观察。

(2)若预期生存＞10年，PSA每3～6个月复查一次，DRE每6～12个月复查一次，每年重复一次活检。

(3)若预期生存＜10年，复查频率可相对减少。

(4)低危组分层治疗

1)预期生存时间不到10年(预期寿命＜10年)，可以选择随诊观察或放射治疗(三维适形/调强适形放疗、粒子植入)。

2)如预期生存时间超过10年(预期寿命≥10年)，可以选择随诊观察、放射治疗(三维适形/调强适形放疗、粒子植入)或根治性前列腺切除和(或)盆腔淋巴结清扫。

3)选择随访观察者，除上述三个低危组条件外，尚要求年龄≥70岁。

2. 中危局限期前列腺癌　中危组(T2b～2c或Gleason分级7分，或PSA10～20ng/ml)：需做综合治疗。

(1)预期寿命＜10年：观察、影像引导三维适形/调强适形放疗(合并或不合并组织间照射)±4～6个月内分泌治疗和根治性手术+盆腔淋巴结清扫。

(2)预期寿命≥10年：影像引导三维适形/调强适形放疗(合并或不合并组织间照射)±4～6个月内分泌治疗；根治性手术+盆腔淋巴结清扫。

如根治性前列腺切除术和盆腔淋巴结清扫加术后辅助性放疗，或高剂量放疗者，需综合4～6个月内分泌治疗。

3. 高危局限期前列腺癌　高危组(T3a或Gleason分级8～10分，或PSA＞20ng/ml)或局部晚期前列腺癌：考虑放疗(影像引导三维适形/调强适形放疗)和长程内分泌(2～3年)综合治疗。

(1)选择内分泌治疗2～3年，并联合放射治疗。

(2)选择放射治疗(IMRT)和(或)短期同步内分泌治疗(具有单个高危预后因素的患者)。

(3)或根治性前列腺切除和盆腔淋巴结清扫(如果肿瘤体积较小，不固定)。

4. 极高危组　T3b和T4或非局限期的患者任何T，N1。

(1)放射治疗可以避免或延缓局部症状的产生。

(2)如果肿瘤已经发生转移(任何T，任何N，M1)，推荐单独应用抗雄激素治疗。

1)单纯的内分泌治疗。

2)放射治疗(影像引导三维适形/调强适形放疗)联合内分泌治疗(2～3年，对于T3b和T4的患者)。

5. 晚期前列腺癌的治疗　任何T、任何N、M1。

以内分泌治疗为主或化疗，最常用去势治疗加抗雄激素药物(是前列腺癌内分泌治疗的首选方法)；辅以姑息性放疗，改善其局部控制率和缓解症状，部分患者可带瘤长期存活。

去势疗法：可选择双侧睾丸切除手术或药物(戈舍瑞林等)去势。

抗雄激素治疗：非类固醇类抗雄激素药物，如氟他胺等。

激素非依赖的晚期前列腺癌：若无化学治疗禁忌证，可予以化学治疗。

骨转移：可应用姑息性放疗、唑来膦酸盐类药物治疗。

二、放射治疗

(一)放射治疗原则

1. 放射治疗　是前列腺癌的根治性治疗手段，适合于临床T1～4、N0～1、M0期前列腺癌的治疗。

2. 局部晚期(T3～4、Nx、M0)　放疗联合内分泌治疗是局部晚期前列腺癌标准治疗手段，显著提高了局部控制率和生存率。

3. 放疗是晚期或转移性前列腺癌的姑息性治疗手段 减轻骨、淋巴结或器官转移引起的疼痛、血尿、输尿管梗阻或下肢水肿等症状。

4. 建议采用图像引导的三维适形放疗或调强适形放疗技术，如果放疗剂量 DT≥78Gy，应当全程使用图像引导调强适形放疗技术(IGRT)。

(1)低风险病例：DT 75.6～79Gy/36～41 次，不必行盆腔淋巴引流区预防及内分泌治疗。

(2)中高风险病例：DT78～80$^+$Gy，中风险可以综合内分泌治疗 4～6 个月；高风险推荐盆腔淋巴引流区预防，并综合内分泌治疗 2～3 年。

(二)根治术后放疗指征、时机及禁忌证

1. 辅助性放疗指征

(1)根治手术切缘阳性、前列腺包膜受侵、精囊受侵、病理 pT3～4。

(2)切缘阴性，但有高危复发因素的临床局限期患者。

(3)术后 PSA 未能降至不可测水平、术后 PSA 持续升高。

(4)Gleason 评分 8～10 分。

2. 挽救性放疗指征

(1)生化复发(术后 PSA>0.2ng/ml、连续 2 次以上)或生化复发(出现可检测的 PSA，随后 2 次 PSA 值增加)。

(2)临床进展定义为：临床或者影像学检查提示复发。

3. 放射治疗时机

(1)在前列腺癌根治术(RP)后 1 年内，并且任何手术副作用均已得到改善/稳定时，进行辅助放射治疗(RT)。

(2)切缘阳性，PSADT>9 个月预后好。

(3)治疗前 PSA<1ng/ml，PSADT 长，预后好。

4. 放射治疗的禁忌证

(1)有盆腔放疗病史。

(2)直肠感染。

(3)永久留置 Foley 导尿管(使用乳胶管不影响放疗)。

5. 放射治疗的相对禁忌证

(1)中到重度慢性腹泻。

(2)膀胱口梗阻需行耻骨上膀胱造瘘术。

(3)膀胱容量极低者。

(4)缓解期溃疡性结肠炎。

三、放射治疗技术

放射治疗技术包括外照射和组织间照射(近距离照射或永久性粒子植入)，外照射技术包括常规照射、三维适形放疗(3D-CRT)、调强适形放疗(IMRT 和 IGRT 技术)和质子治疗；永久性粒子植入，仅适用于预后好的、局限早期前列腺癌的治疗。

建议采用 MRI 和 CT 融合技术勾画靶区，推荐进行影像引导或自适应调强适形放射治疗技术。

(一)模拟定位

建议 CT 模拟定位：推荐仰卧位，应用热塑性塑料体膜或真空泡沫袋进行体位固定。

直肠准备：定位前排便、排气(或选择直肠内置入水球)。

充盈膀胱：定位前 1h 排空膀胱，饮水 500～1000ml，然后憋尿充盈膀胱(这样可以显著降低膀胱的受量)。要求：膀胱的充盈状况在 CT 扫描，以及每天放射治疗时尽可能保持一致。

小肠准备：于定位前 40～60min 口服 0.5%泛影葡胺 500～1000ml，以充盈小肠。

扫描范围：上界：$L_{4/5}$（自 L_4 下缘或 L_5 上缘）。

下界：股骨上 1/3（坐骨结节下缘或坐骨结节下 3cm）。

CT 定位扫描：酌情选择注射造影剂，动脉期或注射后 5min 扫描，CT 扫描的层厚≤3mm 或层厚 3～5mm。

（二）根治性放射治疗范围

1. 前列腺包膜的照射范围

（1）EORTC 指南推荐：低危患者 CTV 与 GTV 一致，中高危患者 CTV 为 GTV 外扩 5mm。

（2）美国大部分放疗中心：除非可以明确看到超出前列腺的部分有肿瘤侵犯，否则不论分期和危险度如何，一般建议前列腺区 CTV 与 GTV 一致。

（3）以 RTOG0815 和 RTOG0924 两项正在进行的Ⅲ期临床随机对照研究，明确说明前列腺区 CTV 与 GTV 一致。

2. 精囊腺的照射范围 目前尚无统一标准，但照射精囊会相应带来直肠、膀胱的不良反应。

（1）根据精囊亚临床灶的病理研究结果

1）低危患者：精囊很少受侵，故无需照射精囊。

2）中、高危患者：精囊受侵概率增加，故建议照射自精囊根部起垂直向上 1cm 的范围（这 1cm 是从同时出现精囊和前列腺的 CT 层面开始画起，包括这一层面轴位 1cm 范围，以及向上 1cm 各层面范围内的精囊）。

（2）目前多数放疗中心认为，对于影像学上可见明确精囊受侵灶的 T3b 期患者，CTV 一般需包括整个精囊。

但对极个别精囊腺特别长的患者，建议根据具体情况个别处理设计靶区，也可参考 Kestin 等的精囊病理结果，CTV 至少要包括影像可见的精囊受侵灶以上 50px 的精囊。照射整条精囊时，需在 DT50～60G 后缩到 GTV。

（3）EORTC 指南推荐：低危患者常规不照射精囊，中危患者照射精囊根部 1cm，高危患者需要照射精囊根部 50px。

3. 盆腔淋巴结引流区的预防照射 有争议，目前一般认为，低危患者，无需盆腔预防照射；中危患者，视具体情况决定；高危病例，盆腔淋巴结引流区照射合并内分泌治疗，可降低生化复发率。

若淋巴结转移风险＞15%，建议预防性照射盆腔淋巴引流区。

盆腔照射范围：包括部分髂总、髂外、髂内及骶前淋巴结引流区，闭孔淋巴结引流区。

参照 RTOG 共识指南，具体范围如下。

（1）起自 L_5～S_1 水平：即髂总血管远端、骶前淋巴结区近端。

（2）髂内、髂外血管：外扩 7mm，避开肠道、膀胱、股骨头等。

（3）骶前淋巴结（S_1～S_3）：后界为骶骨前，前界为骶骨前 1cm，避开肠道、膀胱、股骨头等。

（4）髂外淋巴结区：终止于股骨头上缘（腹股沟韧带的骨性标志）。

（5）闭孔淋巴结：终止于耻骨联合上缘。

4. 根治性放射治疗范围建议

（1）低危组：CTV 只包括整个前列腺。

（2）中危组：CTV 包括前列腺及周围 0.5cm 的包膜组织 + 邻近 1cm 的精囊组织±盆腔淋巴结。

（3）高危组：CTV 包括前列腺及周围 0.5cm 的包膜组织 + 邻近 1cm 的精囊组织+盆腔淋巴结。

（4）极高危组：CTV 包括前列腺及周围 0.5cm 的包膜组织 + 包全精囊并据外侵情况适当外扩

+盆腔淋巴结。

据 Roach 公式估算淋巴结转移可能性＞15%者，CTV 包括盆腔淋巴结。

(三)根治性放射治疗靶区勾画建议

1. 肿瘤靶区(GTV)勾画建议

(1)通过临床检查或影像学检查，确定前列腺和包膜、周围组织器官及区域淋巴结的肿瘤临床病灶，推荐勾画靶区结合 MRI 检查。

(2)由于前列腺癌常为多发灶病变，影像学(CT 和 MRI)等手段无法发现(检测出)前列腺内的所有癌灶。

因此，建议：把前列腺和包膜整体视为 GTV 进行勾画(前提是在影像上能分辨出前列腺包膜的边界)，或前列腺癌难以勾画 GTV(转移淋巴结除外)，故只勾画 CTV1。

1)CT 图像上勾画：往往难以区分前列腺包膜和包膜外的纤维脂肪组织，再加上部分容积效应，所以在 CT 上勾画 GTV 往往包括了包膜周围几毫米的结缔组织。

建议：在包膜界限分辨不清情况下，直接勾画前列腺区为 CTV；对明确受侵部分(如明确的精囊受侵部分、膀胱及直肠受侵部分)，勾画出来作为 GTV 后局部加量。

2)MRI 上勾画：MRI 在分辨前列腺包膜方面有明显优势，特别是 T2 图像上可以清晰显示前列腺包膜。

建议：直接勾画前列腺、包膜及明确受侵部分作为 GTV。

2. 临床靶区(CTV)勾画建议 在勾画前列腺区 CTV 时，要明确包膜和精囊可能受侵的概率和范围，除考虑到定位 CT 上勾画 CTV 的准确度，还要考虑可能出现的直肠、膀胱反应程度。

包括前列腺、有或无精囊、有或无盆腔淋巴结，勾画范围取决于患者的危险指数。

(1)前列腺及精囊腺靶区(CTV1)勾画建议

1)低危者：放疗靶区仅包括前列腺或+部分精囊。

2)中危者：放疗靶区包括前列腺和精囊腺(盆腔淋巴结转移风险≤15%)。

3)高危者：需要包括前列腺及可见的包膜外侵犯病灶、精囊及盆腔淋巴结。

CTV1 前列腺+2mm 外扩，前列腺和精囊腺放疗剂量为 DT76～81Gy。

(2)盆腔淋巴引流区靶区(CTV2)勾画建议

1)高危前列腺癌或参考 Roach 公式等，推断盆腔淋巴结转移风险＞15%时，建议行盆腔淋巴引流区预防照射。

2)盆腔淋巴引流区应当包括：闭孔淋巴结、髂内淋巴结、髂外淋巴结、部分髂总淋巴结、S_1～S_3 水平的骶前淋巴结。

盆腔淋巴引流区预防剂量为 DT45～50Gy，影像学证实的盆腔转移的淋巴结剂量 DT＞70Gy。

3. 计划靶区(PTV)勾画建议 需要考虑所有影响靶区位置的不确定因素，PTV 外扩的范围与各放疗中心的摆位误差及患者放疗前的膀胱、直肠管理密切相关。

(1)前列腺癌的 PTV：要考虑治疗期间直肠、膀胱的充盈状态，器官生理运动，呼吸运动导致的器官运动，每天摆位误差等。

(2)前列腺的位置：随膀胱和直肠的充盈状态不同而发生变化，一般推荐前列腺和精囊腺的PTV 在 CTV 基础上外扩 5～10mm，其中上下方向 10mm，左右、前后方向 5mm。

(3)直肠方向要适当缩小，特别是在高剂量照射时更要注意保护直肠。

1)如果有条件每天做影像引导下进行的 IMRT(IGRT)，PTV 外扩范围可缩小至 3～5mm(可以明显减少直肠出血等不良反应的发生)。

2)如果直肠前壁超量不能从物理学上达到满意时，有时需要人工修改该方向的 PTV(慎用)。

(4)盆腔淋巴引流区：PTV 在 CTV 基础上外扩 5～10mm，其中上下方向 10mm，左右、前后方向 5 mm。

如果有条件每天做 IGRT，可据实际情况调整，PTV 外扩范围可以适当缩小。

(四)术后放射治疗靶区勾画建议

术后大约 2/3 患者复发在吻合口附近(其中 60%位于吻合口前方，后方 20%，两侧 15%)，膀胱后区域复发占 17%，10%膀胱颈，10%其他部位。

1. GTV 勾画建议　指肿瘤残留部位，术中留置金属标记、直肠内线圈 MRI 和 PET-CT 有助于帮助确定。

2. CTV 勾画建议

(1)切缘阴性者：CTV 应包括整个前列腺术床：以尿道膀胱吻合口为中心，头侧包括膀胱颈，尾侧包括原前列腺尖水平(阴茎球以上15mm)，向前包括吻合口和尿道轴，向后紧贴直肠外壁，左右两侧至神经血管束(若已切除，则至闭孔内肌内侧缘)。在避开直肠的前提下，向各个方向各扩 5mm，以充分包括镜下微浸润区。

(2)切缘阳性者：在上述基础上，据残留部位再适当外扩。

(3)无病理证实盆腔淋巴结转移即 cN0/pNx 者，不推荐盆腔淋巴结照射。

3. PTV 勾画建议　根治术后的靶区移动度远远小于未行手术者，PTV 主要考虑摆位误差，推荐将术后 CTV 扩 5mm 作为 PTV；若应用 IGRT 技术，则据实际情况调整。

(五)放射治疗剂量

前列腺癌 α / β 为 1～4，更多研究倾向 1.5～2。

1. 根治性放射治疗剂量　前列腺癌的 IMRT 剂量取决于患者的危险指数，95%的 PTV 处方剂量如下。

(1)低危者：前列腺 DT73～79Gy/36～41 次。

(2)中危者和高危者：前列腺和精囊 DT76～80Gy/38～44 次。

(3)高危者：盆腔淋巴结 DT54～56Gy。

(4)如行全盆腔照射，照射 DT45～50Gy/5w 后，缩野照射前列腺，补量 DT25～30Gy。

(5)NCCN 指南推荐，剂量 DT>78Gy 全程使用 IGRT。

2015 NCCN 指南外照射推荐剂量：低危：DT75.6～79.2Gy；中高危：DT≥81Gy。大分割照射：常用 2.5Gy/次×28，DT 70Gy；DT2.4～4Gy/次，4～6w(随机试验中)。SBRT DT≥6.5Gy/次，5 次(单一机构数据)。采用高度适形的放疗技术(IGRT)，每次图像引导。

2. 术后放射治疗剂量

(1)术后放疗剂量：前列腺床 DT64～70Gy。

(2)有残留病变或影像学复发患者，DT66～70Gy。

(3)辅助放疗或挽救放疗低危险因素患者，DT 64.8Gy。

(4)可以考虑包括盆腔淋巴结(但是并非必需)。

(六)危及器官的勾画、限量

危及器官的勾画包括膀胱、直肠、双侧股骨头、阴茎球部、皮肤和小肠、结肠、耻骨联合等。

1. 危及器官的勾画

(1)直肠：从坐骨结节水平勾画至 S_3 水平。

(2)膀胱：勾画全膀胱体积。

(3)股骨头：勾画全股骨头范围。

2. 危及器官的限量

(1)直肠：DT50Gy≤50%，DT70Gy≤20%～25%，避免高剂量点在肠壁。

(2)膀胱：DT50Gy≤50%，DT70Gy≤30%，V_{30}<30cm³，V_{82}<7cm³；V_{78}<2.9%，$V_{65\sim75}$<20%，V_{65}<30%。

(3)股骨头：DT50Gy≤5%，最大剂量 DT≤52Gy。

(4)小肠：DT50Gy≤5%，最大剂量 DT≤52Gy。

(5)结肠：DT50Gy<10%，最大剂量 DT≤55Gy。

(6)阴茎球部：平均剂量 DT≤52.5Gy。

(7)耻骨联合：V_{70}≤15%。

RTOG 共识规定：直肠 V_{50}≤50%、V_{70}≤20%，膀胱 V_{55}≤50%、V_{70}≤30%，股骨头 D50<50Gy，小肠最大剂量 DT<52Gy。

(七)组织间近距离照射治疗

组织间近距离照射治疗包括后装治疗(常用放射源为 ¹⁹²Ir)和永久性粒子植入治疗(常用放射源为 ¹²⁵I)。

1. 永久性粒子植入，要求同时满足下面三个条件

(1)临床分期为 T1~2a。

(2)Gleason 评分<6。

(3)PSA<10μg/L。

2. 永久性粒子植入适应证

(1)适用于低危组(预后好)的局限早期前列腺癌。

(2)或与外照射联合用的中危组患者：中风险病例如果行粒子植入治疗，应当综合外照射 DT40~50Gy；如果前列腺体积较大，放疗前应当通过新辅助内分泌治疗缩小前列腺体积。

3. 永久性粒子植入禁忌证

(1)高风险病例。

(2)前列腺体积过大>60g 或过小<15~20g，存在尿路阻塞或有经尿道前列腺切除史。

4. 剂量

(1)单纯 ¹²⁵I 粒子植入治疗剂量为 DT145 Gy 和 DT125Gy(¹⁰³Pd)。

(2)外照射 DT40~50Gy 后，¹²⁵I 粒子植入治疗剂量为 DT110 Gy 和 DT100Gy。

表 6-36-4　依据危险因素分组的局限期前列腺癌放疗、内分泌治疗及放疗靶区建议

危险分组	低危组	中危组	高危组
危险评价指标	T1~2a	T2b~2c	T3~4
	PSA<10ng/ml	PSA10~20ng/ml	PSA>20ng/ml
	GS<7	GS 7	GS 8~10
放疗及内分泌	3D-CRT/IMRT	3D-CRT/IMRT	3D-CRT/IMRT
治疗建议	DT75.6~79.2Gy	DT76~81Gy	DT≥81Gy
		+新辅助及辅助内分泌治疗 4~6 个月	+新辅助及辅助内分泌治疗 2~3 年
放疗靶区建议	前列腺+近端精囊	前列腺+2~2.5cm SV	前列腺+2~2.5cmSV +盆腔淋巴引流区（LNM>15%）

注：PSA：前列腺特异性抗原；GS：Gleason score，格里森评分；3D-CRT：三维适形放疗；IMRT：调强适形放疗；Gy：戈瑞，放疗剂量单位；SV：seminal vesicle，精囊腺；LNM：淋巴结转移。

前列腺癌靶区勾画主要包括前列腺、精囊腺及盆腔淋巴引流区。

(八)放射治疗+内分泌治疗

RTOG8531、RTOG8610、RTOG9601、EORTC22863 研究：均证实放疗联合内分泌治疗，和

单纯放疗相比，提高无生化复发生存率、无病生存率和总生存率。

1. NCCN 推荐　短程新辅助内分泌治疗(2～4个月)+ 放疗同步内分泌治疗 + 长程内分泌治疗。

2. 高危前列腺癌　短程新辅助内分泌治疗(2～4个月)+ 放疗同步内分泌治疗 +长程内分泌治疗。

(1)短程新辅助内分泌治疗(2～4个月)：缩小肿瘤体积，降低放射治疗的不良反应。

(2)放疗同步内分泌治疗：同步内分泌治疗与放射治疗协同，可诱导肿瘤细胞凋亡。

(3)长程内分泌治疗：作为放射治疗后的辅助治疗能消除微小病灶。

(九)放射治疗后生化复发

1. PSA 最低值(点)　[PSA nadir(PSAn)]提高了 PSA 生化复发诊断的敏感性和特异性。观察前列腺癌放疗后 PSA 变化如下。

(1)PSA 下降的平均半衰期为 1.9 个月(0.5～9.2 个月)。

(2)放疗后常不能检出的 PSA 最低值(点)：PSAn。

(3)放疗后 PSA 降至 PSAn 的中位时间是 18 个月。

(4)放疗后 PSA 水平下降较慢，且可能达不到 PSAn 水平。

2. 生化复发定义

(1)较术后最低 PSA 升高 0.2ng/ml。

(2)2006 年，美国放射肿瘤学会和美国放射肿瘤协作组对 PSA 生化复发(生化失败)进行了新定义：PSAn+≥2ng/ml，是放疗±激素治疗后生化失败的标准定义。

四、其他治疗方式

(一)根治性手术

主要适应证：健康状况良好，预期寿命>10 年的患者；T3a 期以上的患者不推荐新辅助 ADT+根治性手术，应首选放疗±ADT。

根治性前列腺切除的患者，如果切缘阳性，建议补充放射治疗。

如果发现盆腔淋巴结转移，可放射治疗联合内分泌或单独内分泌治疗。

(二)内分泌治疗

1. 治疗原则

(1)pN+者，根治术后立即给予持续 ADT 治疗，延长生存。

(2)对有指征的患者，根治性放疗联合 ADT，无论是新辅助、同期还是辅助，均能改善生存。

(3)新辅助 ADT 推荐采用联合方案(ADT+抗雄激素治疗)。

(4)转移期或生化复发者：应尽早给予 ADT，疗程根据 PSA 倍增时间、患者耐受性和不良反应情况而定。

2. 内分泌治疗

(1)药物去势：LHRH 拟似物(LHRHa)，戈舍瑞林(诺雷德)、曲普瑞林(达菲林)、亮丙瑞林(抑那通)。

(2)非固醇类抗雄激素：康士得(比卡鲁胺片)、氟他胺(缓退瘤，福至尔)。

治疗方式：包括单一激素治疗和联合激素治疗。

雄激素全阻断(maximal androgen blockade，MAB)：同时去除睾丸和肾上腺的雄激素作用，戈舍瑞林+康士得，或双睾丸切除+康士得。

（三）化学治疗

适应证：除非入组临床试验，化疗仅适用于去势治疗失败的转移期患者；对于这部分患者，推荐接受唑来膦酸治疗，预防骨相关事件。

一线方案：DOX 为基础的 3 周方案。

（四）前列腺癌的研究

1. 大分割照射研究

（1）前列腺癌低 α/β 的提出：1999 年 Brenner 和 Hall 等，通过回顾分析两组早期前列腺癌患者放射治疗的数据，采用标准 LQ 模型，并借助无 PSA 复发率，估算出前列腺癌 α/β 约为 1.5Gy。

（2）大分割放疗的非随机研究、随机对照研究，分析前列腺癌大分割治疗模式提示如下。

1）治疗时间由 8 周，下降到 5 周。

2）单次剂量 DT2.5～3.5Gy，总剂量 DT56～70Gy。

3）与常规分割 DT77～90Gy 治疗效果相同。

4）早期和晚期的 GI、GU 毒副作用没有增加。

（3）目前结论：正在进行的几个较大的随机对照研究，将大分割同常规分割进行比较：大分割的剂量为 DT2.5～3Gy/次，这些研究中大部分的早期报告和中期的报告已经显示出大分割的可行性，没有增加副作用且显著减少了治疗时间和治疗相关费用。

2. 前列腺癌 SBRT（主要射波刀）**研究**

（1）近十年的回顾性研究，规模相对较小，放疗剂量在 DT30～40Gy/5 次左右。研究结果提示：无疾病进展生存率、总生存率还是急性期、晚期毒副作用均比较理想。

（2）SBRT 疗程短、费用低，体现了精确放疗的优势。

（3）目前的大多数研究观察期仍然比较短，尚需更长期的观察。

3. 去势抵抗性前列腺癌的治疗

（1）前列腺癌患者 1.5～2 年内分泌治疗后，多数发展为去势抵抗性前列腺癌（CRPR）。

（2）CRPR 治疗

1）一线治疗：继续维持抗雄治疗，在此基础上使用多西紫杉醇或米托蒽醌（为多西紫杉醇失败后的选择）。但老年人，依顺性差。

2）CRPR 治疗新选择：恩杂鲁胺（enzalutamide/MDV3100）（激素受体阻断剂）、醋酸阿比特龙（abiraterone）（阻断激素的合成）、^{223} 镭（alpharadin）（α 粒子发射药物）。

五、疗效评价和随访

（一）疗效评价

前列腺局部病变评价，采用 WHO 评价标准。

1. PSA 评价

（1）缓解：放疗后血清 PSA 下降至＜1ng/ml。

（2）部分缓解：下降幅度＞50%，但≥1ng/ml。

（3）稳定：下降幅度＜50%，或升高＜25%。

（4）进展：放疗后 PSA 达到最低值后，连续 3 次 PSA 升高，PSA 检测时间需间隔 6 个月。

2. PSA 失败时间　指放疗后，PSA 最低值到其中首次 PSA 增高的中位时间。

（二）随访

1. 临床局限期　首程治疗开始后的 5 年内，每 6～12 个月复查 PSA 一次，每年行 DRE 一次；

之后，每年复查 PSA 和 DRE 一次。

2. 转移期 首程治疗开始后，每 3～6 个月复查 PSA 和包括 DRE 在内的体格检查一次。

3. 若疾病进展 则据情况行盆腔 MRI、骨扫描、腹部 CT、活检等检查，密切监测 PSA，尤其注意 PSA 倍增时间（PSADTC 1 年，预示较高的复发风险）。

（三）放射治疗不良反应

放射性直肠炎、放射性膀胱炎、放射性皮肤损伤。

（鞠云鹤　李瑞乾　秦继勇）

第三十七章　睾丸恶性肿瘤

第一节　概　　述

睾丸肿瘤(testicular tumor)是泌尿生殖系统较少见的恶性肿瘤，多数发生于阴囊内睾丸，也可发生于异位睾丸，如盆腔隐睾或腹股沟隐睾。

睾丸肿瘤好发于青壮年；精原细胞瘤，占睾丸肿瘤的60%～80%，多见于患有不育症的成年人。

放射治疗是睾丸精原细胞瘤重要的治疗手段，Ⅰ期未放疗时，腹膜后淋巴结复发率15%～20%。

预后因素：病理及分期。精原细胞瘤：Ⅰ期5年生存率94%～100%，Ⅱ期：80%～90%。胚胎癌和畸胎瘤：治愈率可达50%左右。

一、解剖及病理

(一)解剖及淋巴引流

1. 解剖　睾丸正常大小约4cm×3cm×2.5cm，从腹膜后生殖脊位置通过腹股沟管下降至阴囊。睾丸实质和附睾，睾丸被膜包括睾丸鞘膜、白膜和血管膜。

肿瘤局部可直接侵犯睾丸网、附睾和精索，致密的白膜对睾丸肿瘤的生长有一定的限制作用，肿瘤很少穿透白膜侵及阴囊皮肤。

2. 淋巴引流　分深、浅两层淋巴网，深层淋巴网来自睾丸实质和附睾，沿精索、腰大肌上行至T_4水平，终于下腔静脉外侧或前方及下腔静脉与腹主动脉之间。

腹主动脉旁淋巴结，为第一站淋巴结转移。

腹膜后淋巴结，广泛转移引起梗阻时，可导致经淋巴逆流至腹股沟。

腹膜后淋巴结，可通过乳糜池及胸导管，到纵隔和左锁骨上淋巴结。

3. 血行转移　晚期肿瘤，可出现血行转移，以肺转移最多见。

(二)病理

分两大类：第一类，是生殖细胞瘤(germ cell tumor，GCT)；第二类，是非生殖细胞瘤(nonseminomatous germ cell tumor，NSGCT)。

1. 睾丸生殖细胞瘤(GCT)　包括精原细胞瘤和非精原细胞瘤。

①精原细胞瘤：占GCT的50%，可分为经典型、间变型和精母细胞型。②非精原细胞瘤：约占GCT的50%，包括胚胎癌、绒癌、内胚窦癌和畸胎瘤等。

2. 睾丸非生殖细胞瘤(NSGCT)　包括性腺基质肿瘤、生殖细胞和基质瘤、附件和睾丸旁肿瘤、淋巴瘤及其他类癌等。

二、分　　期

睾丸恶性肿瘤分期采用美国癌症联合委员会(AJCC)和国际抗癌联盟(UICC)于2009年制定的TNM分期标准(第七版)。

(一)TNM分期原则及流程

1. 分期原则　此分期适用于睾丸生殖细胞肿瘤，需经组织病理学证实，并根据组织学类型进行分类。组织病理学分级，不适用。

此类疾病经常出现血清肿瘤标志物升高，包括甲胎蛋白（AFP）、绒毛膜促性腺激素（HCG）和乳酸脱氢酶（LDH）。睾丸生殖细胞肿瘤分期，以解剖学疾病的侵犯范围和血清肿瘤标志物的评价为依据。

2. TNM 分期的检查流程

（1）N 分期：体格检查和影像学检查。

（2）M 分期：体格检查、影像学检查和生物化学检测。

（3）S 分期：血清肿瘤标志物检测。

在睾丸切除术后，应即刻进行血清肿瘤标志物检测。如果检测结果较术前升高，应根据 AFP（半衰期 7 天）和 β-HCG（半衰期 3 天）的半衰期进行系列的血清学检测，来了解血清肿瘤标志物的衰减曲线。

S 分期，是以睾丸切除术后 HCG 和 AFP 最低值为依据。

血清 LDH 水平（但不是其半衰期水平）对于转移的患者具有预后价值，并且包括在分期中。

（二）TNM 分期

1. T：原发肿瘤　除了 pT4，原发肿瘤的侵犯程度通过根治性睾丸切除术后来确定，参见 pT。在其他情况下，如果没有进行根治性睾丸切除术，可以使用 Tx。

2. N：区域淋巴结　包括腹主动脉旁（主动脉周围）、腹主动脉前、腹主动脉后、腹主动脉与腔静脉间淋巴结，下腔静脉旁、下腔静脉前、下腔静脉后淋巴结。

沿精索静脉的淋巴结，被认为是区域淋巴结。单、双侧不影响 N 分期。

阴囊和腹股沟手术后的睾丸肿瘤，盆腔淋巴结和腹股沟淋巴结也被认为是区域淋巴结。

Nx：区域淋巴结无法确定。

N0：没有区域淋巴结转移。

N1：单个淋巴结转移，最大直径≤2cm，或多个淋巴结转移，但最大直径均≤2cm。

N2：单个淋巴结转移，最大直径＞2cm，但≤5cm，或多个淋巴结转移，任何一个淋巴结最大直径＞2cm，但≤5cm。

N3：单个淋巴结转移，最大直径＞5cm。

3. M：远处转移

M0：无远处转移。

M1：有远处转移。

M1a：非区域淋巴结或肺转移。

M1b：非区域淋巴结或肺转移以外的远处转移。

（三）pTNM 病理学分期

1. pT：原发肿瘤

pTx：原发肿瘤无法评估（见前面 T：原发肿瘤）。

pT0：无原发肿瘤的证据（如睾丸的组织学为瘢痕）。

pTis：导管内生殖细胞癌（原位癌）。

pT1：肿瘤局限于睾丸和附睾，无血管/淋巴侵犯，肿瘤可能侵犯白膜，但未累及睾丸鞘膜。

pT2：肿瘤局限于睾丸和附睾，伴有血管/淋巴侵犯，或肿瘤穿透白膜，累及睾丸鞘膜。

pT3：肿瘤侵及精索，伴或不伴有血管/淋巴侵犯。

pT4：肿瘤侵及阴囊，伴或不伴有血管/淋巴侵犯。

2. pN：区域淋巴结

pNx：区域淋巴结转移无法确定。

pN0：无区域淋巴结转移。

pN1：单个淋巴结转移，最大直径≤2cm，或≤5 个阳性淋巴结，但最大直径均≤2cm。

pN2：单个淋巴结转移，最大直径＞2cm，但≤5cm，或＞5 个淋巴结转移，任何一个淋巴结最大直径≤5cm，或肿瘤伴有淋巴结外扩散。

pN3：转移的淋巴结，单个最大直径＞5cm。

3. pM：远处转移

pM1a：区域外淋巴结转移或肺转移。

pM1b：区域外淋巴结转移或肺转移以外，其他部位远处转移。

4. S：血清肿瘤标志物

Sx：血清标志物检测，无法获得。

S0：血清标志物检测水平，在正常范围。

S1～3 血清标志物检测水平如表 6-37-1。

表 6-37-1　S1～3 血清标志物检测水平

	LDH	β-HCG（mU/ml）	AFP（ng/ml）
S1	＜1.5×N	和＜5000	和＜1000
S2	1.5～10×N	或 5000～50000	或 1000～10000
S3	＞10×N	或＞50000	或＞10000

注：N 表示 LDH 正常值的上限。

（四）TNM 临床分期

睾丸生殖细胞肿瘤 TNM 临床分期见表 6-37-2。

表 6-37-2　睾丸生殖细胞肿瘤 TNM 临床分期

TNM 分期	pT	N	M	S
0 期	pTis	N0	M0	S0，Sx
Ⅰ 期	pT1～4	N0	M0	Sx
Ⅰ A	pT1	N0	M0	S0
Ⅰ B	pT2～4	N0	M0	S0
Ⅰ C	任何 pT/Tx	N0	M0	S1～3
Ⅱ 期	任何 pT/Tx	N1～3	M0	Sx
Ⅱ A	任何 pT/Tx	N1	M0	S0～1
Ⅱ B	任何 pT/Tx	N2	M0	S0～1
Ⅱ C	任何 pT/Tx	N3	M0	S0～1
Ⅲ 期	任何 pT/Tx	N0～3	M1a	Sx
Ⅲ A	任何 pT/Tx	N0～3	M1a	S0～1
Ⅲ B	任何 pT/Tx	N1～3	M0	S2
	任何 pT/Tx	N0～3	M1a	S2
Ⅲ C	任何 pT/Tx	N1～3	M0	S3
	任何 pT/Tx	N0～3	M1a	S3
	任何 pT/Tx	N0～3	M1b	S0～3

三、检 测 项 目

（一）病史、查体

详细的询问病史，包括腹股沟、阴囊手术史及睾丸下降史等。

专科查体：阴囊、睾丸的检查（两侧对照，对比大小、重量、质地，有无肿瘤、结节与阴囊是否粘连，透照试验等）；双侧腹股沟、左侧锁骨上触诊，有无肿大淋巴结。

检查时应轻巧，防止过分挤压。

（二）血清学检查

血常规，肝、肾功能，精液化验（考虑 sperm banking）。

血清中：绒毛膜促性腺激素（HCG）、甲胎蛋白（AFP）和乳酸脱氢酶（LDH）的测定，在睾丸肿瘤的诊断、治疗、估计预后和随访中起着非常重要的作用。

1. 绒毛膜上皮癌 HCG 滴度增高，随治疗病情好转，而下降或恢复正常。

2. 恶性畸胎瘤和胚胎癌 AFP 增高，随治疗病情而变化。

3. 单纯的精原细胞瘤 AFP 为阴性。

4. 睾丸生殖细胞瘤 LDH 浓度的增高，反映了肿瘤负荷和细胞增殖能力，是一个重要的预后因素。

（三）影像学检查

双侧睾丸 B 超，腹、盆超声/CT 扫描，胸部 X 线胸片/CT 检查。

放射性核素检查左右肾的肾小球滤过率。

（四）病理检查

确定睾丸肿瘤，手术切除有肿瘤的一侧睾丸，应行经腹股沟高位睾丸切除术，术后病理诊断，指导进一步治疗。

睾丸肿瘤不能穿刺、活体组织检查和部分切除，以防肿瘤的加速生长和扩散。

四、危险度分类

睾丸恶性肿瘤可根据血清肿瘤抗原分级，行睾丸生殖细胞瘤的危险度分类（表 6-37-3）。

表 6-37-3　睾丸生殖细胞瘤危险度分类

危险级别	精原细胞瘤	非精原细胞瘤
低危组	任何部位原发，未发现肺以外的其他内脏器官转移，任何水平 HCG 和 LDH，AFP 正常	睾丸或腹膜后原发肿瘤，无肺以外其他内脏器官转移，AFP<1000 ng/ml，HCG<5000 mU/ml，LDH<1.5 倍正常值上限
中危组	有肺以外的其他内脏器官转移，任何水平 HCG 和 LDH、AFP 正常	睾丸或腹膜后原发肿瘤，无肺以外其他内脏器官转移，血清肿瘤标志物中任何一项达到下列值：AFP：1000～10 000ng/ml 或 HCG：5000～50 000mU/ml 或 LDH：1.5～10.0 倍正常值上限
高危组	无	纵隔原发肿瘤，或发现肺以外其他内脏器官远处转移：肝、骨和脑，或任何一项肿瘤标志物达到以下水平：AFP≥10 000ng/ml，HCG ≥50 000mU/ml，LDH≥10.0 倍正常值上限

第二节　精原细胞瘤的治疗

一、治疗原则

经腹股沟切口，在深部腹股沟内环处行精索高位结扎的睾丸切除术。盆腔隐睾精原细胞瘤，需做剖腹探查肿瘤切除或活检术，原发肿瘤切除不是盆腔隐睾精原细胞瘤的治愈手段。

术后根据病理类型及临床分期，选择性辅以放射治疗或化学治疗，或放、化疗综合治疗。

治疗主要取决于肿瘤的临床分期，放射治疗是 I 期和 II A～II B 期的标准治疗，不建议对 I 期患者术后仅进行观察随诊；II C 和 III 期以化学治疗为主要治疗手段。

二、分　期　治　疗

（一）I 期

腹主动脉旁±同侧髂外淋巴结区域放射治疗，剂量 DT20～30Gy；纵隔复发很少，无需行纵隔预防照射。

既往有睾丸下降不全、盆腔手术、腹股沟区和阴囊手术者，不适合单纯腹主动脉旁照射。

（二）II A 和 II B 期

腹主动脉旁和同侧髂血管淋巴结照射（即"狗腿子野"），剂量 DT30Gy，缩野至肿瘤部位补量 DT6Gy。

与 I 期相同，无需给予纵隔预防照射。

如合并"马蹄肾"则不予放射治疗，改用全身化学治疗，参照低危组的方案。

（三）II C 期

全身化学治疗，采用标准的低危组化学治疗方案。

（四）III 期及原发肿瘤位于睾丸以外的部位

如位于纵隔，应根据疾病风险，选用标准的化学治疗方案（除 III C 为中危组外，其余均为低危组）。

1. 低危组　给予 EP 方案化学治疗 4 周期，或 BEP 方案 3 周期。

2. 中危组　给予 BEP 方案化学治疗 4 周期，或参加临床研究。

3. 化学治疗后复查 CT　若无肿块残存，可观察；若有残存，建议 PET-CT 检查。

（1）若 PET-CT 阳性，可考虑手术、挽救化学治疗或放射治疗。

（2）若无条件行 PET-CT，CT 残存肿块＞3cm 者，可选择手术、放射治疗或观察；若≤3cm，可观察；若复查 CT 进展，可行挽救治疗。

（五）对于 I 期、II A 和 II B 期治疗后复发者

应根据其风险状态，给予标准方案的化学治疗。

低危组：4 个周期的 EP，或 3 个周期的 BEP 方案。

对巨大淋巴结肿块≥5cm 者，如果化学治疗后肿块仍大于 3cm，可行手术切除、局部放射治疗或观察随诊。

三、放　射　治　疗

（一）照射野

1. "狗腿子野"　腹主动脉旁和同侧髂血管淋巴结照射（有腹股沟隐睾病史、既往同侧腹股沟手术史、经阴囊睾丸肿瘤切除术者）。

2. 盆腔隐睾精原细胞瘤照射野　包括腹主动脉旁和盆腔淋巴结，并扩大至原发肿瘤瘤床或残存的原发肿瘤。

照射技术：在模拟机下定位，仰卧或俯卧，等中心照射。

(二)常规照射技术

1. "狗腿子野" 包括腹主动脉旁和同侧髂血管淋巴结

(1)上界：位于 T_{10} 下缘。

(2)两侧：在体中线各旁开 4～5cm，健侧在 L_5 下缘至闭孔内缘垂线与耻骨联合上 2cm 交点之连线，患侧向下延伸至 L_4 下缘与髋臼外缘连线；然后，双侧沿闭孔内缘或髋臼外缘垂直向下。

(3)下界：至闭孔下缘(包全腹股沟手术瘢痕)。

2. 腹主动脉旁照射野

(1)上界：位于 T_{10} 下缘。

(2)两侧：在体中线各旁开 4～5cm(左侧睾丸肿瘤可适当包左侧肾门)。

(3)下界：至 L_5 下缘。

(三)三维适形照射技术

1. 定位 定位前 1h，患者口服 1000ml 水+泛影葡胺 20ml，使小肠显影。患者仰卧于腹部平架上，双手上举抱肘置额前，用热塑成型体模固定腹盆部。

2. 模拟 CT 扫描 扫描范围为照射范围上、下 5cm，层间距 5mm。

3. 治疗计划设计

(1)靶区勾画

1)CTV：包括下腔静脉外侧或前方、下腔静脉与腹主动脉之间、腹部主动脉外侧±同侧髂外淋巴引流区，上下界参照常规照射野设定。

2)PTV：CTV 外放，头脚方向为 10mm，前后左右 7mm。

3)正常器官：骨髓、肾脏、肝脏、小肠、胃、直肠、膀胱。

(2)剂量学要求

1)Ⅰ期：95%PTV 20Gy/10 次，2.0Gy/次；

2)Ⅱ期：95%PTV 30Gy/15 次，2.0Gy/次，局部肿瘤区补量 95%PTV 6Gy/3 次。

脊髓最大剂量 DT<40Gy，肾脏 V_{20} <20%。

计划评价，审核剂量分布和 DVH 图，并予确认。

四、放疗并发症

1. 早期 胃肠道反应，骨髓抑制。

2. 晚期 消化道溃疡，放射性肠炎，放射性肾炎，下肢水肿，不育，第二实体肿瘤。

第三节 非精原细胞瘤的治疗

一、治 疗 原 则

在睾丸切除术后，酌情选择观察、化学治疗和腹膜后淋巴结清扫术。

二、分 期 治 疗

(一)ⅠA 期

包括保留神经的腹膜后淋巴结清扫术或随诊。

1. 选择随诊，则需每 3 个月复查腹盆腔 CT 至 2 年。

2. 不能密切随诊者，应做腹膜后淋巴结清扫术。

（二）ⅠB 期

首先，考虑保留神经的腹膜后淋巴结清扫术；或者可考虑，2 周期 BEP 方案化学治疗；T2 可考虑观察，但有血管侵犯的 T2 不推荐观察随诊。

标准化学治疗方案：为 3 周期 BEP，或 4 周期 EP 方案。由于该类患者通常有远地播散，因此，全身化学治疗比腹膜后淋巴结清扫术更可取。

（三）ⅡA 期

治疗取决于血清肿瘤标志物，如睾丸肿瘤切除术后治疗如下。

1. 肿瘤标志物阴性，可选择化学治疗或腹膜后淋巴结清扫术。

2. 如肿瘤标志物持续升高，应给予全身化学治疗。

对于有多灶性病变的患者，应给予全身化学治疗。

（四）ⅡB 期

治疗取决于血清肿瘤标志物和影像检查结果。

肿瘤标志物阴性，影像检查发现肿块局限，可行腹膜后淋巴结清扫术，并给予辅助化学治疗；或仅给予化学治疗。

如果肿瘤不仅仅局限于上述区域，应给予全身化学治疗。

（五）ⅡA 和 ⅡB 期

化学治疗后肿瘤标志物阴性，但仍有残存病变，应行腹膜后淋巴结清扫术。

（六）ⅡC 或 Ⅲ 期

根据其疾病的危险状态，选择化学治疗。

低危组：可行 4 周期 EP，或 3 周期 BEP 方案化学治疗。

中高危组：行 4 周期 BEP 方案化学治疗。

首程化学治疗后，未能获得完全缓解和完全缓解后复发的患者，应给予挽救化学治疗，方案为顺铂、异环磷酰胺加长春花碱。

（李瑞乾　鞠云鹤　秦继勇）

第三十八章　子　宫　颈　癌

第一节　概　　述

子宫颈癌(cervical cancer)是最常见的女性生殖系统恶性肿瘤,由于宫颈细胞学筛查的普及,使宫颈癌和癌前病变得以早期发现和治疗,其发病率和死亡率已明显下降。

宫颈癌的主要危险因素:高危型人乳头瘤病毒(human papilloma virus,HPV),90%以上的宫颈癌伴有高危型 HPV 感染,已知 16、18、31、33、35、39、45、51、52、56 和 58 亚型属高危型,6、11、42、43、44 亚型属低危型;单纯疱疹病毒Ⅱ型及人巨细胞病毒感染。

此外,性行为及分娩次数是 HPV 感染的协同因素,性活跃、初次性生活<16 岁、早育、多产等与宫颈癌的发生密切相关;与有阴茎癌、前列腺癌或其性伴侣曾患宫颈癌的高危男子性接触的妇女也易患宫颈癌。另外,长时间口服避孕药、吸烟等可能使宫颈癌发病危险性增高。

子宫颈癌总的 5 年生存率为 55%,Ⅰ期为 80%~90%、Ⅱ期为 60%~70%、Ⅲ期为 40%~50%、Ⅳ期为 10%~20%。

一、生物学特性

子宫颈分为宫颈管、宫颈外口,子宫颈癌可发生直接蔓延和远处转移。

(一)直接蔓延

1. 向下沿阴道黏膜蔓延。

2. 向上侵犯子宫。

3. 向两旁至主韧带,阴道旁组织,甚至达到盆壁,晚期可导致输尿管阻塞。

4. 向前侵犯膀胱,严重可导致膀胱阴道瘘。

5. 向后侵犯直肠,严重可导致直肠阴道瘘。

(二)远处转移

1. 淋巴转移　原发灶侵入附近的淋巴管形成癌栓,随淋巴引流进入局部淋巴结,并在淋巴管内扩散。

一般由原发病灶,通过附近的淋巴管向宫旁、宫颈旁、闭孔、髂内、髂外等淋巴组向髂总淋巴结转移,进而转移到腹主动脉旁淋巴结;也可经骶前淋巴结向腹主动脉旁淋巴结转移;也可见腹股沟深、浅淋巴结转移;晚期,可转移到锁骨上淋巴结或全身其他淋巴结。

2. 血行转移　癌组织破坏小静脉后,经静脉系统及胸导管或小的淋巴静脉交通支进入体循环,进而到远处器官,最常见肺、肝、骨等远处转移。

二、病　　理

(一)宫颈癌前病变

宫颈上皮内瘤变(cervical intraepithelial neoplasia,CIN)是与宫颈浸润癌密切相关的一组癌前病变,它反映了宫颈癌发生发展中的连续过程。CIN 分为 3 级。

1.CIN Ⅰ级　即轻度不典型增生。

2.CIN Ⅱ级　即中度不典型增生。

3.CIN Ⅲ级　即重度不典型增生和原位癌。

CIN Ⅰ级、CIN Ⅱ级和 CIN Ⅳ级发展到宫颈癌的概率,分别是 15%、30% 和 45%。

（二）宫颈癌

1. 大体分型 外生型、内生型、溃疡型、颈管型。

2. 组织学分类

（1）鳞状细胞癌：包括疣状鳞癌、乳头状鳞癌、淋巴上皮瘤样癌等，占80%～85%。

（2）腺癌：包括乳头状腺癌、宫颈子宫内膜样腺癌、透明细胞癌和浆液性乳头状腺癌等，占15%～20%。

（3）腺鳞癌：癌组织中含有腺癌和鳞癌两种成分，占3%～5%。

（4）其他：包括小细胞癌、腺样基底细胞癌和未分化癌等。

三、检 查 项 目

（一）妇科检查

视诊：直接观察外阴，通过阴道窥器观察阴道和宫颈。

触诊：外阴、阴道及宫颈，双合诊检查、三合诊检查。

（二）血液学检查

肝功能、肾功能、电解质、血常规、乙肝两对半、出凝血时间、HIV-Ab、梅毒血清学。

（三）肿瘤标记物检查

鳞状细胞癌抗原（SCC）、CA125、CA199、CA153、CEA等。

（四）影像学检查

胸片，上、中、下腹及盆腔CT，盆腔MRI，骨ECT，超声，膀胱镜，直肠镜检查。

（五）病理学检查

活组织病理检查，是诊断宫颈癌最可靠的依据。

1. 宫颈刮片细胞学检查 常规巴氏涂片和液基薄片检查。

2. 碘试验 碘不能染色区行活检，可为炎性或有其他病变区。

3. 阴道镜检查 细胞学检查，巴氏分类Ⅲ级以上或TBS诊断鳞状上皮内病变者。

4. 宫颈活检 对宫颈细胞学、阴道镜检查可疑或阳性及对临床表现可疑宫颈癌，或宫颈其他疾病不易与宫颈癌鉴别时，均应进行活组织检查。

宫颈无明显癌变可疑区时，可分别在鳞-柱交界部3、6、9、12点4处取材或行碘试验、阴道镜观察，对可疑病变区取材做病理检查。

5. 宫颈锥切术 适用于宫颈刮片检查多次阳性，而宫颈活检阴性者；或宫颈活检为原位癌，需确诊者。

可采用冷刀切除、环形电切除（LEEP）或冷凝电刀切除，切除组织应做连续病理切片（24～36张）检查。

（六）备选检查

胸部CT、脑部MRI检查、肾盂造影、全身PET-CT。

四、分 期

本节包括两个分期系统，T和M分期与FIGO分期相对应，以便比较。

T和M分期：采用美国癌症联合委员会（AJCC）和国际抗癌联盟（UICC）于2009年联合制定的第七版TNM分期标准。

FIGO 分期：宫颈癌国际妇产科联盟(international federation of gynecology and obstetrics, FIGO)2009 年的临床分期标准。

(一)分期原则

此分期仅适用于子宫颈癌，需经组织病理学确诊。

每个部位的肿瘤，按照 TNM 分期流程的分期原则，如果其他的方法能提高治疗前评估的准确性，也可以采用。

1. TNM 分期的检查流程

(1)T 分期：临床检查和影像学检查*。

(2)N 分期：临床检查和影像学检查。

(3)M 分期：临床检查和影像学检查。

注. *鼓励使用影像学诊断技术评估原发肿瘤的大小，但并非强制性要求。其他检查手段，如麻醉下盆腔检查、膀胱镜检查、乙状结肠镜检查及静脉肾盂造影，为选择性、而非强制性要求。

2. 区域淋巴结 包括宫颈旁、宫旁、腹下(髂内、闭孔淋巴结)、髂总和髂外、骶前及骶旁淋巴结。腹主动脉旁淋巴结，不属于区域淋巴结。

(二)TNM 与 FIGO(2009 年)临床分期

TNM 分期，为临床和(或)病理分期。

FIGO 分期，为临床分期；Ⅰ期的部分亚分期，需要宫颈组织学检查。

TNM 与 FIGO(2009 年)临床分期见表 6-38-1。

1. T：原发肿瘤

Tx：原发肿瘤无法评估。

T0：无原发肿瘤的证据。

Tis：原位癌(浸润前癌)。

T1：Ⅰ期，肿瘤严格局限于宫颈(侵及宫体不列入分期，将被忽略)。

T1a^2：ⅠA 期，镜下浸润癌，从上皮基底部向下测量，间质浸润≤5mm 水平扩散≤7mm。

T1a1：ⅠA1 期，间质浸润≤3mm，水平扩散≤7mm。

T1a2：ⅠA2 期，间质浸润>3mm，且≤5mm，水平扩展≤7mm。

T1b：ⅠB 期，肉眼可见病灶局限于宫颈，或镜下病灶>T1a/ⅠA2 期。

T1b1：ⅠB1 期，临床病灶最大径线≤4cm。

T1b2：ⅠB2 期，临床病灶最大径线>4cm。

T2：Ⅱ期，肿瘤浸润超出宫颈，但未达盆壁，或未达阴道下 1/3。

T2a：ⅡA 期，无明显宫旁浸润。

T2a1：ⅡA1，临床病灶最大径线≤4cm。

T2a2：ⅡA2，临床病灶最大径线>4cm。

T2b：ⅡB 期，有明显宫旁浸润。

T3：Ⅲ期，肿瘤浸润达盆壁和(或)阴道下 1/3，和(或)引起肾盂积水或肾无功能。

T3a：ⅢA 期，阴道下 1/3 受累，宫旁浸润未达盆壁。

T3b：ⅢB 期，宫旁浸润达盆壁和(或)引起肾盂积水或肾无功能。

  Ⅳ期,肿瘤播散超出真骨盆,或(活检证实)侵犯膀胱或直肠黏膜(泡状水肿,不能分为Ⅳ期)。

T4：ⅣA 期，肿瘤侵及膀胱黏膜或直肠黏膜。

  ⅣB 期，远处转移。

分期注意事项：

(1)FTGO 分期，不再包括 0 期(原位癌)。

（2）所有肉眼可见病灶，即使表浅浸润，亦为 T1b/ⅠB 期。

（3）无论有无静脉或淋巴等脉管浸润，均不改变分期。

（4）判定膀胱或直肠黏膜受侵，须有组织学检查证实；膀胱泡样水肿，不列入Ⅳ期。

（5）确定具体期别有困难时，应定为较早期别。

（6）浸润深度，应从浸润起始部位的表皮或腺体基膜开始测量。浸润深度定义为，邻近最表浅上皮乳头的上皮-间质交界至肿瘤浸润最深点间的距离。

2. N：区域淋巴结

Nx：区域淋巴结转移无法确定。

N0：无区域淋巴结转移。

N1：有区域淋巴结转移。

注：pN0 盆腔淋巴结切除标本的组织学检查，应包括至少 6 个淋巴结。如果淋巴结检查阴性，但检查的淋巴结数量未达到要求，则归类为 pN0。

3. M：远处转移

M0：无远处转移。

M1：有远处转移，包括腹股沟淋巴结、除盆腔浆膜转移外的腹膜内病变。除外阴道、盆腔浆膜和附件转移。

表 6-38-1　TNM 与 FIGO（2009 年）临床分期

FIGO 临床分期	T	N	M
0 期*	Tis	N0	M0
Ⅰ 期	T1	N0	M0
Ⅰ A 期	T1a	N0	M0
Ⅰ A1 期	T1a1	N0	M0
Ⅰ A2 期	T1a2	N0	M0
Ⅰ B 期	T1b	N0	M0
Ⅰ B1 期	T1b1	N0	M0
Ⅰ B2 期	T1b2	N0	M0
Ⅱ 期	T2	N0	M0
Ⅱ A 期	T2a	N0	M0
Ⅱ A1 期	T2a1	N0	M0
Ⅱ A2 期	T2a2	N0	M0
Ⅱ B 期	T2b	N0	M0
Ⅲ 期	T3	N0	M0
Ⅲ A 期	T3a	N0	M0
Ⅲ B 期	T3b	任何 N	M0
	T1～3	N1	M0
Ⅳ A 期	T4	任何 N	M0
Ⅳ B 期	任何 T	任何 N	M1

* FIGO 分期不再包括 0 期（Tis）。

第二节　治　疗

一、治　疗　原　则

应以人为本，保留功能，提高治愈率为根本原则。

正确的临床分期，对估计病变的范围、选择治疗措施、判断预后非常重要。

根据患者临床分期、年龄、全身情况，并结合医院医疗技术水平及设备条件等综合考虑，采用手术和放射治疗为主、化学治疗为辅的综合治疗方案，个体化治疗原则。

（一）分期治疗原则

1. ⅠA 期　首选手术治疗，不能手术者采用放射治疗。

2. ⅠB1～ⅡA 期　可选择手术或放射治疗，是否辅以化疗应参照化疗指征。

3. ⅡB 期以上　应给予放疗为主的综合治疗，采用含铂类的同期放化疗，或者新辅助化疗+同期放化疗。

（二）手术治疗

手术治疗是宫颈癌有效的治疗手段，早期病例可一次清除病灶，年轻患者可以保持正常的卵巢和阴道功能。

手术有严格的适应证，适用于ⅡA 期以前的患者。

对于肿瘤直径超过 3cm 患者，为了最大限度地降低术后放化疗及联合治疗所带来的并发症，通常不推荐手术治疗作为初始治疗的方法。

二、放 射 治 疗

早期宫颈癌单纯根治性手术与单纯根治性放射治疗相比，两者疗效相近。近年来，同步放、化疗已成为中晚期宫颈癌治疗的标准模式。

（一）放射治疗适应证与禁忌证

1. 放射治疗适应证

(1)0～ⅣA 期患者。

(2)不适合手术或拒绝手术的早期宫颈癌患者。

(3)宫颈局部病灶较大的术前放射治疗。

(4)手术治疗后病理检查发现有高危因素的术后辅助治疗。

(5)病变晚期不宜行根治性放射治疗者，亦可行姑息性放射治疗，以改善症状并提高生存质量（如控制出血、疼痛等），延长生存期。

2. 放射治疗禁忌证

(1)急性、亚急性盆腔炎未获控制。

(2)肿瘤广泛呈恶液质。

(3)尿毒症。

（二）放射治疗的方式

1. 根治性放射治疗

(1)0～ⅢB 期及部分盆腔器官浸润少的ⅣA 期，均可接受根治性放疗。

(2)0 期及ⅠA1 期可腔内放疗。

(3)IA2 期～ⅠVA 期需腔内放疗配合盆腔外照射。

(4)推荐以 DDP 为基础的同步放化疗。

2. 术前放射治疗

(1)目的：缩小肿瘤体积提高完全切除的可能性，降低癌细胞活性及术中播散。

多采用腔内放射治疗，剂量为 DT20～30Gy，或行体外半量照射，2～3 周后行手术治疗。

(2)术前放射治疗适应证

1)宫颈外生型肿瘤，体积较大者。

2)宫颈癌浸润阴道上段较明显者。

3)宫颈内生型肿瘤,宫颈管明显增粗者。

4)化疗不敏感者:主要用于肿瘤较大的ⅠB2～ⅡA期,采用近距离放疗,根据肿瘤情况选择可使用腔内照射或组织间照射。

3. 术后放射治疗 外照射一般于术后1个月内进行,剂量大多为DT45～50Gy;而对于阴道切缘阳性或手术范围不够者应加阴道腔内放射治疗。

术后放射治疗适应证如下。

(1)手术不彻底,术前诊断为早期癌而术后病理证实为浸润癌,而未做根治手术。

(2)手术切缘有残留(残端阳性、宫旁阳性)。

(3)阴道残端见癌细胞者或阴道切除长度不足者。

(4)术后病理提示高危复发因素者

1)宫旁浸润、术后病理提示盆腔淋巴结阳性、宫颈局部肿瘤体积>4cm、ⅠB2期以上、血管淋巴管瘤栓、宫颈间质浸润达肌层≥外1/3,术后应行盆腔外照射。

2)未行盆腔淋巴结清扫者,术后应给予盆髂淋巴结区域外照射。

(5)盆腔淋巴结或腹主动脉旁淋巴结有癌转移者:行盆髂淋巴结区域或腹主动脉旁淋巴结区域外照射。

(6)盆腔脏器受累者。

(7)癌组织分化差或特殊类型的癌:腺癌、透明细胞癌、腺鳞癌、未分化癌、小细胞癌等,应行盆腔放射治疗。

4. 姑息性放射治疗 晚期宫颈癌患者可行腔内放疗或体外照射,以达到缩小肿瘤、止血、止痛、延长生存期的目的。

三、放射治疗技术

(一)宫颈癌的特性

1. 宫颈癌的发展在相当长的一段时间内,病变局限在子宫颈局部和盆腔内,大部分是局限和区域病变。

2. 阴道、宫腔呈一自然腔隙,可置入放射源直接针对原发灶进行照射。

3. 阴道穹隆部及宫颈对放射线的耐受剂量明显高于其他器官,宫颈的耐受剂量 $TD_{5/5}$:DT100Gy,阴道的耐受剂量 $TD_{5/5}$:DT90Gy。

4. 高危器官(膀胱、直肠),通过后装治疗的使用,在达到宫颈癌根治剂量时,直肠膀胱受量基本在其耐受量范围以内(通过填塞方法向外推移,远离放射源,减少受量,减少并发症)。

(二)外照射+腔内照射

可根据患者一般状况、临床分期、宫颈局部病变大小和有无阴道狭窄等,有计划地精心设计外照射+腔内照射计划。

1. 盆腔外照射 宫旁组织(子宫旁、宫颈旁、阴道旁组织)、盆壁组织和盆腔淋巴结区域及有转移的腹主动脉旁淋巴结。

2. 腔内照射 宫颈癌的原发区域,包括宫颈、阴道、宫体及宫旁三角。

(三)盆腔淋巴结的定位

采用Fletcher淋巴区梯形定位法,定位如下。

从 S_1、S_2 交界处与耻骨联合上缘中点连线,取其中点E与 L_4 前缘中点画一连线,梯形位于该连线的平面上。

从E点向两侧延伸6cm为梯形的下底边,分别代表左、右髂外淋巴结区域;

从 L_4 前缘中点向两侧延伸 2cm 为梯形的上底边，分别代表左、右腹主动脉旁淋巴结区域。上下底边连线的中点分别代表左、右髂总淋巴结区。

（四）宫颈癌放射治疗的剂量参考点

A 点：阴道穹隆垂直向上 2cm 与子宫中轴线外 2cm 交叉处，腔内后装治疗的剂量参照点，代表宫颈旁三角区的受量。

B 点：位于 A 点外 3cm，计算淋巴结引流区的受量。

（五）放射治疗前准备

照射体位及固定：采用俯卧位或仰卧位，双上肢外展上举双手交叉置头顶，使用体部固定架体膜或真空袋固定，可以将臀部垫高 30° 使小肠照射量减少。

模拟机下定位：常规照射野定位。

CT 模拟定位：三维适形放射治疗（3D-CRT）、调强适形放射治疗（IMRT）。

定位时：膀胱适当充盈，并应用阴道内标记。

扫描：层厚 3～5mm，扫描范围 L_3 到耻骨联合下 5cm。

放射线：多采用高能 X 线、电子线照射。

（六）放射治疗照射野设计

1. 常规放射治疗技术

（1）常规全盆腔前后对穿两野：上界为 L_4～L_5 水平，下界为闭孔下缘（耻骨联合下缘或上缘下 4～5cm，阴道受侵犯者视病变情况下移），外界为弓状缘外 2cm（真骨盆最宽处外 1.5～2.0cm，在股骨头内 1/3 处包括髂总 1/2、髂外、髂内、闭孔、骶前等淋巴结区），低熔点铅或多叶光栅遮挡野上下四个角。

（2）改良盆腔前后对穿两野：上界为 L_5 下缘，下界为闭孔下缘（耻骨联合上缘下 4～5cm，阴道受侵犯者视病变情况下移），外界为弓状缘外 2cm（真骨盆最宽处外 1.5～2.0cm），低熔点铅或多叶光栅遮挡野上下四个角。

（3）盆腔前后对穿四野：前后各两野垂直照射，即盆腔前后对穿两个大野（各界同上述），前野中间用 4cm×15cm 铅块遮挡，后野中央（4～6）cm×15cm 的区域以铅块遮挡，低熔点铅或多叶光栅遮挡大野的左右上角和左右下角。

（4）常规全盆腔侧面两野：上界为 L_4～L_5 水平，下界为闭孔下缘（耻骨联合上缘下 4～5cm，阴道受侵犯者视病变情况下移），前界为耻骨联合前缘，后界为尾骨尖前 1.5cm，低熔点铅或多叶光栅遮挡前后三个角。

（5）改良全盆腔侧面两野：上界为 L_5 下缘，下界为闭孔下缘（耻骨联合上缘下 4～5cm，阴道受侵犯者视病变情况下移），前界为耻骨联合前缘，后界为尾骨尖前 1.5cm，低熔点铅或多叶光栅遮挡前后三个角。

（6）膀胱前后两野：上界为骶髂关节下缘，下界为闭孔下缘，外界为弓状缘。

（7）膀胱侧面两野：上界为骶髂关节下缘，下界为闭孔下缘，前界为耻骨联合后缘，后界为尾骨尖前 1.5cm。

（8）盆腔延伸野：腹主动脉旁淋巴结转移或髂总淋巴结已转移，并考虑腹主动脉旁淋巴结转移可能性大者。下界与盆腔野上界相连接，上界为 T_{12} 下缘（也可按淋巴结转移位置而定），体正中线左右旁开 4～5cm（野宽 8～10cm），注意保护肾脏和脊髓，低熔点铅或多叶光栅遮挡正常组织。

（9）腹主动脉旁野：上界为 T_{10}～T_{12} 下缘（依病灶而定），下界为 L_4 下缘，以椎体前缘为中心层面，体正中线左右各旁开 4～5cm（野宽 8～10cm），注意保护肾脏和脊髓，低熔点铅或多叶光栅遮挡正常组织。

（10）腹股沟盆腔前后照射野：上界为 L_4～L_5 水平，下界为坐骨结节下缘下 1.5cm，外界为髋臼外缘外 1.0cm，低熔点铅或多叶光栅遮挡。

（11）腹股沟盆腔侧面照射野：上界为 L$_4$～L$_5$ 水平，下界为坐骨结节下缘下 1.5cm，前界为耻骨联合前缘前 1.5cm，后界为尾骨尖前 1.5cm，低熔点铅或多叶光栅遮挡。

2. 三维适形放射治疗（3D-CRT）、调强适形放射治疗（IMRT）技术

（1）靶区的定义

1）GTV：肉眼或影像学所见肿瘤范围。GTVnx 代表宫颈肿物，GTVnd 代表受累盆腔淋巴结。

2）CTV：GTV＋亚临床病灶。CTVnx 代表宫颈区域，CTVnd 代表盆腔淋巴结。

包括：上 1/2 阴道、宫颈、子宫、宫旁、骶前区域和盆腔淋巴结（闭孔、髂内、髂外、髂总及部分腹主动脉旁淋巴结）。

3）ITV：CTV＋ 器官移动，或 ITV：CTV＋0.3cm。ITVnx 代表宫颈区域，ITVnd 代表盆腔淋巴结。

4）PTV：ITV＋ 误差，或 PTV：ITV＋0.3～1.0cm。一般为 CTV 外扩 0.5～1.0cm 为 PTV。

（2）近距离放疗：PTV 为 CTV＋0.2cm。

（3）正常组织勾画：小肠、膀胱、直肠、乙状结肠、脊髓和股骨头等。

（七）放射治疗方式及剂量

1. 根治性放疗

（1）ⅠA1 期：单纯腔内放疗，每周一次，每次 5～7Gy，DT50Gy 左右。

（2）ⅠA2、ⅠB1、ⅡA 期：肿瘤直径≤4cm，腔内放疗，每周一次，每次 5～7Gy，DT50～55Gy；体外放疗用盆腔四野（全盆腔前后对穿两野＋侧面两野）盒式放疗，DT50Gy/25 次，5～6 周，盆髂区有淋巴结残留缩野到 DT60Gy，腔内放疗当天外照射只进行前后挡直肠野放疗或不照射。

（3）ⅠB2、ⅡA 期：肿瘤直径＞4cm，腔内放疗每周一次，每次 5～7Gy，DT55～60Gy；体外放疗用盆腔四野盒式放疗，DT50Gy/25 次，5～6 周，盆髂区有淋巴结残留缩野到 DT60Gy。

（4）ⅡB～ⅣA 期：腔内放疗每周一次，每次 5～7Gy，DT55～60Gy；体外放疗用盆腔四野盒式放疗，DT50Gy/25 次，5～6 周，盆髂区有淋巴结残留缩野到 DT60Gy，阴道下 1/3 有侵犯，包括双侧腹股沟淋巴结区域，腹主动脉旁淋巴结有侵犯需扩大照射野；一般均给予辅助化疗。

2. 术前放疗 行阴道、宫腔内置管放疗或宫颈组织间插植放疗，DT20～30Gy。

3. 术后放疗

（1）阴道切除长度不足 2cm：补充阴道腔内放疗，参考剂量 A 点（源外 2 cm）DT25～30Gy/4～5 次。

（2）宫颈癌根治术后，病理报告残端见癌者：补充阴道腔内放疗，A 点 DT30～36Gy/5～6 次。

（3）未行盆髂区淋巴结清扫者：补充盆髂淋巴结区照射，DT50～60Gy/5～6w。

（4）术后病理报告盆腔区淋巴结阳性：不论单、双侧均行双侧盆腔淋巴结区域照射，DT50Gy/5w，有淋巴结有残留者，局部缩野加量至 DT60Gy。

（5）术后病理报告：肿瘤浸润间质深层、脉管见癌栓、宫旁组织受累，而盆腔区淋巴结未见癌转移者，行膀胱野照射，DT50Gy/5w。

宫颈癌临床分期与放射治疗剂量具体如下。

ⅠA 期：A 点剂量 DT75～80Gy（内照射±外照射）。

ⅠB、ⅡA 期：

ⅠB1、ⅡA1 期：A 点 DT80～85Gy。

ⅠB2、ⅡA2 期：A 点大于 DT85Gy，或 A 点 DT80～85Gy＋ 子宫切除术。

ⅡB～ⅣA 期：A 点大于 DT85Gy。

外照射（EBRT）：DT45Gy（DT40～50Gy，1.8～2.0Gy/次），如有淋巴结转移，可局部加量 DT10～15Gy。

近距离放射治疗：A 点再给予 DT30~40Gy（HDR：5×6Gy）。

注：体外调强放射治疗仍需与腔内放射治疗相结合，使 A 点剂量达到 DT80~85Gy。

（八）同步放、化综合治疗

近年来临床研究表明，以顺铂为基础的同步放、化疗已成为中晚期宫颈癌的标准治疗模式。

目前，可接受的化学治疗方案为顺铂单药，顺铂 30~40mg/（m² · 周），或顺铂联合静脉输注氟尿嘧啶或紫杉醇类，每 3~4 周 1 次，共 2~3 个周期。

四、近距离放射治疗

后装腔内近距离放射治疗：是指先把不带放射源的施源器置于治疗部位，然后再把放射源通过施源管，送入施源器内进行放射治疗。

施源器放置是否理想、放射源排列是否合理、能否形成临床需要的各种放射剂量分布，是影响治疗疗效和评价后装机质量的关键所在。

（一）腔内近距离放射治疗

1. 方法 利用其自然的有利条件，将放射源置入子宫腔和阴道内进行近距离放射治疗。

2. 目的 使子宫颈、子宫体、阴道及邻近的子宫旁浸润病灶得到致死剂量的照射，以消灭癌组织；同时，尽可能避免盆腔正常组织受到过量照射。

3. 放射源 高剂量率（剂量率在 20cGy/min 以上）计算机步进式后装治疗机的放射源主要为 ^{60}Co 及 ^{192}Ir。特点：计算机控制、放射源有防护屏蔽、放射源微型化、放射源步进。

4. 近距离放射治疗剂量学 其代表有斯德哥尔摩、巴黎、曼彻斯特剂量学系统。有条件时，可利用计算机设计出不同形状、大小的剂量分布曲线（根据病灶形状，可呈线性或非线性摆动，形成正梨形、倒梨形、柱形、椭圆形和梭形等不同形状及大小的剂量分布曲线）。

5. 施源器 包括宫腔施源器、阴道施源器、针状施源器。

6. 具体操作

（1）患者取截石位，外阴备皮，常规消毒、铺巾。

（2）根据肿瘤情况，根据宫腔深度、阴道宽窄及肿瘤的具体情况，决定选用施源器的种类和大小，分别于阴道和（或）宫腔内置入相适应的施源器并固定。

（3）置管结束后摄 X 线定位片。

（4）根据 X 线定位片制定放射治疗计划。按照腔内放射治疗剂量学的要求，处方剂量必须通过 A 点，根据肿瘤情况，剂量分布曲线可呈正梨形、倒梨形、圆柱形、梭形等。

（5）将施源器与主机连接，先假源、后真源按计划进行治疗。

7. 注意事项 操作轻柔、试探制作，避免子宫穿孔、感染、出血，充分冲洗阴道、局部用消炎药物、避免感染。

（二）组织间插植近距离放射治疗

按一定的治疗布源规则，把内部可放置放射源的针状施源器直接插入或放入组织或肿瘤间，将放射性源暂时（^{192}Ir 和 ^{60}Co）或永久（^{125}I）植入肿瘤病灶及其受侵的周围组织内进行照射的方法。

适用于病灶清楚、插植部位无感染的肿瘤；操作宜在麻醉下进行，应尽量减少创伤。

靶区范围：应尽可能包括肿瘤四周边缘，剂量 DT8~10Gy/次，一般 1~3 次。

（三）图像引导的三维近距离放射治疗

以三维影像 CT、MRI 为基础，设计放疗计划的宫颈癌三维近距离放射治疗。

在施源器每次置入后进行断层影像扫描，在三维影像上勾画靶体积和危及器官的位置，以三维影像为基础设计治疗计划，可进行靶体积和 OAR 的剂量优化。

（四）宫颈癌外照射与近距离放射治疗的结合

外照射使宫颈局部肿瘤退缩后，再进行腔内照射，方便进行施源器的植入，更好地提高宫颈局部肿瘤的剂量，降低周围的直肠、膀胱剂量。

目前，通常先进行体外照射，在体外照射结束或将近结束时，再开始腔内照射；或先进行体外照射，再腔内与体外同期进行治疗的方式。

（五）后装腔内近距离放射治疗的方法

1. 一般 1 次/周，个别的 2～3 次/周或 1 次/2 周，宫腔和阴道可同时或分别进行，阴道和宫腔剂量比为 1∶（1～1.5）。

2. A 点剂量 DT5～7Gy/次，A 点每周剂量在 DT10Gy 之内，照射 6～7 次，A 点总剂量 DT40Gy 左右。

3. 腔内治疗当日，不行体外放射治疗或行盆腔四野照射，整个疗程应在 6～8 周完成。

五、特殊类型宫颈肿瘤的处理

原则：由多学科会诊，决定诊治方案。

（一）宫颈小细胞癌

治疗原则：根据病情可进行手术或放疗，但各期均需辅以化疗。

（二）宫颈癌合并妊娠的处理

结合妊娠期、肿瘤分期、生育愿望综合考虑，是否立即终止妊娠及选择何种治疗方式。

（三）复发癌的处理

原则：由多学科会诊，决定诊治方案。

1. 术后复发癌的治疗

（1）一般选择放疗，并行同期化疗顺铂 40mg/（m² · 周）。

（2）如病灶局限在盆腔，未达盆壁，特别是有瘘管存在的患者，可行盆腔脏器清除术。

2. 放疗后复发癌的治疗

（1）根据复发或未控情况，可选择全身或局部动脉灌注化疗。

（2）部分患者可行手术治疗，术后辅以化疗。

1）单纯全子宫切除术：中央型复发且双侧宫颈主韧带软，允许行子宫切除术。

2）盆腔脏器清除术：估计可切除的浸润到膀胱或直肠的中央型复发；没有腹腔内或盆腔外扩散；在盆壁与肿瘤间有可以切割的空间。

3）能否再放射治疗，需经多学科讨论决定。

（四）不规范治疗后的补充治疗

1. 对ⅠA2 期及以上浸润性癌仅行全子宫切除术　补救措施可选择放射治疗（盆腔外照射±腔内放疗）。

2. 对ⅠA2 期及以上浸润性癌行全子宫切除术+盆腔淋巴结清扫者　补救措施的选择如下。

（1）盆腔淋巴结阳性：盆腔大野外照射+腔内放疗。

（2）盆腔淋巴结阴性：膀胱野外照射+腔内放疗。

3. 其他不规范治疗后　由多学科会诊，决定诊治方案。

六、放疗不良反应及随访

(一)放疗不良反应

1. 早期不良反应 常发生在放射治疗期间或放射治疗结束后 3 个月内。
常见盆腔感染、阴道炎、外阴炎、直肠反应、全身反应等。

2. 晚期不良反应 多在放射治疗后 3 个月至 2 年内发生。
可见：小肠、乙状结肠及直肠放疗反应，泌尿系统放疗反应，盆腔纤维化，生殖器官放疗反应等。

(二)随访

1. 随访时间 第 1 年，每 1～2 个月一次。第 2～3 年，每 3 个月 1 次。第 3 年后，每 6 个月一次。第 5 年后，每年一次。

2. 随访内容 了解症状，并进行体检(妇检)、肿瘤标志物检测、影像学检查及宫颈或阴道细胞学检查。

(1)每次，询问症状、进行体检(妇检)。

(2)每 3～6 个月，检测肿瘤标志物。

(3)每 6～12 个月，复查胸片、B 超一次。

(4)有条件者，每年复查盆腹 CT、MRI 一次，直至 5 年。

(5)可选择行宫颈或阴道细胞学检查，每 6 个月 1 次。

(6)可选择行 HPV 检查，每年一次。

(李康明　秦继勇　郎锦义)

第三十九章　子宫内膜癌

第一节　概　　述

子宫内膜癌(endometrial carcinoma)是发生于子宫内膜的一组上皮性恶性肿瘤，来源子宫内膜腺体的腺癌最常见。多发生于绝经后妇女，高发年龄为 50～69 岁。

病因不十分清楚，可能的发病机制：一种是雌激素依赖型；另一种是非雌激素依赖型。

一、生物学特性

解剖：子宫峡部、子宫底、子宫内膜。

转移途径：直接蔓延、淋巴转移、血行转移。

(一)直接蔓延

沿子宫内膜蔓延，向上沿子宫角波及输卵管，向下累及子宫颈管、阴道，向深层蔓延到子宫肌层和浆膜层。

晚期，可直接穿透子宫浆膜层，而种植于盆腹膜、直肠子宫陷凹及大网膜。

(二)淋巴转移

当癌累及宫颈、深肌层或癌组织分化不良时，易早期发生淋巴转移。转移途径与癌灶生长部位有关，具体如下。

子宫底部：沿卵巢血管走行，经阔韧带上部、输卵管、卵巢等转移至腹主动脉旁淋巴结。

子宫角部：经圆韧带转移至腹股沟淋巴结。

子宫下段或侵犯宫颈管的癌：经宫旁、髂内及髂总淋巴结等。

子宫后壁：经子宫骶骨韧带转移至骶前淋巴结。

还可通过淋巴引流逆行转移至阴道的前壁和下段。

(三)血行转移

常见肺、肝、骨、脑等。

二、病　　理

(一)大体分型

弥散型、局灶型。

(二)组织学分类

内膜样腺癌、腺癌伴鳞状上皮分化、浆液性腺癌(又称子宫乳头状浆液性腺癌，恶性程度高)、透明细胞癌(恶性程度高，易早期转移)、其他特殊型(包括未分化癌、鳞癌等)。

三、分　　期

TNM 分期：采用美国癌症联合委员会(AJCC)和国际抗癌联盟(UICC)于 2009 年联合制定的第七版 TNM 分期标准。

FIGO 分期：宫颈癌国际妇产科联盟(international federation of gynecology and obstetrics, FIGO)2009 年的临床分期标准。

TNM 分期，为临床和(或)病理分期；FIGO 分期，为手术分期。TNM 分期与 FIGO 分期相对应，以便比较。

(一)分期原则

此分期，适用于子宫内膜癌和癌肉瘤(恶性中胚叶混合瘤)。应进行组织病理学确诊，并根据组织学分型和分级进行分类。诊断应基于对子宫内膜活检标本的病理学检查。

1. TNM 分期的检查流程

(1)T 分期：体格检查和影像学检查(包括尿路造影和膀胱镜检查)。

(2)N 分期：体格检查和影像学检查(包括尿路造影)。

(3)M 分期：体格检查和影像学检查。

2. 区域淋巴结 是指盆腔腹下(闭孔、髂内)、髂总和髂外、宫旁和骶前淋巴结和腹主动脉旁淋巴结。

(二)TNM 与 FIGO 分期

1. T：原发肿瘤

Tx：原发肿瘤无法评估。

T0：无原发肿瘤的证据。

Tis：原位癌(浸润前癌)。

T1：Ⅰ[1] 期，肿瘤局限于子宫体[1]。

T1a：Ⅰ A[1] 期，肿瘤局限于内膜，或浸润肌层<1/2。

T1b：Ⅰ B 期，肿瘤浸润肌层≥1/2。

T2：Ⅱ期，肿瘤侵犯宫颈间质，但未累及子宫之外。

T3 和(或)N1：Ⅲ期，局部和(或)区域扩散。

T3a：Ⅲ A 期，肿瘤侵及子宫浆膜层，或附件(直接蔓延或转移)。

T3b：Ⅲ B 期，阴道或宫旁受累(直接蔓延或转移)。

N1：Ⅲ C 期，转移到盆腔淋巴结或腹主动脉旁淋巴结[2]。

Ⅲ C1 期，转移到盆腔淋巴结。

Ⅲ C2 期，转移到腹主动脉旁，伴或不伴盆腔淋巴结转移。

T4：Ⅳ A 期，肿瘤侵犯膀胱/肠道黏膜[3]。

M1：Ⅳ B 期，远处转移。

注：

(1)仅有子宫颈腺体受侵，目前应认为是Ⅰ期。

(2)细胞学阳性，需单独报告，但不改变分期。

(3)泡状水肿，不足以诊断 T4，该病变应经活检证实。

2. N：区域淋巴结

Nx：区域淋巴结转移无法确定。

N0：无区域淋巴结转移。

N1：有区域淋巴结转移。

注：pN0 盆腔淋巴结切除标本的组织学，检查通常包括 6 个或 6 个以上淋巴结。若淋巴结检查阴性，但检查的淋巴结数未达到要求，则归类为 pN0(FIGO，将此情况定为 pNx)。

3. M：远处转移

M0：无远处转移。

M1：有远处转移(不包括阴道、盆腔浆膜或附件转移，包括腹股沟淋巴结转移，以及除腹主动脉旁淋巴结和盆腔淋巴结之外的，其他腹腔淋巴结转移)。

（三）TNM 临床分期

子宫内膜癌和癌肉瘤 TNM 临床分期如表 6-39-1。

表 6-39-1　子宫内膜癌和癌肉瘤 TNM 临床分期

临床分期	T	N	M
ⅠA 期	T1a	N0	M0
ⅠB 期	T1b	N0	M0
Ⅱ 期	T2	N0	M0
ⅢA 期	T3a	N0	M0
ⅢB 期	T3b	N0	M0
ⅢC 期	T1～3	N1	M0
ⅣA 期	T4	任何 N	M0
ⅣB 期	任何 T	任何 N	M1

四、检 查 项 目

（一）体检

全面的体格检查，包括淋巴结；妇科检查，三合诊检查等。

（二）实验室检查

肿瘤标志物：血清 CA125、CEA、CA199。

（三）影像学检查

宫腔镜、阴道 B 超声、CT 和 MRI 检查 、淋巴造影。

（四）病理检查

1. 子宫内膜检查　内膜的活体采取和"分段刮宫"。

2. 细胞学检查　子宫内膜脱落细胞学检查、宫颈吸引涂片、子宫内膜刷、宫腔冲洗等。

3. 雌激素、孕激素受体检测　癌组织。

第二节　治　　疗
一、治 疗 原 则

根据患者全身情况、侵及范围及组织学类型，制订适宜的治疗方案；以手术、放疗及二者综合治疗为主。

早期以手术为主，按手术后病理分期的结果及存在的复发高危因素选择辅助治疗；晚期，如盆腔外转移及复发者，则采用手术、放射治疗、药物治疗等综合治疗。

二、放 射 治 疗

（一）放射治疗原则

放射治疗多采用体外照射加后装腔内近距离放射治疗(腔内照射)。

1. 子宫不大、宫腔不深、颈管未受累、细胞分化好，术后子宫深肌层受累者　术后放射治疗。

2. 子宫不大、宫腔不深、颈管未受累，但细胞分化差者　手术+放射治疗。

3. 子宫外侵犯，而病变局限盆腔者 手术 + 放疗。

4. 超出盆腔外者 放疗±化疗综合治疗，对受体阳性者加用激素(黄体酮)治疗。

5. 腹主动脉旁淋巴结转移 手术±腹主动脉旁区放射治疗。

(二)放射治疗计划设计

1. 放射治疗前准备

(1)照射体位及固定：采用俯卧位或仰卧位，双上肢外展上举双手交叉置头顶，使用体部固定架体膜或真空袋固定，可以将臀部垫高30°，使小肠照射量减少。

(2)模拟机下定位：常规照射野定位。

(3)CT 模拟定位：三维适形放射治疗(3D-CRT)、调强适形放射治疗(IMRT)。

(4)定位时：膀胱适当充盈，并应用阴道内标记，或在阴道、直肠内放置钡剂。

(5)扫描：层厚 3~5mm，常规扫描范围 L_3 到耻骨联合下 5cm。

(6)放射源的选择：后装腔内照射放射源为 ^{137}Cs 或 ^{192}Ir，外照射 6~15MV-X 射线。

2. 盆腔淋巴结的定位 采用 Fletcher 淋巴区梯形定位法(同前述)。

3. 子宫内膜癌腔内放射治疗的剂量参考点

(1)F 点：宫腔放射源顶端旁开子宫中轴 2cm，代表子宫底部肿瘤受量。

(2)A 点：阴道穹隆垂直向上 2cm 与子宫中轴线外 2cm 交叉处，代表宫颈旁三角区的受量(宫腔放射源末端)。

4. 放射治疗照射野设计 包括肿瘤原发灶、盆腔转移灶。

肿瘤原发灶：腔内照射为主，包括宫体、宫颈、阴道及宫旁三角区。

盆腔转移灶：外照射为主，包括子宫旁、宫颈旁及阴道旁组织，盆壁组织和盆腔淋巴结。

(三)放射治疗技术

1. 常规放射治疗技术

(1)常规全盆腔前后对穿野、侧面野、腹主动脉旁野，同宫颈癌设野，采用二程放射治疗技术。

一程技术：先完成全盆腔野(前后对穿野、侧面野)DT30Gy 后。

二程技术：行全盆腔野(前后对穿野)下段中部挡铅宽 4cm，高度 8~10cm(挡铅高度依子宫体的大小可有所变动)，再继续外照射，DT15Gy，即总 DT45Gy，1.8~2.0Gy/次，1 次/日。

(2)二程技术同时开始行腔内治疗，宫腔内剂量形成合理的倒梨形剂量分布，腔内治疗剂量：F 点 DT45~50Gy，A 点 DT35~42Gy，即每周 1 次，每次 F 点 DT6~8Gy，分 6~8 次进行；同时，要适当补充阴道腔内照射，以减少阴道复发。如阴道内有明显的转移灶，局部应按阴道癌治疗。

建议：Ⅰ期，A 点 DT36~40Gy/5~6 次，F 点 DT45~50Gy/5~6 次，1 次/周；

Ⅱ~Ⅲ期，A 点与 F 点 DT45~50Gy/ 6~8 次，1 次/周。

(3)腹主动脉旁野：建议多野交叉照射，DT60~70Gy。

2. 术后放射治疗技术

(1)术后放疗适应证

1)用于手术病理分期后具有复发高危因素者：除ⅠA 期 G1、G2 者术后不需辅助放射治疗外，其他期别均需辅助盆腔大野照射 DT45~50.4Gy。

2)手术切除范围不足或切缘不净者：可明显降低局部复发，提高生存率。

3)Ⅱ期阴道切除不足者：应加阴道腔内照射、局部剂量不应低于 DT30Gy。

4)腹主动脉旁淋巴结阳性者：应另加腹主动脉野照射。

一般在术后 10~14 天即开始治疗，延误时间则影响疗效。

(2)术后复发放疗

1)依据不同情况决定：如盆腔复发及腹主动脉旁，无法手术者可考虑行体外放射治疗，建议调强放疗。

2) 复发转移病例：也可行化疗及激素治疗。

(3) 术后放射治疗剂量

1) 全盆腔野体外照射：DT45～50.4Gy，每日 1.8～2.0Gy。

2) 需术后阴道腔内放疗者：可在术后约 2 周时开始（即阴道伤口基本愈合后），每次单次量为阴道黏膜下 0.5cm 处 DT6～7Gy，3～4 次完成。不以 A 点为参考点，防止膀胱、直肠受量过大。

3. 术前放射治疗技术

(1) 术前腔内放射治疗：可缩小子宫肿瘤，降低肿瘤细胞活性，减少炎症和播散机会，为手术切除提供更好的条件，降低阴道穹隆复发率。

Ⅰ期和Ⅱ期：术前给半量腔内照射，照射后 2 周内手术。

(2) 因宫体过大或病期晚，手术不宜切除者：可采用适当的术前放疗，在合适的时机进行手术切除，再依术后情况增加不同方式的术后放疗，剂量依治疗的不同目的和方式而定。

4. 三维适形放射治疗（3D-CRT）、调强适形放射治疗（IMRT）技术的靶区建议

(1) 靶区的定义

1) GTV：肉眼或影像学所见肿瘤范围。GTVnx 代表宫体肿物，GTVnd 代表受累盆腔淋巴结。

2) CTV：GTV +亚临床病灶。CTVnx 代表宫体区域，CTVnd 代表盆腔淋巴结。

包括：上 1/2 阴道、宫颈、子宫、宫旁、骶前区域和盆腔淋巴结（闭孔、髂内、髂外、髂总及部分腹主动脉旁淋巴结。

3) ITV：CTV + 器官移动，或 ITV：CTV + 0.3cm。ITVnx 代表宫体区域，ITVnd 代表盆腔淋巴结。

4) PTV：ITV + 误差，或 PTV：ITV + 0.3～1.0cm。一般为 CTV 外扩 0.5～1.0cm 为 PTV。

(2) 近距离放疗：PTV 为 CTV + 0.2cm。

(3) 正常组织勾画：小肠、膀胱、直肠、脊髓和股骨头等。

三、药 物 治 疗

化学、激素治疗。

1. 晚期或复发子宫内膜癌、术后有复发高危因素者　常用顺铂、卡铂、紫杉醇、阿霉素、环磷酰胺、氟尿嘧啶、丝裂霉素、依托泊苷等。

2. 对晚期或复发癌、早期要求保留生育功能者　可考虑孕激素治疗，以高效、大剂量、长期应用为宜，至少应用 12 周以上。

（李康明　秦继勇　郎锦义）

第七篇 淋 巴 瘤

第四十章 总 论

第一节 概 述

淋巴瘤是起源于人类免疫细胞及其前体细胞(淋巴系统)的一组疾病(肿瘤),来源于B淋巴细胞、T淋巴细胞或自然杀伤细胞的非正常性、克隆性增殖。其发生、发展和人体免疫系统的功能有密切的关系。

淋巴瘤按WHO的病理分类分为:霍奇金淋巴瘤(Hodgkin's lymphoma,HL)和非霍奇金淋巴瘤(non-Hodgkin's lymphoma,NHL)两大类。两者在生物行为、蔓延、发展规律有许多不同点,在诊断或治疗上应区别对待。

发生于固有淋巴器官,包括中枢性的骨髓、胸腺,以及外周性的淋巴结、脾脏。以淋巴结内病变为原发表现的,称为结内淋巴瘤。结内淋巴瘤,包括HL与NHL;NHL按其细胞来源,又可分B淋巴细胞来源和NK/T淋巴细胞来源。

发生于固有淋巴器官以外的组织或器官,无论是否伴有区域淋巴结浸润,均称为原发性结外淋巴瘤。结外淋巴瘤以NHL为主,常为B细胞来源,NK/T细胞来源次之,HL极少见。

一、病因和流行病学

(一)病因学

淋巴瘤是多种因素综合作用的结果,既有环境因素的影响,又有人体自身因素的影响,外因通过内因而起作用,包括以下几种。

1. 病毒病因 Epstein-Barr(EB)病毒、C型RNA反转录病毒。

2. 癌基因和染色体变异

3. 免疫功能障碍 原发性免疫低下或获得性免疫缺陷者、在器官移植患者应用免疫抑制剂。

4. 化学病因 烷化剂、多环芳烃类化合物、芳香胺类化合物。

5. 物理病因(辐射) 电离辐射和非电离辐射。

6. 遗传因素。

(二)流行病学

从淋巴瘤的流行病学特点,除地理、民族的差别外,在工业发达的国家和城市多发,因此,生活与环境等因素也与本病流行病学有重要相关。

二、分 期

目前,淋巴瘤分期采用1972年制订的Ann Arbor分期,1989年Cotswolds修订的分期系统,适用于HL和原发淋巴结的NHL。

而对于某些原发淋巴结外的NHL,如慢性淋巴细胞白血病、皮肤T细胞淋巴瘤和原发胃、中枢神经系统淋巴瘤等则难以适用。这些特殊结外器官和部位原发的NHL,通常有其专属的分期系统。

对分期产生主要影响的两个重要研究：第一，淋巴结外病变，如为局限性，或与邻近淋巴结相关，则对患者的生存不产生不良影响；第二，腹腔镜脾脏切除术，成为获得更多腹腔内病变程度信息的方法。

淋巴瘤可分为临床分期(cS)和病理分期(pS)。基于腹腔镜手术获得的脾脏和淋巴结的组织病理学检查的分期，不能与那些未进行这些检查得到的分期相比较。

临床分期(cS)：描述 HL 的解剖学范围，形成了治疗决策的基础。它由病史、体格检查、影像学检查和血液分析确定。在经选择的患者中，骨髓活检是必要的，必须在临床上或影像学上的非受侵的骨区域活检。

淋巴结按区域分组，一个或更多部位可受侵，脾受侵标记为 S，结外器官或部位受侵用 E 表示。

脾受侵：如果有可触及的，并由影像学确认的脾增大，作为脾受侵的临床证据是可以接受的。

肝受侵：临床证据必须包括肝增大，至少有血清碱性磷酸酶水平异常，和两次不同的肝功能检测异常，或影像学发现的肝脏异常和一项肝功能检测值异常。肝受侵，通常被认为是弥漫性结外病变。

肺受侵：限于 1 个肺叶，或与同侧淋巴结病变相关的肺门周围侵犯；或单侧胸膜渗出，伴或不伴肺受侵，但伴有肺门淋巴结病变，被认为是局限的结外病变。

病理分期(pS)：按照临床分期提供的临床信息，经剖腹探查后得到肝、脾、淋巴结、骨髓病理检查结果作为补充，而做出的分期。

采用相应的首字母符号标记获得的组织标本：肺 PUL 或 L，骨髓 MAR 或 M，骨 OSS 或 0，胸膜 PLE 或 P，肝 HEP 或 H，腹膜 PER，脑 BRA，肾上腺 ADR，淋巴结 LYM 或 N，皮肤 SKI 或 D，其他 0TH。

（一）Ann Arbor 分期系统

Ⅰ期：单一个淋巴结区域或淋巴样结构(如淋巴结、韦氏环、脾、阑尾、胸腺、Peyer 集结)受侵(Ⅰ期)；或单一个淋巴结外器官或部位受侵(ⅠE)。

Ⅱ：横膈一侧(同侧)两个或两个以上淋巴结区域受侵(Ⅱ)；或者一个淋巴结外器官/部位局部延续性受侵，合并横膈同侧一个或多个区域淋巴结受侵(ⅡE)。用下标表示受侵淋巴结部位数目(如Ⅱ4)。

Ⅲ期：横膈两侧多个淋巴结区域受侵(Ⅲ)，可伴有单个邻近结外器官或部位局限受侵(ⅢE)；或合并脾受侵(ⅢS)；或伴有单个结外器官和脾，两者都受侵(ⅢE+S)。

Ⅳ期：弥漫性或播散性的一个或多个淋巴结外器官受侵，伴有或不伴有相应的淋巴结受侵；或孤立的淋巴结外器官受侵，没有邻近的淋巴结受侵，但伴有远处部位的受侵。如骨髓(M)、肺实质(L)由其他部位直接浸润而来者除外、胸膜(P)、肝脏(H)、骨骼(O)、皮肤(D)等。

下列定义适用于各分期，每个期又再分为 A 或 B。

A：无全身症状。

B：有全身症状，只要具有以下其中之一，即认为 B 症状。①连续 3 天，不明原因发热，超过>38℃；②6 个月内，不明原因体重减轻>10%；③盗汗。

与可疑感染有关的短暂发热，或其他原因引起的发热，或因胃肠道疾病等引起的体重减轻，单纯瘙痒，均不能认为是 B 组症状。

X：有大肿块直径>10cm 或大纵隔。

E：连续的、单纯结外组织受侵，或淋巴结侵及邻近器官或组织。

（二）Cotswolds 修订的分期系统

Ann Arbor 分期，没有考虑肿瘤大小和肿瘤侵犯淋巴结区域的数目对预后和治疗选择的影响，对肝脾受侵的定义也不明确。

因此，1989 年英国 Cotswolds 会议上对 Ann Arbor 分期做了一些修改，主要有以下几方面的变化。

1. 肝、脾受侵定义　肝、脾肋下可触及或两种影像诊断证明肝脏或脾脏有局灶缺损，即可诊断为临床肝、脾受侵，但肝功能可以正常。

2. 大肿块或大纵隔定义　大肿块定义为肿瘤最大直径>10cm，用下标 X 表示；大纵隔为，纵隔肿块最大径>$T_5 \sim T_6$水平胸廓内径的 1/3。

3. 新的治疗反应分类　用完全缓解未定(CRu)表示在治疗后，疗效评估困难时的持续性影像学异常。

4. 对 II 期患者，用下标表示受侵淋巴结部位数目。

（三）美国 MDAH

根据肿瘤大小和乳酸脱氢酶(LDH)水平作为分期标准，分为四期与生存率关系密切。

1. 肿瘤小，LDH 正常(≤225μm/DL)。

2. 肿瘤小，LDH 水平高或肿瘤中等大，LDH 正常。

3. 肿瘤中等大，LDH 水平高或肿瘤极大，LDH 正常。

4. 肿瘤极大，LDH 高水平。

（四）淋巴受侵区域和部位的定义

1. Ann Arbor 分期　将浅表淋巴区域定义为：韦氏环；耳前、枕后、颈部和锁骨上淋巴结；锁骨下淋巴结；纵隔淋巴结；肺门淋巴结；腋窝和胸部淋巴结；滑车上淋巴结；脾；腹主动脉旁淋巴结；肠系膜淋巴结；盆腔淋巴结；腹股沟和股三角淋巴结；腘窝淋巴结。

2. 淋巴区域、分期界定　根据淋巴区域、分期的定义，将对称部位考虑为不同的区域或部位，膈上/膈下伴脾受侵的分期。

(1)双颈淋巴结受侵：应诊断为 II 期，而非 I 期。

(2)脾脏属于结内器官

1)膈上原发 HL 伴脾受侵时，考虑 III 期，而非IV期。

2)膈下原发 HL 伴脾受侵时，诊断为 II 期，而非III期。

三、检 查 项 目

准确的临床分期是确定治疗方案的前提，临床分期检查项目包括以下几个。

（一）必要的检查项目

1. 详细的病史　询问病史，包括有无淋巴结肿大、肿块，首次出现时的时间、部位、大小、质地、增长速度，有无发热、盗汗、体重下降(B 组症状)等。

2. 全面体格检查　注意不同区域的淋巴结是否增大、肝脾的大小、伴随体征和一般状态等，包括一般状况、全身淋巴结肿大情况、咽淋巴环(韦氏环)、下咽、喉、心肺、肝脾、骨骼、皮肤损害等。

3. 实验室检查

(1)全血计数(血红蛋白、白细胞总数及分类、血小板)，肝、肾功能，红细胞沉降率(ESR)，乳酸脱氢酶(LDH)，碱性磷酸酶，β_2-微球蛋白，蛋白电泳，免疫球蛋白(IgG、IgA、IgM、IgD)。

(2)血清中相关抗体检测：抗 HIV、抗 EBV 等；对 NK/T 细胞淋巴瘤患者，应进行外周血 EB 病毒 DNA 滴度检测。

4. 其他辅助检查　血清铜、铁、锌、钙检查，细胞和体液免疫功能测定。

5. 影像学检查

(1)胸部 X 线正侧位片及胸部 CT：测定纵隔肿瘤和胸廓横径的比值(纵隔受侵测量纵隔最大径与 $T_5\sim T_6$ 胸廓横径之比＞1/3 为大纵隔)等。

(2)头颈部 CT 或 MRI：原发肿瘤位于头颈部时，常规做头颈部 CT 或 MRI，以评价原发肿瘤大小、侵犯范围等。

(3)胸部/腹部和盆腔 CT：是常规的分期检查，而且要求在整个治疗开始前完成。

6. 骨髓活检和(或)骨髓穿刺、腰穿

(1)治疗开始前进行，骨髓活检准确性优于骨髓穿刺。

(2)存在中枢神经系统受侵危险者应进行腰穿，予以脑脊液生化、常规和细胞学等检查。

7. 病理检查 淋巴瘤的病理诊断需综合应用形态学、免疫组化、遗传学及分子生物学等技术，尚无一种技术可以单独定义为金标准。

病理诊断的组织样本，应首选切除病变或切取部分病变组织。

(1)如病变位于浅表淋巴结，应尽量选择颈部、锁骨上和腋窝淋巴结。初次诊断时，最好是切除或切取病变组织。

(2)粗针穿刺仅用于无法有效、安全地获得切除或切取病变组织的患者。对于复发患者，可以通过粗针或细针穿刺获取的病变组织来诊断。

(二)选择性检查项目

1. 胃肠道钡餐检查，钡灌肠。

2. 内镜检查，胃镜、肠镜、喉镜、气管镜、纵隔镜等。

3. 静脉肾盂造影。

4. 心电图。

5. 放射性核素骨骼扫描、骨骼 X 线片。

6. 剖胸探查术、剖腹探查和必要时脾切除术。

7. 镓扫描，纵隔大肿块或淋巴结大肿块时应做镓-67(^{67}Ga)。

8. 渗出液细胞学，检查胸腔积液和心包积液检查等。

9. PET 和 PET/CT 检查，对于治疗后有可疑残留的患者，该检查可帮助判别真伪，但应注意假阳性或假阴性。

四、临 床 表 现

根据原发部位的不同，表现为不同的症状，包括全身症状和局部症状。

全身症状：包括不明原因的发热、盗汗、体重下降、皮肤瘙痒和乏力等。

局部症状：取决于不同的原发和受侵部位，最常见表现为无痛性的进行性淋巴结肿大，可以有或无 B 组症状。

如韦氏环原发的淋巴瘤，可以表现为涕血、鼻塞、咽部异物感，甚至肿物较大时出现呼吸困难；纵隔原发的淋巴瘤，可以表现为咳嗽、胸痛、呼吸困难和上腔静脉压迫综合征等；腹部原发的淋巴瘤可以表现为腹痛、腹部饱胀不适和腹部包块等。

(一)霍奇金淋巴瘤

霍奇金淋巴瘤(HL)是淋巴系统中一种独特的恶性疾病，90%的 HL 以淋巴结肿大为首诊症状，多起始于一组受累的淋巴结，以颈部和纵隔淋巴结最常见，此后可逐渐扩散到其他淋巴结区域，晚期可累及脾、肝、骨髓等。

患者初诊时多无明显全身症状，20%～30%的患者可伴有 B 症状，此外还可以有瘙痒、乏力等症状。

1. HL 淋巴结受侵的次序

(1)按邻近淋巴管循序播散，顺序为颈、腋窝、纵隔、腹腔、盆腔。

(2)也有人认为，沿以下顺序播散：左锁骨上淋巴结、腹腔、纵隔、右颈，而右颈淋巴结、纵隔、腹腔。

2. HL 的临床特点

(1)好发于年轻患者。

(2)较少见全身衰弱。

(3)较多见全身症状(B 症状)占 30%~35%。

(4)治疗失败多由于邻近淋巴区域受侵。

(5)常见局部淋巴区域的表现。

(6)多见纵隔受侵，很少侵及咽淋巴环肠系膜淋巴结，骨髓。

(7)组织病理学分类较合适。

(8)常见免疫性过敏现象，球蛋白障碍少见。

(二)非霍奇金淋巴瘤

1. 非霍奇金淋巴瘤(NHL)早期播散以邻近淋巴结为主，中晚期邻近与远处部位同时受侵，无一定规律，称为"跳跃"式。NHL 首发部位于结外占 1/3。

2. NHL 的特点

(1)好发于年纪较大患者。

(2)较多见全身衰弱。

(3)较少全身症状占 10%~15%。

(4)治疗失败，很少是由于邻近淋巴受侵，多由结外区域受侵所致。

(5)常见晚期病变的表现。

(6)多侵及咽淋巴环肠系膜淋巴结和骨髓，很少侵及纵隔。

(7)有不同的组织病理学分类。

(8)较常见球蛋白障碍，过敏现象不常见。

第二节　治　　疗
一、治 疗 原 则

由于淋巴瘤病理类型复杂，治疗原则各有不同。因此，需要详实的临床病史采集、仔细的全身查体、完善的分期检查和病理检查，确保诊断、分期的准确。

1. 不同病理类型的淋巴瘤，具有独特的病理和临床表现，治疗和预后也存在很大的差异；即使是同一种病理类型，原发部位不同，临床表现和预后也不同。结外淋巴瘤治疗原则与结内淋巴瘤不尽一致。

2. 在设计淋巴瘤治疗方案时，要按病理类型、临床分期、患者情况，应有计划地、合理地、规范地进行个体化综合治疗，包括放疗、化疗、免疫治疗、放射免疫治疗、抗感染治疗、手术、中医药等。

3. 同时，严格观察病情改变，及时调整治疗计划，达到最大限度、及时地治疗淋巴瘤，保护患者的免疫功能，提高疗效，改善生存质量。

4. 不同病理类型、临床分期的综合治疗

(1)以放疗为主要治疗手段的淋巴瘤

1)Ⅰ~Ⅱ期Ⅰ~Ⅱ级滤泡淋巴瘤、Ⅰ~Ⅱ期小淋巴细胞淋巴瘤、Ⅰ~Ⅱ期结外黏膜相关淋巴瘤和Ⅰ~Ⅱ期结节性淋巴细胞为主型 HL。

2)对于某些特殊类型的侵袭性 NHL，如鼻腔 NK/T 细胞淋巴瘤，由于肿瘤对化疗欠敏感，Ⅰ～Ⅱ 期以放疗为主的治疗可取得良好的效果。

(2)化疗联合放疗的综合治疗：是早期侵袭性淋巴瘤，如弥漫性大 B 细胞淋巴瘤、原发纵隔 B 细胞淋巴瘤、Ⅲ级滤泡淋巴瘤、间变性大细胞淋巴瘤和多数 HL 的主要治疗手段。

(3)化疗是主要治疗手段：对于Ⅲ～Ⅳ期(晚期)恶性淋巴瘤和任何期别的高度侵袭性 NHL，如 T 淋巴母细胞淋巴瘤、B 淋巴母细胞淋巴瘤、伯基特淋巴瘤和套细胞淋巴瘤。

(4)化疗联合抗 CD20 的免疫治疗和放射免疫治疗 弥漫性大 B 细胞淋巴瘤、滤泡淋巴瘤和套细胞淋巴瘤。

二、放 射 治 疗

放射治疗是根治淋巴瘤的治疗方法之一。淋巴瘤既往常规照射野，不能很好地包括靶区，且靶区剂量分布不均匀；当病变广泛时，更难以很好地保护正常组织，放疗剂量受限。

在当今现代精确放射治疗时代，对淋巴瘤的放射治疗，在理论、理念、放疗技术等方面发生了巨大的变化，在保证安全、有效的前提下，可最大限度、及时地治疗、保护患者的免疫功能，提高疗效，改善生存质量。

首先，放射治疗的靶区逐渐变小。以 HL 为例，从全淋巴结照射、次全淋巴结照射、扩大野照射到现在的受累野照射。

其次，放射治疗的剂量逐渐变小。HL 的根治剂量，由 DT45Gy 降至目前的 DT20～30Gy；同期 NHL 的放射治疗剂量，也由 DT50Gy 降到 DT30～36Gy。

再次，三维适形、调强放射治疗(IMRT、IGRT)等新的放射治疗技术，开始临床应用于淋巴瘤的治疗，可更好地包括肿瘤靶区，使靶区剂量分布均匀，并更好地保护肿瘤周围的正常组织。在靶区范围的定义，和常规放疗相同；具体的照射野，可随肿瘤的具体情况不同，而有所不同。

(秦继勇)

第四十一章　霍奇金淋巴瘤

第一节　概　　述

一、病　　因

霍奇金淋巴瘤(HL)是起源于生发中心的 B 淋巴细胞肿瘤，R-S 细胞及变异型 R-S 细胞被认为是 HL 的肿瘤细胞。

EB 病毒感染、人类疱疹病毒 6、遗传因素等与其发病相关。

预后与 HL 病理类型、分期及患者的年龄相关。早期 HL 的预后一般较好，后期复发者比早期复发预后好，预后最差的为治疗过程中疾病进展者。

二、分　　期

目前，国内外广泛采用淋巴瘤临床分期标准是 Arm Arbor 分期系统及 Cotswolds 修订版(同前述)。

三、检　查　项　目

(一)必做检查

三大常规(血常规、尿常规、大便常规)；红细胞沉降率(血沉)；肝功能、白蛋白、LDH、血尿素氮、肌酐；对育龄女性需做妊娠试验；胸部 X 线、胸部/腹部/盆腔 CT、PET/CT 扫描(特别是 CT 可疑病灶)；骨髓活检(ⅠB～ⅡB 期和Ⅲ～Ⅳ期)。

(二)备选检查

拟行颈部放疗者应行颈部 CT 扫描；检查排出物的有关成分；肺功能试验，双肺一氧化碳弥散功能测试。

四、病理及免疫学

(一)病理

淋巴结切除活检，修订的欧美淋巴瘤(REAL)分类和 2008 年 WHO 淋巴瘤分类，将霍奇金淋巴瘤(霍奇金病)分为以下两种。

1. 结节性淋巴细胞为主型霍奇金淋巴瘤。

2. 经典型霍奇金淋巴瘤。

(1)结节硬化型(简称 NS)。

(2)混合细胞型(简称 MC)。

(3)淋巴细胞衰减型(简称 LD)。

(4)富于淋巴细胞经典型霍奇金淋巴瘤(简称 LP)。

(二)免疫学

诊断 HL，应常规检测的免疫组化标记物包括：CD45、CD20、CD15、CD30、PAX5、CD3 和 EBV-EBER 。

1. 结节性淋巴细胞为主型 HL　表现为 CD20(+)、CD79a(+)、BCL 6 (+)、CD45(+)、CD3 (−)、CD15 (−)、CD30 (−)及 EBV-EBER (−)。

2. 经典型 HL　常表现为 CD15（+）或（−）、CD30（+）、PAX5 弱（+）、CD45（−）、CD20（−）或弱（+）、CD3（−），以及多数病例 EBV-EBER（+）。

五、预后不良因素

以下每个因素各占 1 分，≥3 分为预后不良。

（一）局限期不良预后因素

1. 巨大肿瘤，①纵隔肿瘤（后前位胸片）：肿瘤最大径/胸腔最大横径＞1/3；②其他部位肿瘤：直肠＞10cm（CT 片测量）。

2. 红细胞沉降率（ESR）≥50mm。

3. 超过 3 个部位侵犯。

4. B 症状。

5. ≥2 个结外侵犯。

（二）晚期 HL 国际预后评分的不良预后因素（international prognostic score, IPS）

1. 年龄≥45 岁。

2. 男性。

3. 白细胞增多（＞15 000/mm³）。

4. 淋巴细胞减少（＜8%或＜600/mm³）。

5. 血红蛋白＜10.5g/dl。

6. 白蛋白＜4g/dl。

7. Ⅳ期。

六、不良预后因素评价

确诊患者，根据有无影响预后的因素，将早期 HL 分为两大类：预后良好早期 HL 和预后不良早期 HL。

表 7-41-1、表 7-41-2 分别总结了 EORTC-GELA、GHSG 和 NCIC，关于早期 HL 预后因素和治疗分组的定义。

表 7-41-1　各国际临床协作组对于 Ⅰ～Ⅱ期霍奇金淋巴瘤危险因素的界定

危险因素	EORTC-GELA	GHSG	NCIC
年龄	≥50		≥40
组织学			混合细胞型或淋巴细胞减少型
ESR 和 B 症状	ESR＞50 但无 B 症状；ESR＞30 伴有 B 症状	ESR＞50 但无 B 症状；ESR＞30 伴有 B 症状	ESR＞50 或伴有 B 症状
纵隔大肿块	MTR＞0.35	MMR＞0.33	MMR＞0.33 或肿块＞10cm
受侵区域	＞3	＞2	＞3
结外侵犯		结外受侵	

注：EORTC：欧洲癌症研究与治疗协作组；GELA：成人淋巴瘤协作组；GHSG：德国霍奇金淋巴瘤研究组；NCIC：加拿大国际癌症机构。

MTR：纵隔肿瘤最大横径与 T_5、T_6 间胸廓横径之比。

MMR：纵隔肿瘤最大横径与胸廓最大横径之比。

表 7-41-2　EORTC-GELA 及 GHSG 对 HL 根据危险因素进行治疗分组的定义

治疗组	EORTC-GELA	GHSG
预后好的早期 HL	CS Ⅰ～Ⅱ期，无危险因素	CS Ⅰ～Ⅱ期，无危险因素

续表

治疗组	EORTC-GELA	GHSG
预后不良的早期 HL	CS Ⅰ~Ⅱ期，伴一个或多个危险因素	CS Ⅰ~ⅡA 期伴一个或多个危险因素，或 CS ⅡB 期伴危险因素 C/D，但无 A/B
晚期 HL	CS Ⅲ~Ⅳ期	CS ⅡB 期伴危险因素 A/B，或 CS Ⅲ~Ⅳ期

注：CS，临床分期。

危险因素：A，大纵隔；B，结外受侵；C，ESR>50 但无 B 症状，ESR>30 伴有 B 症状；D，≥3 个部位受侵。

第二节 治 疗
一、治 疗 原 则

采用化学治疗+放射治疗+化学治疗的综合治疗模式；ABVD 方案，为 HL 的标准化学治疗方案；高剂量化疗和自体造血干细胞移植(autologous hematopoietic stem cell transplantation, AHSCT)。

治疗原则：ⅠA 期结节性淋巴细胞为主型 HL，预后极好，单纯放射治疗；其他类型 HL，均主张采用化学治疗+放射治疗+化学治疗的综合治疗模式；晚期 HL，经化疗后未达完全缓解者，补充累及野或扩大野放射治疗。

(一)结节性淋巴细胞为主型 HL

1. ⅠA 和ⅡA 期 受累野放疗或受累区域淋巴结放疗，照射剂量 DT20~36Gy。

2. ⅠB 和ⅡB 期 化疗+受累淋巴结区域放疗±利妥昔单抗治疗。

3. ⅢA 和ⅣA 期 化疗±利妥昔单抗±受累淋巴结区域放疗，也可以选择观察等待。

4. ⅢB 和ⅣB 期 化疗±利妥昔单抗±受累淋巴结区域放疗。其中一线化疗方案可选择 ABVD 方案、CHOP 方案、CVP 方案、EPOCH 方案等±利妥昔单抗治疗。

(二)经典型 HL

1. Ⅰ和Ⅱ期 ABVD 方案化疗 4~6 个周期+受累野放疗。

(1)预后良好的早期 HL：首选综合治疗，ABVD 方案化疗 4~6 个周期，然后行局部放疗 DT20~30Gy；未达完全缓解(complete response, CR)的患者可适当提高照射剂量。

(2)预后不良的早期 HL：首选综合治疗，ABVD 方案化疗 4~6 个周期，然后行局部放疗 DT30~36Gy；未达 CR 的患者可适当提高照射剂量。

2. Ⅲ和Ⅳ期、无大肿块 ABVD 方案化疗 6~8 个周期，残存肿瘤可局部放疗 DT30~36Gy。

3. Ⅲ和Ⅳ期、伴大肿块 化疗 6~8 个周期±大肿块部位局部放疗 DT30~36Gy。

(三)HL 综合治疗的优点

1. 先予化疗，可同时治疗原发灶和亚临床病灶。

2. 化疗后病灶缩小、受照射体积减少，可缩小照射靶区；肿瘤负荷减小，可降低放疗剂量。

3. 化放综合治疗，可减少化疗周期数、降低放疗剂量，总体降低总的不良反应。

二、放 射 治 疗

(一)放疗治疗计划设计

1. 照射野设计 霍奇金淋巴瘤放射治疗，一般采用等中心、多野定位照射技术。

照射野：全淋巴结、次全淋巴结、扩大野、受累野及局部照射。

有条件的单位，可应用三维适形放射治疗或调强放射治疗，特别是行小斗篷野或斗篷野照射时，采用上述技术可使肺 V_{20} 受量下降 10%~15%。

2. 常用的照射野及照射范围

(1)全淋巴结照射(total nodal irradiation,TNI):指斗篷野+锄形野(腹主动脉旁和脾脏)+盆腔野,后两者合称倒"Y"野。

(2)次全淋巴结照射(subtotal nodal irradiation,STNI):指斗篷野+锄形野,或倒"Y"野+小斗篷野(包括双侧颈部±纵隔、双侧肺门±双侧腋窝,不做双侧腋窝或纵隔照射)。

(3)扩大野(extended field,EF)照射:照射野应该包括整个受侵淋巴结区域及其邻近的淋巴结区(邻近上、下各一个淋巴引流区)。

(4)受累野(involved field,IF)照射:照射野应该包括整个受侵淋巴结区域。

(5)局部野照射:针对阳性病灶行局部照射。

3. 放射治疗建议

(1)对单纯用放射治疗根治 HL 而言,对Ⅰ、Ⅱ期患者进行全淋巴结或次全淋巴结照射是必要的。

(2)如果对晚期患者,治疗手段主要依靠化学药物治疗,放射治疗仅仅是辅助手段的话,放射剂量和照射范围可做适当的调整。

(3)在化疗和放疗综合治疗的前提下,目前 HL 放疗多采用受累野照射,实际上的受累野往往是经典的大面积不规则野的一部分。

(二)大面积不规则野放疗治疗技术

1. 照射源 选择高能量射线,如 ^{60}Co-γ 线、4MV 以上加速器产生的 X 线。

2. 照射距离

(1)源皮距:采用照射源到治疗床的距离为 120cm,患者体厚约 20cm,源皮距为 100cm 左右。

(2)照射源到模型的距离:选择模型的底面与患者的皮肤相距 20cm,要求在定位、切割、摆位时要保持相同的条件。

3. 操作步骤 模拟机定位摄片:调节 X 线焦点与床面距离为 120cm。

(1)不同照射野,患者采用不同体位。

斗篷野:常用双手上举位和双手侧位。采用双手侧位时双手略外展、手掌心置于髂前上棘,此体位能较好地将腋窝淋巴结包括在照射野内,并较好地保护肱骨头;双手上举位时,腋窝淋巴结向外侧移动,可较多地保护肺组织,但需照射肱骨头以便更好地包括腋窝淋巴结。

斗篷前野:患者仰卧位,使用固定头枕,头尽量后仰,使下颌骨下缘上 1cm 与耳垂或乳突尖或乳突底连成一线,该线基本垂直于床面,手掌心置于髂前上棘。

斗篷后野:患者取俯卧位,以额部着床,头往后仰,使下颌骨下缘上 1cm 处与乳突尖或乳突底连成一线,该线基本垂直于床面,手掌心放在髂前上棘处。

锄形野、盆腔野:患者取平卧位,双手平放于躯体的两侧,双腿稍外展。

(2)在患者体表上定出照射野中心,画上十字线,在中心和距中心左、右皮下方 10cm 处(参考点)各放上金属标记,在床面下 10cm 处放胶片后摄片。

(3)靶区确定、校位和验证:在定位片上画好照射野,调节切割机的支点与定位片的距离为 130cm,切割支点到塑料(泡沫)底面的距离为 80cm。

使支点、塑料(泡沫)块中心、定位片中心三点成一垂直线。塑料(泡沫)块十字线与定位片十字线完全重合。

开启电热丝的电源开关,并掌握切割器的指针沿定位片上的照射野缓缓地移动,使电热丝把塑料(泡沫)块,按照照射野的形状切割下来。

把切割好的塑料(泡沫)块放在木盒中,不照射的部位用铅珠或铅块填塞。

(4)照射时的摆位:使照射源与床面的距离固定在 120cm;患者的治疗位置与定位摄片时相同;使照射源的灯光指示野,塑料(泡沫)模型和患者体表上的标志线,这三者的中心和参考点完全重合，说明摆位准确，可以开始照射。

(5)大面积、不规则照射野设计：凡两个大野相连接处，在皮肤上两野必须有间隔，定位要要求精确，避免剂量重叠。

在治疗的首次和改野时，要在加速器室摄前后野验证片，以保证射野的准确性。

(6)大面积、不规则照射野放射治疗剂量计算：由于采用大面积不规则野照射，同一照射野内各部位的淋巴结深度不同，与中心线的距离不同，因此各部位肿瘤的照射剂量各不相同。

斗篷野：前后野剂量比为1∶1，为了避免脊髓放射损伤，在后野照射时用铅块保护颈段脊髓，当纵隔剂量达到DT20～30Gy时再用铅块保护胸段脊髓。前后野剂量比为2∶1，在后野照射时颈段脊髓用铅珠保护，待纵隔剂量达到DT20～30Gy后再用铅块保护胸段脊髓。

锄形野：前后野的剂量比为1∶1或2∶1。

盆腔野：采用前后野剂量比为2∶1或3∶2；因腹股沟、股管位置距后野较远，后野照射时不包括这两个区域，主张用电子束照射。

(三)放射治疗照射野设计

在定位片上勾画照射野各边界、照射野中心、摆位标记和要保护的重要器官。

1. 斗篷野 照射范围包括颌下、咽后、颈部、锁骨上下、腋窝、纵隔、隆突下和肺门淋巴结。需要保护的重要器官，主要包括双肺、心脏、喉、脊髓和肱骨头。

上界：1/2下颌骨体与耳垂或乳突尖或乳突底连成一线，该线基本垂直于床面。

下界：T_{10}下缘，若肿瘤位于下纵隔则于肿瘤下扩5cm。

外界：乳突尖与肩锁关节的连线，避开肱骨头，沿肱骨内缘向下到肱骨上中1/3交界处，然后与肋膈角连接。

内侧界：主要保护两侧肺组织，肺挡块从肋膈角沿侧胸壁内(沿骨性胸廓内)1.0cm往上至T_8下缘(第4后肋)；前野肺挡块，上界位于锁骨下缘下2cm(沿第4后肋弧形向内)到纵隔旁，以包括锁骨下腋顶淋巴结；后野，上界位于锁骨下缘，或第5后肋下缘，未包括锁骨下淋巴引流区，以减少肺组织照射。内界向下包括纵隔和两侧肺门(宽度8～10cm)，然后再沿椎体外2cm到T_{10}下缘。

喉：前野照射时，以声带为中心，挡喉3cm×3cm。

小脑和颈段脊髓：如果肿块未达体中线，后野从开始即保护小脑和颈段脊髓。颈段脊髓挡铅宽度2cm，下界至C_7椎体下缘。

肱骨头：前、后野都圆形全挡肱骨头。

2. 小斗篷野 在斗篷野的基础上，不做腋窝或纵隔照射。

上界：1/2下颌骨体与耳垂或乳突尖或乳突底连成一线，该线基本垂直于床面。

下界：隆突下5cm或T_8下缘(小纵隔)，或T_{10}下缘(大纵隔)或者化疗前肿瘤下界下2cm。

外界：体中线左右各旁开4～5cm，双锁骨上外界为肱骨头内缘。

肺门：包括1cm边缘，如果肺门受侵，则包括1.5cm边缘。

(1)设计斗篷野注意事项：

咽后淋巴结，位于C_1侧块的前面，颏下区应该被照射，否则咽后淋巴结容易遗漏。

颈动脉旁淋巴结，在颈中下部时位于气管旁，因此喉部保护时位置不应太低。

部分腋下淋巴结，紧贴在侧胸壁，投影在第1、2、3后肋骨上，因此腋部照射野的内下缘应在侧胸壁内1cm和第4后肋的下缘。

由于照射后肺门部复发较多见，对两侧肺门的照射野要适当地放宽一些。

横隔水平的淋巴结较稀少，这区域的照射剂量偏低不至于造成肿瘤复发，故选择T_{10}的下缘作为斗篷野和锄形野的分界线。

喉保护：前野照射时，以声门为中心上下各1.5cm，宽3cm铅挡喉。

小脑和颈段脊髓保护：斗篷野内照射剂量不均匀，颈段脊髓剂量较高，在105%～110%；以颈、胸椎左右椎弓根的内缘为标志画出椎管的位置，在后野照射整个过程中，即用2cm铅挡颈段脊髓，下界至C_7下缘，而胸段脊髓待纵隔剂量达DT20～30Gy（根据纵隔有无病变而定）后再开始保护。

肺：前野肺挡铅块上界位于锁骨下缘下2cm，或第4后肋下缘，以包括锁骨下腋顶淋巴结；后野上界位于锁骨下缘，或第3后肋下缘，未包括锁骨下淋巴结引流区，以减少肺组织照射；当锁骨下淋巴结有明确受侵时，后野照射时可考虑用前野电子线补量照射锁骨下淋巴结。肺挡块向外沿胸壁内0.5cm至T_8下缘。肺挡块内界沿纵隔缘或病灶缘向下，肺门部内收，避免遮挡肺门。

定位片送模室做模板，然后在模拟机下校位，观察和调整铅挡块位置，做治疗计划后在加速器室摄前后野验证片。

(2)斗篷野的照射剂量：

一般在DT30～36Gy。对于原发淋巴结受侵部位，斗篷野照射结束后可局部加量至DT40Gy。

综合治疗时，特别是肿瘤对化疗敏感的患者，预防照射剂量应减少至DT20～30Gy，受侵区域可以加量至DT35～40Gy。

患者为小儿时，剂量应减少至DT15～25Gy。

肿瘤侵及心旁淋巴结时，全心给予放射治疗DT15Gy，受侵淋巴结照射DT30Gy；未侵及心旁淋巴结时，不做全心照射。

单次剂量DT1.5～1.8Gy，前后野剂量比多为1:1，每天前后野同时照射。

3. 锄形野 照射野包括脾脏、脾门/脾血管和腹主动脉旁淋巴结。脾脏位置，大致相当于T_{11}、T_{12}和L_1水平。放疗剂量：一般不超过DT35Gy。

上界：T_{10}下缘。

下界：L_4下缘。

两侧界：包括腹主动脉旁淋巴结，一般宽度为8～10cm模拟定位时，脾脏野：脾脏上界位于左侧膈顶，下界在12肋下缘，如果脾肿大，射野则相应扩大至脾下缘下1cm，外界为侧腹壁。内缘：与腹主动脉旁淋巴结野相接。

设计锄形野注意事项：①在腹主动脉旁照射野的后野上界，挡铅2cm×2cm，以防止斗篷野和锄形野衔接处脊髓超过安全剂量。②对已做剖腹探查脾切除的患者，因在脾切除时在脾门的残端已有金属银夹子做标记，因此锄形野只要包括腹主动脉旁和脾门残端的区域。

4. 盆腔野 适用于肿瘤侵犯双侧盆腔淋巴结和（或）腹股沟或股三角淋巴结。

照射野包括双侧髂血管旁、腹股沟区、股三角区（股管）和闭孔等区域淋巴结。盆腔野照射时，对于男性患者需要用铅保护双侧睾丸。

上界：L_4下缘，中线左右各旁开4～5cm。

下界：股骨小转子下5cm，或股骨颈下10cm，或闭孔下缘下7cm。

外界：L_4下缘、中线左右各旁开4～5cm（椎体外2cm）与髋臼外缘（股骨大转子）连线，沿股骨大转子垂直向下至耻骨联合下缘7cm或受侵淋巴结外缘外放2cm。

内界：从闭孔内缘到耻骨联合上缘或联合上缘上2cm（骶髂关节下缘2cm处），向下沿闭孔内缘垂直向下。

5. 盆腔延伸野 当髂总淋巴结受侵时，盆腔野上界延伸至L_4、L_5间隙和受侵淋巴结上至少2cm。

放射治疗剂量：一般DT30～35Gy，受累区域可缩野，局部加量DT5～10Gy。

盆腔野照射时要注意保护双侧睾丸。

绝经前女性，慎做盆腔野放疗。为避免辐射相关性闭经，治疗前可考虑行保护性卵巢固定术。

6. 倒"Y"野 即锄形野加盆腔野。

7. 咽淋巴环野

上界：平颅底线。

后界：外耳道口前缘。

下界：下颌骨下缘上 1cm 与斗篷野上缘相连接。

前界：与后缘平行，通过下颌骨水平支的中点。

(四)受累野照射技术设计

1. 放射治疗靶区 应该包括整个受侵淋巴结区域。

(1)纵隔受侵时，纵隔和双侧肺门应作为一个整体，累及野照射包括纵隔和肺门。

(2)根据淋巴结区域概念，一侧颈部和锁骨上淋巴结考虑为一个淋巴结区，而腹股沟和股三角考虑为一个淋巴结区，累及野照射应包括整个区域。

(3)当采用综合治疗时，其照射范围可适当调整。例如，单一锁骨上侵犯时，没必要照射全颈；上纵隔侵犯时，锁骨上区也常包在射野内；腹股沟和股三角受累时，部分髂淋巴结也需照射。

2. 受累野设计

(1)单颈野：适用于肿瘤侵犯一侧颈部和(或)锁骨上淋巴结，但无耳前淋巴结受侵。

照射范围：一侧颈部和同侧锁骨上下区，未包括耳前区。

上界：下颌骨体中线和乳突尖或耳垂连线。

下界：锁骨下缘下 2cm。

外界：肱骨头内缘，包括锁骨内 2/3。

内界：如果锁骨上淋巴结未受侵，位于同侧横突；如果肿瘤位于中线，则包括对侧横突；如果锁骨上淋巴结受侵，则包括对侧横突。

设计单颈野注意事项：①脊髓剂量超过 DT40Gy 时，再考虑后野挡脊髓；②无中线部位淋巴结受侵时，前野保护喉，3cm×3cm 挡铅；③以中颈部深度计算肿瘤剂量和最大脊髓剂量；④注意儿童 HL 颈淋巴结受侵时，受累野应同时照射双侧颈部，而不是行单颈照射。

(2)双颈野：适用于肿瘤侵犯双侧颈部和(或)锁骨上淋巴结，但无耳前淋巴结受侵。

照射范围：双侧颈部和同侧锁骨上下区，未包括耳前区。

上界：下颌骨体中线和乳突尖或耳垂连线。

下界：锁骨下缘下 2cm。

外界：肱骨头内缘，包括锁骨内 2/3。

设计双颈野注意事项：①脊髓剂量超过 DT40Gy 时，再考虑后野挡脊髓；②颈部无中线部位淋巴结受侵时；③前野保护喉，3cm×3cm 挡铅；④以中颈部深度计算肿瘤剂量和脊髓剂量。

(3)纵隔野：适用于肿瘤侵犯纵隔和(或)肺门淋巴结。

照射范围：纵隔、双侧肺门，双侧锁骨上区和下颈部。虽然无双锁骨上淋巴结受侵，但锁骨上淋巴引流区应常规包括在照射野内。

上界：C_6 上缘。

下界：隆突下 5cm 或 T_8 下缘(小纵隔)，或 T_{10} 下缘(大纵隔)或者化疗前肿瘤下界下 2cm。

外界：体中线左右各旁开 4～5cm，双锁骨上外界为肱骨头内缘。

肺门：包括 1cm 边缘，如果肺门受侵，则包括 1.5cm 边缘。

注：HL 主要表现为前上纵隔受侵，小纵隔时，为减少心脏照射，下界至 T_8 下缘；大纵隔时，下界可移至 T_{10} 下缘。

(4)单颈纵隔野：适用于肿瘤侵犯纵隔淋巴结和(或)肺门淋巴结和一侧颈部淋巴结。

照射范围：纵隔、双侧肺门和单侧颈部区域，未包括耳前区。

上界：同侧上界为下颌骨体中线和乳突尖或耳垂连线，对侧上界位于 C_6 上缘。

下界：隆突下 5cm 或 T_8 下缘(小纵隔)，或 T_{10} 下缘(大纵隔)或者化疗前肿瘤下界下 2cm。

内界：颈部为体中线，保护未受侵侧的上颈部。

外界：体中线左右各旁开 4～5cm，双锁骨上外界为肱骨头内缘。

肺门：包括 1cm 边缘，如果肺门受侵，则包括 1.5cm 边缘。

(5)腋窝野：适用于肿瘤侵犯一侧腋窝淋巴结。

照射范围：一侧腋窝和同侧锁骨上下区。

上界：C_6 上缘。

下界：T_8 下缘水平或最低的腋窝淋巴结下缘下 2cm。

内界：颈部于体中线同侧 1cm，向下达锁骨下缘下 2cm，然后沿胸壁包括＜1cm 肺组织。

外界：肱骨头内缘，沿肱骨内缘向下。

(6)脾脏野：脾脏显像显示肿瘤受侵时，做脾照射。

上界：位于左侧膈顶。

下界：在 12 肋下缘，如果脾肿大，射野则相应扩大至脾下缘下 1cm。

外界：为侧腹壁。

内界：依据影像学确定，或与腹主动脉旁淋巴结野相接。

应用 CT 确定脾照射范围，在治疗计划或射野影像片上应勾画左肾。

(7)腹主动脉旁野：适用于肿瘤侵犯腹主动脉旁淋巴结。

照射范围：腹主动脉旁淋巴引流区。

上界：T_{11} 上缘。

下界：L_4 下缘。

外界：体中线左右各旁开 4～5cm。

肝门区受侵时，用 CT 确定肝门区照射范围。

挡肾时需勾画肾脏。

(8)单侧盆腔野：适用于肿瘤侵犯，一侧腹股沟/股三角/髂外淋巴结，任何一组或多组淋巴结受侵时，均采用同一照射野。

照射范围：一侧腹股沟、股三角和髂外淋巴结。

上界：骶髂关节中部；如果髂总淋巴结受侵，射野上界延伸至 L_4～L_5 之间和受侵淋巴结上缘上 2cm；中线左右各旁开 4～5cm。

下界：股骨小转子下 5cm 或闭孔下缘下 7cm。

外界：L_4 下缘旁开 4～5cm 和股骨大转子连线，沿股骨大转子垂直向下或受侵淋巴结外缘外放 2cm。

内界：闭孔中缘，耻骨联合上 2cm，直至体中线。

(9)腹股沟野：适用于肿瘤侵犯一侧腹股沟淋巴结和(或)同侧股三角淋巴结。

照射范围：一侧腹股沟、股三角区和部分盆腔淋巴引流区。

上界：体中线耻骨联合上缘上 3cm 至髋臼外缘连线。

下界：股骨小转子下 5cm 或闭孔下缘下 7cm。

外界：股骨大转子垂直向下或受侵淋巴结外缘外放 2cm。

内界：闭孔中缘，耻骨联合上 2cm，直至体中线。

(五)特殊情况的照射技术

1. 肺预防性照射　对大纵隔肿块或肺门淋巴结肿大的患者，因容易发生肺实质的浸润，须给予肺预防性照射，从而达到消灭亚临床病灶，减少肺部复发的目的。

在 Stanford 大学 Kaplan 等，采用 2.1cm 厚的铅块保护肺部，使肺的剂量相当于纵隔剂量的 37%，如果纵隔剂量为 DT44Gy，则肺剂量大约为 DT16.5Gy，用这种方法治疗 33 例患者，随访 6 个月以上，无一例发生肺部肿瘤复发和放射性肺炎。

上海医科大学肿瘤医院：用厚 3cm 的铅块保护肺部，肺部剂量为纵隔剂量的 36%，如纵隔剂量为 DT45Gy，而肺剂量大约为 DT16Gy。

2. 肝脏预防性照射 全肝照射时肝脏的耐受量 DT30Gy, 对肝脏进行预防性照射时, 对肝脏要用 1 个半价层的铅块进行保护, 使肝脏得到 1/2 肿瘤根治量, 如果肿瘤照射剂量为 DT40Gy, 则肝脏得到 DT20Gy 剂量, 如肝内肿瘤已较明显, 建议在放射前后加用化疗。

下列情况, 可考虑行肝脏的预防性照射: ①ⅢB 期; ②ⅢA 期有脾或肝门淋巴结侵犯; ③ⅢA 期病理类型是混合细胞型或淋巴细胞削减型。

3. 分段照射方法 多用于第Ⅲ、Ⅳ期患者。

因病灶位于横膈的两侧, 如用常规照射方法先照射斗篷野, 休息 2~3 周再照射锄形野, 然后休息 3~4 周再照射盆腔野。

分段照射则有下列几项优点。

(1)使患者的症状较快地得到缓解, 特别是ⅢB 期患者。

(2)第二疗程的照射野可因肿瘤的退缩而缩小, 因而减少对正常组织的损伤。

(3)肿瘤重新种植的可能性减少。

(六)放射治疗剂量

放射源选用 4MV 以上高能 X 线、适量电子线或 ^{60}Co-γ 线。

放射治疗的时机: 一般安排在整个疗程的中间进行, 即"三明治"疗法。早期 HL 联合化学治疗 2~4 周期后, 予以放射治疗。

根治性放疗: 指对一个部位或病灶区加邻近淋巴结给予根治性放射治疗剂量。

1. 放射治疗剂量 霍奇金淋巴瘤对放射线较敏感, 放疗照射剂量制订需要依据病理类型、临床分期、肿瘤大小、有/无不良预后因素、是/否化疗及在治疗中的疗效反应等综合考虑。

(1)常规根治剂量 DT40~45Gy/5~6w, 若肿瘤巨大, 退缩慢, 局部补充照射 DT6~10Gy; 预防剂量 DT20~40Gy/3~6w。

(2)有不良预后因素者, 酌情采用受累野或扩大野照射及化学治疗 4~6 个周期。

(3)无不良预后因素者, 受累野照射已足够, DT1.8~2.0Gy/次, 剂量 DT20~30Gy; 若有大肿块, 或化学治疗后未达到完全缓解者, 放疗剂量 DT36~40Gy。

2. 放射治疗照射剂量建议

(1)巨块型, 所有分期: 联合 ABVD 化疗者, 其放射剂量为 DT30~36Gy, 联合 Stanford V 化疗者, 放疗 DT36Gy。

(2)Ⅰ~Ⅱ期, 非巨块型: 联合 ABVD 化疗者, 放疗剂量为 DT30Gy; 联合 Stanford V 化疗者, 放疗 DT30Gy。

(3)ⅠB~ⅡB 期, 非巨块型及Ⅲ~Ⅳ期巨块型、非巨块型: 联合 BEACOPP 化疗, 放疗剂量 DT30~40Gy。

(4)单独放疗时(不常用, 除了淋巴细胞为主型)放射剂量: 受累区 DT30~36Gy, 未受累区 DT25~30Gy。

(5)对于儿童患者, 为了尽量减少放疗所致的生长发育反应, 放疗剂量尽量控制在 DT15~25Gy。建议: 10~14 岁 DT30Gy, 6~10 岁 DT25Gy, 6 岁以下 DT20Gy。

三、化学治疗与骨髓移植

(一)化学治疗

1. 化疗与放疗综合治疗

(1)纵隔有大病变者。

(2)原发病灶较大者, 通过化放综合治疗来缩小放疗的范围和剂量。

2. 化疗方案

(1)ABVD 方案: 阿霉素 25mg/m², d1、15; 博莱霉素 10mg/m², d1、15; 长春碱 6mg/m², d1、15；达卡巴嗪 375mg/m², d1、15。

（2）MOPP 方案：氮芥 6mg/m², d1、8；长春新碱 1.4mg/m², d1、8；丙卡巴肼 100mg/m², d1～14；泼尼松 40mg/m², d1～14。

（3）Stanford V 方案：阿霉素 25mg/m², d1、15；博莱霉素 5mg/m², d8、22；长春碱 6mg/m², d1、15，氮芥 6mg/m², d1；长春新碱 1.4mg/m², d8、22；依托泊苷 60mg/m², d15、16；泼尼松 40mg/m², 隔天 1 次。

（二）骨髓移植

适应证主要是淋巴瘤完全缓解后复发，对化疗仍敏感者。

对于一般状态好的年轻患者，解救治疗缓解后，应该选择自体造血干细胞移植（autologous hematopoietic stem cell transplantation，AHSCT）。

四、复发的治疗

1. 进行全面的检查、尽可能要取得病理证实和重新分期。

2. 放射治疗根治的患者，出现复发原则先采用化疗，在化疗未能达到全控的，也可以采用放疗；但布野只需包括病变区，剂量控制据具体情况而定。

（1）放疗野或放疗野边缘复发：由于这是再次放疗，必须很慎重、布野不宜过大，只需包括病变区。放疗剂量控制在 DT30Gy 以内。

如病变较浅，也可考虑使用电子线来治疗，以防深部量过高而出现后遗症。

（2）放疗野外复发：可以按常规布野，也给予根治放疗剂量，如次全淋巴照射后（斗篷野与锄形野）复发，出现腹股沟或髂窝淋巴结肿大，采用骨盆野治疗，甚至不合并化疗，也有不少患者能获得根治。

3. 如出现结外病变复发，如肺内、皮下结节或中枢神经系统等，经化疗后也可以采用辅助放射治疗，但必须根据患者的具体情况安排具体治疗措施。

五、放疗副作用及处理

在根治 HL 的同时，保证远期的生活质量和生育功能值得关注。

（一）放射性肺炎

1. 避免出现严重的放射性肺炎　需注意以下几点。

（1）对年老、有肺心血管疾患的患者，用过化疗，特别是用过博莱霉素、阿霉素治疗过的患者，放射剂量要适当减少。

（2）对有大纵隔肿块的患者，先用化疗使肿瘤缩小或采用分段照射，这样可减少肺部受照射的面积。

（3）进行肺预防性照射时，要用 2.1cm 的铅块保护肺，使肺的耐受量控制在相当于纵隔剂量的 37%左右。

（4）斗篷野照射后的患者要注意防止肺部感染。

2. 放射性肺炎的治疗原则　控制症状和避免并发症的发生，给抗生素、激素和对症治疗。

（二）放射性脊髓炎

避免永久性放射性脊髓炎的发生，要注意以下几点。

1. 斗篷野照射时颈段脊髓要全部保护。胸段脊髓待纵隔剂量达 DT20～30Gy 以后，进行保护；前后野剂量比可考虑为 2∶1，这样可保证脊髓的剂量在 DT40Gy 以下。

2. 斗篷野和锄形野的界线不能重叠。由于有的患者有腰椎骶化或骶椎腰化或第十二肋骨过短，容易造成看片时椎体计算错误，因而造成二野之间剂量的重叠。

3. 放射后肿瘤复发在椎体或椎体旁，再次放射时要谨慎。建议采用化疗加放射，放射剂量可适当降低。放射治疗的方法最好采用超分割技术，每日照射 2～3 次，这样脊髓的耐受量可以提高。

(三)对卵巢功能的保护

卵巢功能损伤，患者将出现闭经、性欲减退、不育等症状。在盆腔野照射时，对育龄期妇女，需要考虑对卵巢进行保护，避免卵巢功能完全丧失。需采取以下措施。

1. 要严格掌握盆腔野照射的指征。

2. 对需要进行盆腔野照射的患者，建议做剖腹探查，把卵巢移位到子宫后面并用金属夹子做标记。这样在盆腔野照射时就可以对卵巢进行保护。

3. 如果不做卵巢移位手术，可用妇科检查和 B 型超声波对卵巢进行定位，然后对卵巢进行保护。

(四)对睾丸功能的保护

睾丸受到直接和散射线的照射，出现精子减少、精子缺乏、不育等症状。需采取以下措施。

1. 用 2cm 厚的铅做成睾丸的保护罩。照射时把双侧睾丸夹在其中，避免睾丸自接照射和散射线的影响。

2. 腹股沟野改用电子束照射，睾丸可以完全在照射野外，避免直接照射。

(五)放疗并发症

皮肤黏膜反应、血常规的影响、牙周炎、放射性肺反应及放射性肺炎、放射性心包炎、放射性脊髓炎、胃肠道反应、绝育、第二恶性肿瘤或急性白血病发生等。

六、预后与疗效评价

(一)预后

与组织类型、临床分期密切相关，也与年龄、体质、肿瘤体积大小、治疗疗效等因素有关。

临床经验证明，凡初程放、化疗未达完全缓解(CR)，以后的治疗很难取得 CR。因此，放疗先行，未达 CR，应做化疗；或化疗先行，未达 CR，必须使放疗达 CR。

(二)疗效评价

1. 完全缓解(CR)　是指治疗前，出现的所有可测量临床病灶和疾病相关症状完全消失。

对于结节性肿块，若治疗前为 FDG 高亲和性或 PET 阳性，则治疗后需任何大小残留病灶的PET 为阴性；若 FDG 亲和性不定或 PET 阴性，则治疗后 CT 显示病灶缩至正常大小。

对于治疗前＞1.5cm 的结节，其最大横径≤1.5cm。

治疗前，最长轴在 1.1～1.5cm，且最短轴大于 1.0 cm 的结节，治疗后其最短轴需≤1.0cm。

对于肝、脾大者，治疗后应体检不能触及，且淋巴瘤相关结节消失。

若骨髓侵犯者，需重复活检以排除；如果骨髓标本的形态学不能确诊，需要免疫组化结果阴性

2. CRu　上述 CR 定义和以下 PR 定义排除了 CRu 这一范畴。

3. 部分缓解(PR)　是指可测量病灶缩小，且没有新病灶。

对于结节性肿块而言，应 6 个最大病灶最大垂直径乘积之和(SPD)缩小≥50%，其他结节大小未增加。

治疗前 FDG 高亲和性或 PET 阳性者，治疗后至少有 1 个或多个原受累部位 PET 阴性；若治疗前 FDG 亲和性不定或 PET 阴性，则通过 CT 评价显示病灶缩小。

肝、脾结节的 SPD(或单个结节最大横径)缩小≥50%；肝、脾应没有增大。如果治疗前，骨髓标本阳性，则不作为疗效判断标准。对于阳性标本的细胞类型，应该明确。符合上述 CR 标准，

但骨髓形态学显示持续侵犯者，应视为 PR。

4. 疾病稳定(SD)　指未达 CR 或 PR，且不符合疾病进展(PD)标准。

结节性肿块者，若治疗前为 FDG 高亲和性或 PET 阳性，治疗原病灶仍为 PET 阳性，CT 或 PET 显示没有新病灶；若 FDG 亲和性不定或 PET 阴性，CT 显示原病灶大小没有改变。

5. 疾病复发(CR 后)**或疾病进展**(PD)　任何新增加的病灶或原病灶直径增大≥50%，即使其他病灶缩小。

结节性肿块者，应符合在治疗中或治疗结束时，出现任何径线>1.5cm 的新病灶，或多个病灶 SPD 增大≥50%；或治疗前短径>1cm 的单病灶的最大径增加≥50%。

治疗前 FDG 高亲和性或 PET 阳性病灶，在治疗后 PET 阳性。

肝、脾的任何病灶，SPD 增大>50%。

骨髓活检，显示新发或复发。

七、随访时间及内容

(一)随访次数

1. 患者治疗后　前 1～2 年，应每 2～4 个月随访一次；3～5 年内，应每 3～6 个月随访一次。

2. 血常规、红细胞沉降率(初治有升高者)　前 1～2 年，应每 2～4 个月检查一次；3～5 年内，应每 3～6 个月检查一次。

3. 接受过颈部放疗者　应每年至少查一次甲状腺生长刺激激素(TSH)。

(二)随访内容

1. 生育能力、健康习惯、社会心理问题、心血管疾病、乳腺自我检查及患皮肤癌的危险。

2. 胸片　在前 2～5 年，应每 6～12 个月复查一次。

3. 腹部或盆腔 CT　在前 2～3 年，应每 6～12 个月复查一次。

4. PET/CT　由于存在假阳性，不应单纯凭 PET/CT 扫描结果决定治疗策略，还应结合临床及病理检查。

近期的研究结果显示，初治 HL 患者 2～3 个周期化疗后采用 PET/CT 进行疗效评价，有助于预判治疗的有效性和患者的无进展生存率，可作为选择较少治疗周期或较低治疗强度的依据。

（鞠云鹤　秦继勇）

第四十二章 非霍奇金淋巴瘤

第一节 概 述

非霍奇金淋巴瘤（NHL）是一组异质性的淋巴细胞增殖性疾病。

一、病 因

可能与感染、免疫缺陷、家族聚集性、环境及职业危险因素等因素有关。

NHL 起源于 B 淋巴细胞、T 淋巴细胞或 NK 细胞，它既有淋巴结内或淋巴结外器官的受侵，也有两者的同时受侵；其蔓延方式有沿邻近淋巴引流区的，也同时有跳跃式的，因此其发展规律与预后很不一致。

二、分 期

非霍奇金淋巴瘤的分期与霍奇金淋巴瘤分期方法一致，仍按照 Ann Arbor 分期系统，详见霍奇金淋巴瘤分期。

三、检 查 项 目

（一）必要的检查项目

1. 三大常规（血常规、尿常规、大便常规）、LDH、尿酸、全套代谢指标检查、乙型肝炎相关检测，特别是拟使用利妥昔单抗者，HIV 检测。

2. 胸部 X 线，胸部/腹部/盆腔 CT，单侧或者双侧骨髓活检（1～2cm）±涂片，腰穿。

（二）备选检查项目

β_2-微球蛋白，PET 或 PET/CT 扫描，测定心脏射血分数（MUGA 扫描或者超声心动图），消化道内镜检查（套细胞淋巴瘤、胃 MALT 淋巴瘤）、幽门螺杆菌的进一步检查（胃 MALT 淋巴瘤）。

四、病理及免疫学

（一）病理

确诊至少需要对一个肿瘤组织的病理学、免疫表型指标，包括石蜡切片、冷冻切片及流式细胞学分析细胞表面标志，分子遗传学分析检测抗原受体基因重排、细胞遗传学或 FISH 检查，明确淋巴瘤亚型。如果认为样本组织不能确诊，则需要重新活检。

病理类型以 B 细胞淋巴瘤最为常见，尤其是弥漫大 B 细胞淋巴瘤；滤泡性淋巴瘤（follicular lymphoma，FL），可以进展为弥漫大 B 细胞淋巴瘤。

（二）病理及免疫学

2008 年 WHO 发布了第 4 版淋巴瘤分类（表 7-42-1），该分类的原则是采用所有能够获得的信息如形态特点、免疫表型、遗传特征和临床资料来定义每一种疾病，并且在该指南中加入了免疫分型指南，便于更加精确地鉴别 B、NK/T 细胞淋巴瘤及各亚型。

表 7-42-1　淋巴瘤 WHO 2008 分类

WHO 分类 2008	免疫表型
成熟 B 细胞淋巴瘤	
●慢性淋巴细胞白血病/小淋巴细胞淋巴瘤	●CD5$^+$、CD23$^+$、cyclin D1$^-$
●前 B 淋巴细胞白血病	
●脾边缘带淋巴瘤	●CD10$^-$、CD5$^-$、CD20$^+$、CD23$^{-/+}$、CD43$^{-/+}$和 cyclin D1$^-$、BCL-2$^-$、Annexin-1、CD103$^-$
●毛细胞白血病	●CD5$^-$、CD10$^-$、CD103$^+$、CD25$^+$、Annexin1$^+$
●脾淋巴瘤/白血病，不能分类	
➤脾脏弥漫性红髓小 B 细胞淋巴瘤	
➤毛细胞淋巴瘤变异型	
●淋巴浆细胞淋巴瘤	●CD5$^-$、CD10$^-$、CD103$^-$、胞质内 Ig$^+$
➤华氏巨球蛋白血症	
●重链病	
➤α 重链病	
➤γ 重链病	
➤μ 重链病	
●浆细胞骨髓瘤	
●孤立性骨浆细胞瘤	
●髓外浆细胞瘤	
●结外黏膜相关淋巴组织边缘带淋巴瘤（MALT）	●CD10$^-$、CD5$^-$、CD20$^+$/cyclin D1$^-$、BCL-2$^-$
●结内边缘带淋巴瘤	●CD10$^-$、CD5$^-$、CD20$^+$、CD23$^{-/+}$、CD43$^{-/+}$和 cyclin D1$^-$、BCL-2$^-$
➤儿童淋巴结边缘带淋巴瘤	
●滤泡性淋巴瘤	●CD10$^+$、BCL-2$^+$、CD23$^{+/-}$、CD43$^-$、CD5$^-$、CD20$^+$、cyclin D1$^-$、BCL-6$^+$、极少数滤泡性淋巴瘤病例可能为 CD10$^-$或 BCL-2$^-$
➤儿童滤泡性淋巴瘤	
●原发性皮肤滤泡中心淋巴瘤	●CD10$^{+/-}$、BCL-2$^{+/-}$、BCL6$^+$、IRF4$^-$
●套细胞淋巴瘤	●CD5$^+$、CD20$^+$、CD43$^+$、CD23$^{-/+}$、cyclin D1$^+$、CD10$^{-/+}$
●弥漫大 B 细胞淋巴瘤，非特指（DLBCL，NOS）	●CD20$^+$、CD45$^+$、CD3$^-$，其他用于亚型分型的标志物
➤富含 T 细胞/组织细胞的大 B 细胞淋巴瘤	
➤原发性中枢神经系统 DLBCL	
➤原发性皮肤 DLBCL，腿型	
➤老年 EBV 阳性 DLBCL	
●慢性炎症相关性 DLBCL	●CD5$^-$、CD10$^-$、BCL6$^{+/-}$、IRF4$^+$、CD20$^+$、EBER$^+$、HHV8$^-$
●淋巴瘤样肉芽肿	●CD5$^-$、CD10$^-$、BCL6$^{+/-}$、IRF4$^+$、CD20$^+$、EBER$^+$、HHV8$^-$
●原发性纵隔（胸腺）大 B 细胞淋巴瘤	●CD5$^-$、CD10$^-$、BCL6$^{+/-}$、IRF4$^+$、CD20$^+$、EBER$^-$、HHV8$^-$、CD30$^+$
●血管内大 B 细胞淋巴瘤	
●ALK 阳性大 B 细胞淋巴瘤	●CD5$^-$、CD10$^-$、BCL6$^{+/-}$、IRF4$^+$、CD20$^-$、CD138$^{+/-}$、EBV$^-$、HHV8$^-$、ALK$^+$
●浆母细胞淋巴瘤	●CD5$^-$、CD10$^-$、BCL6$^{+/-}$、IRF4$^+$、CD20$^-$、CD138$^{+/-}$、EBV$^+$、HHV8$^-$
●起源于 HHV8 阳性的多中心 Castleman 病的大 B 细胞淋巴瘤	●CD5$^-$、CD10$^-$、BCL6$^{+/-}$、IRF4$^+$、CD20$^+$、EBER$^-$、HHV8$^+$
●原发性渗出性淋巴瘤	●CD5$^-$、CD10$^-$、BCL6$^{+/-}$、IRF4$^+$、CD20$^-$、CD138$^{+/-}$、EBV$^{+/-}$、HHV8$^+$、CD30$^+$
●伯基特淋巴瘤	●sIg$^+$、CD10$^+$、CD20$^+$、TdT$^-$、Ki-67+（100%）、BCL-2$^-$、BCL-6$^+$、细胞遗传学或 FISH 检测确认的 MYC 重排
●介于弥漫大 B 细胞淋巴瘤和伯基特淋巴瘤之间的不能分类的 B 细胞淋巴瘤	●CD5$^-$、CD10$^{+/-}$、BCL6$^+$、BCL-2$^-$、Ki-67：95% MYC$^{+/-}$、IRF4/MUM1$^-$

续表

WHO 分类 2008	免疫表型
●介于弥漫大 B 细胞淋巴瘤和经典霍奇金淋巴瘤之间的不能分类的 B 细胞淋巴瘤	●CD5⁻、CD10⁻、BCL-6⁺/⁻、IRF4⁺、CD20⁺、EBER⁻、HHV8⁻、CD30⁺、CD15⁺
成熟 NK/T 细胞淋巴瘤	
●前 T 淋巴细胞白血病	
●T 大颗粒淋巴细胞白血病	
➤慢性 NK 细胞淋巴增殖性疾病*	
●侵袭性 NK 细胞白血病	
●儿童系统性 EBV 阳性 T 细胞淋巴增殖性疾病	
●种痘水疱病样淋巴瘤	
●成人 T 细胞白血病/淋巴瘤	●CD30⁺、ALK⁻、Pax5⁻、HTLV1⁺
●结外 NK/T 细胞淋巴瘤，鼻型	●CD30⁻、CD4⁻、CD8⁺、βF1⁻、EBV⁺、CD2⁺、CD7⁻、CD56⁺、CGP⁺
●肠病相关 T 细胞淋巴瘤	●CD30⁺、ALK⁻、Pax5⁻
●肝脾 T 细胞淋巴瘤	●EBER⁻、CD30⁻、CD5⁻、CD7⁻、CD4⁻、CD8⁻、CD56⁺、TIA1⁺、GRB⁻、Perf⁻
●皮下脂膜炎样 T 细胞淋巴瘤	●CD30⁻、CD4⁻、CD8⁺、βF1⁺、CD2⁺、CD5⁻、CD7⁺、CD56⁻、CGP⁺
●蕈样肉芽肿	●CD30⁻、CD4⁺、CD2⁺、CD5⁺、CD7⁻、CD8⁻、βF1⁺、CGP⁻或CD4⁻及CD8⁺/⁻或 TIA1⁺
●Sézary 综合征	●CD30⁻、CD4⁺、CD2⁺、CD5⁺、CD7⁻、CD8⁻、βF1⁺、CGP⁻或CD4⁻及CD8⁺/⁻或 TIA1⁺
●原发性皮肤 CD30 阳性 T 细胞淋巴增殖性疾病	●CD30⁺、ALK⁻、Pax5⁻
➤淋巴瘤样丘疹病	●CD30⁺、ALK⁻、Pax5⁻
➤原发性皮肤间变性大细胞淋巴瘤	●CD30⁺、ALK⁻、Pax5⁻
➤原发性皮肤 γδ T 淋巴瘤	●CD30⁻、CD4⁻、CD8⁻、CD2⁺、CD5⁻、CD7⁺/⁻、CD56⁺、βF1⁻、CGP⁺
●原发性皮肤侵袭性亲表皮 CD8 阳性细胞毒性 T 细胞淋巴瘤*	●CD30⁻、CD4⁻、CD8⁺、CD2⁻、CD5⁻、CD7⁺/⁻、CD56⁻、βF1⁺、CGP⁺
●原发性皮肤小/中 CD4 阳性 T 细胞淋巴瘤*	●CD30⁻、CD4⁺、CD56⁻
●外周 T 细胞淋巴瘤，非特指性	●CD30⁻、CD4⁻、CD8⁺、βF1⁺
●血管免疫母细胞 T 细胞淋巴瘤	●CD30⁺/⁻、ALK⁻、CD10⁺、BCL6⁺、PD1⁺、CD4⁺/⁻、血管增生，CD21⁺、CD23⁺、FDC 增生
●间变性大细胞淋巴瘤，ALK 阳性	●CD30⁺、ALK⁺
●间变性大细胞淋巴瘤，ALK 阳性*	

五、预后不良因素及评价

(一)非霍奇金淋巴瘤

1. 国际预后指数(international prognostic index，IPI)　包括预后不良因素是：年龄>60 岁、体力状态 2~4 分、临床分期Ⅲ/Ⅳ期、血清 LDH 水平高于正常和>1 个结外器官受侵。行 IPI 危险程度分级，对制订综合治疗方案和预后评价具有指导意义(表 7-42-2)。

表 7-42-2　国际预后指数(IPI)

每组计分	参数	年龄校正后计分
1	年龄>60 岁	年龄≤60 岁
1	行为状态评分 2~4 分	1
1	分期Ⅲ或Ⅳ期	1
1	血清 LDH>正常值的 1 倍	1

续表

每组计分	参数	年龄校正后计分
1	>1 个结外器官受侵	无关
5	总分	3

注：每一个预后不良因素计算为 1 分，根据总的得分，将 NHL 患者区分为低危(0～1 分)、低中危(2 分)、中高危(3 分)和高危(4～5 分)四组。

根据 IPI 进行分组，可以指导临床治疗或临床研究。目前，已广泛应用于中高度恶性、惰性、弥漫性大 B 细胞淋巴瘤、间变性大细胞淋巴瘤等。

2. 危险因素计分与分组(表 7-42-3)

表 7-42-3　危险因素计分与分组

危险因素计分	年龄校正后危险因素计分	IPI 分组
(年龄>60 岁)	(年龄≤60 岁)	
0 或 1	0	1=低危组
2	1	2=低/中危组
3	2	3=中/高危组
4 或 5	3	4=高危组

(二)滤泡性淋巴瘤

预后分级，采用 GELF 标准及滤泡性淋巴瘤 (FL) 国际预后指数(follicular lymphoma international prognostic Index，FLIPI)标准评价。

1. GELF 标准　受累淋巴结区≥3 个，直径均≥3 cm；任何淋巴结或者结外瘤块直径≥7cm；B 症状；脾肿大；胸腔积液或者腹水；血细胞减少(白细胞<1.0×10^9/L 和/或血小板<100×10^9/L)；白血病(恶性细胞>5.0×10^9/L)。

2. FLIPI 标准　有 FLIPI1 和 FLIPI2 两个评分模型，分别包含 5 个独立的预后不良因素，均将患者分为 3 个风险组。FLIPI1/2 的预后分级见表 7-42-4。

(1)FLIPI1：年龄≥60 岁；Ann Arbor 分期Ⅲ～Ⅳ期；血红蛋白水平<12g/dl；血清 LDH>正常上限(ULN)；受累淋巴结区的数量≥5。

(2)FLIPI2：年龄≥60 岁；淋巴结最长径>6cm；骨髓侵犯；β_2-微球蛋白升高和血红蛋白<120g/L。

表 7-42-4　FLIPI1/2 的预后分级

预后分级	危险因素数量(个)
低危	0～1
中危	2
高危	≥3

六、预 后 因 素

与原发部位、临床分期、病理类型与科学合理地选择治疗有密切关系。

初治时的全身健康状况、发病部位(淋巴结内的预后比结外好、除侵犯纵隔淋巴结外)、期别、瘤体体积(瘤体横径大于 5cm 预后差)、瘤体表面与皮肤受侵情况、病理类型与骨髓有无侵犯有关，而年龄、性别与 B 症状影响不大。

最重要的预后影响因素是初程治疗的策略，第 1 次治疗得彻底，达完全缓解后其复发与远处侵犯的概率降低，反则局部复发或邻近复发或远处侵犯的概率高，予再次治疗带来颇多困难，几乎无法长期生存。

第二节 治　　疗
一、治　疗　原　则

（一）根据患者临床分期及病理类型

结合发病年龄、部位、IPI、分子生物学特征等因素，合理、有计划地综合应用现有的治疗手段，以期提高患者的治愈率，延长生存期，改善生活质量。

（二）治疗策略

综合治疗是Ⅰ～Ⅱ期侵袭性 NHL 的标准治疗，Ⅲ～Ⅳ期以化学治疗为主。

（三）化疗方案

CHOP 方案：环磷酰胺 $750mg/m^2$，d1；长春新碱 $1.4mg/m^2$，d1；阿霉素 $50mg/m^2$，d1；泼尼松 $100mg/m^2$，d1～5；21～28d 一周期。

COP 方案：环磷酰胺 $800mg/m^2$，d1；长春新碱 $2mg/m^2$，d1；泼尼松 $60mg/m^2$，d1～5，$40mg/m^2$、d6，$20mg/m^2$、d7，$10mg/m^2$、d8；14d 一周期。

DICE 方案：地塞米松 $10mg/m^2$，d1～4；异环磷酰胺 $1000mg/m^2$，d1～4；顺铂 $25mg/m^2$，d1～4；依托泊苷 $100mg/m^2$，d1～4。

EPOCH 方案：依托泊苷 $200mg/m^2$，d1～4；长春新碱 $1.6mg/m^2$，d1～4；阿霉素 $40mg/m^2$，d1～4；环磷酰胺 $750mg/m^2$，d6；泼尼松 $60mg/m^2$，d1～6。

（四）靶向治疗

CD20(+)，可考虑使用利妥昔单抗。

（五）抗病毒治疗

对于乙肝病毒表面抗原阳性的患者，需要在治疗前，给予预防性抗乙肝病毒治疗。预防性抗乙肝病毒治疗，需要持续至治疗结束半年后。

用药：可选择恩替卡韦（0.5mg，每晚一次）或拉米夫定（100mg，每日一次）。

二、弥漫性大 B 细胞淋巴瘤

（一）概述

中位发病年龄为 50～70 岁，病程为侵袭性，表现为无痛性淋巴结肿大，或迅速增大的肿物。可原发于任何淋巴结外组织、器官，可达 40%～60%。

结外原发弥漫性大 B 细胞淋巴瘤（DLBCL），常表现为不同的生物学行为和临床特征、预后。原发睾丸或中枢神经系统 DLBCL 的预后明显低于结内 DLBCL，而皮肤 DLBCL 预后较好。原发纵隔 B 细胞淋巴瘤是一种独立的疾病，有独特的免疫表型和临床表现，预后和外周的 DLBCL 相似。各种不同变异型的预后，无显著差别，但免疫母细胞型的预后较其他亚型差。

（二）免疫学

免疫组化标记物包括：CD19、CD20、CD79a 或 PAX5、CD3ε、Ki-67，通常为 CD20(+)、CD79a(+) 或 PAX5(+)、CD3ε(−)。

将 DLBCL 分为：生发中心 B 细胞型（GCB）和非生发中心型，生发中心型的预后明显优于非生发中心型。具体基因表达为：

1. $CD10^+ \rightarrow GCB$

2. $CD10^- \rightarrow Bcl\text{-}6^+ \rightarrow MUM\text{-}1^- \rightarrow GCB$

3. $CD10^- \rightarrow Bcl\text{-}6^- \rightarrow$ 非 GCB

4. $CD10^- \rightarrow Bcl\text{-}6^+ \rightarrow MUM\text{-}1^+ \rightarrow$ 非 GCB

（三）治疗

1. 治疗原则　化疗、生物靶向治疗和放疗在内的综合治疗。化疗后达到 CR 者，受累野照射剂量为 DT30～40Gy；化疗后未达 CR 者，局部照射剂量可以增加到 DT45～50Gy。

2. 治疗策略　根据年龄、IPI 评分和分期等进行相应的调整。

（1）对高肿瘤负荷，可给予泼尼松±长春新碱小剂量前期化疗，以避免肿瘤溶解综合征的发生。

（2）对乙型肝炎病毒（HBV）携带或感染患者，应密切监测外周血 HBV-DNA 滴度，并选择适当的抗病毒治疗。

3. 分期、分危险度治疗

（1）非大肿块（<10cm）的Ⅰ～Ⅱ期

1）有不良危险因素，血清 LDH 升高、Ⅱ期、>60 岁、行为状态评分≥2 分：建议 CHOP±利妥昔单抗（美罗华）化疗 6～8 个周期±局部区域行放射治疗（受累淋巴结区 DT30～36Gy），或 CHOP±利妥昔单抗化疗 3 个周期+局部区域行放射治疗（受累淋巴结区 DT30～36Gy）。

2）无不良危险因素：建议 CHOP±利妥昔单抗化疗 3～4 个周期+局部区域行放射治疗（受累淋巴结区 DT30～36Gy），或 CHOP±利妥昔单抗化疗 6～8 个周期±局部区域行放射治疗（受累淋巴结区 DT30～36Gy）。

（2）大肿块（≥10cm）的Ⅰ～Ⅱ期：

建议 CHOP±利妥昔单抗化疗 6～8 个周期±局部区域行放射治疗（受累淋巴结区 DT30～40Gy）。

（3）Ⅲ～Ⅳ期：

临床试验（首选），或如果 IPI≤2，建议 6 周期 R-CHOP 化学治疗；如果 IPI≥3，预后差，建议 6～8 周期 R-CHOP 化学治疗。

高剂量化学治疗+干细胞移植，可能对中高危或高危患者首程治疗或复发后挽救治疗有益。

可选择疗前和疗后，行 PET-CT 检查，制订和调整治疗方案。

（4）复发/难治 DLBCL

1）适宜大剂量治疗者，化疗±临床试验、局部区域行放射治疗/姑息性放射治疗、干细胞移植、最佳支持治疗。

2）不适宜大剂量治疗者，临床试验或二线化疗或姑息性放射治疗。

4. 解救治疗

（1）可采用 DHAP 方案、ESHAP 方案、GDP 方案（吉西他滨+顺铂+地塞米松）、GEMOX 方案（吉西他滨+奥沙利铂）、ICE 方案、miniBEAM 方案和 MINE 方案进行解救治疗。解救方案的选择，需考虑患者是否适合进行 AHSCT。

1）对适合 AHSCT 的患者，先用解救方案±利妥昔单抗进行诱导治疗，缓解后行 AHSCT。

2）对不适合 AHSCT 的患者，可进行常规化疗±利妥昔单抗、利妥昔单抗单药或姑息性放射治疗。

（2）部分患者，仅能接受最佳支持治疗。

（3）合适的患者，也可考虑行异基因造血干细胞移植治疗。

（四）韦氏环 NHL

1. 概述　原发于咽淋巴环（Waldeyer 环）的淋巴瘤，包括鼻咽、软腭、扁桃体、口咽及舌根在内的环状淋巴组织,是最好发的结外部位,其中 75%首发于扁桃体(1/3 为双侧),其次是鼻咽腔。

我国韦氏环 NHL 多为中度恶性,弥漫大 B 细胞性淋巴瘤为最常见的病理学类型。临床表现取决于发病部位,但均缺乏特异性。韦氏环 NHL 治疗失败的常见原因,为照射野外复发。

2. 治疗 早期韦氏环 NHL,仍建议采取综合治疗。

(1)常规 CHOP 方案化疗 3~4 周期后,行韦氏环及区域淋巴结照射。

(2)对于Ⅲ、Ⅳ期:以化学治疗为主,CHOP 方案仍是目前标准方案。

(3)原发肿瘤巨大或化学治疗后有残存者,应考虑局部放射治疗。

(五)特殊原发部位的 DLBCL

1. 原发中枢神经系统 DLBCL 是指原发于脑内或眼内的 DLBCL,不包括硬脑膜淋巴瘤、血管内大 B 细胞淋巴瘤、淋巴瘤继发中枢神经系统受侵及免疫缺陷相关淋巴瘤。

(1)检查:首选中枢神经系统 MRI 检查,可见病灶在 T1 加权像呈低信号或等信号,T_2 加权像呈高信号,常伴有水肿。可行立体定向活检或开颅活检、脑脊液细胞学检查和流式细胞分析。

(2)治疗:首选能透过血-脑屏障的高剂量甲氨蝶呤化疗方案,其他高剂量阿糖胞苷、亚硝脲类、甲基苄肼、拓扑替康和替莫唑胺等。

全脑放疗可有效缩小肿瘤,缓解症状,但仅限于不能接受有效化疗的患者。对于化疗后获得完全缓解的老年患者(>60 岁),目前倾向于在化疗后不给予巩固性放疗,而将放疗留至复发时使用。

皮质激素类药物可迅速缓解症状,活检前不推荐使用,但颅内高压危及生命时除外。手术在本病中的作用仅限于活检,完整切除肿瘤并无益处。

(3)预后:最重要的预后影响因素为年龄和行为状态。单纯放疗,为 12~16 个月;经含高剂量甲氨蝶呤方案化疗后,为 25~84 个月。

2. 原发睾丸 DLBCL 多表现为睾丸无痛性肿物或肿胀,少数表现为阴囊疼痛;腹膜后淋巴结肿大者,可表现为腹痛和腹腔积液。本病易出现结外器官受累,包括中枢神经系统、皮肤、皮下组织、韦氏环、肺和胸膜等。

(1)治疗原则:手术、放疗和免疫化疗在内的综合治疗。

接受睾丸切除加高位精索结扎术,术后应行免疫化疗,并配合中枢神经系统预防和对侧睾丸预防性放疗。

Ⅱ期患者,还可接受区域淋巴结照射,以预防淋巴结复发或治疗区域性淋巴结侵及。

(2)不良预后因素:包括高龄、晚期、LDH 升高、B 症状、IPI 评分高和未经手术或放疗。

三、滤泡性淋巴瘤

(一)概述

滤泡性淋巴瘤(FL)主要发生于成人,表现为广泛性病变,80%为Ⅲ~Ⅳ期。

主要表现为多发淋巴结肿大,可累及骨髓、外周血、脾脏、韦氏环、胃肠道和软组织等。恶性程度低,病情进展缓慢(惰性淋巴瘤),但可进展为弥漫性大 B 细胞淋巴瘤。

(二)病理分级及免疫学

1. 病理分级(Berard 细胞计数法) 病理形态学上表现为滤泡中心细胞和中心母细胞的增生,多为滤泡样生长方式。根据母细胞数量(包括滤泡母、生发中心母及免疫母细胞),将 FL 分为 3 级:

Ⅰ级:0~5 个中心母细胞/高倍视野。

Ⅱ级:6~15 个中心母细胞/高倍视野。

Ⅲ级:>15 个中心母细胞/高倍视野。

2. 免疫组化标记　包括：CD19、CD20、CD79a 或 PAX5、CD3ε、CD10、Bcl-2、Bcl-6、CD23 和 Ki-67。

（三）治疗

3 级 FL，特别是 3b 级 FL 的治疗等同于 DLBCL。

1. 临床分期治疗

（1）临床Ⅰ～Ⅱ期，且病理分级为 1～2 级者，属于惰性淋巴瘤。

根据患者临床表现和治疗意愿，结合医师的经验做出选择：观察等待、免疫化疗或局部放疗。

可采用受累野（累及野）或扩大野照射 DT30～36Gy，或综合治疗（3～4 周期 CHOP 方案化学治疗后，行累及野放射治疗）。

Ⅱ期有大肿块的患者，应按照晚期 FL 治疗。

（2）临床Ⅲ～Ⅳ期：多项研究结果显示，对于晚期和低肿瘤负荷的 FL 患者，诊断后即刻治疗与先观察等待，待出现治疗指征时再进行治疗，患者的总生存时间并无差异。

1）病理分级治疗

A. 病理为 1～2 级者：以全身化学治疗为主，多采用 R+CHOP 方案或 CHOP 方案。

B. 病理为 3 级者：治疗原则同弥漫大 B 细胞淋巴瘤。

2）晚期治疗指征：可以参加临床试验、有症状、威胁器官功能、继发血细胞减少、大肿块和病变持续进展。

2. 复发、难治 FL　对于复发的 FL，仍可首选观察等待，当出现治疗指征时再开始解救治疗。如复发或进展，距末次应用利妥昔单抗 6 个月以上，还可联合利妥昔单抗治疗。二线解救化疗，对部分诱导化疗后缓解的患者，可以考虑进行自体或异基因造血干细胞移植治疗。

3. 免疫化疗　利妥昔单抗联合化疗（包括 CHOP 或 CVP 方案）。老年和体弱者，单药利妥昔单抗，或单药烷化剂（如苯丁酸氮芥、环磷酰胺）±利妥昔单抗。

四、原发鼻腔 NK/T 细胞淋巴瘤

（一）概述

NK/T 细胞淋巴瘤好发于鼻腔，又称为鼻腔 NK/T 细胞淋巴瘤。而发生在鼻腔以外部位者，如鼻咽部、腭部、皮肤、软组织、胃肠道和睾丸等，称为鼻型 NK/T 细胞淋巴瘤。

临床特征如下。

1. 沿鼻和面部中线部位进行性、坏死性病变，最常见症状为鼻塞、鼻出血，局部病变广泛受侵时，出现眼球突出、面部肿胀、硬腭穿孔、脑神经麻痹、恶臭和发热等症状和体征；B 组症状，常见。

2. 肿瘤常局限于鼻腔及其侵犯邻近器官，如鼻咽、硬腭、上颌窦、筛窦及眼眶等。邻近器官或结构受侵以同侧上颌窦和筛窦最常见，其他依次为鼻咽、局部皮肤、硬腭、软腭、眼球和口咽等。

3. 部分病例，可累及到淋巴结，颈淋巴结受侵以颌下淋巴结最常见；远处转移，以皮肤最常见。主要并发症为嗜血细胞综合征。

（二）分期

采用 Ann Arbor 和 Cotswolds 分期系统分期，分为Ⅰ、Ⅱ和Ⅳ期，Ⅲ期病变归入Ⅳ期。

（三）病理及免疫学

1. 鼻腔 NK/T 细胞淋巴瘤　以血管中心性病变、弥漫性淋巴瘤细胞浸润为主要病理特征，呈血管中心性、血管破坏性生长，侵犯小血管壁或血管周围组织，导致组织缺血、广泛坏死及黏膜溃疡，常有嗜血管性、多伴有血管破坏和坏死。

2. 鼻型 NK/T 细胞淋巴瘤　典型的免疫表型为：$CD2^+$、$CD56^+$、表面 $CD3^-$ 和胞质 $CD3^+$ ($CD3^+$)，EBV^+，大部分患者表达细胞毒性相关蛋白如颗粒酶 B、TIA-1 和穿孔素。

（四）不良预后因素

年龄 $\geqslant 60$ 岁；B 症状；ECOG 体能状态评分 $\geqslant 2$ 分；区域淋巴结受侵；局部组织受侵，如骨或皮肤；LDH 升高；高 Ki-67 指数；EBV DNA 滴度 $\geqslant 6.1 \times 10^7$ 拷贝/ml 等。

（五）治疗

1. 治疗原则　NK/T 细胞淋巴瘤，对放疗较敏感。早期者，综合治疗的疗效优于单纯放射治疗；早期鼻腔 NK/T 细胞淋巴瘤，放射治疗是主要治疗手段。

2. 分期治疗

（1）Ⅰ E、Ⅱ E 期：首选放射治疗，然后酌情行巩固化学治疗。如超腔 Ⅰ E 期，可补充化学治疗 2～4 周期，而局限 Ⅰ E 期化学治疗的效果不肯定。

化疗方案，可选用 E-CHOP、B-CHOP 方案等，常用的 CHOP 方案疗效欠佳。

1）局限 Ⅰ E 期、无不良预后因素，可选择单纯放疗、序贯化放疗或同步放化疗。

2）Ⅰ E 期伴有不良预后因素和 Ⅱ E 期，可选择同步化放疗或序贯化放疗。

（2）对原发鼻腔的 Ⅳ 期和原发鼻腔外的 Ⅰ、Ⅱ 和 Ⅳ 期：可选择同步化放疗，或以左旋天门冬酰胺酶（或培门冬酶）为主的联合化疗 4～6 周期±放疗（酌情辅以原发部位放射治疗）。

3. 化疗方案　可以选择左旋天门冬酰胺酶（或培门冬酶），联合吉西他滨、甲氨蝶呤、异环磷酰胺、铂类、依托泊苷和皮质醇激素等。

4. 自体或异基因造血干细胞移植治疗，可考虑用于初治高危和复发难治的患者。

五、原发纵隔（胸腺）B 细胞淋巴瘤

（一）概述

原发纵隔（胸腺）B 细胞淋巴瘤（PMBL）是指来源于胸腺 B 细胞的淋巴瘤，好发于年轻人。

肿瘤位于前上纵隔，常为大肿块，50%～78% 的患者肿块超过 10cm，肿瘤常侵犯临近器官或组织如肺、上腔静脉、胸膜、心包和胸壁等。

肿瘤压迫临近器官，产生咳嗽、胸痛、气短、声音嘶哑、膈神经麻痹和呼吸困难等症状。30%～50% 的患者，有上腔静脉压迫综合征；30% 的患者，有心包或胸腔积液；骨髓或胸腔外、结外器官受侵，较少见。

肿瘤复发时，易侵及实质性脏器，如肝、肾、脑和肾上腺。肿瘤较少侵犯外周淋巴结。

PMBL 的预后，和弥漫性大 B 细胞淋巴瘤相似。

（二）治疗原则

PMBL 的治疗原则和弥漫性大 B 细胞淋巴瘤相同，CHOP 是标准化疗方案；早期 PMBL 进行 4～6 周期 CHOP 化疗后，行受累野照射；病理类型是淋巴母细胞型者，应以化疗为主。

六、边缘区淋巴瘤

边缘区淋巴瘤（marginal zone lymphoma，MZL）起源于边缘带区的 B 细胞淋巴瘤，属于惰性淋巴瘤。

按照起源部位的不同，分为 3 种亚型，即结外 MZL［也称为黏膜相关淋巴组织（mucosa-associated lymphoid tissue，MALT）淋巴瘤］、淋巴结 MZL 和脾边缘区 MZL。MALT 淋巴瘤的预后，优于淋巴结 MZL 和脾 MZL。

（一）病因

MZL 的病因，与慢性感染或炎症所致的持续免疫刺激有关。

例如，胃 MALT 淋巴瘤与幽门螺杆菌（helicobacter pylori，Hp）的慢性感染有关；小肠 MALT 淋巴瘤与空肠弯曲菌感染有关；甲状腺 MALT 淋巴瘤与桥本氏甲状腺炎有关；腮腺 MALT 淋巴瘤与干燥综合征（Sjögren's syndrome，SS）有关；丙型肝炎病毒感染与淋巴结和脾 MZL 有关。

（二）胃 MALT 淋巴瘤分期系统

胃 MALT 淋巴瘤尚没有统一的分期方案，各不同分期系统的比较见表 7-42-5。

表 7-42-5　胃 MALT 淋巴瘤不同分期系统比较

2008 年 NCCN 胃肠淋巴瘤 Lugano 分期		胃淋巴瘤 TNM 分期	Ann Arbor 分期	肿瘤范围
Ⅰ期	局限于胃肠道（原发单个或多个非连续病变，非毗邻）	T1N0M0	ⅠE	黏膜，黏膜下层
		T2N0M0	ⅠE	肌层
		T3N0M0	ⅠE	浆膜层
	肿瘤侵及腹腔			
Ⅱ期	Ⅱ1 局部区域淋巴结受侵	T1~3N1M0	ⅡE	胃旁淋巴结
	Ⅱ2 远处膈下淋巴结受侵	T1~3N2M0	ⅡE	远处淋巴结
ⅡE期	肿瘤穿透浆膜侵及邻近组织或器官	T4N0 M0	ⅠE	侵犯邻近组织结构
ⅢE期	胃原发病变伴横膈两侧的淋巴结受累	T1~4N3M0	ⅢE	横膈上下都有侵犯/远处转移（如骨髓或淋巴结外部位侵犯）
Ⅳ期	其他远处结外器官受累	T1~4N0~3M1	ⅣE	

（三）临床特性

病理分为 B 和 T 细胞来源，其临床分为惰性淋巴瘤与侵袭性淋巴瘤。

1. 最常见胃 MALT 淋巴瘤　为惰性淋巴瘤，90%以上的胃 MALT 淋巴瘤在其胃黏膜内可发现幽门螺旋杆菌（Hp）。MALT 淋巴瘤确诊时多数患者病灶局限，进展缓慢，骨髓受侵率为 10%左右；而侵袭性淋巴瘤则进展较快，最常见为弥漫大 B 细胞淋巴瘤，其他尚有 Burkitt 淋巴瘤和淋巴母细胞淋巴瘤等。临床疑原发性胃淋巴瘤时，通过胃镜获取病理组织是确诊的唯一依据，CT 和超声内镜检查有助于 T 分期和帮助判断有无淋巴结受累。

2. 非胃原发 MALT 淋巴瘤　结外 MALT 淋巴瘤最常见的原发部位为胃肠道，其他包括肺、眼和结膜、甲状腺、腮腺、皮肤和乳腺等。可同时发生多部位 MALT 淋巴瘤，为 11%~23%。

3. 淋巴结 MZL　主要累及淋巴结，偶可累及骨髓和外周血。

4. 脾 MZL　常累及脾、脾门淋巴结，也常累及骨髓、外周血和肝脏。主要表现为脾肿大，可伴有自身免疫性血小板减少、贫血，外周血中可见毛细胞。

（四）预后因素

伴有大肿块及一般状况差者，预后差。

（五）治疗

依据病理类型，其治疗原则有很大不同，但总体以保留器官和胃功能为主要治疗手段，如抗 Hp 治疗、放射治疗和化学治疗。

胃非 MALT 淋巴瘤的治疗原则，同结内淋巴瘤。

放疗是Ⅰ～Ⅱ期结外 MALT 淋巴瘤，最重要的治疗手段，一般放疗 DT30～36Gy 后即可取得非常好的疗效，又可保留器官功能。

不论是 MALT 还是非 MALT 胃淋巴瘤：以阿霉素为主的化学治疗或联合局部放射治疗，与手术具有相同疗效，且保留器官，生活质量好。

1. 原发胃 MALT 淋巴瘤治疗原则

(1) Ⅰ和Ⅱ期：Hp 阳性者首选抗 Hp 治疗(质子泵抑制剂联合两种以上抗生素共同治疗)；对于抗 Hp 治疗无效或 Hp 阴性者，首选局部放疗；不适合接受放疗者，可考虑单药利妥昔单抗治疗。

(2) Ⅲ和Ⅳ期：无治疗指征者可选择观察等待，有治疗指征者可参考晚期 FL 的治疗原则，手术治疗仅限于大出血和穿孔等特殊情况。

(3) 胃淋巴瘤在下列情况下，需考虑手术。

1) 获取诊断，有时镜检的标本取材不够。

2) 肿瘤巨大，有出血、穿孔征象者。

2. 非胃原发 MALT 淋巴瘤治疗原则

(1) Ⅰ和Ⅱ期首选局部放疗或手术，因治疗可能产生严重并发症者也可观察等待或单药利妥昔单抗治疗。

(2) Ⅲ和Ⅳ期，参考晚期 FL 的治疗。

3. 淋巴结 MZL　参考 FL 的治疗原则。

4. 脾 MZL

(1) 对无症状、无进行性血细胞减少、无脾肿大者，可先观察等待。

(2) 对伴有脾肿大且丙型肝炎病毒阳性者，如不存在丙肝治疗禁忌证，可给予抗丙肝治疗。

(3) 对伴有脾肿大、丙型肝炎病毒阴性者，如无症状也可先观察等待；对有症状者，首选单纯脾切除或单药利妥昔单抗治疗。

对于以上治疗后进展的患者，可参考晚期 FL 的治疗方案。

七、慢性淋巴细胞白血病/小淋巴细胞淋巴瘤

属于惰性 B 细胞淋巴瘤，慢性淋巴细胞白血病(CLL)和小淋巴细胞淋巴瘤(SLL)是同一种疾病的不同表现，SLL 通常以白血病样表现，CLL 则以骨髓和外周血受累为主。

SLL 的定义：有淋巴结肿大，无因骨髓受侵导致的血细胞减少和外周血 B 细胞数$<5 \times 10^9$/L。病变常累及外周血、骨髓、淋巴结和肝脾。

(一)治疗指征

适合参加临床试验；出现明显的疾病相关症状，如严重乏力、盗汗、体重下降和非感染性发热；威胁器官功能；持续增大的大肿块(脾大超过左肋缘下 6cm，淋巴结直径>10cm)；进行性贫血和进行性血小板下降。

(二)分期治疗

1. SLL　Ⅰ期，采用局部放疗；Ⅱ～Ⅳ期，如无治疗指征，可以观察等待，有治疗指征，参考 CLL 的治疗原则。

2. CLL　Rai 0～Ⅱ期，如无治疗指征，可观察等待；有治疗指征，按照患者一般状态、并发症情况，选择相应化疗方案；Ⅲ～Ⅳ期的治疗，按照患者一般状态、并发症情况，选择相应化疗方案。

(三)预后因素

包括分期晚、存在 del(11q) 和 del(17p) 改变、流式细胞学检测 CD38 阳性肿瘤细胞比例$\geq 30\%$或 ZAP70 阳性细胞比例$\geq 20\%$或免疫球蛋白重链可变区(IGHV)突变率$\leq 2\%$等。

八、套细胞淋巴瘤

套细胞淋巴瘤(mantle cell lymphoma，MCL)自然病程可表现为侵袭性和惰性，最常累及淋巴结、骨髓、消化道、脾脏和韦氏环。治疗策略如下。

Ⅰ～Ⅱ期，采用化疗+利妥昔单抗+放疗，或单纯放疗。

ⅡB、Ⅲ～Ⅳ期，采用化疗+利妥昔单抗治疗。

部分进展缓慢，呈明显惰性特征的患者，可观察等待。

九、伯基特淋巴瘤

伯基特淋巴瘤（burkitt lymphoma，BL）属于高度侵袭性 NHL，以化疗为主，CALGB10002 方案、CODOX-M/IVAC 方案、剂量调整的 EPOCH 或 HyperCVAD 方案。

不良预后因素：散发型、成人、分期晚、LDH 高、骨髓受侵和 HIV 阳性。

十、淋巴母细胞淋巴瘤

淋巴母细胞淋巴瘤（lymphoblastic lymphoma，LBL）无论是Ⅰ期，还是Ⅳ期患者，均应按全身性疾病治疗。LBL 患者，应采用 ALL 的治疗方案。

十一、外周 T 细胞淋巴瘤

外周 T 细胞淋巴瘤（peripheral T-cell lymphoma，PTCL）是一组起源于胸腺后成熟 T 淋巴细胞的淋巴系统恶性肿瘤。

（一）临床表现

多表现为，浅表淋巴结肿大，半数伴 B 症状。结外常累及皮肤及皮下组织、肝、脾、肠道、甲状腺及骨髓等。诊断时多为Ⅲ～Ⅳ期。

（二）治疗策略

1. 对经年龄调整的 IPI（age adjusted IPI，aaIPI）低危或低中危的Ⅰ、Ⅱ期患者，首先推荐参加临床试验，或 6～8 个周期的联合化疗+局部 DT30～40Gy 的放疗。

2. 对于 aaIPI 高危或高中危的Ⅰ～Ⅳ期者，首先推荐参加临床试验，或者 6～8 个周期的联合化疗±局部放疗。

3. 对于复发难治者，则推荐参加临床试验、二线治疗方案或姑息性放射治疗。

（三）不良预后因素

包括年龄＞60 岁、LDH 增高、ECOG 体能状态评分≥2 和骨髓受侵。

十二、蕈样肉芽肿和 Sézary 综合征

蕈样肉芽肿和 Sézary 综合征（mycosis fungoides/Sézary syndrome，MF/SS）为最常见的皮肤 T 细胞淋巴瘤（cutaneous T cell lymphoma，CTCL），MF 是一种以惰性表现为特征的原发皮肤的成熟 T 细胞淋巴瘤；SS 是一种以侵袭性为特征的红皮病性白血病 MF 变异型，以明显的血液受侵和淋巴结肿大为其特征。

1. 临床表现　为多发性皮肤红斑、斑块和瘤样结节，全身皮肤均可发生，常伴皮肤瘙痒。病程呈反复性进展，病变可局限于皮肤数月、数年、甚至几十年，在疾病晚期可发生淋巴结和内脏受侵。约 10%MF 的皮损是广泛性红皮病。SS 表现为广泛性红皮病伴外周血受侵（循环中异常细胞占淋巴细胞比例＞5%），在皮损组织、淋巴结和外周血中可见到 Sézary 细胞。

2. 治疗　疾病分期，是确定治疗方法的主要依据（分期参考皮肤 T 细胞淋巴瘤分期标准）。

治疗方法：包括局部药物涂抹（皮质激素、氮芥、卡莫司汀等）、电子束照射、光疗法、生物治疗、全身化疗和造血干细胞移植治疗等。

（1）早期皮损不宜采用强烈的治疗，以局部治疗为主或综合应用多种局部治疗手段。

(2) Ⅲ、Ⅳ期和难治性病变，采用以全身治疗为主的综合治疗。

预后因素取决于 T 分期(T3 和 T4)、是否有皮肤外的病变(淋巴结和内脏)和年龄(≥65 岁)。

第三节　放　射　治　疗

原发结内非霍奇金淋巴瘤，受累野照射的定义与 HL 相同。对于原发结外 NHL 的受累野定义，不同的部位采用不同的照射野。

一、照　射　野

1. **根治性放射治疗野**　包括原发病灶的整个解剖区与邻近一个淋巴引流区。
2. **非霍奇金淋巴瘤化疗后**　多应用受累野照射或局部扩大野照射。
3. **结内 NHL 的放射治疗照射野**　常用受累野，也可予以肿大淋巴结区域野照射。

二、照　射　剂　量

(一)单纯放射治疗照射剂量

放射治疗每日剂量 DT1.8～2.0Gy，每周 5 次。

1. **根治剂量**　原发病灶给予根治性放疗，肿瘤吸收剂量 DT50～55Gy/5～7w；若有残存，可缩野、针对残存区补量 DT10～15Gy。
2. **预防剂量**　临近淋巴引流区预防性放疗，剂量 DT45～50Gy/5～6w。
3. **儿童剂量**　DT35Gy 以下。
4. **Ⅰ～Ⅱ期惰性淋巴瘤**，受累野照射剂量，一般为 DT30～35Gy。

(二)不同级别、不同部位照射剂量的建议

1. 低级别者，DT30Gy；中高级别者，DT30～50Gy。
2. 鼻腔 NK/T 细胞淋巴瘤，DT50～55Gy，残留者加 DT10～15Gy。
3. 胃 MALT 淋巴瘤，DT30～35Gy。

(三)放射治疗联合化疗

最佳放射治疗剂量，尚无定论。累及野照射剂量，建议如下。

1. **化疗后达完全缓解**(complete remission，CR)者　建议 DT30Gy；肿瘤大于 6cm 者，至少 DT40Gy。具体治疗建议如下。
   (1)化疗前肿块小于 3.5cm，剂量为 DT30～36Gy。
   (2)化疗前肿块为 3.5～6cm，剂量为 DT36Gy。
   (3)化疗前肿块 7～10cm，剂量为 DT40Gy。
   (4)化疗前肿块＞10cm，剂量不超过 DT45Gy。
2. **对化学治疗后未达 CR 者**　放疗剂量可达 DT50Gy。

三、放射治疗技术

(一)原发鼻腔 NK/T 细胞淋巴瘤

常用照射野有鼻前"L"形野、凸形野、矩形野、眶间野、面颈联合野和下颈切线野、前颈切线野或前后颈切线野、颈部垂直野。有条件者，建议行 IMRT。

1. **靶区定义**
   (1)肿瘤局限于一侧鼻腔，未侵犯邻近器官或组织结构(局限ⅠE期)，靶区应包括双侧鼻腔、双侧前组筛窦和同侧上颌窦。

（2）肿瘤超出鼻腔（广泛ⅠE期），靶区应扩大至受累的邻近器官或结构。如前组筛窦受侵，则应包括同侧或双侧后组筛窦；如果肿瘤邻近后鼻孔或侵犯鼻咽，照射野应包括鼻咽。

（3）ⅠE期，不必做颈淋巴引流区预防照射；ⅡE期，在原发病灶和受侵器官/结构照射时，需同时做双颈照射；Ⅲ～Ⅳ期，化疗后放疗，照射野包括原发灶和区域淋巴引流区。

2. 放射治疗野设计

（1）鼻前"L"形野：肿瘤侵犯一侧鼻腔（未超腔），位于鼻腔中前部，未侵犯后鼻孔及鼻咽。

靶区：包括双侧鼻腔、同侧上颌窦、同侧或双侧前组筛窦或硬腭；如果前组筛窦受侵，则包括后组筛窦；颈部淋巴结不做常规预防放疗。

射线选择：采用6MV-X线和15～20MeV电子线混合照射。

上界：眉弓水平，筛窦未受侵时，沿内眦向下。筛窦受侵时，需包括同侧或双侧前后组筛窦，眼向患侧看，两侧沿瞳孔内缘（眼眶中线）向下，达眼眶下缘向外沿线。

外界：患侧包括同侧上颌窦，外界达上颌窦外侧缘；对侧外界，为内眦和鼻翼外侧。

下界：上唇红缘，包括硬腭（即鼻腔底壁）。

（2）鼻前凸形野：肿瘤侵犯双侧鼻腔或侵犯鼻中隔，位于鼻腔中前部，已超腔侵及筛窦、上颌窦、鼻后孔或鼻咽或硬腭或同侧眼眶或双侧鼻腔。

靶区：包括上述几个部位均应接受根治性放疗剂量（双侧鼻腔、双侧上颌窦和双侧前组筛窦）；如前组筛窦受侵，则包括后组筛窦；若肿瘤侵及后鼻孔或鼻咽部，则靶区应包括鼻咽。

射线选择：采用6MV-X线照射。

上界、下界和"L"形野相同。

外界：包括双侧上颌窦。

（3）双侧耳前野：肿瘤侵及鼻腔、鼻腔后1/3或鼻腔肿瘤直接侵犯鼻咽、口咽。

靶区：包括双侧鼻腔、上颌窦、筛窦和鼻咽或口咽、咽淋巴环。

射线选择：采用6MV-X线和15～20MeV电子线混合照射。

上界：眉弓结节至外耳孔上缘连线。

前界：眼眶水平在眶后缘向前至眶下缘，向前伸展至前正中线且超出鼻尖最高点（前界开放）。

后界：外耳孔前缘。

下界：下颌角至上唇红缘或上牙根部；如肿瘤侵犯口咽，下界则应适当下移包全病灶。

（4）筛窦野：为保证筛窦区达根治量，在鼻前筛窦区设（4～5）cm×5cm小野，给予电子线垂直照射。

（5）面颈联合野和下颈切线野：原发肿瘤伴有双颌下或颈部淋巴结（单或双侧）受侵，应做颈部照射，多采用面颈联合野和下颈切线野、前颈切线野照射或前后颈切线照射，局部病变区以电子束补量。

上界：为下颌骨体1/2。

下界：在锁骨下缘下2cm。

外界：在肱骨头内缘。

注意事项：面颈联合野+下颈切线野时，在面颈联合野下界处用2cm×2cm铅挡保护颈髓；颈前野，喉部用3cm×3cm或4cm×4cm铅保护；后野，2cm宽铅挡块保护颈髓。

摆位要求：仰卧，头垫枕、睁开眼且双眼向患侧视，张口含瓶。

垂直照射：左、右侧卧。

（二）韦氏环NHL淋巴瘤

1. 照射靶区 原发于韦氏环（Waldeyer环）的NHL典型的照射靶区：包括颅底、鼻咽腔、双侧扁桃体、舌根、软硬腭、口底与双侧中上颈、全颈、锁骨上下淋巴引流区。有条件单位，适合应用IMRT技术。

2. 常规照射野 双颞侧面颈联合野和双侧中下颈、锁骨上下区的切线野及垂直野（为提高皮肤与建成区之间的剂量，可考虑加 1.0～1.5cm 厚蜡块)。

如病变累及后鼻孔或鼻腔，可考虑加鼻前野。

原发于鼻咽腔伴有脑神经症状，还需酌情包括颅底。

3. 摆位要求、照射野体表标志 患者仰卧位，头颈肩垫、面颈肩热塑模固定。

(1)面颈联合野：机架±90°，等中心照射，DT36Gy 时分前后野，后野改电子线照射。体表标志如下。

上界：颧弓上缘。

前界：眼外眦后 2cm 与口角外 3～4cm 连线延长到下颌骨体 1/2，转向前正中线止于颏中点。

后界：枕颈项皮缘(即后野开放野)。

下界：上颈淋巴结未触及肿大或≤2cm 者，位于甲状软骨切迹水平；上颈淋巴结>2cm 或融合成大肿块者，原则上不在肿块上分野，一般在肿块下 1cm 处分野；放射治疗期间每周依肿块缩小，其下界上移 1～2cm，直至上移至甲状软骨切迹水平。

(2)颈前野：头后伸使下颌骨与床垂直，垂直照射，铅挡颈髓区。体表标志如下。

上界：即面颈联合野下界。

下界：胸骨柄切迹下 2cm，前正中线各旁开 4～5cm 与锁骨下缘下 2cm 连线。

外界：肱骨头内缘，在前颈野内保护喉头(若颈部肿块>5cm 时，喉头暂不保护)；在上、下野前正中线连接处，用 2cm×2cm 或 2cm×3cm 铅挡以防止由于体位变动，在两野交界处的颈髓区有剂量重叠。

(3)鼻前野：双眼正视，垂直照射。体表标志如下。

上界：眶上缘水平。

下界：上唇红线。

左右界：距前中线旁开各 2～2.5cm，即包括双侧鼻腔与后鼻孔。

4. 常规放疗设野注意事项 行下颈切线野照射时，在上界必须挡 2cm×2cm 或 2cm×3cm 的脊髓，以避免面颈联合野和下颈切线野照射剂量重叠。

面颈联合野剂量 DT30～36Gy 后缩野，在椎体 1/2 处分野，后颈采用 6～8MeV 电子线补量，原发肿瘤区补量至 DT45～50Gy。

5. 放射治疗剂量 根治性照射剂量 DT50Gy。

非大肿块、化疗后达到 CR 的患者，照射剂量 DT40Gy。

下颈与锁骨上、下淋巴结区，预防剂量 DT36Gy。

(三)原发于颈部与锁骨上区淋巴结的 NHL

原发于淋巴结的 NHL，80%好发于颈部与锁骨上区，放疗靶区范围是肿瘤所在的整个淋巴结区与邻近上、下各一个淋巴引流区。

原发肿块大于 5cm，或肿块固定于肌层或侵及邻近皮肤，建议在根治性放射治疗后，辅以 2～3 周期的化疗。

1. 原发于上颈淋巴结 照射范围与治疗方法，同原发于韦氏环 NHL。

2. 原发于中、下颈淋巴结

(1)照射范围：双侧全颈与双侧锁骨上、下区。

(2)常用野：颈部前、后切线野，前后对穿照射，对颈部大肿块者更为合适。因为单前颈切线野照射时，对于副神经链区的淋巴结是处于低剂量区，是疾病复发的常见部位。

(3)体表标志

上界：下颌骨体 1/2。

下界：锁骨下缘下 2cm 与胸骨柄切迹下 2cm 各旁开 4～5cm 的连线(注意保护颈髓与喉)。

(4)放射治疗剂量：视肿物大小而定，根治量 DT50～55Gy；有残存肿瘤，可缩野至肿块区前后切线或电子束 6～12MeV 垂直照射，局部加量 DT10～5Gy。

3. 原发于锁骨上或锁骨下或腋窝（单侧或双侧）

(1)照射范围：全颈锁骨上、下与同侧腋窝淋巴引流区。

(2)照射野：全颈前、后切线野，加腋窝前、后对穿野。

(3)全颈前、后切线野：颈部前后对穿照射，体表标志：

上界：下颌骨体 1/2；

下界：锁骨下缘下 2cm 与胸骨柄切迹下 2cm 各旁开 4～5cm 的连线（注意保护颈髓与喉）。

(4)腋窝野体表标志

上界：锁骨下缘下 2cm（即全颈野下缘）。

下界：第 8 胸椎下缘（相当于腋中线第四肋骨处）。

内缘：胸腔胸膜内侧 0.5～1.0cm（透视下）。

外界：包括肱骨干内侧缘向外 1.0cm 的皮质。

（四）原发纵隔（胸腺）B 细胞淋巴瘤

常用的技术包括斗篷野、改良的斗篷野和纵隔的累及野。由于照射野的不规则和组织轮廓的差异，需要制作个体化的挡铅以遮挡肺和心脏组织。

1. 纵隔病变，不伴有肺门淋巴结肿大

(1)放疗靶区

1)治疗区：包括肿瘤病变在内的全纵隔与双侧肺门淋巴结。

2)预防区：全颈锁骨上、下区与双侧腋窝淋巴结区与心脏（心尖区 DT15～20Gy），与何杰金淋巴瘤的斗篷野相同。

(2)常用胸部前后两野对穿照射

1)体表标志：

上界：下颌骨体 1/2；下界：第 10 胸椎体下缘。

胸腔内的纵隔两侧缘：为肿块缘外侧 1.0～1.5cm。

2)放射治疗剂量：DT40～45Gy/5～6w；缩野至原发或残存肿瘤区，加量 DT10～15Gy/1～2w。如胸腔肿瘤较大，可先 DT1.0～1.5Gy/d 开始，同时服利尿剂、抗炎药，放疗 1 周后可加量至每日 DT1.8～2.0Gy。

2. 纵隔病变，伴有肺门淋巴结肿大

(1)放疗靶区

1)根治区：包肿块病变在内的全纵隔，双肺门与肺内带（邻近肺门的 1/3 肺）。

2)预防区：全颈、锁骨上、下与双腋窝区及心脏（心尖区 DT15～20Gy）。

(2)治疗技术与剂量、缩野同前述。

3. 纵隔病变，伴有上腔静脉压迫症 是肿瘤临床急性或亚急性综合征。临床表现，常见有头、面、颈部与上胸部的水肿，颈静脉及上胸部浅静脉怒张、淤血，口唇发绀等。

及时缓解症状，需依据病理，可选择放疗或化疗。在短程、高剂量冲击放射治疗期间，必须考虑使用利尿剂、皮质类固醇药物和吸氧、低盐饮食，必要时加抗生素治疗，可减轻水肿与炎症，避免溶瘤综合征的发生。

(1)放疗靶区：初期照射野，仅包括肿瘤、肿瘤所处纵隔区及邻近 0.5～1.0cm 正常组织，与及病变侧的肺门、隆突区。

胸部前后两野对穿，肿瘤吸收剂量每日 1 次 DT400cGy，连续 3～4 天后，再按常规设野放疗；胸部交角、斜野缩野照射，追加肿瘤量 DT15Gy/2w。

(2)放射治疗体位：摆位为仰卧位与俯卧位，双臂置体缘，垂直照射，保护喉头、颈胸髓与心尖；胸部交角、斜野缩野照射时，仰卧，双手抱头。

(五)原发于肠道、肠系膜、腹膜后或肝、脾、胰 NHL

首先是开腹探查，明确病变部位，了解、掌握腹部受侵淋巴结的分布范围与邻近脏器受侵的程度。

1. 行开腹治疗者

(1)原则：尽量切除大块瘤体可同时考虑做脾切除术，切净肿块给预防量，残存者给根治量。

(2)NHL 侵及肠道、肠系膜、腹膜后、肝、脾、胰等，均在术后做腹盆腔放疗(无论有无淋巴结受侵)，肿瘤吸收剂量 DT45Gy，对残存病灶区可缩小野追加量 DT5Gy/2～3 次。

1)脾受侵，肝区照射肿瘤吸收量 DT15～20Gy。

2)肝受侵，则全肝照射 DT30Gy 后，再缩野到肿瘤区，追加 DT15Gy，一般认为肝受侵应辅以化疗。

2. 对未经开腹治疗者或大块瘤体的晚期患者 放射治疗技术与开腹者相同，肿瘤吸收剂量 DT45～50Gy/6～8w 完成，预防区 DT40～45Gy/5～7.5w，可辅以化疗。

3. 术后放疗后复发者，再次腹腔放疗的机会很小；有梗阻症状者，应先抗炎或做肠道造瘘，使梗阻缓解，再予化疗。

(六)原发于腹股沟、股三角或盆腔 NHL

1. 原发于腹股沟和(或)股三角淋巴结区

(1)放疗靶区：双侧腹股沟、股三角与盆腔内的髂总、髂内外血管区。常用放射野，是下腹部前后两野对穿。

(2)下腹部前后两野体表标志

上界：第 4 腰椎下缘、体中线各旁开 4～5cm(宽 8～10cm)。

下界：闭孔下缘及其下 7cm。

内界：耻骨联合下缘、前正中线旁开各 2cm(即沿闭孔内缘)。

外界：为上界的宽度与双侧髋臼的外上侧的连线，然后转折向下垂直跨过腹股沟韧带与下界相交。

男性患者，注意保护外生殖器官(常用铅帽子保护)。

(3)放射治疗剂量：肿瘤吸收剂量 DT40～45Gy/4～6w，缩野至腹股沟与股三角区，再加量 DT10～15Gy/1～2w，选择、使用高能射线加 1.5cm 厚蜡块或用适当能量的电子线 15～20MeV 照射。

2. 原发于盆腔淋巴结区

(1)放疗靶区：盆腹腔与腹股沟、股三角区、盆腔区予根治性放疗。

(2)常用放疗野：同原发于腹股沟和(或)股三角淋巴结区肿瘤。

(3)放射治疗剂量：肿瘤吸收剂量 DT45Gy 后，缩野至肿块区追加 DT5Gy/2～3 次。

3. 对复发病灶的放疗 无论是盆腔或腹股沟区，可考虑给予病灶小野、姑息性再程照射；肿瘤吸收剂量 DT30～40Gy，再予化疗，或先化疗 2～3 周期后，再予局部病灶区放疗。

(七)黏膜相关淋巴组织淋巴瘤

胃黏膜相关淋巴组织(MALT)淋巴瘤，抗 Hp 治疗无效的后续治疗，放射治疗是首选。放射治疗对于胃 I、II 期 MALT 淋巴瘤，是根治性的治疗手段。

1. 放射治疗适应证

(1)Hp(-)或抗 Hp 治疗无效。

(2)大肿块，肿瘤>10cm。

(3)肿瘤残存，化学治疗及手术后有残存病灶，多见于胃 III、IV 期 MALT 淋巴瘤及其他类型胃淋巴瘤。

2. 靶区 包括胃、胃周及腹主动脉旁淋巴结，受累野照射剂量 DT30～35Gy/3～4w。

不良反应取决于组织器官受照体积、剂量，建议选择三维适形放射治疗技术。

（八）原发于其他部位 NHL

1. 治疗原则　包括原发病变在内的邻近上、下一个淋巴引流区的照射。

2. 中枢神经系统　常采用全脑照射（包括 $C_3 \sim C_4$），对肿瘤已侵及软脑膜或蛛网膜或脑脊液中找到瘤细胞者则加全脊髓照射，一般不做常规的预防照射。

3. 侵及骨与骨骼肌者　均作所在病变的全骨长及全肌束照射，但要保护一条正常组织，可以前后 2 个对穿野垂照或左、右 2 个侧野照射。

放射治疗根治剂量 DT50Gy 左右。在肿瘤吸收剂量 DT40Gy 时，第一次缩野到距瘤体上下各 2cm 追加 DT5～10Gy，第二次再次缩野到瘤灶区追加 DT5Gy。

（九）全身照射技术

是作为造血干细胞移植前预处理的手段之一，其作用机制包括肿瘤细胞杀伤和抑制免疫以减少异体抑制的排斥反应两个方面。

在淋巴瘤的自体干细胞移植中，主要起杀伤淋巴瘤细胞的作用。

一般采用分次照射的方式，总剂量限定在 DT12～14Gy。

（十）儿童（≤14 岁）NHL

儿童 NHL 病理类型以中、高度恶性居多，1/3 合并白血病与颅内侵犯，因此对Ⅲ、Ⅳ期患者采用积极的白血病化疗方案处理。

儿童时期是正常组织处于生长发育的过程，肿瘤对放射线敏感。而其周围正常组织也敏感，放疗要考虑到射线所引起的晚期功能障碍的危险性。

治疗原则：以化疗为主，辅以病灶区的放疗。

常规照射野，只照射肿瘤所在的整个淋巴引流区。尽量缩小照射范围与避开内分泌腺性腺与骨骼的生长线，要照射骨骼时应包括整块骨以免引起畸形。

肿瘤吸收剂量，是成人的 2/3～1/2，肿瘤吸收剂量 DT25Gy/3～4w，放疗后必辅以化疗。

（十一）老年人（≥60 岁）NHL

老年人处于免疫功能逐渐低下时期，生理功能逐渐衰退、老化；同时，伴有多系统的疾病，特别是心、血管、肺与肾功能异常。

临床发病部位位于膈下居多，就诊时晚期的多；病理类型，属中、高度占 77%。

放射治疗，建议多考虑行病灶区的照射，肿瘤吸收剂量为成年人的 4/5，采用化疗时要比较慎重。

四、放疗并发症

随着放疗技术的改进，放疗引起的并发症在逐渐下降。见"霍奇金淋巴瘤"章节。

（一）放疗常见并发症

皮肤与肌肉纤维改变或萎缩；垂体、甲状腺功能紊乱或低下；放射性龋齿；放射性肺炎与全心炎（包括心内膜、心肌与心包炎）；放射性肾炎；性腺功能障碍；放射性脊髓炎；带状疱疹等。

（二）放疗引起的长期并发症

包括心肺毒性、甲状腺功能低下、第二原发肿瘤、拉塞综合征（Lhermitte's syndrome）发育畸形和不育等。

六、疗效评价及随访

见"霍奇金淋巴瘤"章节。

（鞠云鹤　秦继勇）

第八篇 骨 肿 瘤

第四十三章 尤 文 肉 瘤

第一节 概 述

尤文肉瘤是高度恶性的小圆形细胞肿瘤(也称骨未分化网状细胞肉瘤),是起源于骨髓未成熟网状细胞的骨附属组织的原发性恶性骨肿瘤。

病理可见典型的未分化尤文肉瘤、非典型的分化差的尤文肉瘤和分化好的原始神经外胚层肿瘤。

临床最常见于股骨,还可见于胫骨、腓骨或足骨、盆腔、上肢、椎骨、肋骨、锁骨、下颌骨、颅骨等部位发生。区域淋巴结,很少受累。

血行转移,最常见转移部位是双肺和骨,软组织、内脏、中枢神经系统转移少见;淋巴结的转移,并不常见。

一、分 期

分期采用美国癌症联合委员会(AJCC)和国际抗癌联盟(UICC)于 2009 年联合制定的第七版TNM 分期标准。

分期原则:除了恶性淋巴瘤、多发性骨髓瘤、表面/皮质旁骨肉瘤及皮质旁软骨肉瘤,此分期适用于所有骨的原发恶性肿瘤。需经组织病理学确诊,并且根据组织学类型和分级进行分类。

区域淋巴结:是指与原发肿瘤部位相应的那些淋巴结。淋巴结状态,未经过临床或病理评估的病例,应作为 N0,而不是 Nx 或 pNx。

(一)TNM 分期

1. T:原发肿瘤

Tx:原发肿瘤无法评估。

T0:无原发肿瘤的证据。

T1:肿瘤最大直径≤8cm。

T2:肿瘤最大直径>8cm。

T3:原发部位肿瘤不连续。

2. N:区域淋巴结

Nx:区域淋巴结无法评估。

N0:无区域淋巴结转移。

N1:区域淋巴结转移。

3. M:远处转移

M0:无远处转移。

M1:有远处转移。

M1a:肺转移。

M1b:其他远处部位转移。

（二）三级和四级系统转换成二级（低级别对高级别）系统的转换

骨和软组织的分级是基于两级别分级系统（低或高级别）。因为存在不同的分级系统，建议通过下面的方法将三级或四级分级系统转换成两级系统（表 8-43-1）。

在最常使用的三级分类中，1 级被认为是"低级别"，而 2 级和 3 级相当于"高级别"。

在应用较少的四级系统中，1 级和 2 级被认为是"低级别"，而 3 级和 4 级相当于"高级别"。

表 8-43-1　三级和四级系统转换成二级（低级别对高级别）系统的转换表

TNM 二级系统	三级系统	四级系统
低级别	1 级	1 级
		2 级
高级别	2 级	3 级
	3 级	4 级

注：尤文肉瘤定为高级别；如果分级无法判定，划分为低级别。

（三）临床分期

骨肿瘤临床分期见表 8-43-2。

表 8-43-2　骨肿瘤临床分期

分期	原发肿瘤	区域淋巴结	远处转移	级别
Ⅰ A 期	T1	N0	M0	低级别
Ⅰ B 期	T2	N0	M0	低级别
Ⅱ A 期	T1	N0	M0	高级别
Ⅱ B 期	T2	N0	M0	高级别
Ⅲ 期	T3	N0	M0	任何级别
ⅣA 期	任何 T	N0	M1a	任何级别
ⅣB 期	任何 T	N1	任何 M	任何级别
	任何 T	任何 T	M1b	任何级别

注：使用 N0 代替 Nx；对于 T1 和 T2，如果没有说明分级，用低级别。

二、检 查 项 目

（一）实验室检查

全血细胞计数、红细胞沉降率、肝肾功能和骨髓等。

白细胞增多时，提示肿瘤负荷大或者病变广泛或肿瘤复发危险性可能增加。治疗前，血清乳酸脱氢酶水平是判断预后的指标之一。

（二）影像学检查

1. X 线检查　肿瘤常起于骨干中段髓腔内，沿骨干纵轴蔓延，髓腔呈梭形膨胀，骨质呈鼠咬状破坏，边界不清。早期骨膜轻度抬起呈葱皮样骨膜反应，也可见到软组织肿块影。

发生在颅骨、盆骨时出现齿形缺损，发生在脊柱骨时呈现骨破坏和不对称楔形变。

2. CT 和 MRI 检查　骨破坏和软组织肿瘤侵犯范围。

3. 骨 SPECT 检查。

（三）病理检查

需经组织病理学确诊，并且根据组织学类型和分级进行分类。

三、预 后 因 素

与肿瘤发生的部位(远心部位,较近心部位预后好)、大小(大者,预后较差)、病理类型、分化程度、诊断时有无转移(有转移者,预后差)、肿瘤对化学药物治疗的敏感性等有关。

第二节 治 疗

一、治疗原则

提高生存率和局部控制率,尽量保全功能、注意功能恢复和心理辅导。

对于较小的、发生在四肢便于手术的和腓骨、肋骨等非重要部位,以及患者年龄很小时,局部推荐:手术治疗联合术后放射治疗的综合治疗,是目前最佳的治疗选择。

二、放 射 治 疗

原则是最大限度地控制肿瘤,同时尽量减少与治疗相关的并发症。

根据肿瘤所在部位和大小等不同,采用不同的放射治疗技术。单纯放射治疗后的长期生存率只有9%,需行综合治疗。

(一)常规放射治疗技术

1. 模拟机定位 采用合适的体位、模具固定,以保证良好的体位重复性。

2. 根据肿瘤部位,选择合适的射线能量 高能 X 线(6MV~10MV-X 线)、电子线(6MeV~15MeV-E 线)和 ^{60}Co-γ 线。

3. 照射野设计 设野可采用对穿野、切线野、多野多角度及楔形板照射技术。

(1)长骨中心或其他骨的病变:应包括受侵骨全长(股骨颈除外)和软组织肿块。

(2)长骨偏中心肿瘤:只包括邻近骨骺端,而远侧骨骺端不包括在照射野之内。

(3)术后放射治疗:包括瘤床,并外放足够的边界;然后对于手术切除不彻底者,进一步缩野至残留肿瘤部位加量。肿瘤切除不彻底者,设野应包括整个手术切口。

4. 放射治疗技术

(1)四肢肿瘤:常采用前后对穿野、斜野对穿或采用楔形板补偿技术。

(2)原发在表浅部位:如手足等处的肿瘤,高能 X 线和电子线混合照射。

(3)原发在盆腔、椎体的肿瘤:建议采用三维适形或调强放疗,注意保护脊髓、直肠、膀胱等正常组织。

对年龄较小患者设野要包括整个椎体,同时尽量使整个椎体的照射剂量均匀,以减少畸形等治疗并发症的发生。

(二)三维适形、调强放疗治疗技术

体位固定、模拟 CT(扫描前用铅丝标记手术瘢痕)、靶区勾画和照射野设计,参考常规放射治疗技术。

(三)放疗剂量

推荐:肉眼可见肿瘤 DT60Gy,显微镜下残留病变 DT50Gy,原发椎体肿瘤的剂量是 DT45Gy;常规分割 DT1.8~2.0Gy/次,1 次/天,5 次/w。

(四)放、化疗综合治疗

放射治疗加多药联合的化学治疗方案,包括长春新碱、多柔比星(阿霉素)、环磷酰胺等,可

提高诊断时非转移性患者的总生存率。

（五）随访间隔、内容

1. 随访间隔　每3~6个月复查胸片或胸、腹、盆部或病变部位 CT 或 MRI，2~3 年；之后，每年一次。

2. 随访内容

(1)治疗后的基线影像学资料。

(2)注意复查 MRI，评估高危复发手术区域。

(3)记录组织器官功能修复状况，直至其最大程度恢复。

（夏　群　秦继勇）

第四十四章　骨转移肿瘤

第一节　概　　述

骨转移肿瘤是指原发肿瘤的肿瘤细胞，经血行播散到骨所致的可持续生长的转移灶。

大多数来自乳腺癌和肺癌，其他依次为肾癌、前列腺癌、甲状腺癌、胰腺癌、直肠癌、胃癌、宫颈癌、卵巢癌等。

骨转移发生部位以椎体、骨盆和肋骨多见，其次为股骨和肱骨。

一、临 床 特 点

骨转移多发生在中轴骨的红骨髓，提示该处血流缓慢、肿瘤细胞停留。同时，骨转移部位的肿瘤细胞生长，释放一些细胞因子，并激活破骨细胞增生，使骨组织被破坏，导致塌陷和骨折等。

骨转移可发展至病理性骨折、脊髓神经受压等严重的并发症，严重影响患者生活质量。病理性骨折以四肢骨、骨盆、椎体等承重骨多见，与转移部位、所在骨的位置、骨本身的质量和肿瘤对放射治疗等治疗的敏感性有关。

二、疼痛发生机制

疼痛最常见、呈持续性剧痛，是由代谢和生物等因素引起。

1. 肿瘤细胞转移到骨组织形成骨破坏，神经受体将感受到微小骨折片的刺激传导疼痛，或者过度骨质增生和骨形状的改变，导致神经受体受到刺激。

2. 肿瘤转移释放一些细胞因子和炎性因子可以刺激神经受体，或导致周围组织水肿压迫神经受体，导致疼痛的产生。

三、检 查 项 目

（一）影像学检查

1. X 线检查　表现为骨破坏和骨修复共存，可发现 >1cm、脱钙 50% 的病灶。

破骨性病灶：多见于乳腺癌、肺癌、甲状腺癌和恶性黑色素瘤等，表现为骨破坏、塌陷和骨折。

成骨性病灶：多见于前列腺癌，也可发生于乳腺癌、肺癌和腺样囊性癌等，表现为骨密度增高。

2. CT 和 MRI 检查　CT 扫描可显示骨破坏和软组织肿块，早期诊断骨转移 MRI 扫描有优越，特别是对脊髓压迫的诊断更确切。

3. 骨 SPECT 检查　阳性检出率与病灶内的破骨细胞活性有关，当病变为纯溶骨性破坏时可能出现假阴性，假阴性率约 2%。

凡供血丰富、骨样组织形成增加、成骨活跃的部位均可出现核素浓集，故凡核素扫描阳性者均需结合病史、临床表现和 X 线片、CT 和 MRI 检查，以除外骨外伤（包括手术创伤）、感染、慢性骨关节病及原发骨肿瘤等所致的核素骨浓集。

（二）血生化检查

血常规、肝肾功能、电解质等。

Ⅰ型胶原蛋白、ALP、BGP 和血尿钙。

四、预 后 因 素

骨转移发生后的中位生存时间，与不同部位肿瘤相关。当原发肿瘤为肺肿瘤时生存时间短；而原发肿瘤为乳腺癌和前列腺癌时，则生存期长。

第二节　治　　疗

一、治 疗 原 则

1. 依据患者的一般情况、病理类型、原发病变控制情况、原发病变范围、转移病变范围及既往治疗情况，制订个体化的治疗方案。

2. 主要治疗手段有放射治疗、放射性核素治疗、二磷酸盐药物、化学治疗和内分泌治疗等。

3. 治疗目的：姑息治疗，缓解骨转移疼痛、恢复功能、改善生活质量，预防和延缓骨相关事件的发生风险，控制肿瘤延长生存期。

二、放 射 治 疗

放射治疗是骨转移病变重要、有效的姑息性手段，主要目的是消除或缓解症状，少数患者可达到治愈；另外，还可预防病理性骨折和脊髓压迫的发生。

（一）机制

放射线抑制或杀死肿瘤细胞，胶原蛋白合成增加，继之血管纤维基质大量产生，成骨细胞活性增加而形成新骨。

溶骨病变产生再钙化，一般在照射后3～6周开始，高峰在2～3个月。

（二）放射性外照射治疗

骨转移放射治疗的最佳技术和剂量与分割，仍不能确定。

1. 包括已发现的全部骨转移灶，1～3个照射野。

2. 可根据病情，给予DT30Gy/10次或DT40Gy/20次；DT8～10Gy/次或DT4～6Gy/次，共4～6次。

3. 对多发性骨转移病变，单次DT6～7Gy的半身照射。

4. 对乳腺癌等化学治疗敏感者，DT50～70Gy。

5. 对骨转移的复发，可根据病情给予再次放射治疗。

（三）放射性核素治疗

1. 核素内照射，抑制了某种代谢物的产生或改变了神经末梢的敏感性。

2. 核素治疗的适应证：全身多发、小灶性骨转移所致的多部位骨痛。

3. 甲状腺癌的骨转移，用 ^{131}I 治疗。

4. 放射性核素 ^{89}Sr 和 ^{153}Sm 治疗骨转移。

三、其 他 治 疗

（一）手术治疗

手术治疗主要用于病理性骨折的固定、椎管的减压及脊柱的稳定。

（二）双膦酸盐类药物治疗

骨磷及其新一代的帕米膦酸二钠，具有选择性地吸附于骨组织、抑制破骨细胞活性、减少骨破坏的作用。

适用于全身多发性骨转移，可与放射治疗联合应用。

(三)不同肿瘤骨转移的个体化治疗

1. 乳腺癌 根据受体 ER 和 PR 等，给予激素治疗或全身化学治疗。

2. 前列腺癌 对激素敏感性者，外科去势和(或)药物去势治疗。

3. 对化学治疗敏感的肿瘤 应给予系统的化学治疗。

(夏 群 秦继勇)

第九篇 软组织肉瘤

第四十五章 总 论

软组织肉瘤均起源于胚胎中胚层的机体间质组织，包括非上皮和非网状内皮的骨骼外组织，是一组源于黏液、纤维、脂肪、平滑肌、横纹肌、骨骼肌、滑膜、间皮、血管和淋巴管、外周神经鞘等结缔组织的恶性肿瘤，包括起源于神经外胚层的神经组织肿瘤，不包括骨、软骨和淋巴造血组织。

软组织肉瘤起源于中胚层的间充质组织中的多能干细胞，各种病理类型在发生部位、转化细胞类型和组织病理学特征等方面具有鲜明异质性。

第一节 概 述

软组织肉瘤种类繁多，病因与环境因素、细胞遗传学病因、分子病因学相关。

软组织肉瘤可发生于任何年龄人群，在中国出生到 5 岁、20～50 岁为发病高峰，其占成人全部恶性肿瘤的 1%、儿童恶性肿瘤的 15%。

横纹肌肉瘤，好发于儿童；胚胎型横纹肌肉瘤，多见于青少年头颈和眼眶；而多形性横纹肌肉瘤，好发于成人躯干；滑膜肉瘤，好发于中青年人；未分化多形性肉瘤、脂肪肉瘤、恶性周围神经鞘膜瘤和平滑肌肉瘤，多见于中、老年人。

一、生物学特性

软组织肉瘤可发生在身体的任何部位，不同类型发生部位不同，肿瘤生长的部位可提示它的起源。

多数软组织肉瘤起源于肌肉，也可起源于肌间隙、皮下组织、脂肪、神经、血管和其他组织。其具有局部侵袭性，浸润生长，易发生血行转移。好发部位：肢体以未分化多形性肉瘤、脂肪肉瘤和滑膜肉瘤最多见，其中脂肪肉瘤好发于臀部、大腿和腹膜后，滑膜肉瘤最常见于中青年的关节附近，腺泡状软组织肉瘤多发生于下肢。

腹膜后以脂肪肉瘤最多见，其次是平滑肌肉瘤，内脏器官 60% 为平滑肌肉瘤，是子宫和泌尿生殖系统最常见肉瘤。

恶性周围神经鞘膜瘤多沿四肢神经分布，少见于腹膜后和纵隔。

侵袭性纤维瘤病（硬纤维瘤）、脂肪肉瘤和肌原性肉瘤是最常见的胸壁肉瘤。

（一）局部侵犯

多数肿瘤沿肌腔隙向纵向生长，局部可侵犯相邻的肌肉、神经、血管、骨和皮肤；肌筋膜可起阻挡作用。

（二）淋巴转移

软组织肉瘤区域淋巴结转移率不足 4%，但是透明细胞肉瘤（27.5%）、上皮样肉瘤（16.7%）、血管肉瘤（13.5%）和胚胎型横纹肌肉瘤（13.6%）等淋巴结转移率超过 10%。未分化肉瘤，常有较高的区域淋巴结转移率，一旦出现预后极差，其临床意义等同于内脏转移。

（三）血行转移

血行转移率与肿瘤大小、分级和深度有关。

远处转移部位以肺（50%）最常见，其次为骨（7%）、肝（4%）和脑，再次为腹膜后和其他软组织。

肢体肉瘤最常见的转移部位是肺，而腹膜后和胃肠道肉瘤最常转移到肝脏。

二、病　　理

目前软组织肉瘤的病理类型，仍沿用 2013 年版世界卫生组织软组织肉瘤新分类法，有 19 个组织类型和 50 个以上的不同亚型。

软组织肉瘤的病理分级，采用法国国家抗癌中心联合会(FNCLCC)组织学与病理学分级法。

(一)按不同组织来源

软组织肉瘤按不同组织来源分为：纤维组织肉瘤、肌肉组织肉瘤、脂肪组织肉瘤、神经组织肉瘤、血管组织肉瘤、组织细胞肉瘤、滑膜组织肉瘤、骨与软骨组织肉瘤、间皮组织肉瘤及其他十类。

(二)依据组织学形态和分级分类

1. 1 级易局部复发、无远处转移倾向　硬纤维瘤、非典型脂肪瘤、隆突性皮肤纤维肉瘤。

2. 2 级中度侵袭性、有远处转移能力　黏液样脂肪肉瘤、骨骼外黏液样软骨肉瘤、黏液样恶性纤维组织细胞瘤、血管外皮细胞瘤。

3. 3 级侵袭性肉瘤　恶性纤维组织细胞瘤、滑膜肉瘤、多型性脂肪肉瘤、圆细胞脂肪肉瘤、去分化脂肪肉瘤、血管肉瘤、平滑肌肉瘤、恶性神经鞘瘤、横纹肌肉瘤(所有类型)、腺泡状软组织肉瘤、骨骼外骨肉瘤、骨骼外尤文氏肉瘤、透明细胞肉瘤、上皮细胞肉瘤。

(三)按 NCCN 类型分类

腺泡状软组织肉瘤；纤维肉瘤；结缔组织增生性小细胞瘤；平滑肌肉瘤；上皮样肉瘤；脂肪肉瘤；透明细胞肉瘤；恶性纤维组织细胞瘤；骨外软骨肉瘤；恶性血管外皮瘤；骨外骨肉瘤；恶性周围神经鞘瘤；胃肠间质瘤；横纹肌肉瘤；尤文肉瘤；滑膜肉瘤。

三、检 查 项 目

(一)全面体格检查

特别注意检查肿块的部位、大小、质地、活动度、生长速度，皮肤有无受侵，皮肤有无红、肿和区域淋巴结有无肿大等，初步判断其良、恶性及其可能的组织来源；术后注意，手术瘢痕的范围、瘤床有无复发肿块、肢体有无水肿和活动受限等综合判断。一旦发现肿块生长加速或伴有临床症状时，要及时就诊进行活检，明确病理诊断。

良性肿瘤呈膨胀性生长，基本上不侵犯其周围的骨、血管和神经组织，触诊大多活动度较好，质地相对也较为柔软，其生长较为缓慢，往往不伴有疼痛和酸胀等局部症状。

常见软组织肉瘤中，胚胎型横纹肌肉瘤生长速度最快，其次是未分化的多形性肉瘤，分化较好的黏液脂肪肉瘤生长缓慢。

透明细胞肉瘤、滑膜肉瘤、上皮样肉瘤、血管肉瘤、胚胎型横纹肌肉瘤和未分化肉瘤等易发生淋巴结转移。

(二)影像学检查

应充分考虑到各种检查方法的优缺点，根据检查部位和诊治要求，以选择合适的检查方法。

1. X 线检查　了解软组织肿瘤的范围、透过度及其与邻近骨骼的改变，可帮助显示软组织肿块与邻近骨、关节的关系。

在肿瘤内有较多的钙化、骨化或以成熟的脂肪组织为主的病变中，X 线有特征性表现；胸片，可观察肺有无转移。

（1）钙化点：表明肿瘤有过出血和坏死，滑膜肉瘤、脂肪肉瘤、纤维肉瘤、横纹肌肉瘤等均可见到，提示肿瘤为低度恶性。

（2）肿瘤有低密度区：则提示肿瘤来源于脂肪组织或有实质囊性变。

2. CT 检查　增强扫描，可明确显示肿块的大小、边界及其与周边各相邻组织的关系。对于细小钙化、骨化及骨质破坏的显示，优于磁共振成像（MRI）。CT 引导下，穿刺活检。

对肢体黏液脂肪肉瘤、血管肉瘤、上皮样肉瘤、平滑肌肉瘤，可行腹盆 CT。

对于早期发现软组织肉瘤肺转移和胸腔积液，胸部 CT 检查可作为首选。

腺泡状软组织肉瘤、透明细胞肉瘤和血管肉瘤，易出现头面部转移，需常规行头颅 CT 检查。

软组织肉瘤治疗前后增强扫描，表现为供血动脉增粗，并包绕受侵，其周围血管粗细不均，有狭窄甚至中断，出现增生的肿瘤血管，血流加快，还可以出现动静脉瘘、造影剂在肿瘤内停留时间延长等表现。

3. MRI 检查　可从各种不同的角度和方向，准确显示病变的部位及其与周围结构的关系；增强扫描或磁共振血管造影检查，明确病变血供及其与邻近血管神经干的关系。

MRI 是目前四肢和躯干、脊柱等部位软组织肉瘤诊断与鉴别诊断、分期、手术治疗方案制订、术后随访的首选影像检查方法。MRI 引导下穿刺活检定位更准确，可提高活检成功率。

对于圆形细胞脂肪肉瘤，考虑行全脊髓 MRI 检查。

4. 超声检查　鉴别浅表软组织肿块性质，可行区域淋巴结检查、腹盆腔和腹膜后检查、超声引导下穿刺活检。

5. 核医学检查

（1）全身骨骼放射性核素显像（SPECT）：用于疾病分期、预后判断和疗效观察等。

（2）正电子发射计算机断层扫描（PET-CT）：不同组织来源和不同性质的软组织肉瘤，对 ^{18}F-脱氧葡萄糖（^{18}F-FDG）的摄取有一定的差异；目前，无法单纯通过最大标准化摄取值，确定肿瘤的组织来源、良恶性程度分级。

目前，主要用于判断软组织肉瘤的手术后残留、复发和远处转移，对于转移性软组织肉瘤可以帮助寻找原发病灶。

（三）病理检查

脱落细胞检查、空芯针穿刺活检、切取活检和切除活检及免疫组织化学检查。

细针穿刺活检标本：细针穿刺活检获得的是细胞，缺乏组织的完整性。

空芯针穿刺活检标本：定性诊断较细针穿刺活检容易，因标本量有限，明确病理分型有其局限性。

术中冷冻诊断：原则上不主张进行术中冷冻切片诊断，对一些可能需要采取重大手术（如截肢或半骨盆切除等）的病例，应尽可能在术前明确病理诊断。

四、预 后 因 素

1. 软组织肉瘤的预后　取决于治疗后是否复发、转移和疾病进展时间，初诊时肿瘤的分期、分级和初治方法的规范性，是与复发和转移有关的主要因素。

2. 肿瘤部位与预后　位于四肢者的预后，优于位于躯干者；位于四肢和躯干者，优于位于腹和盆腔者；头面部软组织肉瘤，预后往往较差。

3. 目前公认的影响预后因素

（1）肿瘤本身　初治时肿瘤大小、深浅程度、病理分型和组织学分级、发生部位及其与周围血管、神经、关节等重要组织的关系。

（2）治疗方法　初诊情况（首程还是复发治疗），首次手术切除（手术切缘情况）能否达到安全外科边界，术后辅助化、放疗是否按时、规范。

（3）复发或转移发生的时间，转移部位，转移病灶的数量，化、放疗疗效及能否再次获得 CR2。

第二节 分 期

分期采用美国癌症联合委员会（AJCC）和国际抗癌联盟（UICC）于 2009 年联合制定的第七版 TNM 分期标准。

一、分 期 原 则

该疾病需经过组织病理学确诊，并且根据组织学类型和分级进行分类。

解剖分区：结缔组织，皮下和其他软组织，外周神经；腹膜后；纵隔前、后，纵隔（非特指的）。

包括以下组织学类型：腺泡状软组织肉瘤，上皮样肉瘤，骨外软骨肉瘤[骨外骨肉瘤、骨外尤文肉瘤、原始神经外胚层肿瘤（PNET）、纤维肉瘤、平滑肌肉瘤、脂肪肉瘤、恶性纤维组织细胞瘤、恶性血管外皮细胞瘤、恶性间质瘤、恶性外周神经鞘瘤、横纹肌肉瘤、滑膜肉瘤、肉瘤（非特指）]。

不包括下列组织学类型：卡波西肉瘤、皮肤纤维肉瘤（隆突性）、纤维瘤病（韧带样瘤），来源于硬脑膜、脑、空腔脏器、实质性脏器（除了乳腺肉瘤）的肉瘤。

不包括：血管肉瘤，侵袭性肉瘤，因为它们的自然史与分期不一致。

胃肠道间皮瘤在消化系统肿瘤部分，单独分期。

区域淋巴结：是指与原发肿瘤部位相应的那些淋巴结。区域淋巴结很少受累，淋巴结状态未经过临床或病理评估的病例，应作为 N0 而不是 Nx 或 pNx。

二、TNM 临床分期

（一）TNM 分期

1. T：原发肿瘤

Tx：原发肿瘤无法评估。

T0：无原发肿瘤的证据。

T1：肿瘤最大直径≤5cm。

T1a：浅表肿瘤*。

T1b：深部肿瘤*。

T2：肿瘤最大直径＞5cm。

T2a：浅表肿瘤*。

T2b：深部肿瘤*。

注：*浅表肿瘤只位于浅筋膜上，未侵及浅筋膜；深部肿瘤位于浅筋膜下或者虽然位于筋膜的浅表，但侵及或穿过筋膜。腹膜后、纵隔和盆腔的肉瘤，属深部肿瘤。

2. N：区域淋巴结

Nx：区域淋巴结转移无法确定。

N0：无区域淋巴结转移。

N1：有区域淋巴结转移。

3. M：远处转移

M0：无远处转移。

M1：有远处转移。

（二）三级和四级系统转换成二级（低级别对高级别）系统的转换

骨和软组织的分级是基于两级别分级系统（低或高级别），同骨肿瘤（表 8-45-1）。

表 8-45-1 三级和四级系统转换成二级(低级别对高级别)系统的转换表

TNM 二级系统	三级系统	四级系统
低级别	1 级	1 级
		2 级
高级别	2 级	3 级
	3 级	4 级

注：骨外尤文肉瘤和原始神经外胚层肿瘤，定为高级别。如果分级无法判定，划分为低级别。

(三)临床分期

软组织癌临床分期见表 8-45-2。

表 8-45-2 软组织瘤临床分期

分期	原发肿瘤	区域淋巴结	远处转移	级别
ⅠA 期	T1a	N0	M0	低级别
	T1b	N0	M0	低级别
ⅠB 期	T2a	N0	M0	低级别
	T2b	N0	M0	低级别
ⅡA 期	T1a	N0	M0	高级别
	T1b	N0	M0	高级别
ⅡB 期	T2a	N0	M0	高级别
Ⅲ期	T2b	N0	M0	高级别
	任何 T	N1	M0	任何级别
Ⅳ期	任何 T	任何 N	M1	任何级别

第四十六章　治　　疗

第一节　治　疗　原　则

治疗关键是早期发现和早期治疗，首次治疗的正确性和彻底性。不同类型、部位的软组织肉瘤治疗原则有所不同。

遵循多学科综合诊治原则，组织骨与软组织肉瘤外科、肿瘤内科、放疗科、影像科、病理科和介入治疗科等相关科室的专家进行讨论。根据患者的年龄、身体基本状况、病理类型和肿瘤侵犯范围等，认真阅片分析病情，依据最有利于患者疾病治疗和改善预后的原则，制订出有计划、按步骤地逐步实施的整体治疗方案，尽量让患者在治疗计划中获得最大的收益。

一、手 术 治 疗

手术治疗是软组织肉瘤的主要治疗手段，辅助以术后放疗或术前放疗。

1. 安全外科边界　是指 MRI 显示软组织肉瘤边缘或反应区外 1cm 处，手术是在保证安全外科边界基础上追求完整切除肿瘤。

小肿瘤，可考虑扩大切除术；可行再次切除者，需考虑提高安全边界＞1cm。

2. 对于体积较大、较深或侵犯邻近大血管、神经、关节和骨骼等重要组织的肿瘤　预计一期手术难以达到根治切除；而对化放疗相对敏感的肿瘤，需要术前放化疗和介入治疗等手段，使肿瘤体积缩小、坏死和形成明显的假包膜，从而为手术获得安全外科边界创造条件。

3. 软组织肉瘤手术不推荐常规清扫区域淋巴结　对于容易发生淋巴结转移的透明细胞肉瘤、上皮样肉瘤、血管肉瘤、胚胎型横纹肌肉瘤和未分化肉瘤等，应常规检查淋巴结。

如影像学检查怀疑有淋巴结转移，应在切除原发肿瘤的同时行淋巴结清扫术；术后病理若证实区域淋巴结转移且侵及包膜外者，需要术后放疗。

二、四肢软组织肉瘤的治疗

术前应尽量明确病理诊断，R0 切除是治疗四肢软组织肉瘤的主要手段；无法达到 R0 切除，需要进行术前放化疗和介入治疗，否则有必要进行截肢。保守性手术联合放射治疗，使肢体软组织肉瘤的局控率明显提高，并改善生存质量。

1. 术前诊断为化疗敏感型肿瘤　如尤文肉瘤/原始神经外胚层肿瘤、胚胎型横纹肌肉瘤和其他小圆细胞恶性肿瘤，实施术前全身化疗不仅可有效地降低肿瘤负荷、提高 R0 切除的比例、防止出现早期肿瘤远处转移；而且，可以根据肿瘤坏死率选择术后化疗方案。

2. 局部复发的软组织肉瘤　无论是否合并远处转移，局部复发灶均可以考虑手术切除。基本要求，是将复发肿瘤和皮肤切口在内的瘢痕组织一并切除；一期完整切除困难者，仍然可以选择术前放化疗和介入等治疗手段。

低级别肉瘤：未出现远处转移可以仅仅手术切除，原则上无需术后全身化疗。

高级别肉瘤：需要在全身治疗的基础上，待复发病灶稳定后再进行手术切除，术后辅助放化疗。

三、脊柱及其椎旁软组织肉瘤

1. 术前病理诊断为放化疗敏感肿瘤者推荐术前放化疗后再择期手术。

2. 术中注意保护脊髓、神经和重要血管，术后再进行放化疗可以提高局部控制率。

3. 对于肿瘤无法彻底切除者,推荐先行减瘤手术,缓解肿瘤对脊髓及神经的压迫、改善症状,提高患者生活质量。

四、腹、盆腔软组织肉瘤

首次手术是患者获得可能根治的最佳时机,最佳的手术方式和切缘需要根据肿瘤的病理级别和分期而定。

1. 低级别肉瘤应尽可能做到广泛切除,高级别肉瘤需要手术联合放化疗等手段综合治疗,不推荐腹腔镜手术。

2. 对放化疗敏感的肿瘤,提倡术前新辅助放化疗直至肿瘤明显缩小,力求获得完整切除。

3. 肉眼残留或镜下切缘阳性,术后放疗可以提高肿瘤的局控率,并延长无复发生存期。

4. 局部复发病灶,应争取再次完整切除;部分经过选择的患者可能从放疗、化疗、局部热疗中获益。

第二节　放　射　治　疗

不同病理类型软组织肉瘤的放疗时机、放射野设计和射线种类与能量、照射剂量和分割方式等的选择,仍有待进一步达成统一意见。

一、放射治疗原则

对于已经获得 R0 切除、病理级别较低的 I 级或部分 II 级软组织肉瘤,术后予以定期随访,或局部辅助放射治疗。

可手术切除、病理高级别软组织肉瘤:局部广泛切除+辅助放疗,疗效取决于软组织肉瘤的病理类型和肿瘤负荷量。

1. 放射治疗总剂量,需考虑正常组织耐受性;放疗可以降低局部复发率,不影响总生存率。

2. 根治性放疗,指在已知正常组织耐受情况下,利用精确放疗技术推量至 DT70~80Gy,某些情况下甚至可以更高推量。

3. 调强或质子精确放疗,可提高疗效;若预期为 R1 或 R2 切除,尤其是腹膜后或腹腔内肿瘤,术中高危复发区域放置银夹标识。

4. 对于腹膜后或腹腔内肿瘤,外照射剂量需降至 DT45Gy,发生放疗并发症可能性大时,不再推量。

二、放射治疗方式

单纯放疗:是软组织肉瘤治疗最常应用的放疗方式,放疗剂量和照射野视不同大小、部位和病理类型的软组织肉瘤而定,常规剂量为 DT50~75Gy,25~38 次。

同步放化疗:主要针对身体状况良好、无严重脏器疾患的中、青年患者,局部控制率高于单纯放疗,尤其适用于恶性程度高和肿瘤体积较大的软组织肉瘤患者。同步放化疗中,采用的化疗增敏药物主要有阿霉素、异环磷酰胺和顺铂等。视患者情况,可以使用单药或联合用药,如 AI 方案(阿霉素+异环磷酰胺)、AD 方案(阿霉素+达卡巴嗪)或 MAID 方案(美司钠+阿霉素+异环磷酰胺+达卡巴嗪)等同步放化疗。

序贯放化疗:指在放疗前、后使用化疗,其局部肿瘤控制率不及同步放化疗,但优于单纯化疗或放疗,血液学和胃肠道等不良反应相对同步放化疗较轻,适用于无法耐受同步放化疗的患者。

立体定向放射治疗(SBRT):主要包括 γ-刀、X-刀、赛博刀、TOMO 刀及属于高 LET 射线的质子和重粒子照射。目前,SBRT 用于脊髓侵犯、神经根受压等治疗效果优于普通直线加速器治疗,治疗进展缓慢的孤立性远处转移灶的软组织肉瘤有较好的近期疗效。

(一)术前放射治疗(2A 类推荐)

对于肿瘤较大、较深,与血管神经关系密切,局部切除困难或预期无法达到安全外科边界者,术前放疗联合或序贯化疗、介入治疗等可能缩小肿瘤体积,提高 R0 切除或保肢治疗的概率。

1. 术前放疗优点

(1)肿瘤周围的血液供应未被破坏,对放射治疗的敏感性高。

(2)降低肿瘤细胞的活性,减少术中种植和远处转移的概率。

(3)缩小肿瘤体积,增加完整切除肿瘤和保留肢体的可能性,提高局部控制率。

2. 术前放疗不足

(1)可能会影响手术后切口愈合。

(2)干扰病变范围和术后病理评价的准确性。

3. 术前放疗适应证

(1)适用于肿瘤体积较大(>15cm)、较深,或分化程度差者(组织学Ⅱ~Ⅲ级)。

(2)肿瘤与血管、神经关系密切者。

(3)术前估计肿瘤难以彻底切除,或预期无法达到安全外科边界者。

(4)需要截肢手术才可能获得阴性切缘者。

4. 术前放疗范围 相对于术后放射治疗要小,放射治疗的剂量相对较低,治疗后的功能保持相对要好。

5. 术前放疗后,宜在 3~6 周内实施进行手术。

(二)术后放射治疗(Ⅰ类推荐)

1. 术后放疗优点

(1)能确切地了解肿瘤的病理类型、恶性程度、侵犯范围及手术情况,为制订放射治疗方案提供了充分的依据。

(2)可以杀灭手术后残存的肿瘤细胞,减少局部复发,甚至远处转移的机会。

2. 术后放疗不足

(1)照射部位的血供,受手术影响增加了肿瘤细胞的乏氧程度,降低了放射治疗的敏感性。

(2)有时因伤口延迟愈合,而耽误了放射治疗的时机。

3. 术后放疗适应证

(1)病理高级别肿瘤。

(2)肿瘤最大径>5cm。

(3)对于切缘阳性者、局部肿瘤切除术后,不准备再做更彻底手术时。

(4)手术切除的范围包括正常组织太少,估计手术切除可能不彻底者。

(5)手术切缘阳性或未达到安全外科边界,肿瘤侵犯周围血管、神经。

(6)广泛性切除术,仍有残存病变者。

(7)计划以广泛性切除术代替截肢术或半骨盆切除术者。

(8)多次术后复发有复发倾向者、复发后有截肢危险者。

(9)原发灶位置很深、高度怀疑有残留或组织学Ⅱ~Ⅲ级。

4. 肿瘤位置表浅、体积小、病理低级别、广泛切除术后,手术已达到安全外科边界者 术后辅助放疗不作推荐。因为,这些病例一旦局部复发后,还有再手术切除并保存肢体的可能。

5. 照射范围 根据肿瘤的位置、大小和病理分级来决定,充分包括瘤床外,还应包括手术操作所涉及的部位,最好能在术中做标记,一般情况照射野应超出手术范围 5cm。

6. 术后外照射 通常需在术后切口愈合(3~8 周)后开始。

（三）姑息性放射治疗

1. 主要目的

(1)较长时间控制局部肿瘤生长。

(2)尽量延缓或减轻局部严重症状，提高生活质量。

(3)联合或序贯化疗、介入等其他治疗方法，达到延长患者总生存时间的目的。

2. 适应证

(1)对于经术前抗肿瘤治疗，仍无法手术切除或手术可能严重影响肢体功能、无法保肢或拒绝截肢的局部晚期软组织肉瘤患者。

(2)针对局部晚期无法手术切除肿瘤导致的各种并发症，如疼痛、急性脊髓压迫症和肢体功能障碍等。

三、放射治疗技术

（一）常规放射治疗技术

1. 模拟机定位　患者采用合适体位、模具及体表铅丝标记手术瘢痕，透视下确定治疗范围和要保护的正常组织，拍摄定位片。

2. 根据肿瘤部位，选择合适的射线能量　高能 X 线(6MV～10MV-X 线)、电子线(6MeV～15MeV-E) 和 ^{60}Co-γ 线。

3. 照射野设计

(1)为原瘤床或手术瘢痕纵向外放 5～7cm，横向外放 2～3cm，包全手术瘢痕和引流口，手术瘢痕表面覆盖相应厚度、宽度的蜡膜，以避免低剂量致局部复发。

(2)照射时可先用大野，照射 2/3 剂量后缩野，或先用高能射线后用电子线补量。

(3)根据照射野大小、深度、是否使用楔形板设计放射治疗计划。

(4)照射剂量：DT50～70Gy/5～7w，常规分割或大分割、超分割放疗。

4. 软组织肉瘤放疗技术

(1)肢体：对穿野，用楔形板，6MV-X 线，可用适当能量的电子线补量。

(2)臀部：成角野，用楔形板。

(3)躯干：切线野或单一电子线野、多野多角度及楔形板照射技术。

(4)头颈、椎旁：三维适形或调强放疗。

(5)腹膜后：对穿野，10MV～20MV-X 线；或三维适形或调强放疗。

5. 肢体软组织肉瘤放疗注意事项

(1)不要照射肢体的全周径，对肢体需保留一条 5～10cm 宽的正常组织避免照射，以利于淋巴回流。

(2)称重骨，至少保护横切面的一半。

(3)避免照射全关节腔。

(4)避免照射大肌腱。

（二）三维适形、调强放疗或 X-刀治疗技术

体位固定、模拟 CT(扫描前用铅丝标记手术瘢痕)、靶区勾画和照射野设计，参考常规放射治疗技术。

（三）组织间近距离照射

1. 优点

(1)术中由肿瘤外科医生和放射治疗医生共同确定治疗靶区范围。

(2) 放射线直接照射瘤床, 靶区的剂量高。

(3) 正常组织受到照射的体积少、接受的剂量低。

(4) 从而有望提高局部控制率, 减少正常组织的放射损伤。

2. 组织间插植治疗　可以单独作为术后放射治疗手段, 也可以与外照射相结合追加剂量。

3. 放射源　目前, 多采用 ^{192}Ir 治疗。

4. 开始治疗时间

(1) 一般于术后 6~7 天, 术口愈合后开始。

(2) 术中保留施源管, 必须在手术后数天 (4~6 天) 即进行。

四、放疗不良反应及处理

放射治疗并发症一旦发生, 处理很困难, 关键在于预防。

(一) 早期不良反应

放射性皮炎, 手术伤口愈合延迟, 骨髓抑制。

(二) 晚期不良反应

皮肤毛细血管扩张, 皮肤溃疡, 皮下组织、肌肉纤维化硬化, 肢体水肿, 关节活动障碍, 骨折、骨坏死, 外周神经病, 第二实体肿瘤。

(三) 放疗不良反应处理

出现皮肤溃疡坏死时, 如范围小、损伤轻可用维生素 B_{12} 湿敷, 重者可考虑保守治疗或全层植皮术。经对症治疗失败, 伤口长期不愈者, 可考虑截肢术。

第三节　化　学　治　疗

软组织肉瘤特别是高级别软组织肉瘤, 需要多学科综合治疗。化学治疗有助于提高肿瘤 R0 切除率、增加保肢机会, 还可以降低术后复发转移风险, 对于复发转移的晚期患者, 可延长患者的总生存期和提高生活质量。

一、化学治疗的策略

1. Ⅱ期、Ⅲ期四肢软组织肉瘤, 肿瘤切缘＞1cm, 含阿霉素的辅助化学治疗, 可增加无病生存率, 但不增加总生存率。

2. 对肿瘤切缘＜1cm, 是否常规行术后辅助化学治疗意见不一。

3. 强烈的辅助化学治疗不增加总生存率, 并且有明显毒性, 只适用于有巨块病变、高危因素及高度恶性、经过最佳的局部治疗 (手术、放射治疗) 后的Ⅱ期、Ⅲ期患者, 可增加患者的无病生存率。

二、化学治疗的方式

化学治疗的方式分为新辅助化疗、辅助化疗和姑息性化疗等。

(一) 新辅助化疗

术前化疗推荐方案, 阿霉素 (ADM) ±异环磷酰胺 (IFO) 方案或 MAID 方案 (美司钠+阿霉素+异环磷酰胺+达卡巴嗪)。

(二) 辅助化疗

1. 对于Ⅰ期有安全外科边界的软组织肉瘤患者, 不推荐辅助化疗。

2. 对于Ⅱ～Ⅲ期患者，建议术后放疗±辅助化疗，对有以下情况的Ⅱ～Ⅲ期患者强烈推荐术后辅助化疗（2A 类推荐）。

（1）化疗相对敏感。

（2）高级别、深部、直径＞5cm。

（3）手术未达到安全外科边界或局部复发二次切除后的患者。

横纹肌肉瘤，建议术后辅助化疗 12 个周期；骨外骨肉瘤，12～15 个周期；骨外尤文肉瘤，16～18 个周期。除此以外的其他软组织肉瘤，辅助化疗一致推荐 ADM±IFO 方案，建议化疗 6 个周期。

（三）姑息性化疗

对于不可切除的局部晚期或转移性软组织肉瘤，积极有效的化学治疗，有利于减轻症状、延长生存期和提高生活质量。

对于多次多线化学治疗失败，已经证明很难从化学治疗中获益，且美国东部肿瘤协作组体能状态（ECOG-PS）评分＞1 分的患者，不推荐再次化疗。

三、化学治疗的方案

（一）一线化疗方案

推荐：ADM 单药 75mg/m²，每 3 周为 1 个周期；对于无法耐受或拒绝蒽环类药物者，IFO 单药 8～10mg/m²，每 3 周为 1 个周期。

与 ADM 单药化疗相比，ADM＋IFO 方案未显示出总生存优势。

（二）一线化疗失败的软组织肉瘤

目前，尚无公认的二线化疗药物及其方案。

第四节 分子靶向治疗

分子靶向治疗目前尚无软组织肉瘤辅助和新辅助治疗指征，主要作为局部晚期无法手术切除或转移性软组织肉瘤的二、三线治疗。

美国食品药品监督管理局批准：帕唑帕尼（pazopanib）800mg，口服，1 次/天，治疗既往化疗失败、除脂肪肉瘤和胃肠道间质瘤以外的晚期软组织肉瘤。该药也是目前唯一取得治疗软组织肉瘤（非脂肪肉瘤和胃肠道间质瘤）适应证的分子靶向药物（2A 类推荐）。

第五节 复发转移的诊治

应及时进行系统检查，包括发现临床症状、原发灶部位和区域淋巴结超声检查，以及可能发生转移组织器官的影像学检查等。

治疗首先需要全面评估患者一般状况，明确复发和转移灶的部位、大小、数量及与邻近重要组织器官的关系，明确治疗目的后，再制订个体化治疗方案。

一、对有可能获得第二次完全缓解（CR2）者

应在系统化疗等全身治疗基础上，积极采取手术等局部治疗。

化疗敏感或既往化疗获益的肿瘤，可以先全身化疗或局部动脉灌注化疗等，待病灶缩小、病情稳定后再行手术。

对血管神经侵犯无法保肢的患者，可以考虑截肢手术。

二、多发性转移、已经无法治愈者

以延长生存期、提高生活质量为治疗目的。

对于预期能够从化疗中获益的患者，可以使用二线化疗，以延缓疾病进展。

对于有可能导致截瘫、病理骨折、肢体受压导致血栓形成、严重疼痛的病灶，应积极开展姑息性手术、放疗和射频消融等局部治疗，提高患者的生活质量。

三、对于病理低级别、生长缓慢、化疗不敏感，或既往化疗未能获益、且全身广泛转移者

不推荐三线及以上的药物化疗。

临床实践中，首先推荐使用在中国大陆获得软组织肉瘤适应证并上市的药物；其次，是使用已在国外获得适应证并上市，但在中国大陆未上市的药物；再次，是使用在国内外均未获得适应证，但获得相关国家临床指南和专家共识推荐的药物；最后，才是参考临床研究文献的报道，结合多学科协作模式讨论结果和临床医师的个人治疗经验使用药物。

治疗前需要与患者及家属详细交代上述情况以获得理解，并签字同意。积极推荐所有复发和转移患者，参加国内外新药临床试验。

第六节　随　访

除常规询问相关的病史和体格检查以外，根据不同的部位，选择不同的影像学检查项目，间叶源性肿瘤不常规推荐检查肿瘤标志物。

一、随　访　间　隔

病理中、高级别软组织肉瘤患者，术后前 2～3 年，每 3～4 个月随访 1 次；之后，每年随访 2 次；5 年后，每年随访 1 次。

低级别患者，前 3～5 年内，每 4～6 个月随访 1 次；之后，每年随访 1 次。

二、随　访　内　容

每 3～6 个月，复查胸片或胸、腹、盆部或病变部位 CT 或 MRI，2～3 年；之后，每年一次。

1. 治疗后的基线影像学资料。

2. 注意复查 MRI，评估高危复发手术区域。

3. 记录组织器官功能修复状况，直至其最大程度恢复。

4. 10 年后复发概率很小，可以视情况减少随诊频率。

（李　懿　陈　宏　秦继勇）

第十篇 良性病放射治疗

第四十七章 概　述

第一节　临 床 应 用

良性病放射治疗具有悠久的历史，1895 年伦琴发现 X 线，1896 年 Freund 首先将 X 线用于治疗毛痣，随后逐步应用于临床。

良性增生性疾病：低剂量 DT5～30Gy，在初始事件发生后 24～48h 内就开始照射，可获得最佳的结果。被广泛接受、成功治疗的瘢痕瘤损伤或皮肤创伤修复的增殖性反应，一次或分次照射的方案都被证实是有效的。

异位骨形成：DT10～20Gy，单次或分次；或 DT7～8Gy 的单次治疗，无论是手术前或手术后，在各自的 24～48h 以内都有明显的效果。

鼻硬结病临床分三期：第一期，卡他期或萎缩期；第二期，肉芽期或结节期；第三期，瘢痕狭窄期。放射治疗最适宜用于第二期，如已发展至第三期，有鼻外形的改变，放射治疗就不宜进行。

当患者合并糖尿病、甲状腺功能亢进或活动性肺结核，放射治疗时局部和全身反应都会加重，应尽快控制合并疾病，再开始放疗。

一、良性病放射治疗策略与保护性原则

（一）良性病放射治疗策略

开展良性病的放射治疗，应着重研究不同良性病病理过程、慎重诊断，掌握好适应证、疾病病期及时机；积极探讨放射治疗作用机制，选择适当或改进放射治疗技术，给予恰当的剂量，建立统一规范，更好地保护周围正常组织，避免和预防不良反应的发生。

对不适宜手术和药物治疗、手术或药物难以奏效的患者，放射治疗可以发挥作用者，应及早治疗。但应慎重采用，绝不滥用；权衡利弊，考虑利益与危险因素，合理取舍。

辐射致癌的潜伏期与癌的种类、受照剂量大小、辐射质等许多因素有关，其中白血病的潜伏期最短，平均 10～13 年，而其他癌肿的潜伏期大都 2 倍于白血病：甲状腺癌一般为 20 年，乳腺癌约 23 年，皮肤癌约 25 年。一般来说，取 25 年的潜伏期作为近似是适宜的。

（二）良性病放射治疗保护性原则

1. 严格掌握适应证权衡利弊，并与其他治疗方法全面比较；对儿童和妊娠期妇女的良性病，除非非常必要，否则不予放疗。

2. 放疗前对所用技术、总剂量、单次量、开始和间隔时间、危险因素和保护因素、疗效等，都必须有充分的考虑。

3. 与恶性肿瘤相比，良性病放疗剂量应偏低、射野和能量应偏小、对限束筒和铅挡块等屏蔽措施应偏严、对重要敏感器官保护的要求应偏高。

4. 不具备特殊设备和技术时，不能开展特殊治疗。例如：瘢痕需用浅层 X 线或加速器电子线治疗机；血管内照射，需有专用后装机或专用自源或专用放射性支架及相关技术；甲状腺功能亢进的治疗，需相应的 ^{131}I 治疗技术等。

5. 良性病细胞分化好，在病理上属正常细胞，其 α/β 值偏小，增大单次剂量、减少分次数时，

可对病变组织损伤大(类似晚反应组织);所以,多采用少次大剂量、低分割照射。

二、良性病放射治疗方针

2000 年,第 42 届国际良性病学术会议上推荐:良性病放射治疗方针和通知书,具体如下。

1. 掌握疾病的发展规律,尽可能选用无副作用的方法。

2. 用合适的放射源和尽可能用新的治疗方法,并估计放射治疗与其他治疗方法的危险与利益比。

3. 若常规治疗未能减轻症状,其他治疗方法的危险性超过放射治疗,或进一步治疗的潜在后果是不能接受的,便可确定进行放射治疗。

4. 确定放射治疗的危险性,应从放射治疗质量、总剂量、全疗程的时间、照射病灶周围的各个器官的危险性、照射后病变可能出现的不良反应和患者年龄来评估。

5. 若选择放射治疗,应通知患者说明病情需做放射治疗和放射治疗的预期效果。

6. 治疗通知书要写明放疗的详细资料,包括靶体积、照射剂量、照射野的大小、总疗程、有关的危险性、不良反应。

7. 告知患者需进行长时间的随诊来评估治疗效果,并记录相关的急性和晚期不良反应。

8. 若患者或监护人对治疗计划说不明白或不能接受,应在治疗前推荐优良的第二选择方案,供其挑选,并取得其同意,再进行治疗。

三、良性病放射治疗防护

(一)良性病放射治疗防护措施

掌握好良性病放射治疗,最佳防护技术措施。

1. 依据靶体积的深度和范围,确定射线能量及照射野大小。

2. 避免病灶周围正常组织和靶体积邻近的放射敏感器官,受到不必要的照射。

3. 应从标准的百分深度剂量表中,获得放疗吸收剂量值。

4. 对所使用的本单位治疗机,提供的 X 线或电子线特性参数都要从直接测量中获得,并能熟练自如的灵活运用。

5. 低能电子射线在进入组织表面后有一个剂量建成区,建成区剂量较低;治疗皮肤病时,表面应覆盖 0.5~1.0cm 厚的组织等效物,以提高皮肤表面的剂量。

6. 用高能电子线治疗时,要在专用限光筒下附加塑料板以减少电子散射的剂量。同时,要在限光板内插入特定规格(实时制作)的低熔合金防护挡板,以按不同形状保护不需要照射到的正常组织。

7. 选 X 线能量大于 4MV 放疗时,不管靶体积深浅如何,都必须使用 4~5 个半价层厚度的标准或特殊形状的挡块,来屏蔽保护不应照射的组织和器官。

8. 对人体特殊部位,如口腔、鼻腔等部位也应有注意使用防护材料,以减少正常组织结构的辐射影响。

低 kV-X 线和不同能量的电子射线的中心轴百分深度剂量见表 10-47-1。

表 10-47-1　低 kV-X 线和不同能量的电子射线的中心轴百分深度剂量

深度 (mm)	不同能量射线中心轴百分深度剂量/%										
	10kV	29kV	43kV	50kV	100kV	140kV	4MeV	6MeV	8MeV	10MeV	12MeV
0	100	100	100	100	100	100	75	75	80	85	87
1	22	80	85	93							
2	5	59	75	85							
5	0.9	36	58	73	90	94	95	92	93	92	90
7.5							100	95	94	94	92
10	0.3	19	38	54	87	88	95	98	98	97	93

续表

深度 (mm)	不同能量射线中心轴百分深度剂量/%										
	10kV	29kV	43kV	50kV	100kV	140kV	4MeV	6MeV	8MeV	10MeV	12MeV
15					55	81	65	98	100	97	95
20	0.17	6	19	31	45	75	10	82	96	100	97
25					39	68		45	80	97	100
30			14	24	30	62		7	60	87	100
35					25	56			35	65	97
40					21	50			12	51	88
45										25	73
50										10	45
55											25
60											9

(二)放射治疗中对良性病患者的防护

1. 总体方案上的防护 医技人员必须具备良性病放疗的基本知识，并受过专门训练，疗前应制订出适合良性病放疗的最优化方案。

2. 设备保证 适合相应良性病放疗的合格设备是必要的前提，如能量(含浅、中、深层机的射线质或加速器电子线、放射性核素的能量等)、剂量刻度准确性、漏散射、各种联锁等都必须符合国际 IEC 和我国 GB 的相应要求。

3. 屏蔽防护 要更加重视对野外和敏感部位的遮挡与屏蔽，如眼晶体、性腺、睾丸、卵巢、胎儿、红骨髓等造血系统、胃肠黏膜等。必要时，做二或三级(体表)屏蔽。

4. 质量保证和质量控制(QA&QC) 良、恶性病的要求基本一致。

第二节 机 制

对部分良性病，给予的放射治疗剂量是比较安全的(表 10-47-2)；大约 100 种良性病，是放射治疗的适应证。

一、电离辐射在不同良性病病理过程中的作用

(一)抗增殖作用，抑制细胞的增殖

照射后细胞有丝分裂即刻延迟、分裂能力降低及有丝分裂相关联的细胞死亡，改变有克隆能力细胞的存活及再增殖动力学，此作用大小与剂量有关。电离辐射适用于抑制异位骨化，预防血管再狭窄，瘢痕形成或治疗硬纤维瘤。

(二)抗炎作用与退行性病变止痛作用

低剂量放疗促使免疫系统的单个核细胞(淋巴细胞、巨噬细胞、单核细胞)黏着并通过毛细血管进入炎症组织，传递炎症前细胞因子(IL-1，IL-6)及坏死因子(肿瘤坏死因子)，调整免疫反应。

在剂量<0.5Gy 时，发现射线能减轻急性炎症，快速减轻疼痛、水肿和红斑，其过程与细胞死亡或抑制增殖无关。

低营养组织，如肌腱、韧带、关节，慢性炎症引起疼痛，进而影响功能，放疗抑制炎症，缓解疼痛，改善功能。骨关节炎，单次剂量 DT0.5～1Gy，总剂量 DT5～10Gy。

(三)免疫抑制作用

放疗改变自我免疫疾患的免疫调节，适用于长期抑制局部自身免疫，如 Graves 眼病的治疗。

（四）功能性作用

考虑为自主神经调节作用，或者干扰基因激活的过程。

表 10-47-2　良性病放疗的剂量与作用机制

作用机制	单次剂量（Gy）	总剂量（Gy）
细胞基因和蛋白表达（湿疹）	<2.0	<2.0
淋巴细胞，抑制感染（眶内假瘤）	0.3～1.0	2.0～6.0
抑制成纤维细胞增生（瘢痕）	1.5～2.0	8.0～12.0
抑制良性肿瘤增生（硬纤维瘤）	1.8～3.0	45.0～60.0

二、良性病放射治疗的机制和适应证

（一）脱毛作用

1. 机制　抑制毛囊生长功能；射线使毛发和下部连接变松而易于脱落。

2. 适应证　头癣、须疮、多毛症、有毛色素母斑等。

（二）抑制分泌功能

1. 机制　射线对皮脂腺、汗腺的破坏作用使腺体萎缩；射线同时可抑制腺体的分泌功能。

2. 适应证　痤疮、腋臭、色汗症、手足多汗症、腮腺瘘、胰腺瘘、淋巴瘘、鼻瘘等。

（三）止痛、止痒作用

1. 机制　射线对神经末梢感觉过敏的抑制作用。

2. 适应证　神经性皮炎、湿疹、强直性脊柱炎、手足甲下血管瘤等。

（四）抑制淋巴组织增生作用

1. 机制　少量放射线可以破坏淋巴组织生长中心，使之停止分裂，抑制淋巴组织增生。

2. 适应证　鼻咽及咽的腺样体增生、耳咽管周围淋巴组织增生、航空性中耳炎、嗜酸性淋巴肉芽肿、扁桃体肥大、婴儿重度胸腺肥大、Kimera's 病。

（五）抑制纤维组织增生——抗增殖作用

1. 机制　幼稚成纤维细胞、角化组织等增生期对放射线敏感，射线可以抑制纤维组织增生（剂量 DT≥10Gy）。

2. 适应证　瘢痕、鸡眼、甲下疣，阴茎海绵体硬结症、血管成形术后再狭窄。

（六）抗炎作用

1. 机制　抗炎，也可能包括放射镇痛作用。

2. 适应证　慢性丹毒急性发作、乳腺炎、外耳道疖、急性坏疽、化脓性指骨骨髓炎、血栓性静脉炎、慢性腮腺炎、肩周炎、颈淋巴结结核、结核瘘道及腱鞘炎等。剂量 DT0.5～1Gy/次，总剂量 DT5～10Gy。

（七）血管瘤的治疗

1. 机制　射线引起栓塞性动脉内膜炎，血管弥漫性硬化及血管周围基质纤维化，并使毛细血管阻塞。

2. 适应证　荔枝型幼儿血管瘤最敏感；海绵型及混合型中度敏感；葡萄酒斑及成熟的血管内皮不敏感。

（秦继勇）

第四十八章 放射治疗

第一节 原则与指南

一、良性病放射治疗原则

大多数良性病放射治疗的最佳剂量和分次差别很大，放射治疗原则：应按靶体积的深度，选择射线能量，设计保护病灶的正常组织；按所用治疗方法，选择合适的射线（光子和电子）及能量；正确使用防护物（铅等），限定照射野及保护正常组织。

二、良性病放射治疗指南

美国放射卫生局良性病治疗委员会，建议的良性病放射治疗指南如下。

1. 在治疗前，应充分考虑放射治疗预期的疗效，射线的质、总剂量、总时间、发生危险的基本因素和相邻器官及防护措施。

2. 对于婴幼儿及儿童，应认真权衡治疗的危险和利益，除非必要，否则不应进行放射治疗。

3. 对皮肤区域直接照射时，照射野中不能危及可能发生晚期反应的器官，如甲状腺、眼、性腺、生殖腺、骨骺、骨髓和乳腺等。

4. 对所有患者都应采取严格谨慎的放射防护技术，使用细致的防护措施及设备、器材，包括限光筒和铅挡防护等。

5. 按病灶的深度，选择适当能量的放射线（能量适合病理的穿透深度）。

第二节 常见良性病放射治疗

一、眼部疾病

眼部疾病有翼状胬肉、甲状腺眼病、眶内炎性假瘤、黄斑变性。

（一）翼状胬肉

翼状胬肉（pterygium）是眼科常见疾病和多发病，是发生在结膜并可侵及角膜的一种血管纤维增生性病变。可单眼或双眼受侵犯，因其形状似昆虫的翅膀，故名为翼状胬肉。

翼状胬肉由增生的纤维血管组织组成，从眼球内侧结膜延伸到角膜表面，引起流泪、过敏，损伤视力（侵犯瞳孔）。由于角膜表面及结膜下术后胬肉残存组织的存在，加之巩膜表层新生血管进入角膜创面，致使胬肉极易复发。

治疗首选手术切除，但术后复发率高达 20%～30%。术后 24h 内予以局部放射治疗，可以明显降低复发率。术后 4 天内，放疗最有效。

放射治疗有采用单次照射，也有采用分次照射；分割剂量大小不一，疗效及与放射相关并发症发生率也不同。

常用的放射治疗方式是：术后 ^{90}Sr-β 线治疗，在术后当天、第 7 天、第 14 天共 3 次治疗，剂量 DT8Gy/次或 DT10Gy/次，总剂量 DT24～30Gy，复发率 1.4%；放疗 β 线 DT25Gy/次对比安慰剂治疗，18 个月局控率分别为 93%、33%。

（二）甲状腺眼病

甲状腺（Graves）眼病（graves ophthalmopathy, GO）是以眼球后及眶周软组织的浸润性病变为特征的自身免疫性内分泌疾病。由于眼肌的炎性细胞浸润，造成单个或多个眼肌肥厚使眼球外突，故称为浸润性突眼，又称为内分泌性突眼、恶性突眼。

本病为自身免疫病，亦是一种多因性疾病，可能与基因、自身免疫、眶内成纤维细胞活性、环境及吸烟等因素有关。

临床可见突眼、眼外肌功能障碍、复试、视物模糊、眶周水肿、眼睑迟滞、眼压缩性神经病等。

治疗方法包括肾上腺皮质激素治疗、免疫治疗、免疫抑制剂、手术减压和放射治疗。

类固醇和(或)手术治疗，可缓解症状；球后治疗症状改进 75%，体征改进 80% 以上。

放射治疗选用 4MV～6MV-X 线，眼球中线剂量 DT20Gy，常规分割；有效率 65%～90%，可单独使用，严重患者可加皮质激素，必要时手术眼睑缝合。建议采用三维适形、调强放射治疗技术。

照射野设计：患者取仰卧位或侧卧位，头部固定，照射野限定在球后部位，避开晶体、泪腺及蝶鞍，射线向后约成 5°角，以避开对侧晶体。

照射野：4.0cm×4.0cm 或 4.5cm×4.5cm。

界限：由于突眼的不对称性，照射野前界往往依突眼程度而定，一般在角膜后约 1.5cm 处为好，上下界分别为眼眶的顶及底。

(三)眼眶炎性假瘤

病因至今不明确，是一种特殊的炎性病变，眶内淋巴样疾病：假性淋巴瘤、淋巴增生、恶性淋巴瘤；感染、自身免疫、纤维增生。

双侧或单侧发生，过度的淋巴细胞浸润产生炎性反应，表现为眶内占位、软组织水肿和充血、球后疼痛、突眼、眼球运动障碍、复视、视力减退和眼底改变。

首选糖皮质激素治疗，对弥漫性淋巴细胞浸润型、肌炎型和泪腺炎型有显著疗效。但部分患者在激素减量后，症状复发。

放射治疗对糖皮质激素治疗后复发者，或无反应的患者，或患有使用糖皮质激素禁忌证的，或拒绝应用糖皮质激素治疗的患者，均可施以放射治疗。

选用 4MV～6MV-X 线，适宜能量的高能电子线束。

仰卧位，用面膜头颅固定，在眼睛前方的面膜上开窗，令眼睛睁开。

单眼病变：多采用前、颞侧野或前单一野，露出全部角膜。

双眼受累：可采用双侧平行对穿野，半线束照射技术；或两个侧斜野，屏蔽双眼晶体。

前野：用电子线束时，铅柱遮挡角膜和晶体。

常规分割剂量 DT1.8～2Gy/次，推荐的总剂量以 DT20Gy/2w 为宜，保护晶体。

(四)黄斑变性

老年黄斑变性(aging macular degeneration，AMD)，为脉络膜血管增生侵入视网膜下色素上皮，脉络膜血管化，视网膜出血、剥离，丧失视力。照射视网膜，可减轻炎症反应，便新生血管消退。

4MV～6MV-X 线，或 ^{60}Co-γ 线治疗机，多取仰卧位。

照射野：3.0cm×4.0cm 或 4.0cm×4.0cm。

单侧野(单眼患病)，或双侧平行对穿野(双眼患病)，半束照射，保护双眼晶体。

视网膜区剂量：常规分割剂量 DT1.8～2Gy，每周 5 次，总剂量 DT18～24Gy；或 DT12Gy/2 次、18Gy/3 次、24Gy/4 次或 14.4Gy/8 次。

二、中枢神经系统疾病

中枢神经系统疾病包括垂体腺瘤、颅咽管瘤、脑膜瘤、脊索瘤、脉络丛乳头状瘤、鞍上占位性病变、动静脉畸形、听神经鞘瘤、三叉神经瘤等。

（一）垂体腺瘤

垂体的前叶、后叶和颅咽管上皮残余细胞，均可发生垂体瘤。临床症状表现为①压迫症状：头痛、视力减退、下丘脑综合征、海绵窦综合征、脑脊液鼻漏等；②内分泌症状：由泌乳素腺瘤、促肾上腺皮质激素腺瘤、生长激素腺瘤、甲状腺激素腺瘤等引起的相关症状。

应结合临床症状、体征、血液中相关激素水平及 MRI 增强扫描，可做出临床诊断。

1. 解剖学　垂体位于蝶鞍上面的垂体窝，分为前叶、后叶和中间裂，具有复杂的内分泌功能。垂体的前叶和后叶，在胚胎起源、结构及功能上是完全不同的。

（1）垂体前叶又称为腺垂体，由神经外胚层的拉塞克(Rathke)囊分化而来。

腺垂体中有 5 种不同的、能分泌不同激素的细胞，即促生长激素细胞、促肾上腺皮质激素分泌细胞、催乳素细胞、促甲状腺激素分泌细胞和促性腺激素细胞，分别分泌生长激素(GH)、促肾上腺皮质激素(ACTH)、催乳素(PRL)、促甲状腺激素(TSH)、卵泡刺激素(FSH)和黄体生长素(LH)。

在下丘脑垂体-靶腺轴形成调节及反馈作用和负反馈作用下，可形成有相应分泌功能的肿瘤。

除以上 5 种细胞外，腺垂体另有一种细胞无分泌功能或目前尚不知其分泌功能，有的文章称为零细胞。由此类细胞形成的垂体腺瘤称为无功能腺瘤。

（2）神经垂体又称为垂体后叶，来自前脑底部的神经外胚层，是中枢神经系统的扩展，由神经胶质细胞和神经纤维组成，本身无分泌功能。

由下丘脑视上核和室旁核团神经细胞所分泌的抗利尿激素(ADH)和催产素(缩宫素)，沿下丘脑垂体束(垂体柄)，输送并储存于神经垂体。垂体及垂体柄与第三脑室底和其侧壁的下丘脑有密切的解剖和功能联系。

（3）蝶鞍前界为鞍结节，后界为鞍背，前外为前床突，后外为后床突，垂体窝为硬脑膜所覆盖，鞍膈在蝶鞍上方，中央较薄，有 2～3mm 的鞍膈开口，有的大至 5mm，垂体柄即通过其中。蛛网膜和软脑膜环绕垂体柄，通常不进入鞍内，其间形成视交叉池。有的蛛网膜随鞍膈孔入鞍内，可形成空泡蝶鞍。鞍内肿瘤可通过此孔向鞍上发展，鞍内肿瘤未突破鞍隔之前，由于鞍内压力的增加，往往引起剧烈的头痛、怕光、流泪等。

（4）垂体两侧为海绵窦，前起眶上裂，后达岩骨尖水平，海绵窦长约 2cm，颈内动脉在海绵窦内通过，与内壁距 1～3mm。动眼神经在海绵窦后部穿过，海绵窦外侧壁内方有第Ⅲ、Ⅳ、Ⅴ和Ⅵ脑神经通过。

（5）视交叉距垂体鞍膈上方约 10mm，与鞍膈之间形成视交叉池，鞍内肿瘤向鞍上发展，可压迫视交叉，出现视力、视野障碍，亦可压迫或突入第三脑室，引起脑脊液循环梗阻和颅内压增高。

2. 垂体腺瘤的分类

（1）垂体瘤瘤体的直径：在 1cm 及以上的，称大腺瘤；在 1cm 以下的，称微腺瘤。

（2）根据垂体瘤细胞染色性质：把垂体瘤分为嗜酸性细胞腺瘤、嗜碱性细胞腺瘤、嫌色细胞腺瘤、混合性细胞腺瘤。

1）嗜酸性细胞：GH 细胞，或 PRL 细胞。

2）嗜碱性细胞：ACTH 细胞、TSH 细胞、LH 细胞和 FSH 细胞。

3）嫌色细胞：包括 GH 细胞、PRL 细胞、ACTH 细胞、TSH 细胞、LH 和 FSH 细胞等分泌细胞和未分化干细胞。

（3）把形态和功能结合起来，反映垂体瘤的性质和临床关系。

按细胞分泌功能，分为有分泌功能的腺瘤(分为单激素分泌腺瘤和多激素分泌腺瘤)、无分泌功能的腺瘤(如未分化细胞瘤及瘤样细胞瘤)。

将垂体瘤分为垂体生长激素细胞腺瘤、垂体催乳素细胞腺瘤、垂体促肾上腺皮质细胞腺瘤、垂体促甲状腺激素细胞腺瘤、垂体促性腺激素细胞腺瘤(包括黄体激素细胞腺瘤和卵泡刺激素细胞腺瘤)、垂体多功能细胞腺瘤、垂体无功能细胞腺瘤。

3. 垂体腺瘤的临床分期　垂体瘤的分类方法很多，各有特点，对解决临床问题可互补。

（1）Hardy 分期：基础是肿瘤的大小和几何学，以肿瘤大小和肉眼所见病理解剖学特点区分肿瘤；但不能完全反映不同类型肿瘤的病情程度和预后。

Ⅰ期：蝶鞍大小正常，但鞍底不对称。

Ⅱ期：蝶鞍增大，但鞍底完整。

Ⅲ期：鞍底有局限性侵蚀及破坏。

Ⅳ期：鞍底有广泛破坏。

向鞍上扩展的病例，需做如下辅助命名。

A 型：肿瘤突入交叉池。

B 型：肿瘤达到第三脑室底。

C 型：肿瘤扩展入第三脑室。

D 型：肿瘤扩展到颞窝或额窝。

（2）Wilson CB 分期：是在 Hardy 分期的基础上，加以修改而成。

1）腺瘤限于蝶鞍和蝶窦

A. 鞍底完整：Ⅰ级：蝶鞍正常或膨胀性扩大，肿瘤＜10mm；Ⅱ级：蝶鞍增大，肿瘤＞10mm。

B. 蝶窦：Ⅲ级：鞍底局限性穿孔；Ⅳ级：鞍底广泛破坏。

C. 远距离扩散：Ⅴ级：经脑脊液或血液循环扩散鞍外扩展。

2）蝶鞍外扩展（期）

A. 鞍上扩展：0 期，无蝶鞍上扩展；A 期，肿瘤突入交叉池；B 期，第三脑室隐窝消失；C 期，第三脑室肉眼的移位。

B. 鞍旁扩展：D 期，颅内（硬脑膜内）；E 期，进入海绵窦内或下（硬脑膜外）。

（3）TS 分期：1984 年的 TS 分期，考虑肿瘤的内分泌情况。

1）T 表示肿瘤大小。

T1：X 线片示蝶鞍大小正常。

T2：X 线片示蝶鞍扩大，但肿瘤限于鞍内，或 X 线片正常，但有视神经压迫症状。

T3：X 线片示蝶鞍增大，并伴有压迫症状。

T4：X 线片示巨大蝶鞍，且伴有鞍外侵犯，压迫症状明显。

2）S 表示内分泌失调程度。

S1：肿瘤本身分泌异常，所致该内分泌功能轻度失调。

S2：肿瘤本身分泌异常，所致该内分泌功能严重失调和代谢障碍，并引起其他内分泌系统继发性紊乱（如伴有高血糖及糖尿病等）。

3）分期：Ⅰ期，T1S1；Ⅱ期，T2S2；Ⅲ期，T3S1；Ⅳ期，T4S1、T1～4S2。

4. 垂体生长激素细胞腺瘤（GH 分泌瘤）　若 GH 过度分泌，发生于骨骺关闭前，则导致巨人症；若发生在骨骺关闭之后，则引起肢端肥大症。多死于心脏病、脑血管病及糖尿病并发症，或垂体功能衰竭。

（1）临床表现

1）激素过度分泌：骨髓的改变、皮肤及软组织的改变、糖代谢紊乱、心血管系统病变、呼吸系统病变、神经肌肉系统病变、并发恶性肿瘤（在肢端肥大症中，肿瘤发生的危险性增加；以结肠息肉及腺癌与肢端肥大症的关系最为密切，其患病率分别为 54% 及 6.9%）。

2）激素分泌减低：性腺首先受影响，甲状腺和肾上腺皮质功能受影响。

3）肿瘤压迫：肿瘤对蝶鞍附近结构压迫的方向和程度，与蝶鞍的大小、形状及鞍膈完整情况有关。主要表现有头痛、视功能障碍、压迫下丘脑、垂体卒中（垂体 GH 分泌瘤许多为大腺瘤，若肿瘤生长迅速，则可能发生瘤内出血、梗死及坏死，称为垂体卒中）。

（2）诊断：临床表现、生化检查及影像学检查（CT 和 MRI）。MRI 可以很好地显示蝶鞍周围的情况，如肿瘤与视交叉和海绵窦的关系。

（3）治疗

1）首选外科手术切除，尤以大腺瘤为首选。手术切除不彻底者，可行术后放疗；不宜手术者，可考虑行单纯放疗。

2）药物治疗，目前尚不能代替手术和（或）放射治疗。现已知有两类下丘脑激素可抑制垂体 GH 瘤细胞分泌 GH，即多巴胺类（长效多巴胺受体激动剂溴隐亭、硫丙麦角林、麦角乙胺及卡麦角林）和生长抑素（天然生长抑素、八肽生长抑素激动剂奥曲肽及缓释的生长抑素激动剂兰瑞肽）。

5. 垂体催乳素细胞腺瘤（PRL 分泌瘤） 主要是性腺功能减退和泌乳，或称闭经-泌乳综合；成年男性，多为性欲减退或阳痿、男性不育、无精症等。

肿瘤的压迫症状：头痛、视野缺损、眼外肌麻痹、急性视力减退等。

诊断：主要依赖 PRL 血清水平和影像学检查（MRI 检查）。

治疗：纠正 PRL 的过度分泌，去除肿瘤和解除压迫，恢复垂体正常功能。

治疗：手术治疗、放射治疗和药物治疗（多巴胺类溴隐亭为首选），需 2 种或 3 种方法联合治疗。

6. 垂体促肾上腺皮质（ACTH）细胞腺瘤 因垂体 ACTH 细胞腺瘤或垂体 ACTH 细胞增生，垂体分泌过量 ACTH，引起垂体性库欣综合征即库欣病，又称皮质醇增多症。

垂体 ACTH 细胞腺瘤的局部浸润倾向明显大于其他垂体瘤，可以向邻近的海绵窦、蝶窦及鞍上池浸润。极个别的恶性腺瘤，发生转移。垂体 ACTH 增生较少见，增生原因大部分不清楚。

（1）分 ACTH 依赖性和非依赖性两大类

1）ACTH 依赖性：是指垂体或垂体以外的某些组织分泌过量 ACTH，使双侧肾上腺皮质增生，并分泌过量皮质醇，故皮质醇分泌过量是继发的。

2）ACTH 非依赖性：是指肾上腺皮质肿瘤性生长（腺癌或腺瘤），而自主分泌过量皮质醇。

（2）临床表现：由于长期过多分泌皮质醇，引起蛋白质、脂肪、糖、电解质代谢的严重紊乱及对多种其他激素分泌的干扰。主要为向心性肥胖、糖尿病、高血压和低血钾，皮肤菲薄、宽大紫纹、皮肤毛细血管脆性增加，而易有瘀斑；严重骨质疏松，表现为腰背痛、易有病理骨折，骨折好发部位是肋骨和胸腰椎；伤口不易愈合，生长发育障碍。少见有肾结石、头痛、眼结膜水肿，有的还可能有轻度突眼。

（3）诊断：病因诊断，对治疗方案选择是非常关键的。治疗本病，必须经内分泌科等检查明确病因后，才能进行有效的治疗。

（4）治疗：经鼻-蝶窦垂体瘤摘除术，本病的治愈率可达 80%以上。对手术效果不好或术后复发的病例，可进行再次手术或垂体放疗或药物治疗。

药物治疗是一种辅助治疗，多用于术前准备，药物有密妥坦、氨苯哌酮、甲吡酮、酮康唑、赛庚啶等。

7. 垂体糖蛋白激素分泌瘤 垂体促甲状腺激素（TSH）细胞腺瘤、垂体促性腺激素细胞腺瘤（包括黄体激素细胞腺瘤，促甲状腺激素和卵泡刺激素细胞腺瘤，促黄体激素细胞腺瘤），统称垂体糖蛋白激素分泌瘤。

除 TSH 引起甲状腺肿和甲状腺功能亢进外，大多数无明显的临床表现，常被诊断为嫌色细胞瘤或无功能性垂体腺瘤，因瘤体增大引起神经系统症状如视力障碍、头痛而就诊。

手术是最主要的治疗方法，术后防止肿瘤生长，可行放疗；药物治疗，对肿瘤没有明显的缩小作用。

8. 垂体多功能细胞腺瘤 是指在一个腺瘤内，能产生一种以上激素的垂体瘤，占垂体腺瘤的 10%～15%；大腺瘤多，微腺瘤少。

临床表现有肢端肥大、溢乳、库欣征，少数有甲状腺功能亢进、性功能失调；但也有不少，无内分泌失调的症状。

大腺瘤常有局部侵袭，术后需要放射治疗。

9. 垂体无功能细胞腺瘤　肿瘤增大压迫正常组织，产生垂体功能降低症状，或进一步向鞍外发展，引起周围重要结构受压。表现为额部、双颞或眶后持续性隐痛；若肿瘤向鞍上发展，鞍内压力缓解，头痛反而减轻。

手术是主要治疗方法，经口鼻蝶手术可切除较大的腺瘤。手术后有残留者，需要放射治疗。无功能大腺瘤，单纯放疗效果不好；放疗后，肿瘤缩小要观察 3 年（为最有效期）。

10. 垂体腺瘤放射治疗　治疗原则：手术切除，术后立体定向放射治疗、三维适形或适形调强放射治疗；对没有压迫症状的较小垂体瘤，可行单纯放射治疗。

射线对垂体腺瘤细胞有杀伤作用，同时对正常垂体细胞本身及周围正常组织也有一定的影响。功能性垂体瘤放射治疗后，局控率可达 80%～90%；非功能性垂体瘤，50%放射治疗后有垂体功能低下。

放射治疗时，要考虑到射线对下丘脑、第三脑室底部的视交叉、视神经及在海绵窦内的第Ⅲ、Ⅳ、Ⅵ对脑神经和颞叶的损伤等。因此，从诊断到放射治疗时的照射野设计、定位、剂量计算、摆位技术等均要求非常精确。

（1）目的：在不导致垂体功能不足和不损伤周围正常结构的前提下，治疗目的如下。

1）尽可能消灭肿瘤细胞、防止肿瘤复发，或使肿瘤缩小。

2）对肿瘤周围组织减压，尤其是对视交叉等的压迫。

3）抑制肿瘤生长，控制分泌功能（使内分泌功能稳定或正常），恢复丧失的分泌功能。

4）尽量避免，因放射引起的并发症或后遗症。

（2）适应证：

1）术后放疗。

2）因肿瘤较大及其浸润的部位不可能彻底切除，或术后复发者。

3）因身体健康情况或其他原因不宜手术，可行单纯放疗。

4）肿瘤向鞍上扩展，有视野明显改变，应先考虑手术减压后再行放疗。

（3）禁忌证：

1）鞍上侵犯的大腺瘤，尤以视野缺损明显，病情仍有发展者，不宜单纯放疗。

2）泌乳素腺瘤及生长激素腺瘤中激素明显增高者，单纯放疗后激素水平下降缓慢，近期效果差，如不宜手术，应先以药物治疗。

3）年轻患者要求再生育者，不应以放疗为首选。

（4）放射治疗技术：可采用常规放射治疗、三维适形、适形调强放射治疗或立体定向放射治疗技术。照射范围：参考 MRI 增强扫描、CT，包全垂体窝、蝶窦及瘤床。

垂体的体表标志：以外眦与外耳孔连线中后 1/3 交点上 2cm 为中心。

治疗计划设计：大腺瘤和浸润性肿瘤必须注意其范围，如向下侵入蝶窦内，向两侧侵入海绵窦及向上至第三脑室底，甚至突入第三脑室内等，参考 CT、MR 影像学及手术所见，甚至血管造影，按肿瘤大小、浸润范围来确定照射野大小、射野数目、位置及楔形板的角度。

1）常规照射。

常规放射治疗：较小肿瘤，采用一前野（额前野）加两侧野的三野等中心照射技术；体积较大肿瘤，采用两侧野对穿照射技术，参考术前和术后 MRI，注意保护眼球。

照射野：限于鞍内病变，可用 4cm×4cm 或 5cm×5cm 圆或方形野；超过鞍内的，应视肿瘤大小而决定照射野。

2）适形放射治疗，立体定向放射手术（SRS）及质子治疗。

立体定向放射治疗适应证：垂体微腺瘤（有症状者），但肿瘤边缘距视通路至少 5mm；蝶窦内残留、复发的肿瘤；拒绝或有开颅禁忌的患者。

目的：是为了保护邻近器官，又使肿瘤病变得到最大剂量；利用 CT 或 MRI，准确设定射野大小、部位、方向及剂量等。

立体定向放射手术应注意定位的准确性，对鞍上视交叉的距离应＞5mm，视交叉受量＜9Gy，剂量要严格按 α/β=2Gy 的远期效应来要求，正确估计远期损伤的可能性。

应用 γ-刀要严格掌握适应证，对Ⅲ级以上肿瘤应首选手术治疗；γ-刀治疗后，有可能加重垂体功能低下状态，诱发垂体危象，应特别注意，治疗后定期随访观察。

质子治疗：适合治疗深部肿瘤，尤以当周围组织是要害器官时。

放疗后肿瘤缩小与内分泌、功能下降的相互关系，文献报告很少。

3) 照射剂量：直线加速器6MV～8MV-X线或^{60}Co-γ线，DT45～55Gy/5～6w，常规分割DT1.8～2.0Gy/次，1 次/天，5 次/周。大的肿瘤，未能切除干净者，应适当增加剂量。儿童，总剂量应适当减少10%～20%。

γ-刀治疗，单次肿瘤边缘剂量 DT16～25Gy。

(5)影响放疗疗效的因素：放疗剂量是影响疗效的主要因素；部分垂体瘤，特别是库欣病，肿瘤往往浸润性生长，照射野太小造成边缘剂量不均匀，也会影响疗效；年龄大小，亦是影响因素。

(6)放射治疗并发症：垂体腺瘤为良性肿瘤，患者生存期长，要注意晚期损伤。

早期并发症，如照射皮肤色沉、局部毛发脱落等、头痛或一时性视野改变、垂体功能低下或低钾。

晚期局部损伤：脑血管疾病、腺垂体功能低下、神经放射损伤。

(二)颅咽管瘤

颅咽管瘤组织发生，一种认为，是来源于胚胎 Rathke 残余上皮细胞；另一种认为，垂体结节部的垂体腺细胞出现鳞状上皮化生，形成颅咽管瘤。颅咽管瘤是最常见的先天性良性颅内肿瘤；好发于儿童及青少年，5～15 岁多见。

颅咽管肿瘤好发于鞍区，主要位于鞍上或同时侵入鞍内，少数肿瘤的主体侵入第三脑室内或侵蚀蝶骨，向鼻咽部生长。肿瘤发展缓慢，如发展迅速者，多为肿瘤囊性变所致。

1. 临床表现 与发病年龄、肿瘤位置有关，主要症状如下。

(1)丘脑垂体轴损害的症状，如肥胖、尿崩及垂体功能低下的症状。

(2)视力、视野障碍，为肿瘤压迫视神经、视交叉或视束所致。

(3)颅内压增高症状：多见于儿童，肿瘤向鞍上生长，突入第三脑室，堵塞室间孔而引起梗阻性脑积水。如肿瘤侵犯额叶、海绵窦、大脑脚，则发生相应的局部结构受损的症状。

2. 诊断 主要依靠好发年龄、内分泌障碍和神经压迫症状，影像学诊断(头颅 X 线片，有鞍内或鞍上钙化斑；MRI 检查时，颅咽管瘤囊内成分的组成及含量对其信号影响很大；内分泌学检查，多显示全垂体功能减退，当肿瘤影响垂体柄，出现"垂体柄离断现象"时会有泌乳，血泌乳素水平可轻度增高)。

3. 治疗

(1)治疗原则

1)手术切除为首选治疗方法，未完全切除者行术后放射治疗。

2)手术禁忌或拒绝手术治疗者，可考虑放射治疗。

争取手术切除，但肿瘤与垂体、第三脑室、下丘脑、颈内动脉及颅底动脉环等邻近，且常有粘连，很难彻底切除，术后应行放疗，控制复发。

(2)放射治疗：可选择普通放射治疗(两颞侧野或两颞侧野加前额野)、三维适形放射治疗及立体定向放射治疗(γ-刀、X-刀)技术。

根据病灶部位、肿瘤大小、浸润范围(CT、MRI)确定照射野范围。为减少放射损伤，照射野不宜过大，尽量应用治疗计划，实施适形治疗。

常规放疗：采用两颞侧野或加一前额野，野大小为 5cm×5cm 或 7cm×8cm，DT50～65Gy，6～7 周；儿童剂量，DT50～55Gy，一周 5 次，每次剂量不应超过 2Gy，6～6.5 周。

适形放疗：可实现非共面多野照射，剂量可适当提高。

并发症：内分泌障碍，应及时加以药物替代治疗。

（三）脑动静脉畸形

脑动静脉畸形（AVM）是较常见的颅内血管瘤，在高压动脉系统和低压静脉系统之间，形成先天性的血管短路疾病。有出血倾向，可出现明显并发症及病死率。

治疗方法有手术治疗（显微外科手术）、介入治疗（对某些病灶是有效的）和放射治疗。位于中颅窝的海绵状血管瘤或者脑外海绵状血管瘤，术前放射治疗 DT30Gy，可提高切除率，减少术中出血。

1. 立体定向放射手术（SRS） 是常用的放射治疗方法，单次大剂量照射，可使畸形血管硬化，阻止出血。

SRS 靶区边缘剂量 DT15～30Gy，或 DT8～10Gy，2～3 次，绝大多数病灶在 2 年内逐渐消失，2 年 CR 71%～89%。

SRS 治疗 AVM 的疗效，与最小剂量有关，与最大剂量和治疗体积无关；小于 2cm 的病灶，SRS 效果好。放疗消除病灶，最多需 3 年；在此期间，潜在出血危险减少 54%，完全消除后为 88%。

2. 常规放射治疗 DT1.8～3.5Gy/次，DT40～55Gy，CR 20%。治疗效果，较立体定向放射外科差。

（四）胚胎发育不良的中线肿瘤

中线肿瘤位于蝶鞍，视力减退或损伤，内分泌紊乱，颅内压迫症状。

手术切除，可有后遗症；次全切除，3 年内进展 90%。

手术+放疗：术后放射治疗剂量 DT50～54Gy，单次量 DT1.8～2.0Gy。5～20 年，局控率 80%～95%；FSRS，10 年局控率 100%。

（五）听神经鞘瘤

听神经鞘瘤（许旺细胞瘤）起源于前庭耳蜗神经（CNⅣ）的神经鞘许旺细胞，听力损伤、耳鸣、眩晕、三叉神经病、面瘫、脑干综合征。

手术，有后遗症。

放射治疗：SRS，DT5Gy×5 次，DT3Gy×10 次，DT2Gy×25 次；40%～70%肿瘤消退，维持残余听力，局控率 95%以上。

（六）三叉神经痛

神经受压、局部脱髓鞘，引起传导异常。表现间断性单侧面痛，三叉神经分布区感觉障碍、触痛。

手术：电凝、甘油神经根切断、球囊微压解除术、微血管减压术。

放射治疗：SRS，γ-刀 DT75～90Gy，赛博刀 DT60～65Gy；复发病例，间隔 6 个月再放疗 DT60～70Gy。平均起效时间 20～30 天，多数 6 个月有效，超过 12 个月无效，疼痛缓解率 50%～78%。

（七）脊索瘤

脊索瘤（chordoma）又名囊泡状内生软骨疣（ecchordosis physaliphora），肿瘤来源于胚胎后期和出生后上端蝶枕部或下端骶尾部的脊索结构。

脊索瘤多发生于沿中轴骨髓的任何部位：骶尾部、颅底蝶枕部（多位于蝶鞍部，其次是斜坡，少见颅中窝、蝶骨畸和小脑-脑桥角部）、各段脊柱。

脊索瘤是低度恶性的肿瘤，在组织学上表现是良性，生长缓慢，但有局部浸润破坏性生长的能力，少数病例可发生淋巴或血行转移。

手术加放疗，是标准治疗方式。对部分切除或仅行病理活检者，术后皆可采用放疗，复发后亦可行单纯放疗。

由于脊索瘤对放疗不敏感、病变范围广等因素，尤以颅底脊索瘤所在部位，周围有很多危及器官。

采用包括超分割、组织间插植、重粒子、放射手术及三维适形放疗等方法，其目的都是为了提高肿瘤区照射剂量，尽量减少周围正常组织的损伤。

放射治疗剂量 DT50～60Gy，每日 DT1.8～2.0Gy，每周 5 次。

（八）脑膜瘤

脑膜瘤多来源于蛛网膜上皮细胞，可发生于中枢神经系统的任何部位；好发于上矢状窦附近、大脑凸面和沿蝶骨畸处、颅底处。

病理分为良、恶性脑膜瘤。覆盖在蛛网膜上的细胞，90%为 WHO Ⅰ 级，10%具侵犯性，广泛播散，甚至转移；引起头痛、恶心、视乳头水肿、灶性痉挛。单手术，复发率7%～37%。

1. 临床特点

（1）大多数为良性，其特点是生长缓慢，有包膜，与脑组织境界分明，病程长，一般为单发，偶见颅内多发。随着肿瘤增大，可使附近脑组织受压，良性脑膜瘤不侵犯脑组织，但侵犯硬脑膜及附近骨组织，引起成骨反应。

（2）恶性脑膜瘤，约占 6.13%，局部侵袭，术后复发和转移可能性很大。

2. 治疗 手术为其主要治疗手段，手术完全切除困难，需要放射治疗。

脑膜瘤次全切除术后放疗，可防止和推迟次全切除术后的复发，对提高生存率及改善生存质量有一定的价值。

（1）放射治疗适应证：良性脑膜瘤，取决于肿瘤部位、是否完全切除和再次复发后能否手术。对恶性脑膜瘤，术后应行放射治疗。单纯放疗，多用在脑膜瘤手术困难、瘤体过大或有手术禁忌证者。

（2）放射治疗技术：可采用外照射、立体定向放射治疗技术，利用 CT、MR 定位。

外照射，根据病变部位，可采用两野或三野照射；照射野：肿瘤区各外放 1～3cm，DT54～68Gy；SRS，DT15～25Gy。

对于术后复发的脑膜瘤，由于手术对周围结构的破坏，明确病灶范围困难，照射野不要太小，以免遗漏。

1）术前放疗：提高手术切除率，减少复发。术前放疗剂量DT40Gy，手术在放疗后 1～6 个月施行。

2）术后放疗：照射肿瘤区，剂量为 DT50～55Gy，每次 DT1.8～2.0Gy，每周 5 次。

（九）低度恶性软骨肉瘤

发生部位：斜坡（35%）、骶尾（50%）、脊柱（15%）。

手术治疗，约 50%复发。

放射治疗：放疗剂量与局部控制率呈正相关。剂量 DT60Gy，局控率为 17%～33%；DT66.6Gy，为 50%；DT85Gy，为 75%。

三、皮 肤 疾 病

皮肤疾病，即皮肤及附属器发生增生性瘢痕与瘢痕瘤、足底疣、尖锐湿疣角化棘皮瘤、腋臭、急慢性炎症。

（一）增生性瘢痕与瘢痕瘤

由于在受损伤或外科手术后，皮肤伤口成纤维细胞和胶原过量产生，并有细胞外的结合，形成瘢痕，伤口自然生理性愈合。

皮肤伤口成纤维细胞和胶原过度增生，超过生理需要及生理平衡，不正常愈合，形成增生性瘢痕（hypertrophic scarring）与瘢痕瘤（keloid）。

发病率不清楚，黑色人种多于白色人种，年龄：一般超过 10～30 岁；常见部位：耳垂、三角肌区、胸骨区、背，少见部位：眼睑、会阴、手掌及足底。侵袭性生长，引起炎症及疼痛。

1. 体内创伤修复的三个时期

（1）炎症期：为时 24～72h，是对损伤的即刻反应。其特点是以中性粒细胞的汇集，随之而来的是 T 细胞和源自单核细胞的巨噬细胞。这些细胞引发一系列细胞因子的表达，包括肿瘤坏死因子、白细胞介素 1（IL-1）和趋化因子等炎症前生长因子。

（2）再生期：随后的 1～3 天，为再上皮化和再内皮化的再生期，伴有生成血管因子，如血管内皮生长因子（VEGF）和基础成纤维细胞生长因子（BFGF）。

（3）增殖期：在 1～3 周，成纤维细胞和肌成纤维细胞的增殖，伴有纤维增殖细胞因子，如转化性生长因子 β（TG-β）和血小板衍生的生长因子（PDGF）。

从炎症到纤维组织的形成，需 1 天到 1 周；三个期别相互交叉，造成细胞和细胞因子的不正常调节，导致创伤的修复和瘢痕。

2. 组织学差异及区别　瘢痕瘤病变位于真皮内，由多数粗大、嗜酸性红染的胶原束组成，胶原束排列杂乱，束间富含粒蛋白；皮肤附属器萎缩，表皮变薄。增生性瘢痕与瘢痕瘤组织学差异及区别见表 10-48-1、表 10-48-2。

表 10-48-1　增生性瘢痕与瘢痕瘤组织学差异

	增生性瘢痕	瘢痕瘤
结缔组织	增加	增加
胶原结构	或多或少束状分离，细纤维	较大的纤维，紧密堆积的原纤维
纤维方向	波状，与上皮平行	与上皮任何方向
成纤维细胞	有	无
α-平滑肌蛋白	有	无
血管密度	增加	增加
细胞数量	增加	增加

表 10-48-2　增生性瘢痕与瘢痕瘤的区别

	增生性瘢痕	瘢痕瘤
范围	在最初创伤区域	在原始伤口之外生长
发生	常在术后几周出现	可能在操作后几个月出现
萎缩	有	无
消退	常在 1～2 年内部分	罕有
红斑	有	有
瘢痕范围	与开始组织损伤的深度有关	能超出开始组织操作的范围很远
对手术的反应	很好，特别是用辅助治疗	不好，经常恶化

3. 预防　瘢痕体质应避免损伤或切口，有瘢痕倾向的部位避免切口，沿松弛的皮肤张力线选择切口，精确的手术技术，精心的伤口护理，促进迅速愈合。

手术切除后加局部浅层放射治疗，是很有效地预防瘢痕瘤再生的方法。

4. 治疗　增生性瘢痕：自然消退，对治疗反应好。瘢痕瘤：很少消退，有时进展；对治疗反应不好，复发率高，综合治疗。

（1）手术切除（±植皮）+ 术后放疗，有效率 80%～90%。

手术后 24h 内开始，胶原成纤维细胞增生之初开始放疗，此时期，成纤维细胞对放疗敏感；

且成纤维细胞在 24h 内成为纤维细胞，不能等拆线后再放疗。注意伤口的清洁消毒，防止感染。

照射范围：应包括手术缝线的针孔，照射野不必太大，周边扩大 3～5mm。如果有大片植皮，放射治疗可以只照射植皮的周边缝线区。

射线及剂量：根据病变的厚度选用，50～100kV-X，DT10Gy/1 次；或 4～12MeV-E，DT3～5Gy/3～5 次，总剂量 DT15～20Gy；或 DT 7.5～10Gy/1 次。

（2）已经成型或已经"老化"的瘢痕瘤，颜色暗褐，质地很硬，完全由已经成熟的纤维细胞、胶原细胞组成，对放射线很不敏感，单纯放射治疗效果是不佳的，一般应手术切除后再做放射治疗。因各种原因不能手术治疗时，放射治疗多数情况下，只能在一定程度上减轻症状和抑制病变进一步发展。

放射治疗：选择适当能量的放射线，DT4Gy/次，每周 1 次，2～5 次；或 DT2Gy/次，2～3 次/周，总剂量 DT12～20Gy。

（3）放射性核素表面施源器治疗，模厚选用 5～10mm，放射源 ^{192}Ir，伤口愈合即开始放射治疗，根据病变的大小和范围，选用单管或多管，选择 5～10mm 为参考点，给予 DT20Gy 每周 1 次，总计 1～2 次，总有效率达到 90.3%，未见明显副作用。

5. 瘢痕瘤术后放射治疗局部控制率 放疗的分次剂量、次数和总剂量，国内外各家医院所采用的方法不尽相同，瘢痕瘤术后放射治疗局部控制率见表 10-48-3。

表 10-48-3 瘢痕瘤术后放射治疗局部控制率

作者	总剂量/分次或时间	控制/治疗例数	局部控制率(%)
Enhamre	10～15Gy/3 次	15/17	88
	12～18Gy/3 次	25/28	89
Borok 等	4～16Gy/7～10 天	364/373	97.6
Edsmyr 等	14～16Gy/1～3 天	14/14	100
Ollstein 等	15Gy/7～8 天	54/68	79
Levy 等	15～18Gy/10～12 天	31/37	84
Romakrishnan 等	16Gy/2～3 次	35/36	97
Edsmyr 等	16～18Gy/7～14 天	2/2	100
	20～24Gy/7～14 天	2/2	100

（二）足底疣

足底疣是人类乳头瘤病毒（HPV）感染所致的慢性良性皮肤病，有的可自愈，偶尔有发生恶性变者，长在脚底的称足底疣，长在身体其他部位的称寻常疣。

治疗：外用抗肿瘤药物、抗病毒药物、腐蚀性药物制成的软膏，也可以手术切除或局部冷冻、激光治疗。

放射治疗：根据病变的厚度，选择适当能量的 X 射线或电子射线，对>3cm，用分次放疗。

每次照射 DT3～5Gy，每周 1～2 次，总量 DT15～18Gy；或每次照射 DT8Gy，每周 1 次，总量 DT16～24Gy；或单次照射 DT10Gy。

对于厚而硬的病灶，在放射治疗前最好是尽量将表面多余的角质削去，用温热水将病灶泡软，用胶布贴上，临放射治疗前揭去，以保持病灶局部湿润，这样会提高放射治疗的效果。

多数病变经放射治疗 3～4 周后，会逐渐变平、消退或脱落。

对于多发的病灶，有人先选择其中发生最早、最大的一个病灶治疗，这个病灶脱落后，其余小的病灶往往也会随之自然脱落、消退。

（三）尖锐湿疣

尖锐湿疣又称尖圭湿疣、生殖器疣、尖锐疣、性病疣，是由人类乳头瘤病毒感染而引起的一种表皮良性肿瘤,绝大多数为性传播所致,也可以通过其他接触途径感染。

全身治疗:抗病毒药物,增强免疫的药物。

局部治疗:外用药物,局部注射干扰素、丝裂霉素和 5-FU,也可以局部微波加热、激光、电烧冷冻或手术切除。

近距离放射治疗:^{90}Sr 敷贴治疗,每次 DT5Gy,共照射 5 次,以后改用每次 DT10Gy,总量 DT55Gy;或 ^{192}Ir 表面施源器模治疗,每次 DT4Gy,总计 3 次。

外放射治疗:可选用 50kV~100kV-X 线或 6MeV 电子射线,一次照射 DT4Gy,每周 2~3 次,总计 DT12~16Gy。

(四)角化棘皮瘤

角化棘皮瘤是一种以中心为角质栓,突出皮肤表面的丘疹或结节为特点的皮肤鳞状细胞瘤,组织学上与鳞癌相似,但极少发展为侵袭性鳞癌。可能与经常日晒、长期接触煤油及矿物油有关。本病好发于中老年光照的皮肤,是局部受累的生长迅速的良性肿瘤,局部可有侵袭性。

治疗前最好选取典型病灶做病理检查,以明确诊断。

对孤立型,手术切除是较好的办法。较小的多发病灶,可以施行刮术、电灼、激光或冷冻,也可以在皮损内注射类固醇激素或细胞毒性药物。

手术为首选治疗,切除时必须有充分的边缘。术后复发或者手术影响美容不能进行手术时,可用放射治疗。

视病变的薄厚,可选用 ^{90}Sr 敷贴治疗,每次 DT3Gy,每日 1 次,总量 DT18Gy。

如用浅层 X 线或电子射线,采用电子线加适当的填充物,可以每次照射 DT2~5Gy,每周 3~5 次,对小的病灶,总量可给予 DT20~30Gy;或每次 DT4Gy,每周 2 次,总量 DT40Gy。

(五)腋臭

腋臭发生在腋下,常发出一种奇臭,有人称之为狐臭,或常将衣衫的腋下部分染黄。臭味是由于腋下的各种细菌分解汗腺分泌物中的有机物,产生不饱和脂肪酸所致。

放射可以抑制汗腺分泌,选择适当能量的放射源,如 100kV-X 线,每次照射 DT1Gy,每周 2~3 次,总量 DT8~10Gy;或每周照射 DT0.75Gy,共 16 次,总量 DT12Gy;或 DT2Gy/次,5~10 次。

采用放射治疗,一般不宜剂量太高或反复多疗程治疗,应以不造成永久性汗腺损害或其他皮肤损害为宜。

(六)急、慢性炎症

汗腺脓肿、痈、疖,感染性皮肤溃疡等,放射治疗疗效显著。

放射治疗:9MeV~12MeV 电子线,DT7.5~10Gy/3~5 次。

四、血 管 疾 病

血管瘤(haemangioma)是由起源于中胚叶残余的胚胎血管细胞发展而成的一种错构瘤,多见于婴儿或儿童。常见的有草莓状血管瘤、海绵状血管瘤、鲜红斑痣。

通过放射线引起血管内膜炎,血管内膜增生,逐渐导致瘤内扩张和增生的毛细血管闭塞,是一个较缓慢变化的过程,所以大多数要经过 1~2 个月甚至更长的时间才能见到肿瘤缩小、颜色变浅的效果。1~2 个月后,必要时可做第 2 个疗程放射治疗。

对于长在眼睑的血管瘤,放射治疗时要用铅内眼罩保护角膜和晶状体,长在颈前、胸前、下腹部、外阴和关节附近的血管瘤,特别是在婴幼儿,放射治疗时应更慎重,注意避开甲状腺、乳腺、性腺和骨的干骺端,尽可能采用切线野照射。照射野的范围,不仅要包括肉眼所见的病灶,还应包括皮下所蔓延的范围,周边放宽 5~10mm 即可。

(一)草莓状血管瘤

草莓状血管瘤为毛细血管扩张增生和血管内皮细胞增生所致,多数在出生时或出生后 1～3 个月发生。表现为半球状隆起的肿物,表面形同草莓或分叶状,也可以比较光滑,色泽多数为鲜红或稍暗红,质柔软,可以被压缩,但不褪色。

初发时,可小如粟米或绿豆大小,逐渐长大可达到直径数厘米。大多数病变(约 75%)在 5～7岁前会自行消退。

所以,除非是那些长在重要部位(如颜面和会阴)的婴幼儿患者,对于那些近期长大不明显,有密切观察条件者,可以采取等待和观察的态度,不必急于治疗。

治疗:小的可以考虑用液氮冷冻、高频电凝固、激光、局部注射硬化剂、注射激素药物等。在各种类型的血管瘤中,此型血管瘤是放射治疗疗效最好的,根据病变的厚度选择适当能量的放射线,每次照射 DT1～1.5Gy,每周照射 2～3 次,总计 DT6～10Gy。年龄小的患者,如婴幼儿,总剂量应该选用低限值。

(二)皮肤和软组织血管瘤

婴幼儿皮肤血管瘤放射治疗前必须考虑到晚期可能出现的不良反应。部分婴幼儿的血管瘤可能自然消退,在治疗时一定要认真选择适应证。

小的浅表病灶,可选用接触放射治疗(同前);较深的病灶,可选用适应的电子线,DT1～4Gy/次,同样剂量重复 1～2 次。

婴幼儿荔枝型皮肤血管瘤,放疗效果好,消退率 100%,美容效果 70% 以上。根据深度,选择适合能量电子线,DT1.0Gy,隔日一次,总量 DT2～18Gy。

(三)脉络膜血管瘤

非视斑及乳头部病灶:可用热凝固术,但复发率 40%～52%,常有视网膜脱离;还可用光动力学治疗。

黄斑及视乳头病灶:可用放疗,总剂量局限型 DT18～20Gy,弥漫型 DT30Gy,单次量 DT1.8～2.0Gy。

(四)眼血管瘤

眼血管瘤发生在眼眶内、眼睑,引起出血或视力丧失。放疗 DT12Gy/8 次,使视网膜下液体完全吸收。

(五)鼻咽血管纤维瘤

鼻咽腔病变,表现为灰色或红色的肿块,表面有明显血管纹,典型者质硬如骨,不能移动,有的患者伴有面部畸形;可经鼻腔、鼻旁窦,进入翼腭窝、眶内、颅内。主要症状是鼻塞、鼻出血。

活检可能导致严重的出血,应慎重处理。血管造影检查有助于明确诊断,还可以了解供血血管和病变的范围。CT 可发现广泛骨破坏,累及颅底、眼眶和鼻窦,向颅内发展。

治疗:手术 + 栓塞;手术 + 术后放疗;术前放疗 + 手术。

通过血管造影和(或)CT 扫描了解病变范围,可以选用 ^{60}Co-γ 线、或 4MV～6MV-X 线,制订详细的治疗计划,可以照射 DT30Gy/3w,或 DT36Gy/3w,或 DT45Gy/5w。病变的控制率,可高达 80%～100%,但消退缓慢。

(六)肝海绵状血管瘤

根据血管瘤纤维组织的含量,可将肝血管瘤分为海绵状血管瘤、毛细血管瘤、血管内皮瘤和硬化型血管瘤,其中海绵状血管瘤为常见的病理类型。

1. 诊断 肝血管瘤的检查包括超声检查、采用动态 CT 扫描和不同时相的 MR 影像、选择性肝血管造影、同位素扫描。一般不主张行穿刺活检。

肝血管造影：可见到肝血管瘤的血管呈团状或丛状，没有血管包绕、侵蚀截断及静脉早期显影，血管瘤内血流缓慢，造影剂滞留时间可长达 30s 至数分钟，此外，血管瘤时肝动脉及其分支不增粗，仅是血管瘤供血动脉增粗。

动态 CT 扫描：血管瘤在动脉相，可表现为典型的周边高密度带，延迟扫描时排空缓慢。

2. 治疗　包括外科治疗(手术切除、肝血管瘤捆扎和肝动脉结扎)、介入治疗和放射治疗。放射治疗肝血管瘤具有保留器官、并发症少和疗效好的优点。

(1)放射线治疗肝血管瘤的主要机制：是使血管腔壁内皮细胞损伤和通透性增高，血液中蛋白质及其他有形成分(如红细胞)渗出，有助于局部纤维化和肿瘤萎缩。

(2)放射治疗适应证

1)>4cm，且有明显临床症状的肝血管瘤，不适合或不愿选择外科手术者。

2)对于多发病灶，且症状明显的肿瘤，放疗可以针对有症状病灶进行。

3)弥漫型肝血管瘤。

(3)放射治疗技术：采取 CT 定位，根据病灶的深度，选择 6MV 以上高能 X 线或 ^{60}Co-γ 线，三维适形多野照射，最大程度地减少正常肝组织受照剂量。可视病情、肿瘤大小，采用单程放疗或分段放疗方案。

1)照射范围：选择肝血管瘤局部。

2)照射剂量：儿童 DT10Gy，成人 DT20～30Gy/3～4w；观察 4～6 个月后疗效不满意者(无症状改善，或肿瘤消退)，可再补量 DT10～15Gy/1～2w。

多发、弥散或者大块的肝血管瘤，外照射剂量 DT10～30Gy/1～4w。全肝照射时，总剂量不超过 DT25Gy。

3)放疗对肝血管瘤的局部控制，与照射剂量有关。

4)效果评价：以减轻或症状消失为标准，不与影像学上病灶完全消失才认为治愈，以免过量照射。

(七)骨血管瘤

骨血管瘤在骨附属组织良性肿瘤中是比较常见的一种肿瘤，属错构瘤。

1. 临床特征　以脊椎多见，也见于颅骨、下颌骨及四肢长骨等处。表现为局部疼痛或伴有局部肿胀，位于浅表部位的肿瘤，疼痛与肿块常同时出现，肿块为骨性硬度，表皮无改变。

脊椎血管瘤：可有局部酸肿疼痛，脊柱僵硬，活动受限，不同程度的神经症状或有截瘫。典型 X 线征象：是受累椎体内有不规则骨性间隔，相互交叉呈栅栏状或网络状，一些椎体可见骨质破坏、畸形或横向膨大。CT 增强扫描和 MR 扫描，可显示病变受累范围及椎管情况。活检易造成大出血，应慎重。

2. 治疗　根据部位的不同及有无症状决定治疗。无症状的血管瘤可不需治疗，但需观察，有症状者应给予治疗。位于四肢长骨或骨盆等部位的血管瘤，可手术切除、截除。血管栓塞治疗，仅是目前外科治疗和放射治疗前的一种准备治疗。

放射治疗是脊柱血管瘤的首选治疗，血管瘤对放疗敏感。

(1)放射治疗：射线引起栓塞性动脉内膜炎、血管弥漫性硬化及血管周围基质纤维化，并使毛细血管阻塞。放射治疗不仅可以消除或减轻疼痛等症状，还可以改善患者的生活质量。

(2)适应证

1)位于脊柱等，不宜手术的部位。

2)产生病理骨折，合并截肢的患者。

3)出现脊柱压迫的患者，应及时放疗或行椎板切除减压后立即放疗。

4)无症状患者，为预防病变进展。

5)术后复发病灶。

（3）放射治疗技术

1）放射源：采用 4MV～6MV-X 线、或 ^{60}Co-γ 线。

2）照射野：依据病变设计照射野，要求包括整个病变部位。脊柱血管瘤通常采用后背单野照射，上界包括病变椎体上一椎体下缘，下界在下一椎体上缘，两侧包括椎体外缘，如病变侵及附件时要包括附件。

3）放射治疗剂量：DT1.8～2Gy/次，5 次/w，总剂量 DT30～40Gy，可以起到很好地缓解症状的作用。

（八）甲下血管球瘤

栓塞术后，切除肿瘤。

放射治疗：放疗剂量 DT45～55Gy，分次照射，局控率 88%～93%；DT<40Gy，复发率 22%。SBRT，可提高疗效。

（九）预防血管狭窄

冠状动脉粥样硬化患者，球囊成型+支架置入后，可用冠状动脉内放疗，预防平滑肌、动脉内膜肉芽组织增生及瘢痕形成，能使再狭窄从 40%～60%降至 10%。

靶区：GTV 是支架区，CTV 是球囊扩张区，PTV 为 CTV 外放 5～10mm。

放射源：^{90}Sr。

剂量参考点：处方剂量在源轴中心 2mm 处，按血管直径，选择剂量。

剂量：^{90}Sr 一次性放疗，DT18.4～23Gy。

五、软组织疾病

（一）纤维瘤病

纤维组织肿瘤中，根据细胞分化和成熟程度，肿瘤的生物学行为可分为良性（包括纤维瘤、瘢痕瘤等）、纤维瘤病和恶性三类。

1. 生物学特性 纤维瘤病包括一组相关的疾病，其共同特征是由分化好的成纤维细胞增生构成，呈浸润性生长。在增生的细胞之间，有数量不等的胶原纤维，无恶性细胞特征，核分裂象少见；临床上具有侵袭性生物行为，局部可反复复发，但不转移。

按照病变部位、临床表现和局部复发率等，进一步分成各种亚型。

（1）浅表纤维瘤病：又称筋膜纤维瘤病，起自筋膜和腱膜。可分为掌部和跖部纤维瘤病、婴儿指（趾）纤维瘤病和阴茎纤维瘤病。

（2）深部纤维瘤病：病变起自深筋膜，肌肉和腱膜结构。生长较迅速，体积较大，侵袭性较高，主要累及躯干和四肢的深部结构，亦有称为纤维侵袭性纤维瘤病、侵袭性纤维瘤病、肌腱膜的纤维瘤病。

2. 治疗 主要为广泛切除，即使肉眼肿瘤切除很彻底，也常有很高的边缘复发率。多数作者主张术后辅用外照射或组织间照射，可减少复发的危险，并可减轻因手术引起的严重损伤，如截肢等。

（1）放射治疗适应证

1）因病变位置、浸润的范围等，不宜手术或患者拒绝手术。

2）术后切缘阳性或切缘距肿瘤太近。

3）多次术后复发。

4）手术损伤太大，甚至需截肢等，可在放疗失败后手术。

（2）放射治疗技术

1)外照射治疗技术：照射野大小，取决于病变的部位、范围，射野应包括全部腱膜区和手术野，野边缘要足够宽大，以防边缘复发。

2)放疗剂量：DT50～60Gy，5～6周，边缘阳性者DT60Gy。DT60Gy以上，并不能增加治愈率，而可能引起较严重的并发症。

(二)朗格罕组织细胞型组织细胞增多症

组织细胞疾病分为巨噬细胞疾病及朗格罕细胞疾病两大类，再按细胞增生行为分为良性(反应性)和恶性两种类型。

朗格罕组织细胞型组织细胞增多症(Langerhans'cell histiocytosis, LCH)是属于组织细胞疾病中的一型，主要依靠骨髓和活组织病理诊断。

在选择情疗方法时，应在疾病状况与治疗危险之间权衡利弊得失，并尽量避免毒性作用的发生。治疗方法包括手术治疗、化疗、免疫治疗及放射治疗。

1. 放射治疗适应证

(1)局部手术后，单灶性复发。

(2)由于部位等原因行刮除术较困难或易引起并发症，如眼眶周围、筛窦、关节、颅底、椎体等处。

(3)病灶邻近重要器官，如脊髓、大脑半球、视神经等，需要一个快速、有效的治疗方法时，可采用放射治疗。

(4)病变范围大，仅行活检，如承重骨。

(5)止痛：放射治疗对缓解骨病变引起的疼痛有良好效果。对椎体病变，部分或全部被压缩引起局部疼痛，可行放射治疗。有些作者认为，放射治疗对部分压缩或溶骨破坏有良好效果，对完全压缩，若无症状则不需放射治疗。

(6)乳突病变对放射治疗效差，一般刮除术后放射治疗。

(7)皮肤、外阴、口腔等表浅病灶，可用电子线或深、浅部X线治疗。

(8)全身性病变，在使用化疗效果很好的病例，如骨和齿龈等处病变仍有进展时，可配合放射治疗。

没有症状的骨的病变，X线片显示有硬化边缘，常可自然吸收，因此不是放射治疗的适应证。

2. 放射治疗技术　对骨的病变，照射野应包括病变周围正常组织1～2cm范围。若病变在干骺端，应避开骨髓。

按病变部位不同，选择不同能量的射线。剂量在DT20～30Gy，2～3周。较高的剂量，用于较大的病变。照射时应注意，对周围敏感器官如眼、甲状腺、生殖器官的保护。

尿崩症患者，照射野要充分覆盖下丘脑和垂体，照射野约5cm×5cm至7cm×7cm，剂量在DT3.45～16Gy。

(三)嗜酸性淋巴肉芽肿

嗜酸性淋巴肉芽肿(eosinophilic lymphoid granuloma, ELG)是发生于皮下组织和淋巴结的肉芽肿性病变，是慢性发展的良性疾病，病因不明。

病变部位以腮腺区最多见(60.5%)，其次为颊部及颌下区。

可行手术、化疗及激素治疗，以放疗为首选治疗。

ELG对放射线中度敏感，主要应根据病情、肿物大小，适当选择放疗条件和适当的剂量；建议放疗剂量以DT30～40Gy/3～4w为宜。

(四)血栓性静脉炎

血栓性静脉炎(thrombophlebitis)包括深部静脉血栓形成和血栓性浅静脉炎，静脉血栓形成的因素有静脉凝滞、血管损伤及高凝状态。

治疗：使用抗凝药、抗炎药等患肢休息时抬高。急慢性期，使用放射治疗，有较明显的消肿及止痛效果。

照射野：按病变静脉走行位置及范围而定，如病变在全下肢者，可分数野进行照射。

采用 200kV-X 线或电子线（按病变深浅选择），每次小剂量 DT0.75～1Gy。急性炎症，每周 2 次；慢性炎症，每周 1 次，照射 2～3 次后，则可止痛，总照射剂量 DT6Gy。

（五）阴茎海绵体硬结症

阴茎海绵体硬结症又名阴茎炎、阴茎纤维性海绵体炎，即海绵体白膜与深筋节性阴茎海绵体炎或慢性阴茎海绵体炎。这是一种原因不明的阴茎海绵体白膜与深筋膜之间的阴茎海绵体中隔的纤维性病变。

阴茎白膜慢性炎症组织增生，阴茎弯曲，性交疼痛，性功能障碍。

1. 药物治疗　维生素 E、氨基苯酸钾、三苯氧胺、秋水仙碱、胶原酶、类固醇和维拉帕米等。

2. 手术治疗　药物治疗失败者，则应选取外科手术。临床医师应根据病史、体检和特殊检查，如发现纤维组织内发生钙化时必须进行手术，然后根据每个患者严格选择手术方案。

（1）Nesbit 术式：即切除病变腹侧白膜，矫正阴茎弯曲。

（2）斑块切除+移植片。

（3）支撑体植入术：药物治疗无效、手术矫形失败者，应选择阴茎支撑体植入术。

3. 放射治疗　由于幼稚成纤维细胞、角化组织等增生期对放射线敏感，射线可以抑制纤维组织增生（剂量≥10Gy）。因此，采用放射治疗的方法，抑制阴茎海绵体周围胶原纤维的大量增生，从而控制和治疗阴茎海绵体硬结症。

阴茎海绵体硬结症的放射治疗特征，包括以下几点。

（1）放射治疗的成功率，高于其他各种治疗方法。

（2）放射治疗是局部治疗方法，对全身影响甚小。

（3）放射治疗是无痛性的。

（4）治疗疗程相对较短，推荐剂量用 1～2 周即可完成，而其他方法可能需要数月。

（5）有计划的分次短程低剂量放疗，十分安全，无并发症。

（6）其他治疗方法失败后，仍可使用放射治疗。

（7）放射治疗失败后，也可试用其他治疗方法，因为放射治疗并未破坏组织。

放射推荐剂量为 DT10～18Gy，第一次剂量 DT5Gy，以后每月 1 次放疗，每次剂量 DT3Gy，共 6～7 次；或放疗 DT3Gy×6 次，每周 2 次，2/3 症状改善，疼痛缓解，但阴茎弯曲及功能障碍改善较少。

放疗时，注意保护生殖腺、尿道、阴毛。

六、骨　疾　病

骨巨细胞瘤、动脉瘤性骨囊肿、骨母细胞瘤、弥漫性巨细胞瘤、造釉细胞瘤、色素沉着绒毛结节性滑膜炎、异位骨化（HO）、疼痛性退行性骨关节疾病、类风湿关节炎、杜普伊特伦挛缩（MD）、慢性骨髓炎、变性骨关节炎（OA）、肌腱炎和滑囊炎（网球肘/高尔夫肘）、关节周围炎（回旋肌套综合征）、足跟痛/跟腱痛、硬纤维瘤（侵袭性纤维瘤）、腱鞘炎和滑囊炎。

（一）骨巨细胞瘤

骨巨细胞瘤（giant cell tumor of bone，GCT）是常见的原发性骨肿瘤，发病部位固定，多位于骨骺，随病灶的扩大逐渐侵及干骺端。

1. 生物学特性　病理多核巨细胞大而多，是肿瘤高度活跃状态的表现。反之，多核巨细胞少，间质中单核细胞成分增多，则是病变趋于稳定的表现。GCT 的局部浸润，取决于肿瘤本身的浸润特征和手术切除是否完整。

该瘤具有较强的侵蚀性，对骨质有很大的侵蚀破坏作用，可穿过骨皮质形成较大的软组织包块，采用通常的刮除法复发率甚高，少数病例可出现局部恶变或肺转移。

2. 临床表现　75%的 GCT 侵犯长骨，以股骨远端、胫骨近端、桡骨和骶骨远端为好发部位。常见疼痛、局部肿胀和骨关节活动受限。肺转移率 1.7%，转移至肺的病灶生长缓慢。

X 线表现：侵及骨骺的溶骨性病灶，而无反应性新骨生成，病变部骨皮质膨胀变薄，呈肥皂泡样改变，常有病理骨折。

3. 治疗

（1）长骨病变通过外科切除术或刮除术、冷冻术、骨水泥填充或自体骨移植等治疗方法，局部控制率达 90%。但位于脊柱、盆腔骨髓的病变，仍有较高的复发率（>50%）。

（2）放射治疗

1）适应证

A. 单纯放疗：不易进行手术的部位、肿瘤较大手术困难、患者拒绝手术。

B. 术前放疗：肿块较大、位于脊椎和髂骨的 GCT。

C. 术后放疗：手术不彻底、术后复发、病理可疑。

2）放射源：^{60}Co-γ 射线或直线加速器高能 X 线。

3）照射野：肉眼所见肿瘤或瘤床边缘向外扩至 2～5cm。

4）照射剂量：总剂量 DT50～60Gy，每次 DT1.8～2Gy，每周 5 次。

5）放射治疗疗效：不受病变情况、肿瘤部位、放疗程序或有无软组织受侵等因素影响。

即使局部放疗失败，可再放疗或手术补救。仍有局部良好的控制率，而无第二肿瘤发生。第二肿瘤或肿瘤恶变的发生率较低（<5%）。而良性 GCT，即使不行放射治疗也有恶变的可能（7.5%～15%，占骨恶性肿瘤的 0.5%）。

肺转移发生在原发病灶处理后，提示首次治疗的彻底性与可靠性是减少肺部转移的主要措施。部分转移病灶，可以自发性消退。

（二）动脉瘤性骨囊肿

动脉瘤性骨囊肿（aneurysmal bone cyst, ABC）是一种罕见的非肿瘤性、但局部浸润性的骨病变；也可能是一种，非新生性的血管囊肿肿瘤。其可以在正常或已存在病变的骨髓上，发展而成；分为原发性和继发性。

原发性：除了动脉瘤性骨囊肿的病变外，没有发现其他伴随病变存在。

继发性：常伴其他良性肿瘤或瘤样病变，甚至可与恶性肿瘤并存。

病变大多数发生在长骨的干骺端，主要在股骨、胫骨、肱骨和尺骨等多见，而向骨外膨胀生长。进行性发展，可破坏骨质，并伴有病理性骨折和相应的症状。

X 线表现为多囊性骨质破坏，或呈偏心性"气球样"膨出；CT、MRI 可显示，病变内有液平面。

位于四肢长骨的以手术治疗为主，可行刮除术或截除术，并需进行植骨。手术不彻底，易致术后复发，可配合栓塞术、冷冻术等降低复发率。

放射治疗适用于脊椎等不易手术切除的部位，或预防术后复发，并有明确诊断。推荐的照射剂量为 DT40～46Gy，每次 1.8～2Gy，常规分次照射。对儿童患者，剂量 DT20Gy/2w 为宜。

（三）骨母细胞瘤

骨母细胞瘤（osteoblastoma）是少见的肿瘤，常发生在扁平骨与脊柱，特别是脊柱的椎弓和附件。部分骨母细胞瘤，有侵袭性或肿瘤恶变的可能。

手术治疗：尽可能将肿瘤及部分周围正常骨组织边缘一并切除，病灶刮除术后多见复发。

放射治疗：不能完全切除肿瘤，肿瘤复发及因解剖部位复杂不能彻底切除者，可考虑放射治疗。^{60}Co-γ 线或直线加速器高能 X 线，DT50～55Gy/25～28 次。

（四）动脉瘤性骨囊肿

骨血管囊性病灶，破坏骨及周围组织，低度恶性。

手术：RO 切除，不会复发；未 RO 切除，60%复发。

放射治疗：放疗剂量 DT10～20Gy，1～2 周。

（五）弥漫性巨细胞瘤

关节滑膜弥漫增殖性疾病，可播散到肌肉，手术+术后放射治疗。

手术：不可能完全切除，复发率 45%以上。

术后放疗：DT30～40Gy/15～20 次，3～4 周。

（六）造釉细胞瘤

造釉细胞瘤（ameloblastoma）组织学来源于牙上皮，是最常见的牙源性肿瘤，占牙源性颌骨肿瘤的 63%，为颌骨良性肿瘤之一；一般出现在下颌骨或颌骨，少有转移，手术后很容易复发。

诊断时必备：一是，病变确属良性，必要时在术前做活检或术中做冷冻切片；二是，确定病变所累及的范围，可根据影像学确认。准确的定性诊断，依赖手术后的组织病理学检查。

治疗原则，至今仍无定论。大多数学者认为，手术是其首选的治疗方案；但由于其高复发率，手术加术后放射治疗的综合治疗成为较理想的治疗手段。

放射源：使用 6MV～8MV-X 线、^{60}Co-γ 线治疗机，或视其肿瘤受侵的不同深度选择 12MeV～16MeV 电子线。

照射野：超出肿瘤边缘 1.0～1.5cm，尽可能使受照射区域剂量分布均匀。

照射剂量：常规照射 DT2Gy，每周 5 次，总剂量 DT50～60Gy/5～6w 完成；或每次 DT4Gy，每周 5 次，总剂量 DT40Gy/2w 内完成。

放疗后肿瘤可能缓慢完全消退，对较大的肿瘤也能有很好的疗效。对放射治疗后的患者，必须进行密切的随诊，少数也可能出现转移。

（七）色素沉着绒毛结节性滑膜炎

色素沉着绒毛结节性滑膜炎（pigmented villonodular synovitis，PVNS）是发生于关节、腱鞘和关节囊的滑膜增生性病变，自然病程和病因不清；常发生在大关节，特别是膝关节多见，腕关节偶见。

1. 生物学特性 组织学显示为良性病变，但它有较强的侵袭性，能够破坏骨并扩散到周围组织。由于滑膜细胞高度增生和毛细血管扩张充盈，致使滑膜表面形成绒毛或结节状的突起。

本病有炎症和肿瘤两种不同性质的变化。当滑膜细胞、纤维组织及毛细血管大量增生而形成绒毛结构时，系一种炎症性增生变化，此时病变组织中，有炎性细胞浸润，关节腔内有渗出液。例如，绒毛集结融合而形成结节时，此种增生的病理过程已由炎症性增生过渡到肿瘤性增生。

2. 临床表现 根据滑膜受累程度和范围不同，临床上分为局限型（LPVNS）和弥漫型（DPVNS）两种。位于腱鞘及滑囊者，多为局限型；位于关节滑膜者，多为弥漫型。

病变在一处者，为单发；病变位于两处或两处以上者，为多发。

发病年龄多在 20～40 岁，男性多见，其发病可能与外伤有一定关系。受累部位不一，因而临床表现各异，典型症状是疼痛、关节肿胀及运动受限。

累及韧带时病变趋于局限，成为腱鞘巨细胞瘤。

病变侵犯腱鞘滑膜者，表现为缓慢生长的与肌腱有密切关系的肿块，质韧，有轻度压痛，与皮肤无粘连。

病变累及关节时，弥漫型常表现为关节呈周期性慢性疼痛、肿胀、局部皮温高但不红、肌肉萎缩、触之有如"海绵样"或"面包样"弹性感觉，有弥漫性压痛。

局限型，表现为关节活动受限，出现交锁或弹响，常伴急性疼痛。

PVNS可浸润骨、肌腱、肌肉、脉管、神经和皮肤。病理检查，明确诊断。

3. 治疗

（1）外科治疗：首选治疗是彻底切除病变的滑膜，任何残留均可引起病变复发，复发率＞30%。由于PVNS呈浸润性生长，常累及关节内的重要功能结构，难以彻底切除。广泛切除后，关节的屈伸功能会受到严重障碍，甚至要对受侵的肢体进行截肢。

（2）放射治疗：可使肿胀消退，肢体功能恢复，可保留关节肢体功能。对手术切除不完全者，术后辅以放射治疗，可降低术后复发率；术后复发者，进行根治性放疗。

术后2周～2个月内，开始治疗。合并骨质损害，需采用搔刮及植骨术，放射治疗应于植骨成活后进行。

1）机制：射线能够清除手术残留或术中从滑液中滴入关节腔内的绒毛结节细胞，PVNS对放射治疗敏感。

2）适应证：大的原发病灶、病变不适合手术切除、手术切除不完有残留者。

3）放射源：^{60}Co-γ射线或直线加速器能量＞4MV-X线。

4）照射野：依照病变而定，包括关节及手术切口上下缘各2cm，前后对穿或两侧对穿。

5）照射剂量：中心平面剂量DT30～50Gy，每次DT1.8～2Gy，每周5次，单纯放射治疗可加量DT5～10Gy。

放射治疗前，必须明确诊断。放射治疗期间，适当活动，且逐渐增多。

（八）异位骨化

外伤或手术后，10%～80%出现异位骨化（heterotopic ossification，HO），是全髋关节成形术后最常见的并发症之一。

1. 生物学特性 全髋关节成形术后，髋关节周围的软组织中多能间质细胞在创伤后16h内开始分化，36h分化达到高峰，多能间质细胞分化为成骨细胞，从而引起骨化。它能使部分或全部关节强直，引起疼痛和运动受限，在X线片上显示为包绕在髋关节周围，在髋臼和股骨软组织内的骨样结构。

2. 治疗 药物治疗和放射治疗是有效的防治手段。

（1）药物治疗：非甾体抗炎药（NSAIDs）：阿司匹林、布洛芬、吲哚美辛，在术后第1天开始服用，持续服用2～6周，可以减少HO形成。

药物治疗与放射治疗，对成熟HO无效，必须经外科手术切除，术后立即采用预防措施，方可控制新HO形成。

（2）放射治疗

1）放射源：直线加速器4MV～10MV-X线或^{60}Co-γ线。

2）照射野：等中心前后对穿照射，野12cm×14cm或13cm×16cm大小。

照射野包括髋臼、股骨近端和关节周围的软组织。或用一斜的倒"L"形的照射野，上界在髋臼上、大转子和髋臼侧壁之间；下界在髋臼下、小转子和坐骨结节之间，包括关节周围软组织和大转子的突出处。对无骨水泥的人工髋关节完全置换术，其HO的早期预防，优先采用斜的长方小野，不要将髋关节及多孔表面画入靶区内。

3）照射剂量：手术前1～4h内，病灶（手术区）一次放疗DT7～8Gy；或术后24h内，局部一次放疗DT7～8Gy，有效率90%以上。

（九）疼痛性退行性骨关节疾病

随着年龄的增长，骨、关节及其周围软组织都会发生生物学老化，这在病理学上表现为退行性改变。发展到一定程度后，就会继发周围组织的损伤性炎症反应，刺激周围神经的感觉支，从而产生疼痛症状。

按症状的持续时间，分为<6个月(急性期)，>6个月(慢性期)。

1. 治疗

(1)保守治疗：可选择自然疗法，理疗，局部或全身用药(NSAIDs、类固醇、麻醉药)，制动(胶带、绷带、石膏)。

(2)外科治疗：关节置换、神经切除等，是治疗退行性病变慢性期患者的适应证，常规治疗半年以上无效者，可行手术治疗。

放射治疗：局部放射治疗对退行性骨炎性病变是一种有效的治疗方法。

2. 放射治疗　需放射治疗患者，必须有明确的临床症状和影像学征象，并同意治疗。放射治疗期间应避免过度的伸直活动，可配合理疗。放射治疗后，随访1年。

(1)**放射治疗的机制**

1)灌注理论：血管内皮改变，增加了软组织的灌注。

2)细胞酶理论：杀伤或改变了炎性细胞，如T淋巴细胞、细胞因子的释放、分子吸附、蛋白酶分解。

3)神经调节理论：损伤了神经系统。

4)电子化学理论：组织的pH由酸性转变为碱性。

5)放射治疗开始后出现疼痛短时加重者，以后疼痛缓解率较高，治疗效果好。

(2)**适应证**

1)各种退行性病变慢性期的患者，最好在症状出现1年内开始放射治疗。

2)应在专科医生的建议下，常规治疗3～6个月无效后方可进行。

3)年龄<30岁的患者，仔细分析利弊后方可进行治疗。

(3)**照射剂量**：总剂量DT3～6Gy，每次0.5Gy，每周3次。

(4)**影响放射治疗疗效的因素**

1)病程时间。

2)以往治疗的程度(范围)。

3)病变的分期。

4)放射治疗前活动受限程度。

症状长期存在，以往的各种治疗和长期不能活动的患者，放射治疗后有较低的成功率。

(十)类风湿关节炎

类风湿关节炎(rheumatoid arthritis)主要表现为周围对称性的多关节慢性炎症性疾病，可伴有关节外的系统损害，是一种自身免疫性疾病。病因，可能与感染和遗传性有关。

基本病理改变是滑膜炎。急性期滑膜表现为渗出性和细胞浸润性，慢性期滑膜肥厚，形成许多绒毛样突起，突向关节腔内或侵入软骨或软骨下的骨质。绒毛有很大的破坏性，是造成关节破坏、关节畸形、关节功能障碍的病理基础。

1. 诊断　有以下其中4项者，即可诊断为类风湿关节炎。

(1)晨僵持续每天至少1h，病程至少6周。

(2)有3个或3个以上的关节肿胀，至少6周。

(3)腕、掌指、近端指关节肿至少6周。

(4)对称性关节肿至少6周。

(5)有皮下结节。

(6)手X线摄片改变(至少有骨质稀疏和关节间隙狭窄)。

(7)类风湿因子(RF)阳性(滴度>1：20)。

2. 治疗 目的在于减轻症状、延缓疾病发展、改善和维持关节功能等。肾上腺糖皮质激素和非甾体抗炎药治疗。

Stanford 大学：斗篷野 DT20Gy/(10 次·2w)，再倒 Y 野 DT20Gy/(13 次·3w)，3 个月内 75% 症状改进，持续 4 年，有明显副作用。

局部放射治疗：疼痛的关节部位照射以缓解疼痛。照射野包括脊柱旁压痛点或疼痛的关节，每次照射 DT1.5Gy，隔日照射，总量 DT9Gy，2 周内完成。

(十一)杜普波伊特伦挛缩

杜普波伊特伦挛缩(MD)为手掌或脚趾面腱鞘膜结缔组织病，病因与饮酒、糖尿病、癫痫有关。掌趾面纤维硬结，并挛缩。

放射治疗：放疗剂量 DT20～30Gy，每次 DT2～3Gy，70%～80%有效，20%～30%硬结消退。

(十二)慢性骨髓炎

慢性骨髓炎(chronic osteomylitis)以往多由于急性骨髓炎治疗不当或不及时，病情发展所致。或由于急性骨髓炎的致病菌毒力较低，或患者抵抗力较强，起病伊始即为亚急性或慢性。

慢性骨髓炎很难根治，死骨及附近瘢痕组织等病灶，由于缺乏血液供应，身体抗菌能力和药力难于达到。

外科治疗包括彻底清除病灶，摘除死骨，清除增生的瘢痕和肉芽组织，消灭死腔。目的是建立一个有活力的、血液循环良好的环境来消灭感染。

因解剖部位限制及患者体质，不能行手术治疗时，可采用放射治疗。

放射治疗：目的是清除增生的瘢痕和肉芽组织，消除水肿，控制炎症，缩小病变范围，缓解疼痛，防止骨增生，促进骨修复，改善局部组织功能，使病变区域及早愈合或为下一步治疗创造条件。

糖尿病患者并发血管病变，导致软组织的化脓性坏死。抗炎加放射治疗，可以尽可能地减少远端肢体的截肢术。

放射治疗还适用于创伤和外科手术后发生的并发症，如伤口化脓、瘘道、皮肤移植物的排斥反应、术后切断性疼痛综合征、"针刺样"骨髓炎、瘢痕形成等，创伤和外科手术后为预防上述并发症，应及早开始放射治疗。

直线加速器 4MV～10MV-X 线或 ^{60}Co-γ 线，照射局部病灶区域，伤口面覆盖 0.5cm 组织填充物。

放射剂量及分割方法，目前尚无统一定论。

总剂量 DT10Gy，每次 2Gy，连续照射。照射 1～2 次后，即可见伤口周围软组织水肿减轻；同时，配合抗炎治疗。

(十三)变性骨关节炎(OA)

劳损、创伤、代谢紊乱可引起滑膜炎症，关节囊和滑膜结构改变，软骨和骨变形。

非侵袭治疗失败者，可用放疗全关节来缓解疼痛。放疗剂量：DT6Gy/6 次，每次 1Gy；1～2 个月不缓解，可再放疗一次。

(十四)肌腱炎和滑囊炎(网球肘/高尔夫肘)、关节周围炎(回旋肌套综合征)、足跟痛/跟腱痛

劳损或创伤引起，肌腱和滑囊急、慢性炎症。

放疗包括全关节或疼痛部位，剂量 DT(0.5～1)Gy×(3～6)次；或 DT6～10Gy，每次 1.5～2.0Gy，连续 3～5 天。

有效率 65%～100%，50%CR；肩关节周围炎，有效率 79%～88%，CR33%～65%。

(十五)硬纤维瘤(侵袭性纤维瘤)

结缔组织深部肌肉-腱膜组织的肿瘤，病理相当于高分化(G1)纤维肉瘤，边缘弥散。

手术切除"金标准"为 R0，边界 2～5cm，术后复发率 50%。

照射野：包括全部肌膜间隙，围绕肿瘤应有 5cm 边界。

术后放疗：DT50～55Gy，复发率从 60%～80%降至 10%～30%。

根治放疗：DT60～65Gy，控制率 70%。

(十六)腱鞘炎和滑囊炎

腱鞘炎和滑囊炎常发生在肩、椎体、三角肌等部位，是由肌腱上皮退化和炎性改变引起，患者常有疼痛、压痛、活动受限，以急性、亚急性或慢性形式出现。常用抗炎药物治疗，而急性期放射治疗有很好的效果。

放射治疗采用局部照射野，只包括关节或病变部位，1.5～2Gy/次，1 次/天，连续治疗 3～5 天，总剂量 DT6～10Gy。如为慢性病例，可在 1～2 周后再增加治疗 1～2 次。

七、腺体组织良性病

(一)卵巢放射去势

1. 卵巢放射去势的机制　卵巢是一个放射性极度敏感的内分泌腺，其中敏感性最高的是卵巢滤泡中增殖的颗粒细胞。大剂量照射后几小时内，即可见颗粒细胞固缩，数量减少，卵母细胞失去活力及卵泡萎缩。照射后晚期，颗粒细胞不再增生；若有相对放射抗拒的卵泡存活，还暂时存在生育能力，一旦卵泡损伤则可出现不育，如果原始卵泡存活则生育力可恢复。

在放射去势的妇女中，其卵巢的原始卵泡几乎消失，常见且最明显的病变是卵巢皮质的萎缩，卵巢失去皮质基质细胞，皮质被大量胶原组织取代，由于卵泡闭锁，雌激素分泌减少，导致患者出现低雌激素状态，达到去势目的。

2. 放射去势的适应证　尚未闭经或闭经不足 1 年的晚期乳腺癌患者，ER 阳性时，部分文献认为可首选手术切除卵巢或放射去势。

3. 放射治疗技术　放疗去势卵巢功能有争议，抑制卵巢间质细胞分泌雌激素功能需多大剂量尚不清楚。

(1)卵巢的解剖位置：卵巢是一对器官，位于真骨盆入口的稍下方，靠近骨盆两侧的侧壁。每个卵巢长 2～2.5cm，宽 1.5～3.0cm，厚 0.7～1.5cm。当子宫和附件在正常位置时，卵巢的长轴几乎是垂直的，但其下部向内、向前略有弯曲。

(2)照射野的设计

1)体表定位：取仰卧位，在脐与髂前上棘连线的中点与耻骨联合中点之间做连线，该连线中点即为卵巢的体表投影点。

2)B 超定位：空腹排便后、饮水 1000ml 时，使膀胱中度充盈，仰卧位经腹 B 超检查，探测出双侧卵巢在体表投影的范围。患者每次照射前，必须中度充盈膀胱，以确保卵巢在首次 B 超定位时所画定的投影范围。

3)模拟机定位：上界在骶髂关节下缘，下界在闭孔中线，左右界在盆壁侧界内 1cm，设 12cm ×8cm 或 10cm×5cm 的照射野。

(3)照射剂量与方法：卵巢放射去势的效果，与照射剂量、剂量分割及年龄有关。Leung 放疗去势有效率：40 岁以上为 100%，40 岁以下为 68%，年轻患者去势率低，剂量 DT14Gy/4 次。

常规分割 DT1.8～2.0Gy/天外照射，总剂量超过 DT24Gy，可以导致卵巢功能永久性丧失。

对年轻女性放射去势，究竟多大剂量能抑制卵巢间质细胞的分泌功能尚不清楚。因此，有专家建议，对 20～30 岁年轻患者，尽可能采用手术去势。推荐的放射去势剂量为 DT20Gy/5～10 次，使用高能射线，前后平行相对野，用中平面剂量计算。

4. 卵巢去势效果观察

（1）阴道涂片，细胞学检查。

（2）宫颈黏液：通过观察宫颈黏液量、色泽、黏稠度和结晶形状等，以了解雌激素活动情况。

（3）激素水平测定。

（二）男性乳腺增生

用雌激素治疗前列腺癌或者前列腺增生，90%发病；睾丸切除术后，8%发病。常引起男性患者乳腺增大，乳腺女性化，伴有疼痛及压痛、乳头过敏。

在使用雌激素治疗前，行乳腺部位放射治疗，有预防乳腺增生的作用。而在使用雌激素后，再放射治疗，一般是无效的。

对于发生于青年男性的乳腺增生，主要是由生殖腺、垂体、肾上腺内分泌紊乱所致，照射乳房是无效的，故不采用乳腺放射治疗。

使用雌激素前全乳放疗，放射治疗采用 9MeV～12MeV 电子线，放射治疗区域直径 6～8cm，用 ^{60}Co-γ 线或 4MV-X 线切线野照射，9Gy/次；或 4～5Gy/次，连续 3 次；或 3Gy/天，连续 5 次。总量一般 DT12～18Gy，放射治疗完成后 2～3 天，可开始内分泌治疗。

（三）良性前列腺增生症

1. 生物学特性 良性前列腺增生症（benign prostatic perplasia，BPH）是老年男性的常见病，目前，主要有雄激素致病学说、雌激素致病学说、生长因子学说、基质增生理论、干细胞学说、细胞的增殖与凋亡及神经内分泌调节。年龄及其相伴随的因素，可能在发病中占主导地位，细胞增殖与凋亡、基质上皮相互作用、基质细胞、干细胞和神经内分泌细胞参与发病过程。

良性前列腺增生，是基质和上皮的增生。病理上，McNeal 把良性前列腺增生症的发生分成三个阶段：基质中结节形成、以前列腺移行区的普遍性增生为主、结节性增生。

前列腺增生在临床症状，即膀胱刺激症状、梗阻症状和梗阻的并发症。

2. 治疗 良性前列腺增生症的治疗方法很多，大致可分为药物治疗（雄激素抑制治疗、α 受体拮抗剂、植物类药物）和非药物治疗（手术治疗、良性前列腺增生症的间接放射治疗）。

前列腺支架、微波、射频、组织内消融、激光等微创治疗方法，越来越多地应用于临床治疗良性前列腺增生症。

（1）放射治疗：Langer 早在 20 世纪 20 年代，阐明自主神经系统在间接放射治疗中所起的作用。自主神经系统一个重要的中心是视丘下部，用射线照射视丘下部遂成为这类治疗的重心。

对良性前列腺增生症，小剂量照射垂体区后，可以使血清睾酮水平下降、前列腺体积缩小、梗阻症状缓解，达到治疗目的。具有疗效高、见效快、疗程短、无损伤、简便、安全及无副作用等特点。

对年老体弱、不能承受手术，或有手术禁忌证，以及对药物治疗不能耐受者尤为适用。

（2）照射野设计

1）体表投影法：以外眦与外耳孔连线中后 1/3 交界处，向上 1.5～2cm 为治疗中心点，照射野 4cm×4cm，下界与颅底线平行，两野平行对穿照射。

2）模拟定位机下定位：以垂体窝前、后床突连线的中点为放射野中心，野大小为 4cm×4cm，下界与颅底线平行，两野平行对穿照射。

（3）照射剂量：采用 ^{60}Co-γ 线或直线加速器 10MV-X 线，外照射脑垂体区，总剂量 DT4～6Gy，DT1.0～1.5Gy/次，2 次/周，共 4 次；或照射剂量 DT4.8～6.0Gy/4～5 次，隔日照射。

良性前列腺增生症小剂量间接放射治疗，由于病例数较少，临床应用时间短，其疗效还需要进一步研究与观察。

（四）腮腺炎

1. 急性化脓性腮腺炎（acute suppurative parotitis）　其病原菌多为金黄色葡萄球菌，少量为链球菌和肺炎双球菌。

（1）全身治疗：全身使用抗生素抗感染的同时，要纠正水、电解质失衡，纠正脱水状态。

（2）局部治疗：加强口腔护理，保持口腔清洁，使用 1%利凡诺含漱，酸性饮料有助于唾液的分泌。

（3）切开引流：在以上保守治疗后症状仍不见好转，局部肿胀迅速发展，出现可凹性水肿、高热、全身症状加重等表现且深部有脓肿形成，应考虑切开引流。

（4）放射治疗：为避免切开和引流，使用放射治疗常可迅速改善症状，缓解疼痛，使硬结和水肿在 12～14h 内减轻，疾病在 3～6 天内得到控制。

1）宜用小剂量照射，如剂量过大，则腺体本身发生放射损伤，唾液分泌减少，致口腔干燥。

2）放射治疗技术：选用 4MV～6MV-X 线、^{60}Co-γ 线或 9MeV～12MeV 电子束，单一侧面野，包括全腮腺并向外扩展 2cm 边界，每次照射 DT2～2.5Gy，每周治疗 3 次，总剂量 DT7.5～10Gy/3～5 次。若为急性感染，应先自小剂量开始，每次 DT1.0～1.5Gy，每周照射 2～3 次。

2. 慢性腮腺炎　能量及射线的选择同前，单侧或双侧照射野，每野照射 DT1.5Gy/次，每野每周照射 2 次，总剂量 DT8～10Gy。

当照射 2 次后，局部的肿胀即逐渐消退、感觉柔软。照射结束时，肿胀全消，无不适反应，照射后恢复正常。

3. 术后腮腺炎　多在体质衰弱的患者中，术后 4～6 天发生，腮腺分泌减少，口腔干燥。

放射治疗：9MeV～12MeV 电子线，单一侧面垂直野，剂量 DT7.5～10Gy/3～5 次。

放射治疗后反应迅速，疼痛、硬结、肿胀改善，3～6 天后完全缓解。

（五）腮腺瘘

腮腺手术或异常损伤，导致腮腺所分泌的涎液，自腮腺的异常开口溢出。其腮腺腺体及其腮腺导管均可发生瘘，前者为涎液直接自腺体外溢，称为腺瘘；后者为涎液自导管口溢出，称为管瘘。

腮腺造影，是检查腮腺瘘最有价值的方法；可采用手术治疗、放射治疗。

放射治疗短期内射线可以抑制涎腺腺体分泌，促进愈合，效果良好。

放射源：9MeV～12MeV 电子线或 4MV～6MV-X 射线或 ^{60}Co-γ 线治疗机，尽量避免用高能 X 射线，以减少对侧腮腺剂量。

照射野及剂量：腮腺局部单野，DT1～1.5Gy/次，1 次/天，共 4～6 次；或单次照射 DT5Gy。治疗期间，观察腮腺的分泌量，一般照射 1～2 次后分泌明显减少，瘘封闭。

（六）胰瘘

胰液从破裂的胰管漏出，穿通到消化道或经窦道流出体外经久不愈，称为胰瘘。胰管破裂胰液外漏，是胰瘘形成的主要原因。

引起胰管破裂的主要因素：胰腺手术、胰腺创伤、急性坏死性胰腺炎和胰腺活检术后。

胰瘘的治疗方法包括内科保守治疗、放疗和外科手术。

1. 非手术治疗原则　有效的引流、抑制胰腺外分泌和营养支持。

2. 手术治疗指征

（1）胰瘘持续 6 个月以上，引流量有增无减趋势，尤其是在经非手术治疗无效时。

（2）引流不畅、反复感染、发热，尤其是在发现较大的脓腔时。

（3）腹腔内大出血。

(4)因胰管断端瘢痕形成，导致梗阻性胰腺炎并产生疼痛。

手术方式包括胰瘘窦道切除术、胰瘘窦道移植术(根据瘘管的位置，可行胰瘘管胃吻合术或胰瘘管空肠吻合术)、切除包括胰瘘在内的远侧部分胰腺和胰瘘的内镜手术治疗。

3. 放疗 包括术前预防性放疗和胰瘘形成后的补救性放疗。

(1)胰腺术前放疗，可以预防胰瘘形成。可能的机制是放射抑制吻合口处胰腺外分泌的功能。

术前放疗预防胰瘘，主要用于胰腺恶性肿瘤治疗，选用 6MV-X 线或 ^{60}Co-γ 射线，照射范围包括胰腺和吻合口部位，照射剂量 DT30Gy/(10 次·2 周)，或 DT40Gy/(20 次·4 周)。

(2)胰瘘形成后的补救性放疗：胰腺部位的外照射，可使胰腺短时期内停止分泌、帮助胰瘘闭合。停止照射数周后，胰腺外分泌功能还可以恢复。

放疗总剂量为 DT10~20Gy/2~4w，分次剂量 DT1.0~1.5Gy/次；观察疗效不满意和胰瘘时间过长者，总剂量可以加至 DT20~30Gy。

(七)胆道瘘

胆道瘘是指胆道系统出现缺口，造成胆液外流，主要是指胆囊或胆管发生穿孔，胆液外泄穿通至消化道或经腹壁流出体外，经久不愈形成瘘口。

胆道瘘以外科手术为主。首先要解决胆道梗阻问题，切除胆囊和缝合瘘口。患者全身情况差，在不能手术或拒绝手术的情况下，应内科治疗控制感染，解除梗阻因素后，可选用放疗闭合瘘道。

放疗的机制是受照组织的毛细血管扩张、通透性增加，纤维、蛋白质渗出堆积，导致纤维化，而促使瘘管的闭塞。

首先确定胆瘘的部位、走向和长度。深部瘘道 CT 定位，照射区包括瘘管及 1~2cm 的外周组织，根据深度选择相应能量的射线；浅表的腹壁胆瘘，可选范围在 6~12MeV 能量的电子线；深部的胆道瘘，应选用 ^{60}Co-γ 线或 6MV-X 线。

放射治疗总剂量 DT1O~30Gy/1~6w，分次剂量为 1~2Gy/次。放疗中需要注意控制感染，加强对症支持治疗。

(八)淋巴管瘘

淋巴管瘘是外科手术后的一种并发症，颈淋巴清扫术和股三角部位股动脉暴露术等，发生率较高。

淋巴管瘘主要分为淋巴皮肤瘘和淋巴内瘘，后者包括乳糜胸和乳糜腹，X 线和 B 超可发现胸腔积液和腹水。乳糜液早期为粉红色、易凝液体，进食后排出量会明显增加，放置后有油层，加入乙醇可以澄清，苏丹田直接染色阳性。

有明确、涉及淋巴血管的外科手术史。淋巴管造影、淋巴荧光造影技术，可确定淋巴管瘘的部位。治疗包括非手术治疗、外科手术和放射治疗。

放射治疗是治疗淋巴管瘘的有效手段，目前主张低剂量、慢速度治疗。射线能使局部毛细血管通透性增加，纤维、蛋白质渗出，导致纤维化，促进瘘管闭塞。

首先确定淋巴管瘘的位置，根据病灶的深度，选择射线种类及能量。淋巴皮肤瘘，可选择 6MeV~18MeV 的电子线；深部病灶，如腹膜后淋巴管瘘或囊肿，选 6MV-X 线。

放射治疗总剂量，是根据淋巴管瘘对放射治疗的反应而定，应观察病变好转情况，及时结束放射治疗。

每次剂量 DT1Gy/次，4~5 次/周，DT3~12Gy，总剂量不超过 DT10~12Gy。

(九)脾脏

脾脏是产生抗血小板抗体的主要器官，又是破坏血小板的主要场所，切除脾脏，可以减少抗体产生和血小板破坏。

1. 脾脏区放射治疗的作用机制 可能是通过放射治疗削弱脾脏功能，进而使血小板抗体减少，并减轻了脾脏对血小板的破坏作用。从此角度来看，脾脏放射治疗可称为"非手术性脾切除"。

2. 适应证 脾脏肿大影响周围血常规，或巨脾压迫腹腔脏器，患者有明显症状时，可行脾放射治疗。患者多为慢性髓细胞性白血病、真性红细胞性增多症等。

3. 脾脏放射治疗的定位

(1)模拟 CT 定位，是合理设计照射野，保护左肾功能的重要步骤。

(2)B 超投影，画出脾脏大小、左肾范围。

(3)临床叩诊。

4. 放射治疗技术

(1)照射野：覆盖全脾，尽量减少照射野内脾、肾的重叠。

(2)照射野设计：^{60}Co-γ 线或 6MV-X 线，以体厚中平面计算剂量。

1)单一前野垂直照射。

2)前后两野对穿、垂直照射。

3)前后侧三野交叉照射，侧野应避开脊髓及左肾脏。

(3)照射剂量：初期剂量 DT0.5～1Gy/次，隔日 1 次，2、3 次后如无不适反应，可将剂量调整至 DT1.0～1.5Gy/次，每周 3 次，总剂量控制在 DT15～20Gy。

(4)在放射治疗过程中，每次放射治疗前均要重新叩脾大小，如脾脏较前有所消退，应缩小照射范围。

(5)每周定期检测血常规，肝、肾功能，尤其对血小板计数要格外注意观察，必要时每 1～2 天检测 1 次。

当脾脏破坏血小板的亢进作用被放射治疗所抑制时，血小板的计数即可增加，上升接近正常时，即可停止放射治疗。

八、全淋巴系统放射治疗

(一)临床应用

全淋巴系统放射治疗有抑制免疫的作用，减少全身淋巴细胞数量。用于肾、心、骨髓移植及狼疮性肾炎、多发性硬化症等自身免疫疾病/器官移植。

1. 全淋巴系统放射治疗的目的

(1)免疫抑制，主要是使移植骨髓能够被受体接受。

(2)消灭机体内的恶性肿瘤细胞，达到治疗白血病和恶性肿瘤的目的。

(3)杀灭骨髓，使髓腔出现空间，以利于骨髓移植。

2. 骨髓移植 移植前，应用单次大剂量全淋巴结照射(DT7.5Gy)来代替全身照射，结果显示排斥反应的发生率降低。

3. 心脏移植 预先估计有排异反应可能时，除用降低免疫功能药物外，同时可用斗篷野加倒"Y"野及脾脏照射，每次 DT0.8Gy，每周 2 次，总剂量 DT8Gy，放射治疗时照射野不包括心脏。

4. 肾脏移植 预先估计有排异反应可能，移植前先用斗篷野加倒"Y"野照射，每次 DT1.0～1.5Gy，总剂量 DT16～41.5Gy，移植后服用泼尼松和环孢霉素。

5. 全淋巴结照射 Stanford 大学用全淋巴结照射，使免疫抑制到最低程度，用斗篷野加倒 Y 野及脾脏野照射，每次 DT1.0Gy，每周 2～3 次，总剂量 DT20Gy，移植后注射免疫胸腺细胞球蛋白及低剂量泼尼松。

(二)全身照射技术

1. 放射源 ^{60}Co-γ 线或直线加速器 4MV 以上 X 线。

2. 体位及照射方法

(1)全身照射采用低剂量率照射，最大照射面积应充分包括整个人体，源皮距通常为 3～5m。

(2)采用前野、后野、左侧野和右侧野的四野照射技术，也可以只采用前野和后野或左侧野和右侧野的两野照射技术。

(3)因患者头、颈、胸、腹和踝部各部位的体厚不同,为使各部位受照射的剂量均匀,可根据剂量均匀度和体厚的差异,垫以适当厚度的米(或聚氯乙烯颗粒)袋或组织等效板块。

3. 身体各部位剂量的监测

(1)以腹中平面(脐水平)为剂量计算参考点,全身各部位所接受剂量的不均匀度应控制在±10%以下。

(2)可用热释光片或多通道半导体探头,分别监测头、颈、上肺、下肺、纵隔、腹中部、髋、大腿、腰和踝等部位在全身照射(TBI)时所接受的剂量。

以上步骤可在 TBI 实施前的几天进行,照射总剂量的 1/10,作为预照射,对全身各部位的受照剂量进行测算后,根据测算结果决定是否需对某些部位受照剂量进行适当调整。

4. 提高皮肤表面剂量 为减少 ^{60}Co 或加速器建成效应的影响,可在患者的前方和后方加 1～2cm 厚的有机玻璃板,提高表面剂量,使患者表皮、皮下的恶性细胞亦能得到足够剂量的照射。

5. 全身照射的总剂量、剂量率和分次

(1)骨髓移植前的全身照射目的,在于尽可能多地杀灭恶性细胞;对异基因骨髓移植者,还需最大程度地抑制患者的免疫功能。

(2)需注意照射相关的毒性反应和并发症,特别是间质性肺炎的发生;而间质性肺炎,是增加全身照射剂量的最大的限制因素。

1)间质性肺炎的发生,与照射剂量及剂量率密切相关。多数人认为,单次照射 8Gy 是间质性肺炎发生的阈值。低剂量率照射,是减少间质性肺炎发生的有效办法,对无法降低剂量率者则应适当降低总剂量。

2)Minnesota 医院报道,采用 0.26Gy/min 的剂量率,单次照射 7.5Gy,间质性肺炎的发生率为 6%。

3)英国 Royal 医院报道,在剂量率为 0.02～0.03Gy/min 的条件下,单次照射 9.5Gy 甚至照射 10.5Gy,也很少有间质性肺炎发生。

4)Keane 报道剂量率为 0.01～0.05Gy/min 时,间质性肺炎始发于 9Gy。

5)Barrett 采用 0.025Gy/min,肺部剂量达 9.3Gy,未见间质性肺炎发生。

除利用低剂量率照射外,同时可利用两上臂对双肺的屏蔽,以减少双侧肺组织的受照剂量,前野照射时将双手掌和前臂交叉置胸前,侧位照射时将双上臂置体侧,这样可使肺受照剂量减少 10%左右。

(3)有作者主张,采用分次照射的办法进行全身照射,可提高照射剂量、又能降低除骨髓外其他脏器的毒性反应。分次照射常采用的方案很多,具体如下。

1)DT4Gy/次,2 次/天,总量 DT8Gy。

2)DT2Gy/次,1 次/天,共 6 次,总量 DT12Gy。

3)DT1.2Gy/次,3 次/天,共 11 次,总量 DT13.2Gy。

4)DT2.5Gy/次,1 次/天,共 7 次,总量 DT17.5Gy。

5)DT2Gy/次,1 次/天,共 4 次,总量 DT8Gy。

(三)骨髓移植及全身照射的毒性反应及处理

1. 骨髓的毒性反应 经过大剂量化疗和全身照射后,骨髓功能将受到严重抑制,这既是抑制前预处理所要求的,也正是要进行骨髓移植的原因。

在骨髓移植后平均一周左右(4～9 天),外周血白细胞会降至 0,一般持续平均约 5 天(2～11天);血小板亦会明显减少,平均需要 30 天左右(14～58 天)方能恢复正常。

应用集落刺激因子(rhGM-CSM),可缩短白细胞恢复到正常的时间。

2. 骨髓外的急性反应 患者在全身照射期间和治疗后 24h 内，可能会出现恶心、呕吐，为预防恶心反应，治疗前使用甲氧氯普胺、盐酸恩丹西酮等止吐药物。

其他急性反应有放射性皮炎、口腔黏膜溃疡、咽下疼痛、腮腺肿胀和腹泻等，在此期间应注意口腔卫生，加强口腔护理。放射性皮炎和腮腺肿胀，一般都很轻，无需特殊处理。腹泻，常会持续 10 天左右，主要是对症治疗。

3. 间质性肺炎 是最严重的并发症之一，轻症多数可好转，重者会危及患者生命。

间质性肺炎的发生，除与照射剂量及剂量率密切相关外，大剂量化疗、细菌和病毒感染，也是其发生的重要原因。

一旦发生间质性肺炎，需立即应用大剂量激素、抗生素及吸氧。

加强预防措施：降低全身照射时的剂量率，如果可以，给予<0.05Gy/min；控制单次全身照射的总剂量，如 DT≤8Gy；适当对双肺进行屏蔽；推广分次全身照射技术等，均可有效地降低间质性肺炎的发生率。

4. 肝静脉闭塞 为严重并发症之一，主要原因是大剂量化疗和放疗对肝脏的毒性反应。

组织学改变主要是肝中央静脉和小叶下静脉的血管内皮细胞肿胀、纤维化和狭窄，继而导致血管闭塞。

异基因骨髓移植患者，较自体骨髓移植患者的肝静脉闭塞的发生率高，一旦发生，病死率高达 50%。

临床表现为肝大、腹胀、肝区疼痛、黄疸和腹水等，治疗上主要是保肝治疗，同时需予抗感染治疗。有报道，用前列腺素 E_1，可有效地预防肝静脉闭塞的发生。

5. 神经系统并发症 药物及全身照射对神经系统的损伤、颅内感染和出血等。多发生于骨髓移植后 15～180 天，国外曾报道其发生率为 7%～17%。

病理改变主要是神经白质多发性非炎症性坏死，即脱髓鞘改变。

临床表现为精神异常、幻觉、幻听、兴奋躁动或抑郁、近记忆力下降或定向力差等。有些患者还伴有神经系统症状和体征，如共济失调等。

支持治疗，可适当应用激素及神经营养药物，多数患者经过数天或 1 个月左右的治疗后，症状会逐渐好转。

6. 其他并发症 如出血性膀胱炎、甲状腺功能低下、免疫功能低下、不育、白内障等。

出血性膀胱炎的发生，与应用白消安及环磷酰胺有关。应用前列腺素 E_1、大量输液、碱化尿液和强迫利尿，可有效地预防和治疗出血性膀胱炎。

甲状腺功能低下、不育和白内障等并发症很难预防，出现后只能对症治疗。

7. 移植物抗宿主病（GVHD） 是异基因骨髓移植最常见和严重的并发症，中度和重度移植物抗宿主病发生率为 30%～60%。

GVHD 是在植活的供者骨髓中，免疫活性细胞对受者组织产生的反应，反应的主要靶器官为皮肤、肝脏及胃肠道，多数发生于骨髓移植后 30～100 天内；大约半数为致死性，年龄越大，其发生率越高，小于 10 岁的患者其发生率为 10%，而 40 岁以上的患者，其发生率可高达 70%。

预防的主要方法是采用免疫抑制剂，包括甲氨蝶呤（MTX）、抗胸腺细胞球蛋白（ATG）、环孢菌素等。发生 GVHD 后，可应用大剂量皮质激素、ATG、环孢菌素等治疗。

生存期超过 6 个月的患者，慢性 GVHD 的发生率约为 25%，其中 2/3 的患者有过急性 GVHD 史。慢性 GVHD 的临床表现多种多样，与很多造血系统疾病和自身免疫性疾病相似，如系统性硬化、系统性红斑狼疮、原发性胆管性肝硬化、Sjögren 综合征等。

免疫功能异常是慢性 GVHD 最严重的后果，患者常死于合并感染。一般也是应用皮质激素、ATG、MTX、CTX、硫唑嘌呤等治疗。

（秦继勇）

参 考 文 献

崔念基，卢泰祥，邓小武，等. 2005. 实用临床肿瘤放射肿瘤学. 广州：中山大学出版社.

戴维斯. 2013. 肿瘤支持治疗学. 李小平等译. 北京：北京大学医学出版社.

杜云翔，李前文，薛国良. 2009. 规范化放射治疗工作流程. 北京：人民军医出版社.

高黎，易俊林，黄晓东，等. 2006. 鼻咽癌根治性放疗10年经验总结. 中华放射肿瘤学杂志，15(4)：249~256.

高献书，亓昕，李洪振，等. 2013. 前列腺癌根治性放疗靶区勾画共识与争议. 2013年北京放射肿瘤学术论坛暨前列腺癌和膀胱癌专题研讨会.

顾菲，李光，唐秋，等. 2005. 泰索帝对人鼻咽癌细胞系放射增敏作用机制的初步研究. 中华放射肿瘤学杂志，3：123~124.

郭伟，任国欣，赵舒. 2013. 头颈肿瘤诊断治疗学. 北京：人民军医出版社.

国家卫生和计划生育委员会医政医管局. 恶性淋巴瘤诊疗规范(2015年版).

国家卫生和计划生育委员会医政医管局. 结直肠癌诊疗规范(2015年版).

国家卫生和计划生育委员会医政医管局. 乳腺癌诊疗规范(2011年版).

国家卫生和计划生育委员会医政医管局. 胃癌诊疗规范(2011年版).

国家卫生和计划生育委员会医政医管局. 原发性肺癌诊疗规范(2015年版).

国家卫生和计划生育委员会医政医管局. 原发性肝癌诊疗规范(2015年版).

韩晶，沈文荣，何侠，等. 2006. 鼻咽癌的CT与MRI对比分析. 肿瘤学杂志，12：279~281.

洪明晃，闵华庆，马骏，等. 1997. 鼻咽癌'92分期与UICC分期(草案，1996)的比较研究. 癌症，16(2)：116~118.

侯友贤，石卫民，李志强，等. 2008. 肿瘤放疗并发症防治. 北京：人民军医出版社.

胡立宽，魏奉才，王庆伟，等. 2002. 头颈部肿瘤放射治疗学. 上海：第二军医大学出版社.

胡伟汉，张国义，刘立志，等. 2005. PET-CT与MRI诊断鼻咽癌淋巴结转移的对比研究. 癌症，24：855~860.

吉安皮耶罗. 奥斯里. 塞法罗，多梅尼克. 珍诺维斯，长洛斯. 佩雷兹. 2014. 肿瘤放射治疗危及器官勾画. 何侠，冯平柏，译. 天津：天津科技翻译出版有限公司.

蒋国梁，洪小南，师英强. 2003. 现代临床肿瘤学. 上海：上海医科大学出版社.

克利福德. 2006. 实用肿瘤调强放射治疗. 冯平柏，译. 江苏：江苏科学技术出版社.

克利福德. 2015. 实用肿瘤调强放射治疗(原书第3版). 何侠等译. 天津：天津科技翻译出版有限公司.

匡安仁. 2013. ^{131}I治疗分化型甲状腺癌. 北京：人民卫生出版社.

李建成，蒋国梁. 2004. 放疗中不确定因素研究进展. 国外医学肿瘤学分册，31(8)：603~606.

刘泰福. 2007. 先进放疗中的关键问题. 第六届全国放射肿瘤学学术年会论文集：7~8.

刘孟忠. 2010. 常见恶性肿瘤放射治疗手册. 北京：北京大学医学出版社.

路易斯. 2011. 头颈部恶性肿瘤多学科协作诊疗模式. 郑亿庆等译. 第3版. 北京：人民卫生出版社.

罗京伟，徐国镇，高黎. 2012. 头颈部肿瘤放射治疗图谱. 第2版. 北京：人民卫生出版社.

马骏，麦海强，莫浩元，等. 2000. 鼻咽癌放射治疗失败原因分析. 癌症，19(11)：1016~1018.

马骏，闵华庆，洪明晃，等. 1999. 鼻咽癌92'分期的临床验证. 癌症，18(1)：44~45.

聂德. 2012. 肿瘤再程放疗. 许亚萍等译. 北京：人民军医出版社.

欧洲神经肿瘤协会. 2015. 原发中枢神经系统淋巴瘤的诊断和治疗(2015年指南).

欧洲肿瘤内科学会. 2012. ESMO临床实践指南：鼻咽癌的诊断、治疗与随访.

潘建基，陆嘉德. 2010. 鼻咽癌//高黎，易俊林. 鼻咽癌精确放疗中靶区变化及其应对措施. 上海：上海科技教育出版社，126~127.

潘建基，宗井凤. 2007. 鼻咽癌放射治疗的现状和相关问题. 肿瘤学杂志，13(5)：349~354.

潘建基. 2007. 鼻咽癌规范化治疗——鼻咽癌诊疗指南. 第六届全国放射肿瘤学学术年会论文集：25~28.

潘中允. 2006. 放射性核素治疗学. 北京：人民卫生出版社.

秦继勇，李文辉. 2014. 局部晚期鼻咽癌调强放疗中临床靶区变化及对策研究现状. 云南医药，35(2)：219~223.

秦继勇，夏耀雄，蒋美萍，等. 2012. 多西紫杉醇在局部晚期鼻咽癌同期放化疗中的临床应用研究. 实用临床医药杂志，16(3)：50~52.

斯基尔. 2012. 癌症化疗手册(第8版). 于世英译. 北京：科学出版社.

苏勇，赵充，谢传淼，等. 2007. CT、MRI 和 PET-CT 对鼻咽癌局部肿瘤检测差异的初步研究. 中国肿瘤临床，34：245～250.

孙颖，马骏，黄莹，等. 2005. 鼻咽癌的 CT 与 MRI 对比研究. 中国肿瘤临床，32：788～791.

孙颖，沈君，马骏，等. 2005. 鼻咽癌局部侵犯的 CT 与 MRI 对比研究：附 283 例分析. 中国医学影像技术，21：1693～1695.

汤钊猷，朱世能，曹世龙，等. 2000. 现代肿瘤学. 第 2 版. 上海：上海医科大学出版社.

唐丽丽，王建平. 2012. 心理社会肿瘤学. 北京：北京大学医学出版社.

滕卫平，刘永锋，高明，等. 2012. 甲状腺结节和分化型甲状腺癌诊治指南.

王绿化，朱广迎，郎锦义，等. 2016. 肿瘤放射治疗学. 北京：人民卫生出版社.

王瑞芝. 2005. 肿瘤放射治疗学. 北京：人民卫生出版社.

魏宝清. 2006. 论我国鼻咽癌分期亟须解决的问题. 肿瘤学杂志，12：259～261.

吴江. 2010. 神经病学. 第 2 版. 北京：人民卫生出版.

夏云飞，孙颖，陈晨. 2016. 鼻咽癌放射治疗临床参考指南. 北京：北京大学医学出版社.

肖巍魏，赵充. 2010. 同期放化综合治疗在Ⅲ期鼻咽癌治疗中的作用比较. 癌症，30(10)：1008～1010.

谢传淼，梁碧玲，林浩皋，等. 2002. MRI 对鼻咽癌 T、N 分期的影响. 中华肿瘤杂志，24：181～184.

徐向英，曲雅勤，李国文，等. 2010. 肿瘤放射治疗学. 第 2 版. 北京：人民卫生出版社.

姚伟荣，马林. 2014. 头颈部肿瘤自适应放疗流程及临床应用研究现状. 中华放射肿瘤学杂志，23(6)：509～512.

易俊林，高黎，徐国镇，等. 2011. 鼻咽癌调强放射治疗靶区勾画-中国医学科学院肿瘤医院经验总结. 肿瘤预防与治疗，2011(03)：157～172.

殷蔚伯，谷铣之. 2002. 肿瘤放射治疗学. 第 3 版. 北京：中国协和医科大学出版社.

殷蔚伯，李晔雄，王绿化，等. 2010. 肿瘤放射治疗手册. 北京：中国协和医科大学出版社.

殷蔚伯，余子豪，徐国镇，等. 2008. 肿瘤放射治疗学. 第 4 版. 北京：中国协和医科大学出版社.

殷蔚伯，余子豪，徐国镇. 2006. 临床技术操作规范·放射肿瘤学分册//中华医学会. 临床技术操作规范. 北京：人民军医出版社，12～14.

于金明，殷蔚伯，李宝生，等. 2003. 肿瘤精确放射治疗学(上、下卷). 济南：山东科学技术出版社.

于金明，左文述，李建彬. 2000. 肿瘤放射治疗技术进展. 香港：世界医药出版社.

张东升，王强修，张世周. 2010. 现代头颈肿瘤病理与临床. 北京：中国医药科技出版社.

张福泉. 2004. 放射治疗科诊疗常规. 北京：人民卫生出版社.

张天泽，徐光伟. 1996. 肿瘤学. 天津：天津科学技术出版社.

张瑜，潘建基，陈旭霞，等. 2004. CT 与 MRI 对鼻咽癌 T 分期影响的比较. 福建医科大学学报，38：101～103.

赵充，肖巍魏，韩非，等. 2010. 419 例鼻咽癌患者调强放疗疗效和影响. 中华放射肿瘤学杂志，19(3)：191～196.

中国鼻咽癌临床分期工作委员会. 2009. 鼻咽癌 92'分期修订工作报告. 中华放射肿瘤学杂志，19(1)：1～4.

中国鼻咽癌临床分期工作委员会. 2009. 鼻咽癌 92'分期修订工作报告. 中华放射肿瘤学杂志，18(1)：2～6.

中国鼻咽癌临床分期工作委员会. 2011. 2010 鼻咽癌调强放疗靶区及剂量设计指引专家共识. 中华放射肿瘤学杂志，20(4)：267～269.

中国鼻咽癌临床分期工作委员会. 2011. 2010 鼻咽癌调强放疗靶区及剂量设计指引专家共识. 中华放射肿瘤学杂志，20(4)：267～269.

中国抗癌协会鼻咽癌专业委员会. 2007. 中国鼻咽癌诊疗指南.

中国抗癌协会肉瘤专业委员会中国临床肿瘤学会. 2015. 软组织肉瘤诊治中国专家共识(2015 年版). 中华肿瘤杂志，38(4)：4～7.

中国抗癌协会神经肿瘤专业委员会. 2012. 中枢神经系统常见肿瘤诊疗纲要. 第 2 版. 北京：北京大学医学出版社.

中国抗癌协会头颈肿瘤专业委员会，中国抗癌协会放射肿瘤专业委员会. 2010. 头颈肿瘤综合治疗专家共识. 中华耳鼻咽喉头颈外科杂志，36(2)：2～8.

中国临床肿瘤学会胰腺癌专家委员会. 2014. 胰腺癌综合诊治中国专家共识(2014 年版). 临床肿瘤学杂志，19(4)：358～370.

中国中枢神经系统胶质瘤诊断和治疗指南编写组. 2016. 中国中枢神经系统胶质瘤诊断与治疗指南(2015). 中华医学杂志，96(7)：485～509.

中华医学会. 2009. 临床治疗指南-耳鼻喉头颈外科分册. 北京：人民卫生出版社.

中华医学会. 2013. 鼻咽癌临床路径. 北京：人民卫生出版社.

周梁，董频. 2008. 临床耳鼻咽喉头颈肿瘤学. 上海：复旦大学出版社.

朱广迎. 2007. 放射肿瘤学. 第 2 版. 北京：科学技术出版社.

卓大宏. 2007. 康复治疗处方手册. 北京：人民卫生出版社.

宗井凤，马骏，唐玲珑，等. 2005. 鼻咽癌综合治疗策略研究-749 例疗效分析. 中国肿瘤，14：538～542.

宗井凤，马骏，唐玲珑，等. 2006. 鼻咽癌临床分期因素的意义探讨. 国际肿瘤学杂志，33：71～75.

曾逖闻，刘明远，周觉初，等. 2003. 现代良性病放射治疗学. 北京：人民军医出版社.

ADELSTEIN D J, LI Y, ADAMS G L, et al. 2003. An intergroup phase Ⅲ comparison of standard radiation therapy and two schedules of concurrent chemoradiotherapy in patients with unresectable squamous head and neck cancer. J Clin Oncol, 21(1)，92～98.

ANG K, ZHANG Q, WHEELER R H, et al. 2011. A phase Ⅲ trial(RTOG 0129) of two radiation～cisplatin regimens for head and neck carcinomas(HNC)：impact of radiation and cisplatin intensity on outcome. 46th Ann Mtg of the American Society of Clinical Oncology(ASCO)，Chicago，4～8 Jun 2010. J Clin Oncol 28(15S)(Suppl)，Abstr 5507(2010)R96～2382 EuroQol a new facility for the measurement of healthrelated quality of life. Health Policy，16：199～208.

BAUJAT B, AUDRY H, BOURHIS J, et al. 2006. Chemotherapy in locally advanced nasopharyngeal carcinoma：an individual patient data meta-analysis of eight randomized trials and 1753 patients. Int J Radit Oncol BiolPhys，64(1)：47～56.

BUCCI M, XIA P, LEE N, et al. 2004. Intensity modulated radiation therapy for carcinoma of nasopharynx：An update of the UCSF experience(Abstract). Int J Radiat Oncol Biol Phys，60s：317～318.

CAO S M, SIMONS M J, QIAN C N. 2011. The prevalence and prevention of nasopharyngeal carcinoma in China. Chin J Cancer, 30(2)：114～119.

CHAN A T, GREGOIRE V, LEFEBVREET J L, et al. 2012. Nasopharyngeal cancer：EHNS-ESMO-ESTRO Clinical Practice Guidelines for diagnosis，treatment and follow-up. Ann Oncol，23 Suppl 7：i83～i85.

CHAN A T, LEUNG S F, NGAN R K, et al. 2005. Overall survival after concurrent cisplatin radiotherapy compared with radiotherapy alone in locoregionally advanced nasopharyngeal carcinoma. J Natl Cancer Inst，97(7)：536～539.

CHAN A T, TEO P M, NGAN R K, et al. 2002. Concurrent chemotherapy radiotherapy compared with radiotherapy alone in locoregionally advanced nasopharyngeal carcinoma：progression free survival analysis of a phase Ⅲ randomized trial. J Clin Oncol，20(8)：2038～2044.

CHAN J, BRAY F, M CCARRONP, et a1. 2005. Nasopharyngeal carcinoma. //Pathology and genetics of head and neck tumours. World Health Organization c1assification of tumours. Lyon：IARC press，85～97.

CHANG A Y, KIM K, GLICK J, et al. 1993. Phase Ⅱ study of taxol, Merbarone, and piroxantrone in stage IV non small cell lung cancer：an Eastern Cooperative Oncology Group pilot study. J Natl Cancer Inst，85(5)：388～394.

CHANG H, GAO J, XU B Q, et al. 2013. Haemoglobin, neutrophil to lymphocyte ratio and platelet count improve prognosis prediction of the TNM staging system in nasopharyngeal carcinoma：development and validation in 3，237 patients from a single institution. Clin Oncol(R Coll Radiol)，25(11)：639～646.

CHANG J T, CHAN S C, YEN T C, et al. 2005. Nasopharyngeal carcinoma staging by(18)F-fluorodeoxyglucose positron emission tomography. Int J Radiat Oncol Biol Phys，62(2)：501～507.

CHANG J T, LIN C Y, CHEN T M, et al. 2005. Nasopharyngeal carcinoma with cranial nerve palsy：the importance of MRI for radiotherapy. Int J Radiat Oncol Biol Phys，63：1354～1360.

Chao KSC, Perez CA, Brody LW. 2012. 肿瘤放射治疗学决策. (第3版). 王俊杰等译. 北京：科学出版社.

CHAU R M, TEO P M, CHOI P H, et al. 2001. Three-dimensional dosimetric evaluation of a conventional radiotherapy technique for treatment of nasopharyngeal carcinoma. Radiother Oncol，58(2)：143～153.

CHEN L, HU C S, CHEN X Z, et al. 2012. Concurrent chemoradiotherapy plus adjuvant chemotherapy versus concurrent chemoradiotherapy alone in patients with locoregionally advanced nasopharyngeal carcinoma：a phase 3 multicen-trerandomised controlled trial. Lancet Oncol，13(2)：163～171.

CHEN Y, ZHAO W, LIN L, et al. 2015. Nasopharyngeal Epstein-Barr Virus Load：An Efficient Supplementary Method for Population-Based Nasopharyngeal Carcinoma Screening. PLoS One，10(7)：el 32669.

CHONG V F, FAN Y F. 1996. Skull base erosion in nasopharyngeal carcinoma：detection by CT and MRI. Clin Radiol，51：625～631.

CHUNG N N, TING L L, HSU W C, et al. 2004. Impact of magneticresonance imaging versus CT on nasopharyngeal carcinoma：primary tumor target delineation for radiotherapy. Head Neck，26：241～246.

FANG F M, TSAI W L, CHEN H C, et al. 2007. Intensity-modulated or conformal radiotherapy improves the quality of life of patients with nasopharyngeal carcinoma. Cancer，109：313～321.

FORASTIERE A, KOCH W, TROTTI A, et al. 2001. Head and neck cancer. N Engl J Med，345(26)：1890～1900.

FOUST R J, DOUNG R T. 1991. Roles of computed tomography and magnetic resonance imaging diagnoses in the treatment of head and neck cancer. Heamtol Oncol Clin North Am，5：657～665.

GEORGIADIS M S, RUSSELL E K, GAZDAR A F, et al. 1997. Paclitaxel cytotoxicity against human lung cancer cell lines increases with prolonged exposure durations. Clin Cancer Res, 3(3): 449~454.

GLIGOROV J, LOTZ J P. 2004. Preclinical pharmacology of the taxanes: implications of the differences. Oncologist, 9(Supp 12): 3~8.

GREGOIRE V, ANG K, BUDACH W, et al. 2014. Delineation of the neck node levels for head and neck tumors: a 2013 update. DAHANCA, EORTC, HKNPCSG, NCIC CTG, NCRI, RTOG, TROG consensus guidelines, Radiother Oncol, 110(1): 172~181.

GREGOIRE V, EISBRUCH A, HAMOIR M, et al. 2006. Proposal for the delineation of the nodal CTV in the node-positive and the post-operative neck, Radiother Oncol, 79(1): 15~20.

GREGOIRE V, LEVENDAG P, ANG K K, et al. 2003. CT-based delineation of lymph node levels and related CTVs in the node-negative neck: DAHANCA, EORTC, GORTEC, NCIC, RTOG consensus guidelines. Radiother Oncol, 69(3): 227~236.

HALPERIN E C, WAZER D E, PETEZ C A, et al. 2013. Perez and Brady's Principles and Practice of Radiation Oncology. 6th ed. Philadelphia, PA 19103 USA: Lippincott Williams & Wilkins. http://www. nccn. org/professionals/physician_gls/pdf/head and neck. pdf

HANSEN E K, BUCCI M K, QUIVEY J M, et al. 2006. Repeat CT imaging and replanning during the course of IMRT for head and neck cancer. Int J Radiat Oncol BiolPhys, 64: 355~362.

HE X, OU D, YING H, et al. 2012. Experience with combination of cisplatin plus gemcitabine chemotherapy and intensity-modulated radiotherapy for locoregionally advanced nasopharyngeal carcinoma. Eur Arch Otorhinolaryngol, 269(3): 1027~1033.

HO F C, THAM I W, EARNEST A, et al. 2012. Patterns of regional lymph node metastasis of nasopharyngeal carcinoma: a meta-analysis of clinical evidence. BMC Cancer, 12: 98

HONG M H, MAI H Q, MIN H Q, et al. 2000. A comparison of the Chinese 1992 and Fifth-edition International Union Against Cancer Staging Systems for staging nasopharyngeal carcinoma. Cancer, 89: 242~247.

http: //www. europeancancercongress. org/sabmit/P. Aguiar et al. ECC 2015 (Abstract 2826)

KAM M K, TEO P M, CHAU R M, et al. 2004. Treatment of nasopharyngeal carcinoma with intensity modulated radiotherapy: the Hong Kong experience. Int J Radiat Oncol Biol Phys, 60(5): 1440~1450.

KWONG D L, POW E H, SHAM J S, et al. 2004. Intensity modulated radiotherapy for early stage nasopharyngeal carcinoma: a prospective study on disease control and preservation of salivary function. Cancer, 101: 1584~1593.

KWONG D L, SHAM J S, LEUNG L H, et al. 2006. Preliminary results of radiation dose escalation for locally advanced nasopharyngeal carcinoma. Int J Radiat Oncol Biol Phys, 64: 374~381.

LANGENDIJK J A, LEEMANS C R, BUTER J, et al. 2004. The additional value of chemotherapy to radiotherapy in locally advanced nasopharyngeal carcinoma: a meta analysis of the published literature. J Clin Oncol, 22(22): 4604~4612.

LE Q T, TATE D, KOONG A, et al. 2003. Improved local control with stereotactic radiosurgical boost in patients with nasopharyngeal carcinoma. Int J Radiat Oncol BiolPhys, 56: 1046~1054.

LEE A W, FOO W, LAW S C, et al. 1997. Nasopharyngeal carcinoma: presenting symptoms and duration before diagnosis. Hong Kong Med J, 3(4): 355~361.

LEE N Y, LU J J. 2012. Target Volume Delineation and Field Setup A Practical Guide for Conformal and Intensity Modulated Radiation Therapy. Germany. Springer Heidelberg New York Dordrecht London, 1~10.

LEE N Y, RIAZ N, LU J J. 2014. Target Volume Delineation for Conformal and Intensity Modulated Radiation Therapy Germany Springer Cham Heidelberg New York Dordrecht London, 3~16.

LEE N Y, ZHANG Q, PFISTER D G, et al. 2012. Addition of bevacizumab to standard chemoradiation for locoregionally advanced nasopharyngeal carcinoma (RTOG 0615): a phase 2 multi institutional trial. Lancet Oncol, 13(2): 172~180.

LEE N, HARRIS J, GARDEN A S, et al. 2009. Intensity modulated radiation therapy with or without chemotherapy for nasopharyngeal carcinoma: radiation therapy oncology group phase II trial 0225. J Clin Oncol, 27(22): 3684~3690.

LEE N, PFISTER D G, GARDEN A, et al. 2010. RTOG 0615, A phase n study of concurrent chemoradiotherapy using three dimentional conformal radiotherapy (3-DCRT) or intensity~modulated radiation therapy (IMRT) +bevacizumab (BV) for locally or regionally advanced nasopharyngeal cancer. http: //www. rtog. org/members/protocols/0615/0615. pdf Accessed on May 20, 2010.

LEE N, XIA P, QUIVEY J M, et al. 2002. Intensity modulated radiotherapy in the treatment of nasopharyngeal carcinoma: an update of the UCSF experience. Int J Radiat Oncol BiolPhys, 53(1): 12~22.

LEIBEL S A, KUTCHER G J, HARRISON L B, et al. 1991. Improved dose distributions for 3D conformal boost treatments in carcinoma of the nasopharynx. Int J Radiat Oncol Biol Phys, 20(4): 823~833.

LEONARD C E, CHAN D C, CHOU T C, et al. 1996. Paclitaxel enhances in vitra radiation sensitivity of squamous carcinoma cell lines of the head neck. Cancer Res, 56 (22): 5189~5204.

LEUNG S F, CHAN A T, ZEE B, et al. 2003. Pretherapy quantitative measurement of circulating Epstein Barr virus DNA is predictive of posttherapy distant failure in patients with early stage nasopharyngeal carcinoma of undiffer entiated type. Cancer, 98: 288~291.

LEUNG T W, WONG V Y W, SZE W K, et al. 2008. High dose rate intracavitary brachytherapy boost for early T stage nasopharyngeal carcinoma. Int J Radiat Oncol Bio Phys, 70 (2): 361~367.

LI W F, SUN Y, MAO Y P, et al. 2013. Proposed lymph node staging system using the International Consensus Guidelines for lymph node levels is predictive for nasopharyngeal carcinoma patients from endemic areas treated with intensity modulated radiation therapy. Int J Radiat Oncol Biol Phys, 86 (2): 249~256.

LIANG S B, SUN Y, LIN L Z, et al. 2009. Extension of local disease in nasopharyngeal carcinoma detected by magnetic resonance imaging: improvement of clinical target volume delineation. Int J Radiat Oncol Biol Phys, 75 (3): 724~750.

LIEBMANN J, COOK J A, FISHER J, et al. 1994. In vitro studies of Taxol as a radiation sensitizer in human tumor cells. J Natl Cancer Inst, 86 (6): 441~446.

LIN J C, JAN J S, HSU C Y. 2003. Phase III study of Concurrent chemoradiotherapy versus radiotherapy alone for advanced nasopharyngeal carcinoma: positive effect on overall and progression free survival. J Clin Oncol, 21: 631~637.

LIN J C, WANG W Y, CHEN K Y, et al. 2004. Quantification of plasma Epstein Barr virus DNA in patients with advanced nasopharyngeal carcinoma. N Engl J Med, 350: 2461~2470.

LIN S, PAN J, HAN L, et al. 2009. Nasopharyngeal carcinoma treated with reduced volume intensity modulated radiation therapy: report on the 3 year outcome of a prospective series. Int J Radiat Oncol Biol Phys, 75 (4): 1071~1078.

LO Y M, CHAN A T, CHAN L Y, et al. 2000. Molecular prognostication of nasopharyngeal carcinoma by quantitative analysis of circulating Epstein Barr virus DNA. Cancer Res, 60: 6878~6881.

MA J, LIU L, TANG L, et al. 2007. Retropharyngeal lymph node metastasis in nasopharyngeal carcinoma: prognostic value and staging categories. Clin Cancer Res, 13 (5): 1445~1452.

MARKS J E, BEDWINEK J M, LEE F, et al. 1982. Perez CA. Dose response analysis for nasopharyngeal carcinoma: an historical perspective. Cancer, 50: 1042~1050.

MESIA R, PASTOR M, GRAU J J, et al. 2013. SEOM clinical guidelines for the treatment of nasopharyngeal carcinoma 2013. Clin Transl Oncol, 15 (12): 1025~1029.

MILAS L, HUNTER N R, MASON K A, et al. 1997. Role of reoxygenation in induction of enhancement of tumor radioresponse by paclitax el. Cancer Res, 55 (16): 3564~3568.

MIN H Q, HONG M H, MA J, et al. 1994. A new staging system for nasopharyngeal carcinoma in China. Int J Radiat Oncol Biol Phys, 30: 1037~1042.

National Comprehensive Cancer Network Clinical Practice Guidelines in Oncology. 2014. Head and Neck Cancers.

NCCN Clinical Practice Gaidelines in Oncology CNCCN Guidelines TM: Head and neck cancer。(V. 2. 2015).

NG S H, CHANG T C, KO S F, et al. 1997. Nasopharyngeal carcinoma: MRI and CT assessment. Neuroradiology, 39 (10): 741~746.

NG S H, WAN Y L, KO S F, et al. 1998. MRI of nasopharyngeal carcinoma with emphasis on relationship to radiotherapy. J Magn Reson Imaging, 8: 327~336.

NG W T, LEE A W, KAN W K, et al. 2007. Nstaging by magnetic resonance imaging for patients with nasopharyngeal carcinoma: pattern of nodal involvement by radiological levels. Radiother Oncol, 82 (1): 70~75.

PAN J, XU Y, QIU S, et al. 2015. A comparison between the Chinese 2008 and the 7th edition AJCC staging systems for nasopharyngeal carcinoma. Am J Clin Oncol, 38 (2): 189~196.

SALAMA, J, HADDAD R I, KIES M S, et al. 2009. Clinical practice guidance for radiotherapy planning after induction chemotherapy in locoregionally advanced head-and-neck cancer. Int J. Radiation Oncology Biol Phys, 75 (3): 725~733.

SCHANTZ S P, HARRISON L H, HONG W R. 1993. Tumors of the nasal cavity and paranasal sinuses, nasopharynx, oral cavity, and oropharynx. In: Devita VT, Hellman S, Rosenberg SA, eds. Cancer: principles and practice of oncology. 4th ed. P hiladelphia: JB Lippincott, 574.

SHAO J Y, ZHANG Y, LI Y H, et al. 2004. Comparison of Epstein Barr virus DNA level in plasma, peripheral blood cell and tumor tissue in nasopharyngeal carcinoma. Anticancer Res, 24 (6): 4059~4066.

SU S F, HAN F, ZHAO C, et al. 2011. Treatment outcomes for different subgroups of nasopharyngeal carcinoma patients treated with intensity modulated radiation therapy. Chin J Cancer, 30(8): 565~573.

SUN Y, YU X L, LUO W, et al. 2014. Recommendation for a contouring method and atlas of organs at risk in nasopharyngeal carcinoma patients receiving intensity-modulated radiotherapy, Radiother Oncol, 110(3): 390~397.

TANG L, LI L, MAO Y, et al. 2008. Retropharyngeal lymph node metastasis in nasopharyngeal carcinoma detected by magnetic resonance imaging: prognostic value and staging categories. Cancer, 1 1 3 (2): 347~354.

TANG L, MAO Y, LIU L, et al. 2009. The volume to be irradiated during selective neck irradiation in nasopharyngeal carcinoma: analysis of the spread patterns in lymph nodes by magnetic resonance imaging. Cancer, 115(3): 680~688.

TEO P M, LEUNG S F, TUNG S Y, et al. 2006. Dose response relationship of nasopharyngeal carcinoma above conventional tumoricidal level: a study by the Hong Kong nasopharyngeal carcinoma study group(HKNPCSG). Radiother Oncol, 79: 27~33.

THAM I W, HEE S W, YAP S P, et al. 2009. Retropharyngeal nodal metastasis related to higher rate of distant metastasis in patients with N0 and N1 nasopharyngeal cancer. Head and Neck, 31(4): 468~474.

TISHER R, COLEVAS A O, NORRIS C M, et al. 2002. A Phase I / II trial of concurrent docetaxel and one daily radiation after induction chemotherapy in patient s with poor prognosis squamous cell of the head and neck. Cancer, 95: 1427~1481.

van den BREKEL M W, STEL H V, CASTELIJNS J A, et al. 1990. Cervical lymph node metastasis: assessment of radiologic criteria. Radiology, 177(2): 379~384.

VELDEMAN L, MADANI I, HULSTAERT F, et al. 2008. Evidence behind use of intensity modulated radiotherapy: a systematic review of comparative clinical studies. Lancet Oncol, 9: 367~375.

WANG C C. 1975. Radiation therapy for head and neck cancers. Cancer, 36(2): 748

WEI W I, SHAM J S. 2005. Nasopharyngeal carcinoma. Lancet, 365(9476): 2041~2054.

WOLDEN S L, CHEN W C, PFISTER D G, et al. 2006. Intensity modulated radiation therapy(IMRT) for nasopharynx cancer: update of the Memorial Sloan Kettering experience. Int J Radiat Oncol Biol Phys, 64: 57~62.

WU S, XIE C, JIN X, et al. 2006. Simultaneous modulated accelerated radiation therapy in the treatment of nasopharyngeal carcinoma: A local center'sexperience. Int J Radiat Oncol BiolPhys, 66(4)Supplement: S44~S46.

XIA P, FU K K, WONG G W, et al. 2000. Comparison of treatment plans involving intensity modulated radiotherapy for nasopharyngeal carcinoma. Int J Radiat Oncol BiolPhys, 48: 329~337.

YAN D, LIANG J, CHI Y. 2009. Model identification adaptive control process: clinical application for head and neck cancer adaptive radiotherapy. Int J Radiat Oncol BiolPhys, 75: S72.

YEN T C, CHANG J T, NG S H, et al. 2005. The value of 18F-FDG PET in the detection of stage M0 carcinoma of the nasopharynx. J Nucl Med, 46: 405~410.

YOO J, HENDERSON S, WALKER-DILKS C. 2013. Evidencebased guideline recommendations on the use of positron emission tomography imaging in head and neck cancer. Clin Oncol(R Coll Radiol), 25(4): e33~e66.

ZHANG L, CHEN Q Y, LIU H, et al. 2013. Emerging treatment options for nasopharyngeal carcinoma. Drug Des Devel Ther, 7: 37~52.

ZHANG L, ZHAO C, PENG P J, et al. 2005. Phase III study comparing standard radiotherapy with or without weekly oxalip latin in treatment of locoregionally advanced nasopharyngeal carcinoma: preliminary results. J Clin Oncol, 23(33): 8461~8468.

附　录

附　录　Ⅰ

Karnofsky 功能状态评分标准（KPS，百分法）

体力状况	评分
正常，无症状和体征	100
能进行正常活动，有轻微症状和体征	90
勉强可进行正常活动，有一些症状或体征	80
生活可自理，但不能维持正常生活工作	70
生活能大部分自理，但偶尔需要别人帮助	60
常需人照料	50
生活不能自理，需要特别照顾和帮助	40
生活严重不能自理	30
病重，需要住院和积极的支持治疗	20
重危，临近死亡	10
死亡	0

附　录　Ⅱ

ECOG 体力状态

ECOG	等级
活动能力完全正常，与起病前活动没有受到任何限制	0
能自由走动及从事轻体力活动，包括一般家务或办公室工作，但不能从事较重的体力活动	1
能自由走动及生活自理，但已丧失工作能力；日间不少于一半时间，可以起床活动	2
生活仅能部分自理，日间一半以上时间卧床或坐轮椅	3
完全失去能力。生活不能自理。完全卧床不起或坐轮椅	4
死亡	5

附　录　Ⅲ

实体瘤缓解评估标准

（response evaluation criteria in solid tumors，RECIST 标准）

1. 病例选择

以肿瘤缓解为主要终点的研究方案中，只有患者在基线时伴有可测量病灶时，方可入组。

2. 病灶定义

2.1　可测量病灶

病变至少在一个径向上可准确测量，在 CT 或 MRI 下，其最大直径需 ≥10mm。

2.2　不可测量病灶

所有除可测量病变以外的其他病灶，即小病灶和其他不可测量病灶，包括：骨转移灶、软脑膜转移病灶、腹水、胸腔积液/心包积液、炎性乳癌病灶、皮肤/肺淋巴管转移、不能被影像学方法证实和随访的腹部包块及囊性病变。

3. 测量方法

—体检：仅当病灶位于体表时适用。

—胸部X片：仅当被测量病灶边界清晰且肺部通气良好时适用，但最好是胸部CT检查。

—CT/MRI：是目前最常用、重复性最好的检查手段。

—超声：研究的主要终点为客观缓解率时，超声检查不能作为疗效评价的手段。

—肿瘤标志物：不能单独用来评价疗效。但如果治疗前肿瘤标志物高于正常值上限，当所有肿瘤病灶消失且肿瘤标志物也降至正常值范围内时，才能评价临床完全缓解。

—细胞学和组织学评价：在残留病灶、体腔积液等极少情况下适用。

4. 肿瘤缓解（疗效）评价

4.1 目标病灶（target lesions）与基线记录

所有可测量病灶（但一个器官内不超过5个，总共不超过10个），作为所有被累及器官的代表，在基线时进行测量和记录。

选择目标病灶时根据病灶大小和可准确重复测量的标准进行选择。

记录基线最长径总和，作为参考值评价疗效。

4.2 非目标病灶（non-target lesions）与基线记录

所有除目标病灶以外的病灶（或病变部位），在基线评价时也需完整记录。

这些病灶不需要进行测量，但在研究过程中需对这些病灶的存在/消失与否进行评价。

4.3 评价标准

疗效	目标病灶	非目标病灶
完全缓解（CR）	自基线期评估后，目标病灶全部消失	自基线期后，非目标病灶全部消失，且肿瘤标志物水平正常
部分缓解（PR）	和基线期相比，目标病灶最长径之和至少减少30%	不适用
稳定（SD）	与治疗开始以来所记录的最小长径之和相比，既不符合疾病进展又不符合部分缓解的评判标准保持在正常范围之上	不完全缓解/稳定：有一个或多个非目标病灶存在和（或）肿瘤标志物水平
进展（PD）	与治疗开始以来所记录的最小长径之和相比，目标病灶最长径之和至少增加20%	出现一个或多个新病灶和（或）存在非目标病灶进展

4.4 疗效评价

目标病灶	非目标病灶	新病灶	总体疗效评价
CR	CR	无	CR
CR	IR/SD	无	PR
PR	非PD	无	PR
SD	非PD	无	SD
PD	任何情况	有或无	PD
任何情况	PD	有或无	PD
任何情况	任何情况	有	PD

5. 疗效确认与缓解时间

5.1 疗效确认

CR或PR患者必须在初次评价为CR或PR后四周重复检查以确认疗效。

5.2 总缓解期

第一次测量符合CR或PR的标准（首次记录为准）直到客观记录的疾病复发日或进展日（治疗开始后的最小测量病灶记录为疾病进展的参照）。

5.3 稳定期

治疗开始到出现疾病进展，以治疗开始时的最小测量病灶记录为参照。对 SD 患者，在进入研究的最少 6～8 周后，至少一次随访病灶符合 SD 标准。

重要肿瘤终点指标的比较

终点指标	定义	评价	优点	缺点
总生存期 (OS)	从随机化到因任何原因死亡的时间	需随机研究,不需盲法	直接测得受益,广为接受,容易检测,测量精确,测量检测	需大型研究,需时较长,易受交叉治疗影响,得不到症状受益,包括非肿瘤死亡
无疾病生存期(DFS)	从随机化开始至疾病复发或由于疾病进展导致患者死亡的时间	需随机研究,首选盲法	部分人认为是临床受益,比生存生存期研究所需病例少,且时间短	大部分试验中不是有效的,生存生存期替代,非精确测量,受试者的评价存在偏倚,存在不同定义和解释
客观缓解率 (ORR)	指肿瘤缩小达到一定量并且保持一定时间患者的比例	可用单组臂或随机研究,比较性研究中首选盲法	可在单臂组研究中评价	非直接测得的临床受益,通常反映药物在少数患者的活性,与生存生存期相比,数据略复杂
完全缓解 (CR)	可测量病灶完全消失	可用单组臂或随机研究,比较性研究中首选盲法	某些试验中长时间 CR,表明明显受益(见正文),可在单组臂研究中评价	很少有药物达到高 CR 率,与生存生存期相比,数据略复杂
无进展生存期(PFS)	从随机分组开始到肿瘤进展或死亡的时间	需随机研究,首选盲法,推荐盲法校阅	活性由反应和稳定肿瘤测得,治疗中,常在变化之前测得相对症状终点终点指标,较少数据缺失较少,相对生存生存期,评价较早,并可及在较少的研究中进行	存在不同的定义和解释,受益非直接测得,不是有效的生存生存期替代,与生存生存期相比非精确测量,受试者存在评价偏倚,需频繁的放射学研究,与生存生存期比,数据庞杂
症状终点指标	症状体征的改善或者生活质量的改善	通常需要随机盲法研究(除非终点终点指标具有客观性,且效果较著,疗效明显)	直接测得受益	肿瘤临床试验中盲法通常难以进行,实施通常较难,数据丢失较普遍,少有仪器可以测量,与生存生存期比,数据庞杂

6. OS、PFS、DFS 的区别

肿瘤临床研究临床试验终点(end point)，如 OS、PFS、ORR，还有 DFS、TTP、TTF……不同的终点，服务于不同的研究目的。

在传统的肿瘤药物研发中，早期的临床试验目的是评价安全性及药物的生物活性，如肿瘤缩小，以影像检查或体检等肿瘤评估方法测得的 ORR。在随后的数十年中，人们逐渐认识到有效的研究，应该评价药物是否让患者得到临床获益，如生存期延长、症状改善、生活质量提高等。

临床试验终点可能不像血压、血细胞计数等那些经过充分验证的指标，但也可合理预测临床获益。临床试验需证实某药物的实际临床获益，才能获得国家食品药品监督管理局的批准。简单来说，临床获益了、临床试验终点受认可了，药物才能获批。

6.1 总生存(overall survival, OS)

从随机化开始，至(因任何原因)死亡的时间。

OS 是肿瘤临床试验中最佳的疗效终点，当患者生存期能充分评估时，它是首选终点。

最大优点：记录方便，院内、院外确定患者死亡的日期基本上没有困难。如果研究结果显示生存有小幅度提高，就可认为是有意义的直接临床获益证据。

缺点：大型试验随访期较长。临床试验中常常会用到 5 年生存率，即某种肿瘤经过各种综合治疗后，生存 5 年以上的患者比例。

肿瘤患者治疗后，一部分复发转移、一部分死亡、一部分生存。80% 复发转移常发生在根治术后 3 年内，10% 左右发生在 5 年内，5 年后再次复发概率很低。所以以 5 年为节点，这是有一定科学性的。当然，也有

用 3 年生存率和 10 年生存率表示疗效的。除了 OS 外，其余的终点都是要基于肿瘤测量的。

不同的肿瘤试验，肿瘤测量的精确性有较大差异，这就要求研究者充分评估获益和偏倚。药物上市申请时，如果采用基于肿瘤测量的临床试验终点作为有效性的唯一证据，那么通常应提供来自第二个试验得到的确凿证据。

6.2　客观缓解率(objective response rate，ORR)

肿瘤体积缩小达到预先规定值并能维持最低时限要求的患者比例，为完全缓解和部分缓解比例之和。

缓解期通常是指从开始出现疗效直至证实出现肿瘤进展的这段时间。ORR 是一种直接衡量药物抗肿瘤活性的指标，在单臂试验中进行评价。

ORR 的缓解标准应在试验开始前的方案中提前定义，评估内容包括缓解程度、缓解持续时间及完全缓解率(没有可测量到的肿瘤)，不包括疾病稳定；肿瘤缩小是直接疗效，疾病稳定是疾病的自然进程。

6.3　无进展生存期(progression-free survival，PFS)

从随机化开始到肿瘤发生(任何方面)进展或(因任何原因)死亡之间的时间，与 OS 相比，增加了"发生恶化"这一点，而"发生恶化"往往早于死亡，所以 PFS 常常短于 OS，却也能在 OS 之前被评价，因而随访时间短一些。PFS 的改善包括了未恶化和未死亡，即间接和直接地反映了临床获益，它取决于新治疗与现治疗的疗效/风险。

而正因为增加了"发生恶化"这一点，不同肿瘤进展的定义不同，不同研究在判断肿瘤进展时容易产生偏倚。因此，在临床试验设计中，肿瘤进展的标准必须要进行明确的定义，还包括 PFS 的评估、观察、分析方法，随访和影像学评价必须是均衡的，最好有一个由影像学专家和临床专家组成的处于盲态的独立裁定小组进行。

PFS 包括死亡，更好地反映了药物毒副作用，因此与 OS 有更好的相关性。然而，如果在评估 PFS 的过程中，发现大部分患者不是死于肿瘤，而是其他疾病，这时 PFS 势必会有很大偏倚。此时就不得不说与 PFS 类似的另一个评估指标 TTP。

6.4　疾病进展时间(time to progress，TTP)

从随机化开始到肿瘤发生(任何方面)进展或(进展前)死亡之间的时间。

TTP 主要记录疾病恶化，不包括死亡，考虑的是肿瘤活性，因而当多数死亡事件与肿瘤无关时，TTP 是一个可被接受的终点。此外，如果多重治疗，存在交叉疗效，TTP 的差异不会被第二种治疗所掩盖。

TTP 与 PFS 一样，评估所需样本量小，随访时间短于 OS。

存在的问题就是，如果受试者在恶化前就已经死亡，那么一定观察不到他的 TTP，这时记录的 TTP 是不完整的，统计学上称 censoring(删失)，这对于缺失数据的处理和决定数据的截止时间来说比较困难。此外，由于多数临床试验不是双盲设计，这就会将偏倚引入 TTP 的决策中。而患者的随访存在难度：需要确定所有部位的病变，随访时间和间隔不同，TTP 就会存在差异，而多大的差异才能决定临床意义，难以确定。可见，TTP 在预测临床获益差于 PFS，存在多个问题，而且还也需要对进展进行明确的定义和评估。

6.5　无病生存期(disease-free　survival，DFS)

从随机化开始至疾病复发或(因任何原因)死亡之间的时间。

DFS 最常用于根治性手术或放疗后的辅助治疗的研究，目前是乳腺癌辅助性激素治疗、结肠癌辅助治疗及乳腺癌的辅助化疗的主要审批基础。

疾病复发就需要认真的随访，而记录同样比较困难，且肿瘤患者常有合并症，容易干扰 DFS 的判断。当患者死于院外时，没有预先记录肿瘤进展情况，此时又往往不能尸检，无法确定复发情况。

6.6　治疗失败时间(time to treatment failure，TTF)

由随机化开始至退出试验，退出原因可能是患者拒绝、疾病进展、患者死亡、不良事件等。

由于不单单展现药物疗效，因而不建议用于疗效确认性试验。TTF 的本质是一个具有综合特性的指标，所以，可造成为了达到毒性的降低，而潜在影响了预期疗效的产生。

附 录 Ⅳ

肿瘤放射治疗专业常用英文词汇

3D-CRT	3 dimensional comformal radiation therapy	三维适形放射治疗
ABC	active breath control	主动呼吸控制技术
ABMT	autologous bone marrow transplantation	自体骨髓移植
AF	accelerated fractionation	加速分割
AHF	accelerated hyperfractionation	加速超分割
ART	adaptive radiotherapy	适应性照射
AT	ataxia Talangiectasia	毛细血管扩张性共济失调
BD	basal dose	基准剂量
BED	biologically effective dose	生物等效剂量
BEV	beam eye view	射束方向视图
BMI	body mass index	身体质量指数
BOLD	blood-oxygen-level-dependent	血氧水平依赖法
BRMs	biological response modifiers	生物反应调节剂
BTV	biological target volume	生物靶区
CBHART	concomitant boost hyperfractionated accelerated radiation therapy	同时小加量加速超分割放疗
CCG	children's Cancer Group	儿童癌症研究组织
CDK	cyclin-dependent kinase	细胞周期依赖性蛋白激酶
CF	conventional fractionation	常规分割
CHART	continuous hyperfractionated accelerated radiation therapy	连续加速超分割放疗
CI	coverage index	靶区覆盖指数
CIN	cerbical intraepithelial neoplasia	宫颈上皮内瘤变
CLDR	continuous low dose rate radiotherapy	低剂量率持续照射
CML	cutaneous malignant lymphoma	皮肤恶性淋巴瘤
CPV	coach's preview	床角预览视图
CT	computed tomography	计算机体层显影
CTV	clinical target volume	临床靶区
CUP	carcinoma of unknown primary	原发灶不明的转移癌
DDCs	dermal dendritic cells	真皮内树突状细胞
DFS	disease free survival	无瘤生存
DMF	dose modifying factor	剂量修饰因子
DPC	DNA protein cross-linking	DNA-蛋白质交联
DRF	dose reduction factor	剂量减少系数
DRR	digitally reconstructed radiography	数字重建图像
DSA	digital subtractive angiography	数字减影血管造影
DSB	double strand break	双链断裂
DVH	dose volume histograms	剂量-体积直方图
EBF	electron backscatter factor	电子反向散射因子
ECM	extracellular matrix	细胞外基质
EGFR	epithelial growth factor receptor	表皮生长因子受体
EHART	escalating hyperfractionated accelerated radiation gherapy	逐步递量加速超分割放疗

EI	external volume index 靶外体积指数
EPID	electronic portal imaging device 电子射野影像系统
EUD	dffective uniform dose 等效均一剂量
18F-FDG	18F-fluorodeoxyglucose 氟代脱氧葡萄糖
FCCL	follicular center cell lymphoma 滤泡中心性淋巴瘤
FDF	fractionation-dosage factor 分次剂量因子
FHDR	fractionated high dose rate brachytherapy 高剂量率分次近距离治疗
FL-HCC	fibrolamellar hepatocellular carcinoma 纤维板层样肝细胞肝癌
FNH	focal nodular hyperplasia 局灶性结节增生
FSRT	fractionated stereotactic radiotherapy 分次立体定向放射治疗
FSU	functional subunits 功能亚单元
GCT	germ cell tumor 生殖细胞瘤
GTV	gross tumor volume 肿瘤靶区或肉眼靶区
HA	hepatocellular adenoma 肝细胞腺瘤
HC	hyperthermia and chemotherapy 热疗加化疗
HCC	hepatocellular carcinoma 肝细胞肝癌
HD	hyperdose sleeve 超剂量区
HF	hyperfractionation 超分割
HI	relative dose homogeneity index 靶区剂量均匀性指数
HR	hyperthermia and radiation 热疗加放疗
HRC	hyperthermia and radiochemotherapy 热疗加放化疗
HVL	half value layer 半价层
IC	immunocytoma 免疫细胞瘤
ICR	interval cytoreductive or intervening cytoreduction 间隔细胞减灭术
ICRU	International Commission on Radiation units and Measurements 国际辐射单位与测量委员会
IGART	image guided adaptive radiotherapy 影像学引导的适应性照射
IGRT	image guided radiotherapy 影像学引导的放射治疗
IM	internal margin 内边界
IMAT	intensity modulated arc therapy 弧形调强技术
IMRT	intensity modulated radiation therapy 调强放射治疗
IM-WPRT	intensity-modulated whole pelvic radiotherapy 全盆调强放射治疗
IPSID	immunoproliferative small intestinal disease 免疫增值性小肠病
ISO	international Organization for Standardization 国际标准化组织
ITV	internal target volume 内靶区
IV	irradiation volume 照射靶区
KCs	keratinocytes 表皮胶原细胞
LCHART	late-course hyperfractionated accelerated radiation therapy 后程加速超分割放疗
LCs	Langerhans cells 朗格罕细胞
LD	lethal damage 致死损伤
LENT	late effective normal tissues 正常晚反应组织
LET	linear energy transfer 线性能量传递
LH	local hyperthermia 局部加温
LI	labeling index 标记指数
LLS	linear least squares 线性最小二乘法

LQ	linear quadratic model LQ 模型或线性二次模型
MCD	mean central dose 平均中心剂量
MIMiC	multivaane intensity modulation compensator 多叶调强补偿器
MLC	multileaf collimator 多叶准直器
MRI	magnetic resonance imaging 磁共振成像
MTD	minimum target dose 最小靶剂量
MTH	mild temperature hyperthermia 温和加温
MU	monitor unit 机器跳数
NCCN	National Comprehensive Cancer Network 美国综合癌症工作者
NED	no evidence of disease 无疾病证据
NF	neurofibromatosis 神经纤维瘤病
NHL	non-Hodgkin Lymphoma 非霍奇金淋巴瘤
NSCLC	non-small cell lung cancer 非小细胞肺癌
NSD	nominal standard dose 名义标准剂量
NSGCT	nonseminomatous germ cell tumor 非精原细胞性生殖细胞瘤
NTCP	normal tissue complication probability 正常组织并发症概率
OAR	off axial ratio 离轴比
OAR	organ at risk 敏感器官
OER	oxygen enhancement ratio 氧增强比
OI	overdose volume index 超剂量体积指数
OPM	ocult primary malignancy 隐匿原发灶
OUF	output factor 射野输出因子
PCI	propylactic cranial irradiation 预防性全脑照射
PCML	primary cutaneous malignant lymphoma 原发性皮肤恶性淋巴瘤
PDD	percentage depth dose 百分深度剂量
PDRR	pulsed dose rate brachytherapy 脉冲剂量率近距离治疗
PET	positron emission tomography 正电子发射断层扫描
PF	protection factor 防护系数
PLD	potential lethal damage 潜在致死损伤
PNAd	peripheral node addressin 外周淋巴结地址素
PNET	primitive neuroectodermal tumor 原始神经外胚层肿瘤
POA	pancreatic oncofetal antigen 胰腺癌胚抗原
PSA	prostate specific antigen 前列腺特异抗原
PT	precision radiotherapy 精确放疗
PTCA	percutaneous transluminal coronary angioplasty 经皮腔内冠状动脉成型术
PTV	planning target volume 计划靶区
PUC	probability of uncomplicated control 无并发症控制概率
PUFA	polyunsaturated fatty acid 多不饱和脂肪酸
QA/QC	quality assurance/quality control 质量保证/质量控制
QOL	quality of life 生活质量
QP	quadratic programming 二次规划法
RBE	relative biological effectiveness 相对生物效应
RD	reference dose 参考剂量
REV	room's eye view 治疗室内视图
RH	regional hyperthermia 区域加温

SAD	source axis distance 源轴距	
SALT	skin associated lymphoid tissue 皮肤相关淋巴样组织	
SAR	scatter air ratio 散射空气比	
SCHART	split-course hyperfractionated accelerated radiation therapy 分段加速超分割放疗	
SCLC	small cell lung cancer 小细胞肺癌	
SER	sensitization enhancement ratio 增敏比	
SI	sum index 加权综合指数	
SIB	simultaneously integrated boosting 大野照射及小野追加剂量照射	
SIOP	International Society for Paediatric Oncology 国际儿童肿瘤研究组织	
SIS	skin immune system 皮肤免疫系统	
SLD	sublethal damage 亚致死损伤	
SLN	sentinel lymph node 哨位淋巴结	
SLNB	sentinel lymph node biopsy 哨位淋巴结活检技术	
SM	set-up margin 摆位边界	
SMR	scatter maximum ratio 散射最大剂量比	
SOBP	spread out Bragg peak 扩展布拉格峰	
SPECT	single photo emmision computerized tomography 单光子发射型计算机扫描	
SPR	scatter phantom ratio 散射体模比	
SRS	stereotactic radiosurgery 立体定向放射外科	
SRT	stereotactic radiation therapy 立体定向放射治疗	
SSB	single strand break 单链断裂	
SSD	source skin distance 源皮距	
STD	source tumor distance 源瘤距	
SVCS	superior vena cave syndrome 上腔静脉综合征	
SVD	singular value decomposition 奇异值分解法	
TAA	tumor associated antigen 肿瘤相关抗原	
TAE	transcatheter arterial embolization 经导管动脉栓塞术	
TAR	tissue air ratio 组织空气比	
TCD	tumor control dose 肿瘤控制剂量	
TCP	tumor control probability 肿瘤控制概率	
TER	thermal enhancement ratio 热增强比	
TGF	therapeutic gain factor 治疗增益系数（因子）	
TLD	thermoluminescence dosimeters 热释光剂量计	
TMR	tissue maximum ratio 组织最大剂量比	
T_{pot}	potertial doubling time 潜在倍增时间	
TPR	tissue phantom ratio 组织体模比	
TPS	treatment planning system 治疗计划系统	
TR	therapeutic ratio 治疗比	
TSEI	total skin electron irradiation 电子线全身照射	
TV	treatment volume 治疗靶区	
TVR	treatment volume ratio 治疗体积比	
UDS	unscheduled DNA synthesis 程序外 DNA 合成	
UICC	International Union Against Cancer 国际抗癌联盟	
VEGF	vascular endothelial growth factor 血管内皮生长因子	
WBH	whole body huperthermia 全身加温	

附 录 V

NCI 不良事件常用术语标准 第 3 版 部分内容（CTCAE v3.0，2003-12）

全身症状

不良事件	简称	分级				
		1	2	3	4	5
乏力（嗜睡，不适，虚弱）	乏力	超过基线的轻度乏力	中度或影响一些日常活动的进行	重度或妨碍日常生活，活动	致残	死亡
发热（在无粒细胞减少症状的情况下，此处粒细胞减少症定义为中性粒细胞计数 ANC＜1.0×10⁹/L）	发热	38.0~39.0℃(100.4~102.2°F)	>39.0 ~ 40.0 ℃ (102.3 ~ 104.0°F)	>40.0℃,（104.0°F）24h	>40.0℃(104.0°F)，超过 24h	死亡
注：上述体温指口腔温度或外耳道温度						
尚高考患变态或超敏反应						
潮热的分级见内分泌部分						
低体温	低体温	—	32~35℃(89.6~95°F)	28~32℃(82.4~89.6°F)	≤28 ℃ (≤82.4°F) 或危及生命（例如昏迷，低血压，肺水肿，酸中毒，心室纤颤）致残	死亡
失眠症	失眠症	偶尔难以入睡，不影响功能	难以入睡，影响功能，但不妨碍日常生活活动	经常难以入睡，妨碍日常活动	致残	—
注：如果由疼痛或其他症状影响睡眠，不作为失眠症分级。按原发事件导致失眠分级						
肥胖	肥胖	—	体 重 指 数 (BMI) 25 ~ 29.9kg/m²	BMI 30~39.99kg/m²	BMI ≥40kg/m²	—
注：BMI=[体重(kg)]/[身高(m)]²						
气味（患者气味）	气味	轻度气味	显著气味	—	—	—
寒战、僵直	寒战，僵直	轻度	中度，需麻醉类药物	严重的或长时间持续的，麻醉类药物无效	—	—
出汗（盗汗）	出汗	轻度，偶尔	经常，大汗淋漓	—	—	—

续表

全身症状

不良事件	简称	分级				
		1	2	3	4	5
体重增加	体重增加	5%~10%	10%~20%	≥20%	—	—

注：水肿病因依赖性的分级见心血管或淋巴系统分类
尚需考虑腹水，水肿，胸腔积液（非瘤性）

体重下降	体重下降	5%~10%不需治疗	10%~20%需营养支持	≥20%鼻饲或胃肠外营养	—	—
其他全身症状（说明）	其他全身症状	轻度	中度	重度	危及生命或致残	死亡

代谢、实验室

不良事件	简称	分级				
		1	2	3	4	5
酸中毒（代谢性或呼吸性）	酸中毒	pH<正常范围，但≥7.3	—	pH<7.3	pH<7.3 并危及生命	死亡
血白蛋白减少	低蛋白血症	<正常值下限~30g/L	<30~20g/L	<20gL	—	死亡
碱性磷酸酶	碱性磷酸酶	>正常范围高限~2.5倍	>正常范围高限的2.5~5.0倍	>正常范围高限 5.0~20.0倍	>正常范围高限 20.0倍	—
碱中毒（代谢性或呼吸性）	碱中毒	pH>正常范围，但≤7.5	—	pH>7.5	pH>7.5 并危及生命	死亡
血清丙氨酸氨基转移酶 ALT	ALT	>正常范围高限~2.5倍	>正常范围高限的2.5~5.0倍	>正常范围高限 5.0~20.0倍	>正常范围高限 20.0倍	—
淀粉酶	淀粉酶	>正常范围高限~1.5倍	>正常范围高限的1.5~2.0倍	>正常范围高限 2.5~5.0倍	>正常范围高限 5.0倍	—
血清天冬草氨酸氨基转移酶 AST	AST	>正常范围高限~2.5倍	>正常范围高限的2.5~5.0倍	>正常范围高限 5.0~20.0倍	>正常范围高限 20.0倍	—
血清低碳酸氢盐	血清低碳酸氢盐	<正常范围下限~16mmol/L	<16~11mmol/L	<11~8mmol/L	<8mmol/L	—
高胆红素血症	高胆红素血症	>正常范围高限~1.5倍	>正常范围高限的1.5~3.0倍	>正常范围高限 3.0~10.0倍	>正常范围高限 10.0倍	—

注：黄疸非不良反应，可为肝功能障碍等衰竭或胆红素升高的表现。如果黄疸伴胆红素升高，分级见胆红素。

续表

代谢、实验室

不良事件	简称	分级				
		1	2	3	4	5
低钙血症	低钙血症	<正常范围下限~2.0mmol/L 离子钙; <正常范围下限~1.0mmol/L	<2.0~1.75mmol/L 离子钙; <1.0~0.9mmol/L	<1.75~1.5mmol/L 离子钙; <0.9~0.8mmol/L	<1.5mmol/L 离子钙; <0.8mmol/L	死亡
注: 低钙可能为低清蛋白血症存在时的假象。						
高钙血症	高钙血症	>正常范围上限~2.9mmol/L 离子钙; >正常范围上限~1.5mmol/L	>2.9~3.1mmol/L 离子钙; >1.5~1.6mmol/L	>3.1~3.4mmol/L 离子钙; >1.6~1.8mmol/L	>3.4mmol/L 离子钙; >1.8mmol/L	死亡
高胆固醇血症	高胆固醇血症	>正常范围上限~7.75mmol/L	>7.75~10.34mmol/L	>10.34~12.92mmol/L	>12.92mmol/L	死亡
肌酸磷酸激酶(CPK)	CPK	>正常范围高限~2.5倍	>正常范围高限2.5~5.0倍	>正常范围高限5.0~10.0倍	>正常范围高限10.0倍	死亡
肌酐	肌酐	>正常范围高限~1.5倍	>正常范围高限1.5~3.0倍	>正常范围高限3.0~6.0倍	>正常范围高限6.0倍	死亡
注: 儿童依据年龄调整肌酐标准。						
尚需考虑肾小球滤过率。						
γ-谷氨酰转移酶(GGT)	GGT	>正常范围高限~2.5倍	>正常范围高限的2.5~5.0倍	>正常范围高限的5.0~20.0倍	>正常范围高限20.0倍	死亡
肾小球滤过率(GFR)	GFR	<75%~50%正常范围下限	<50%~25%正常范围下限	<25%正常范围下限, 不需长期透析治疗	需长期透析治疗或肾移植	—
尚需考虑肌酐。						
高血糖	高血糖	>正常范围高限~8.9mmol/L	>8.9~13.9mmol/L	>13.9~27.8mmol/L	>27.8mmol/L 或酸中毒	死亡
注: 一般情况下高血糖指的禁食状态下。						
低血糖	低血糖	<正常范围低限~3.0mmol/L	<3.0~2.2mmol/L	<2.2~1.7mmol/L	<1.7mmol/L	死亡
血红蛋白尿	血红蛋白尿	存在	—	—	—	—
脂肪酶	脂肪酶	>正常范围高限~1.5倍	>正常范围高限1.5~2.0倍	>正常范围高限2.0~5.0倍	>正常范围高限5.0倍	—
高镁血症	高镁血症	>正常范围高限~1.23mmol/L	—	>1.23~3.30mmol/L	>3.30mmol/L	死亡
低镁血症	低镁血症	<正常范围低限~0.5mmol/L	<0.5~0.4mmol/L	<0.4~0.3mmol/L	<0.3mmol/L	死亡
低磷酸盐血症	低磷酸盐血症	<正常范围低限~0.8mmol/L	<0.8~0.6mmol/L	<0.6~0.3mmol/L	<0.3mmol/L	死亡
高钾血症	高钾血症	>正常范围高限~5.5mmol/L	>5.5~6.0mmol/L	>6.0~7.0mmol/L	>7.0mmol/L	死亡
低钾血症	低钾血症	<正常范围低限~3.0mmol/L	—	<3.0~2.5mmol/L	<2.5mmol/L	死亡

续表

代谢、实验室

不良事件	简称	分级				
		1	2	3	4	5
蛋白尿	蛋白尿	+或0.15~1.0g/24小时	++至+++或>1.0~3.5g/24小时	+++或>3.5g/24小时	肾病综合征	死亡
高钠血症	高钠血症	>正常范围高限~150mmol/L	>150~155mmol/L	>155~160mmol/L	>160mmol/L	死亡
低钠血症	低钠血症	<正常范围低限~130mmol/L	—	<130~120mmol/L	<120mmol/L	死亡
高甘油三酯血症	高甘油三酯血症	>正常范围高限~2.5倍	>正常范围高限的2.5~5.0倍	>正常范围高限5.0~10.0倍	>正常范围高限10.0倍	死亡
高尿酸血症	高尿酸血症	≤0.59mmol/L 不伴生理学改变	—	≤0.59mmol/L 伴生理学改变	>0.59mmol/L	死亡
尚需参考惠肌酐、高钾血症、肾衰、肿瘤溶解综合征						
其他代谢、实验室异常（说明——）	实验室异常	轻度	中度	重度	危及生命；致残	死亡

血液/骨髓

不良事件	简称	分级				
		1	2	3	4	5
骨髓细胞构成	骨髓细胞构成	轻微细胞构成减少或减少≤25%（按不同的年龄组）	中度细胞构成减少或减少25%~50%	严重细胞构成减少或减少50%~75%	—	死亡
CD₄计数	CD₄计数	小于正常范围低限（<500/mm³）<0.5×10⁹/L	200~500/mm³[(0.2~0.5)×10⁹/L]	50~200/mm³[(0.05~0.2)×10⁹/L]	<50/mm³（<0.05×10⁹/L）	死亡
结合珠蛋白	结合珠蛋白	减少	—	缺乏	—	死亡
血红蛋白（Hgb）	血红蛋白（Hgb）	小于正常范围低限<10g/dl <6.2mmol/L，<100g/L	8~10g/dl，4.9~6.2mmol/L，80~100g/L	6.5~8.0g/dl，4.0~4.9mmol/L，65~80g/L	<6.5g/dl，<4.0mmol/L，<65g/L	死亡
溶血（如免疫性溶血性贫血、药物相关性贫血、等）	溶血	仅有实验室检查异常（如直接抗球蛋白试验阳性裂红细胞）	红细胞破坏证据和血红蛋白下降≥2g，不需输血	需要输血和（或）药物治疗	溶血的严重后果（如肾功能衰竭、低血压、支气管痉挛、急诊脾切除）	死亡
尚需参考结合珠蛋白、血红蛋白水平						
超铁负荷	超铁负荷	—	无症状性铁超负荷，不需治疗	铁超负荷，需治疗	器官损害（例如内分泌病、心肌病）	死亡
白细胞	白细胞	小于正常范围低限为3.0×10⁹/L	(2.0~3.0)×10⁹/L	(1.0~2.0)×10⁹/L	<1.0×10⁹/L	死亡

续表

血液/骨髓

不良事件	简称	分级 1	2	3	4	5
淋巴细胞	淋巴细胞	小于正常范围低限(1.0×10^9/L)	$(0.5\sim1.0)\times10^9$/L	$<0.5\times10^9$/L	$<0.2\times10^9$/L	死亡
骨髓发育不良	骨髓发育不良	—	—	骨髓干细胞不正常(骨髓幼稚细胞≤5%)	RAEB 或 REAB-T(骨髓幼稚细胞≥5%)	死亡
中性粒细胞计数(ANC/AGC)	中性粒细胞	$<1.5\times10^9$/L	$(1.0\sim1.5)\times10^9$/L	$(0.5\sim1.0)\times10^9$/L	$<0.5\times10^9$/L	死亡
血小板	血小板	小于正常范围低限(75.0×10^9/L)	$(50.0\sim75.0)\times10^9$/L	$(10.0\sim50.0)\times10^9$/L	$<10.0\times10^9$/L	死亡
脾功能	脾功能	偶尔发现(例如 Howell-Jolly 小体)	需预防性抗生素治疗	—	危及生命	死亡
其他血液，骨髓异常(说明___)	血液，骨髓其他异常	轻度	中度	重度	危及生命，致残	死亡

胃肠道

不良事件	简称	分级 1	2	3	4	5
厌食	厌食	食欲差不伴饮食习惯的改变	进食改变，不伴明显的体重减少或营养不良，需口服营养补充	和并明显体重下降或营养不良(例如口服摄入能量及液体不足)，需静脉输液、鼻饲或 TPN 支持	危及生命	死亡

尚需参考总体重下降

腹水(非恶性)	腹水	无症状	有症状，需治疗	有症状，需侵袭性治疗	危及生命	死亡

注：腹水指非恶性腹水或病因不明性，包括乳糜性腹水

结肠炎	结肠炎	无症状，仅病理学或放射学发现	腹痛，黏液血便	腹痛，发热，肠梗阻伴排便习惯改变，腹膜刺激征	危及生命(例如穿孔，出血，局部缺血，坏死，毒性巨结肠)	死亡

尚需参考胃肠道道出血

便秘	便秘	偶尔或间歇症状，偶尔需要软便剂、缓泻剂、饮食调节或油剂保留灌肠	持久的症状，需规律应用缓泻剂或油剂保留灌肠	有症状，影响 ADL，需手工疏通的顽固性便秘	危及生命(例如阻塞，毒性巨结肠)	死亡

腹痛的分级见疼痛部分

续表

胃肠道

不良事件	简称	分级				
		1	2	3	4	5
尚需考虑肠梗阻						
脱水	脱水	需增加口服补液，黏膜干燥，皮肤血管充盈不足	需静脉补液治疗<24h	需静脉补液治疗≥24h	危及生命（例如血液动力学衰竭）	死亡
尚需考虑腹泻，低血压，呕吐。						
假牙	假牙	极微的不适，活动无限制	不适影响到一些活动（例如进食），而对另一些无影响（例如说话）	任何时间均不能用假牙或补牙	—	—
牙周病	牙周病	牙龈退缩或牙龈炎，探通术致骨质疏松少量出血，局部轻度骨质疏松	中度牙龈退缩或牙龈炎，探通术致骨质疏松中度轻度骨质疏松	自发性出血，严重骨质疏松伴或不伴牙齿缺失，上颌骨或下颌骨坏死	—	—
注：严重牙周病所致骨坏死的分级见肌肉骨骼分类骨坏死死部分（无血管性坏死）						
牙表面	牙表面	不需拔除可恢复的牙表面坑，龋齿	次全牙齿拔除术，牙冠折断或需治疗	需全口齿拔除	—	—
牙发育	牙发育	牙齿或釉质发育不良，不影响功能	需口腔矫正的发育不良致功能障碍	无法手术矫正的发育不良导致的功能障碍	—	—
腹泻	腹泻	大便次数增加每天<4次，造婴口排出物轻度增加	大便次数增加每天4~6次，静脉补液<24h，造婆口排出物中度增加，不影响ADL	大便次数增加每天≥7次，失禁，住院治疗，静脉补液≥24h，造婆口排出物重度增加，影响ADL	危及生命（例如血液动力学衰竭）	死亡
注：腹泻包括小肠、结肠源性、和(或)造婆口腹泻。						
尚需考虑腹泻，低血压。						
腹胀	腹胀	无症状	有症状，但不影响胃肠功能	有症状，影响胃肠功能	—	—
肠梗阻（功能性、器质性）。						
尚需考虑腹泻（非恶性），低血压。						
口腔干燥症	口腔干燥	有症状（口干或唾液黏稠），无明显进食改变，非刺激唾液流量>0.2ml/分	有症状并有明显进食改变（例如大量饮水，其他润滑剂，饮食限于干茶泥，果酱，和/或软湿润食物），非刺激唾液流量0.1~0.2ml/分	导致不能足够经口摄食的症状，需静脉补液或TPN，鼻饲或TPN，非刺激唾液流量<0.1ml/分	—	—

续表

胃肠道

不良事件	简称	分级 1	2	3	4	5
注: 口干包括主观和客观评价参数的描述分级，这种评价贯穿于病人治疗全程，始终应用同一指标进行评价。						
尚需考虑唾液腺液变化。						
吞咽困难		有症状，但能进正常饮食	有症状伴进食和吞咽改变（例如饮食习惯改变，口服补充），静脉补液<24h	有症状伴重度进食和吞咽改变（例如经口摄入热量或液体不足），静脉补液，鼻饲，肠外营养≥24h	危及生命（例如阻塞，穿孔）	死亡
注: 吞咽困难用于评价因口、咽、食管或神经源性引起。需扩张术的吞咽困难性引起分级见GERD项。						
尚需考虑脱水，食管炎。						
肠炎		无症状，仅病理学或放射影像学发现	腹痛，黏液血便	腹痛，发热，伴肠排便习惯改变的肠梗阻，腹膜刺激征	危及生命（例如穿孔，出血，局部缺血，坏死）	死亡
尚需考虑出血，消化道选项的肛肠炎。						
食管炎		无症状，仅病理学或放射影像学发现	有症状伴进食和吞咽改变（例如饮食习惯改变，口服补充），静脉补液<24h	有症状伴重度进食和吞咽改变（例如经口摄入热量或液体不足），静脉补液，鼻饲，肠外营养≥24h	危及生命	死亡
注: 食管炎包括反流性食管炎。						
尚需考虑吞咽困难。						
消化道瘘—选择—腹部 未作特殊说明		无症状，仅病理学或放射影像学发现	有症状伴胃肠功能改变（例如饮食习惯改变，口服补充），静脉补液<24h	有症状伴重度胃肠功能改变（例如经口摄入热量或液体不足），静脉补液，鼻饲，肠外营养≥24h	危及生命	死亡
肛门						
胆道系统						
结肠/盲肠/阑尾						
十二指肠						
食管						
胆囊						
回肠						
空肠						

续表

胃肠道

不良事件	简称	分级				
		1	2	3	4	5
口腔 胰腺 咽 直肠 唾液腺 小肠(未作特殊说明) 胃						

注：瘘管是体腔、潜在腔隙，和或皮肤之间的交通。瘘管的形成位置以腹部原发位置为准。例如，气管-食管瘘是食管癌切除或放射所致。

不良事件	简称	分级				
		1	2	3	4	5
肠胃胀气	肠胃胀气	轻度	中度	—	—	—
胃炎(包括胆汁逆流性胃炎)	胃炎	无症状，仅病理学或放射影像学发现	有症状伴胃功能改变(例如饮食习惯改变，口服补充)，静脉补液<24h	有症状伴重度胃功能改变(例如经口摄入热量或液体不足，静脉补液，鼻饲，肠外营养≥24h)	危及生命，需手术切除完整器官(例如胃切除术)	死亡

尚需考虑出血，胃肠道溃疡。
头颈部软组织坏死见肌肉骨骼系统软组织坏死项。

不良事件	简称	分级				
		1	2	3	4	5
胃灼热消化不良	胃灼热	轻度	中度	重度	—	—
痔疮	痔疮	无症状	有症状，需绷扎或药物治疗	影响日常生活活动，需介入性治疗，内窥镜或手术治疗	危及生命	死亡
消化道硬阻(肠功能性阻塞，例如神经性便秘性)	消化道硬阻	无症状，仅病理学或放射影像学发现	有症状伴胃肠功能改变(例如饮食习惯改变)，静脉补液<24h	有症状伴重度胃肠功能改变(例如经口摄入热量或液体不足，静脉补液，鼻饲，肠外营养≥24h)	危及生命	死亡

注：胃肠道硬阻用于上或下消化道功能改变(例如，胃或结肠排空延迟)。

尚需考虑便秘，恶心，呕吐。

不良事件	简称	分级				
		1	2	3	4	5
肛门失禁	肛门失禁	偶尔需用垫子	每日需用垫子	影响ADL，需手术治疗	需永久性肠转移治疗	死亡

注：肛门失禁用于手术或放射治疗导致的括约肌失控。

续表

胃肠道

不良事件	简称	分级				
		1	2	3	4	5
消化道渗漏（包括吻合性的）选择—胆道系统、食管、大肠、未作特殊说明的渗漏、胰腺、咽、直肠、小肠、胃、吻合口	消化道渗漏	无症状，仅病理学或放射影像学发现	有症状，需要药物治疗	有症状，影响消化道功能，需要侵袭性内窥镜治疗	危及生命	死亡

注：消化道渗漏（包括吻合性的）用于了解解剖结构或导管渗漏的临床或影像学表现（例如胆系、食管、肠道、胰腺、咽喉或直肠的），但不发展成瘘。

| 吸收不良—选择— | 吸收不良 | — | 饮食改变，口服治疗（例如酶，药物，饮食支持） | 经胃肠道不足以供给养料（例如需要 TPN） | 危及生命 | 死亡 |

| 黏膜炎/口腔炎（临床检查）选择—肛门、食管、大肠、口腔、咽、直肠、小肠、胃、气管 | 黏膜炎/口腔炎（临床检查） | 黏膜红斑 | 斑块状溃疡或假膜 | 连续的溃疡或假膜 微小擦伤引起出血 | 组织坏死，明显自发性出血，危及生命 | 死亡 |

注：黏膜炎/口腔炎（功能性/症状性）用于放射、媒介物质或植物抗宿主疾病引起的上呼吸-消化道黏膜炎

续表

胃肠道

不良事件	简称	分级				
		1	2	3	4	5
黏膜炎/口腔炎(功能性/症状性) 选择—— 肛门 食管 大肠 口腔 咽 直肠 小肠 胃 气管	选择	上呼吸消化道:轻微症状,正常饮食;轻微呼吸道症状不影响功能。 下消化道:轻微不适,不需治疗	上呼吸消化道:有症状,但能进食和吞咽较软食物;有呼吸道症状,影响功能但不影响ADL 下消化道:有症状,需药物治疗,但不影响ADL	上呼吸消化道:有症状,不能经口摄取足够的营养和水;影响ADL的呼吸道症状 下消化道:大便失禁,或其他影响ADL的症状	危及生命的症状	死亡
恶心 尚需参考恶食症,呕吐	恶心	食欲降低,不伴进食习惯改变	不伴体重下降的经口摄食减少,脱水或营养不良;静脉补液<24h	经口摄入能量和水分不足;需静脉补液,鼻饲,或TPN≥24h	危及生命	死亡
消化道坏死 选择—— 肛门 结肠盲肠阑尾 十二指肠 食管 胆囊 肝脏 空肠 回肠 口腔 胰腺 腹膜腔	选择	—	—	不能经消化道摄取足够的营养(例如需要肠内或肠外营养);需要人性放射治疗,内镜治疗或手术治疗	危及生命;手术切除完整脏器(例如全结肠切除术)	死亡

续表

胃肠道

不良事件	简称	分级				
		1	2	3	4	5
咽						
直肠						
小肠未作特殊说明						
吻合口						
胃						
尚需参考惠内脏动脉缺血（非心源性）						
消化道阻塞 选择—		无症状，仅放射学检查发现	有症状，消化道功能改变（如饮食习惯改变，呕吐，厌食，或消化液丢失），静脉补液＜24h	有症状，消化道功能严重改变（例如饮食习惯改变，呕吐，厌食，或消化液丢失），静脉补液，鼻饲，或TPN≥24h，需手术治疗	危及生命；需手术切除完整器官（例如完整结肠切除术）	死亡
盲肠						
结肠						
十二指肠						
食管						
胆囊						
空肠						
回肠						
直肠						
小肠未作特殊说明						
吻合口						
胃						
手术损伤的分级见外科/内部手术损伤						
骨盆疼痛的分级见疼痛						
消化道穿孔 选择—		无症状，仅放射影像学检查发现	需药物治疗；静脉补液＜24h	静脉补液，鼻饲，或TPN治疗≥24h，需手术治疗	危及生命	死亡
阑尾						
胆系						
盲肠						
结肠						
十二指肠						
食管						

续表

胃肠道		分级				
不良事件	简称	1	2	3	4	5
胆囊						
空肠						
回肠						
直肠						
小肠未作特殊说明						
胃						
直肠炎	直肠炎	直肠不适，不需治疗	有症状，不影响 ADL；需药物治疗	大便失禁或其他影响 ADL 的症状；需手术治疗	危及生命	死亡

注：其他吻合口并发症分级参考消化道瘘、渗漏、阻塞、坏死、狭窄。

直肠或直肠周痛（肛门痛）的分解见疼痛。

| 唾液腺改变 | 唾液腺改变 | 唾液轻微改变，味觉轻微改变（例如，金属味） | 唾液黏稠，拉丝、胶状；味觉明显改变；进食改变；致症状，不影响 ADL | 急性唾液腺坏死；急性分泌所致症状，影响 ADL | 致残 | — |

尚需考虑口干燥症，黏膜炎/口腔炎（临床检查），黏膜炎/口腔炎（功能性/症状性），味觉改变（味觉障碍）

脾功能分级见血液骨髓分类

消化道狭窄（包括吻合口）选择——	消化道狭窄（包括吻合口）选择——	无症状，仅放射学检查发现	有症状；消化道功能改变（例如，饮食习惯改变，呕吐、出血，厌食）；静脉补液＜24h	有症状，消化道功能严重改变（例如，饮食习惯改变，呕吐、厌食，或消化液丢失）；静脉补液、鼻饲，或 TPN≥24h，需手术治疗	危及生命；消化道功能严重改变；需手术切除完整器官（例如完整结肠切除术）	死亡
肛门						
胆管						
盲肠						
结肠						
十二指肠						
食管						
回肠						
空肠						
胰腺胰腺管						
咽						
直肠						

续表

胃肠道

不良事件	简称	分级				
		1	2	3	4	5
小肠未作特殊说明 吻合口 胃						
味觉改变(味觉障碍)	味觉改变	味觉改变,但不影响进食	味觉改变并影响进食(例如口服补充);有毒或恶性性味觉;味觉丧失	—	—	—
盲肠炎	盲肠炎	无症状,仅病理学或放射影像学发现	腹痛;黏液血便	腹痛、发热、排便习惯伴肠梗阻;腹膜刺激征	危及生命(例如穿孔、出血、缺血、坏死);需手术治疗	死亡
尚需考虑结肠炎;消化道出血,消化道梗阻(肠功能性梗阻,例如神经性便秘)						
消化道溃疡 选择—— 肛门 盲肠 结肠 十二指肠 食管 回肠 空肠 直肠		无症状,仅放射影像学或内镜发现	有症状,消化道功能改变(例如进食习惯改变,口服补液)静脉补液<24h	有症状,消化道功能严重改变(例如,饮食习惯改变,呕吐,厌食,或消化液丢失;静脉补液、鼻饲,或TPN≥24h;需手术治疗	危及生命	死亡
小肠未作特殊说明 吻合口 胃						
尚需考虑消化道出血						
呕吐	呕吐	24h内发作1次	24h内发作2~5次;静脉补液<24h	24h内发作6次以上,静脉补液,或TPN≥24h	危及生命	死亡
胃肠道-其他(特殊说明——)		轻度	中度	重度	危及生命;致残	死亡

心血管（心律失常）

不良事件	简称	分级				
		1	2	3	4	5
传导异常、房室传导阻滞 —选择— 心脏停搏 AVB 一度 AVB 二度 I 型 AVB 二度 II 型 AVB 三度 传导异常（不另作说明） 病态窦房结综合征 Stokes-Adams 综合征 WPW 综合征	传导异常 —选择—	无症状，不需治疗	需非紧急的药物治疗	药物不能完全控制或需置装置（例如心脏起搏）	危及生命（如与慢性心力衰竭、低血压、晕厥和休克有关的心律失常）	死亡
心悸	心悸	存在	存在伴随症状（如头晕，呼吸短促）	—	—	—
注：心悸分级仅在无心律失常证据时使用。						
QTc 间期延长	QTc 间期延长	0.45~0.47s	0.47~0.50s 超过基线≥0.06s	>0.50s	>0.50s，危及生命（如与慢性心力衰竭、低血压、晕厥和休克有关的心律失常）	死亡
室上性和节性心律失常 —选择— 心房纤颤 心房扑动 房室心动过速/阵发性心动过速 节性的交界性 窦性心律失常 窦性心动过缓 窦性心动过速 室上性心律失常（不另作说明） 室上性期外收缩（房性期前收缩、节性交界性收缩）	室上性心律失常 —选择—	无症状，不需治疗	需非紧急药物治疗	有症状且药物不能完全控制或需装置控制（如心脏起搏器）治疗	危及生命（如与慢性心力衰竭、低血压、晕厥和休克有关的心律失常）	死亡

续表

心血管（心律失常）

不良事件	简称	分级				
		1	2	3	4	5
晕厥的分级见神经学部分						
血管迷走神经表现	血管迷走神经表现	—	有症状但无意识损失	有症状伴有意识损失	危及生命	死亡
室性心律失常选择 二联律 单独心室率 室性期前收缩 失端扭转性室性心动过速 三联律 室性心律失常（不另作说明） 心室纤颤 心室扑动 室性心动过速	室性心律失常选择	无症状，不需治疗	有症状，但不需治疗	有症状且药物不能完全控制或需要医疗装置来进行（如除颤器）治疗	危及生命（如与慢性心力衰竭，低血压，晕厥和休克有关的心律失常）	死亡
其他类型心律失常（说明——）	其他类型心律失常	轻度	中度	重度	威及生命；致残	死亡

心血管

注：心绞痛或心肌梗死参见心血管心肌缺血、梗死项

不良事件	简称	分级				
		1	2	3	4	5
心肌缺血/梗死	心肌缺血/梗死	无症状的动脉狭窄，不伴心脏缺血	无症状，检查示心肌缺血，稳定性心绞痛	有症状且检查证实存在持续性心肌缺血，不稳定心绞痛，需治疗	急性心肌梗死	死亡
心肌肌钙蛋白 I (cTnI)	cTnI	0.03~0.05ng/ml	0.05~<0.1ng/ml	0.1~<0.2ng/ml	≥0.2ng/ml	死亡
心肌肌钙蛋白 T (cTnT)	cTnT	—	—	与不稳定的绞痛有关并随之波动	与心肌梗死有关并随之波动	死亡
心脏功能骤停，不明原因（非致命性）		—	—	威胁生命	—	

续表

心血管

不良事件	简称	分级				
		1	2	3	4	5
胸痛（非心源性和非胸膜炎性）的分级见疼痛部分						
中枢神经系统缺血的分级见神经病学						
高血压	高血压	无症状的一过性（<24h）升高>20mmHg（舒张压），或>150/100mmHg（以往正常范围），不需治疗 儿童：血压高于正常上限，不需治疗	复发性或顽固性（>24h）或有症状的升高>20mmHg（舒张压），或>150/100mmHg（以往正常范围），需要单一药物治疗 儿童：复发或顽固的（>24h）血压正常上限，需要单一药物治疗	需治疗或需比以往更强烈的治疗 儿童：同成人	危及生命（如高血压危象）儿童：同成人	死亡
注：对于儿童病人，使用年龄和性别调整正常值>95%						
低血压	低血压	有变化但不需治疗	需要简单的输液或其他治疗，无生理障碍	需治疗和持续的医疗处理，但能控制，不产生持续的生理障碍	休克（与酸中毒及低血压导致重要器官功能损害有关）	死亡
尚需考虑晕厥的情况						
左室舒张功能不全	左室舒张功能不全	无症状，诊断发现无需治疗	无症状，需要治疗	有症状的慢性充血性心力衰竭（CHF）对治疗有效	顽固的CHF，控制较差，需心室辅助装置或心脏起搏器	死亡
左室收缩功能不全	左室收缩功能不全	无症状的，静息时射血分数（EF）40%~50% 短轴缩短率（shortening fraction，SF）15%~24%	有症状的CHF治疗有效，EF40%~50%，SF15%~24%	有症状的CHF，治疗有效，EF20%~40%，SF<15%	顽固的CHF或难控制差，EF<20%，需心室辅助装置心室缩减术，或心脏移植	死亡
注：心肌梗死参见心血管心肌缺血、梗死项						
心肌炎	心肌炎	—	—	治疗有效的心衰	严重或顽固的心衰	死亡
心包积液（非恶性）	心包积液	无症状的积液	—	渗出并出现生理并发症	危及生命（如心包填塞），需紧急治疗	死亡
心包炎	心包炎	无症状的，但出现与ECG或体检（摩擦音）一致的心包炎改变	有症状的心包炎（例如胸痛）	心包炎并发生理并发症（如心包压塞）	危及生命，需紧急治疗	死亡
注：胸膜炎的分级见疼痛部分						
肺动脉高压	肺动脉高压	无症状且不需治疗	无症状，需要治疗	有高血压症状治疗有效	有高血压症状，治疗效果差	死亡

续表

心血管

不良事件	简称	分级				
		1	2	3	4	5
限制性心肌病	限制性心肌病	无症状，不需治疗	无症状，需要治疗	有CHF症状，质量有效	顽固性CHF，治疗效果差，需心室辅助装置，或心脏移植	死亡
右心室功能不全（肺源性）	右心室功能不全	无症状，不需治疗	无症状，需要治疗	肺源性症状，治疗有效	肺源性症状，治疗效果差，需心室辅助装置，或心脏移植	死亡
心脏瓣膜疾病		无症状的心脏瓣膜增厚或不伴轻度瓣膜返流或狭窄，除预防心内膜炎外，不需其他治疗	无症状，影像学表现为中度瓣膜狭窄或返流	无症状的严重瓣膜返流或狭窄，药物治疗以控制症状	危及生命，致残需要治疗（如瓣膜置换、瓣膜成形术）	死亡
其他心血管损伤（说明——）	其他心血管损伤	轻度	中度	重度	危及生命或致残	死亡

血管

不良事件	简称	分级				
		1	2	3	4	5
急性血管渗漏综合征	急性血管渗漏综合征	—	无症状，不需要液体支持治疗	呼吸受损或需要液体治疗	危及生命；加压或机械通气支持	死亡
外周动脉缺血	外周动脉缺血	—	偶发短暂缺血（<24h）非手术方法可控制，非持久性缺血	复发性延长（≥24h）和/或需要侵袭性治疗	危及生命，致残和（或）合并终末肢体损伤（例如截肢）	死亡
静脉炎（例如浅表静脉血栓形成）	静脉炎	—	存在	—	—	—
门静脉血流	门静脉血流	—	门静脉血流减少	门静脉血流反流	—	—
血栓栓塞（血管通路相关性）	血栓栓塞（血管通路）	—	深静脉血栓或心内血栓形成；不需要治疗（例如抗凝，溶栓，滤过，侵袭性治疗）	深静脉血栓或心内血栓形成；需要治疗（例如抗凝，溶栓，滤过，侵袭性治疗）	包括肺栓塞的血栓事件发生或危及生命的血栓	死亡
血栓形成或血栓栓塞	血栓形成或血栓栓塞	—	深静脉血栓或心内血栓形成；不需要治疗（例如抗凝，溶栓，滤过，侵袭性治疗）	深静脉血栓或心内血栓形成；需要治疗（例如抗凝，溶栓，滤过，侵袭性治疗）	包括肺栓塞的血栓事件发生或危及生命的血栓	死亡

尚需考虑注射部位反应渗出改变。

续表

血管

不良事件	简称	分级				
		1	2	3	4	5
动脉损伤 选择—— 大动脉 颈动脉 下肢动脉 上肢动脉 其他 未作特殊说明 内脏动脉	动脉损伤 选择——	无症状性诊断发现；不需治疗	有症状(例如跛行)；不需要修补	有危及ADL的症状；需要修补	危及生命；致残；终末器官受损(例如中风、器官或肢体丧失)	死亡

注：手术中致动脉血管损伤见外科/手术损伤分类术中损伤

静脉损伤 选择—— 下肢静脉 上肢静脉 下腔静脉 颈静脉 其他 未作特殊说明 上腔静脉 内脏静脉	静脉损伤 选择——	无症状性诊断发现；不需治疗	有症状(例如跛行)；不影响ADL；不需要修补	有危及ADL的症状；需要修补	危及生命；致残；终末器官受损(例如中风、器官或肢体丧失)	死亡

注：手术中致静脉血管损伤见外科/手术损伤分类术中损伤

内脏动脉缺血(非心肌梗死)	内脏动脉缺血	—	偶发短暂缺血(<24h)非手术方法可控制，非持久性缺血	复发或延长(≥24h)和(或)需要侵袭性治疗	危及生命，致残和(或)合并终末肢体损害	死亡
尚需考虑中枢神经系统缺血。						
血管 其他(说明——)	血管 其他	轻度	中度	重度	危及生命；致残	死亡

皮肤

不良事件	简称	分级				
		1	2	3	4	5
青紫（任无 3、4 级血小板减少情况下）	青紫	局部或独立区域	广泛	—	—	—
灼烧	灼烧	最小程度症状，不需治疗	需要治疗，最小的清创术	中到重度清创术或需重建治疗	危及生命	死亡
注：灼烧指包括放射、化学药品等的所有灼烧						
唇炎	唇炎	无症状	症状不影响日常生活活动	有症状妨碍日常生活活动	—	—
皮肤干燥	皮肤干燥	无症状	症状不影响日常生活活动	有症状妨碍日常生活活动	—	—
潮红	潮红	无症状	有症状	—	—	—
毛发脱落秃顶（头皮或全身）	秃顶	轻度或斑片状	完全	—	—	—
色素沉着	色素沉着	轻度或局部	显著或全身	—	—	—
色素减退	色素减退	轻度或局部	显著或全身	—	—	—
硬化纤维化（皮肤和皮下组织）	硬化	触诊密度增加	中度功能损害不妨碍日常生活活动，触诊密度和硬度显著增加伴或不伴最小萎缩	功能障碍影响日常生活活动；非常显著的萎缩，固定和致密	—	—
注射部位反应	注射部位反应	疼痛、瘙痒、红斑	疼痛或肿胀，伴有感染或静脉炎	严重的溃疡或坏死，需手术治疗	—	—
外渗变化尚需考虑：变态反应/超敏反应（包括药物热）、溃疡						
指甲改变	指甲改变	脱皮起嵴（匙甲）孔蚀	失去部分或全部指甲或甲床疼痛	影响日常生活活动	—	—
猴点分级见出血部分瘀斑、紫癜（皮肤黏膜出血）						
光过敏	光过敏	无痛性红斑	疼痛性红斑	红斑伴脱皮	危及生命，致残	死亡
瘙痒症	瘙痒症	轻度或局部	强烈或广泛	强烈或广泛，且妨碍日常生活活动	—	—
尚需考虑皮疹脱皮						
皮疹	皮疹	无症状的斑疹或丘疹或正诊红斑	伴瘙痒或其他症状的斑疹、丘疹、红疹，或局部脱皮皮疹<50%体表面积的其他皮损	严重的全身性全身性的红皮病，丘疹、红斑、疱疹，或≥50%体表面积的脱皮	全身性剥脱脱皮性溃疡样皮炎	死亡
注：皮疹/脱皮可用于移植物抗宿主疾病						
痤疮样皮疹	痤疮	不需治疗	需要治疗	伴随疼痛、毁容、溃疡或脱皮	—	死亡

续表

皮肤

不良事件	简称	分级				
		1	2	3	4	5
放射性皮炎 选择—— 化放疗 放射	皮炎 选择—— 化放疗 放射	轻微的红斑或干性脱皮	中度的红斑，斑块状湿性脱皮	皮肤皱褶外的湿性脱皮，微小创伤或擦伤即可引起出血	全真皮层的皮肤坏死或溃疡，受累部位自发性出血	死亡
多形性红斑	多形性红斑	—	分散，但不广泛	严重(例如，全身皮疹或疼痛性口炎)，输液治疗，或肠外静脉营养	危及生命，致残	死亡
手足皮肤反应	手-足	无痛性皮肤改变或皮炎(例如红斑)	皮肤改变(例如脱屑，大水疱，出血，水肿)或疼痛，不影响功能	伴疼痛的皮炎或皮肤改变，影响功能	—	—
瘢痕	瘢痕	—	局部伤口护理，需要治疗	手术清创或其他介入性治疗(例如高压氧)	危及生命，较多个人性治疗(例如组织重建，皮瓣或移植)	死亡

注: 瘢痕用于评价皮肤完整性的缺失或由于手术或医疗所致

不良事件	简称	1	2	3	4	5
嗅纹	嗅纹	轻度	较为显著	—	—	—
毛细血管扩张症	毛细血管扩张症	极少	中度	—	—	—
溃疡	溃疡	—	<2cm的表浅溃疡，局部创伤护理，需要治疗	≥2cm的溃疡，手术清创术，原发性或其他侵袭性治疗(例如高压氧)	危及生命，较多个人性治疗(例如完整切除，组织重建，皮瓣或移植)	死亡
荨麻疹(风团，风疹块)	荨麻疹	不需治疗	需治疗<24h	需要治疗≥24h	—	—
尚需考虑病变态反应/超敏反应(包括药物热)						
伤口并发症，非感染性，非感染性		切开分离<25%的伤口，不超出浅筋膜	切开分离≥25%的伤口并局部护理，部分外露的筋膜，无症状	有症状的征不伴有纹容表现，内脏外露的筋膜开裂，原发性伤口闭合或其他手术治疗修补需住院治疗或高压氧治疗	有症状的征不伴有纹容表现，不伴脏外露的筋膜开裂，需较多组织重建，皮瓣，移植，切除或截肢术	死亡
皮肤 其他(说明——)	皮肤 其他(——)	轻度	中度	重度	危及生命，致残	死亡

变态反应或免疫反应

不良事件	简称	分级				
		1	2	3	4	5
变态反应或超敏反应(包括药物热)	变态反应	一过性潮红或皮疹,药物热<38℃(<100.4°F)	皮疹、潮红、荨麻疹,药物热≥38℃(≥100.4°F)	有支气管痉挛的症状,有或无荨麻疹;需要胃肠外的药物治疗,变态反应相关性水肿或血管神经性水肿低血压	过敏反应	死亡

注:荨麻疹的分级见变态反应/超敏反应(包括药物热)

尚需参考细胞因子释放综合征/急性输液性反应

变应性鼻炎(包括喷嚏、鼻塞、回涕)	鼻炎	轻微,不需治疗	中度,需要治疗	—	—	—

注:阻塞性或狭窄性鼻炎的分类见肺上呼吸道分类见气道阻塞/狭窄

自身免疫反应	自身免疫反应	无症状,有血清学或其他自身免疫反应的证据,全身器官功能正常,不需治疗	自身免疫反应影响一个不重要的器官或功能(如甲状腺功能低下)	自身免疫反应引起一种主要器官可逆性的功能改变或副作用(如一过性结肠炎或贫血)	危及生命的自身免疫反应	死亡

尚需参考结肠炎、血红蛋白、溶血(例如:自身免疫性溶血、药物相关性溶血,甲状腺功能低下(甲状腺功能减退)

血清疾病	血清疾病	—	—	有	—	死亡

脾功能亢进的分级见血液/骨髓分类

荨麻疹作为一个单独症状的分级见皮肤病学/皮肤的变态反应或免疫反应

血管炎	血管炎	轻微,不需治疗	有症状,非固醇类药物治疗	需要类固醇激素治疗	缺血性改变;需要切除	死亡
其他变态反应或免疫反应	其他变态反应或免疫反应	轻微	中度	严重	危及生命或造成残疾	死亡

感染

不良事件	简称	分级				
		1	2	3	4	5
传染性肠炎(例如梭状杆菌感染)	传染性肠炎	无症状,仅病理学或放射影像学发现	腹痛伴粘液和/或血便	需静脉输注抗生素或胃肠道外营养	危及生命(例如穿孔、出血、局部缺血,坏死或中毒性巨结肠),需要手术切除或造成转移	死亡

尚需参考出血,盲肠炎

续表

感染

不良事件	简称	分级 1	2	3	4	5
发热性中性粒细胞减少 原因不明的无临床或微生物学证据的感染（中性粒细胞计数＜1.0×10⁹/L），发热≥38.5°C	发热性中性粒细胞减少	—	—	存在	危及生命的败血症（如感染性休克、低血压、酸中毒、坏死）	死亡
尚需考虑中性粒细胞比值						
感染（有临床或微生物学证据）伴3或4级粒细胞减少（中性粒细胞计数＜1.0×10⁹/L） 选择见后面感染分类	感染（有临床证据）	—	局限，需要局部治疗	需静脉注射抗生素、抗真菌或抗病毒药物；放射介入治疗或手术未治疗	危及生命（例如感染性休克、低血压、酸中毒、坏死）	死亡
注：发热伴无感染证据的3或4级中性粒细胞减少症分级见发热性中性粒细胞减少（无临床或微生物学证据的发热）						
尚需考虑中性粒细胞比值						
感染伴正常中性粒细胞或1或2级中性粒细胞减少 选择见感染分类	感染伴正常中性粒细胞	—	局限，需局部治疗	需静脉注射抗生素、抗真菌或抗病毒药物；放射介入治疗或手术未治疗	危及生命（例如感染性休克、低血压、酸中毒、坏死）	死亡
无临床感染证据的3或4级粒细胞减少伴发热的感染 分级见发热性中性粒细胞减少项	中性粒细胞计数不明的感染	—	局限，需局部治疗	需静脉注射抗生素、抗真菌或抗病毒药物；放射介入治疗或手术未治疗	危及生命（例如感染性休克、低血压、酸中毒、坏死）	死亡
注：此项标准用于少见的中性粒细胞计数不明的情况						
机会性感染伴≥2级淋巴细胞减少症	机会性感染	—	局限，需局部治疗	需静脉注射抗生素、抗真菌或抗病毒药物；放射介入治疗或手术未治疗	危及生命（例如感染性休克、低血压、酸中毒、坏死）	死亡
尚需考虑淋巴细胞减少症						
病毒性肝炎	病毒性肝炎	存在；转氨酶和肝功能正常	转氨酶异常，肝功能正常	肝功能障碍症状；活组织检查显示纤维化；代偿性肝硬化	肝功能代偿失调（例如，腹水、肝性脑病、凝血机制障碍，昏迷）	死亡
注：非病毒性肝炎分级见感染选择						
尚需考虑字母白蛋白减少症；丙氨酸转氨酶；天冬氨酸转氨酶；高胆红素血症；脑病						
其他感染（说明——）	其他感染（说明——）	轻度	中度	重度	危及生命；致残	死亡

神经系统

不良事件	简称	分级 1	2	3	4	5
注意力缺陷障碍分级见认识障碍						
运动性感受性失语症的分级见语言障碍（例如言语障碍或失语症）						
呼吸暂停	呼吸暂停	—	—	存在	需插管	死亡
蛛网膜炎、假性脑膜炎、神经根炎	蛛网膜炎	有症状，不影响功能；需药物治疗	有症状（例如畏光、恶性），影响功能，但不影响日常活动和生活		危及生命；致残（例如截瘫）	死亡
尚需考虑发热、感染、疼痛、呕吐。						
共济失调	共济失调	无症状	有症状，不影响日常生活活动	有症状，影响日常生活活动；需机械辅助设备	致残	死亡
注：共济失调指药物治疗或手术治疗所致。						
臂丛神经病	臂丛神经病	无症状	有症状，不影响日常生活活动	有症状，影响日常生活活动；需机械辅助设备	致残	死亡
中枢神经系统脑血管缺血	中枢神经系统缺血	—	无症状，仅放射影像学发现	一过性脑缺血发作(TIA)持续时间≤24h	脑血管意外（中风等），神经缺陷>24h	死亡
中枢系统出血的分级见出血部位						
中枢神经系统坏死	中枢神经系统坏死	无症状，仅放射影像学发现	有症状，不影响日常生活活动	有症状并影响日常生活活动；需药物治疗	危及生命；致残；需手术干预或治疗中枢神经系统坏死进展	死亡
认知障碍	认知障碍	轻度认知无能；不影响工作/学校/生活活动能力；不需特殊教育设施	中度认知无能；影响工作/学校/生活活动能力但能独立生活；部分时间需要专用设施	严重认知障碍，明显妨碍工作/学习/生活能力	不能完成日常生活活动；全部时间需要特殊设施	死亡
注：认知障碍用于注意力缺陷障碍						
精神错乱	精神错乱	一过性精神错乱，定向力障碍或注意力不集中	影响功能的精神错乱，定向力障碍或注意力不集中，但不影响日常生活活动	精神错乱或谵妄影响日常生活活动	对自己或他人有害；需住院治疗	死亡
注：注意力缺陷分级应用认知障碍分级						
眩晕	眩晕	仅伴有头不随意运动或眼球振颤；不影响功能	影响功能但不影响日常生活活动	影响日常生活活动	致残	—
颅神经病分级见神经病学颅神经部分。						

续表

神经系统

不良事件	简称	分级				
		1	2	3	4	5
注：眩晕包括平衡不稳，头晕，眩晕。						
尚需参考：神经病学颅神经；晕厥。						
运动性感觉性失语症的分级见言语障碍或失语症（例如，言语障碍或失语症）						
脑病	脑病	—	轻度症状或体征；不影响日常生活活动	影响日常生活活动的症状和体征；需住院治疗	危及生命；致残	死亡
尚需参考：认知障碍；精神错乱；眩晕；记忆力受损；精神状态；心境改变；嗜睡或抑郁的意识或状态。						
锥体外系/不随意运动/颈 躁不安	不随意运动	轻度不随意运动，不影响日常生活活动	中度不随意运动，影响功能，不影响日常生活活动	严重不随意运动或斜颈，影响功能	致残	死亡
头痛/神经性疼痛（例如下颌痛、神经痛、幻肢痛、感染后疼痛、疼痛性神经病）分级见疼痛						
脑水肿	脑水肿	无症状，经放射影像学发现	轻度到中度症状，不影响日常生活活动	严重症状或神经学缺陷，影响日常生活活动	致残	死亡
易激惹（<3岁儿童）	易激惹	轻度；容易安慰	中度；需要多照料	严重；无法安慰	—	—
喉神经功能障碍	喉神经	无症状，仅临床检查或测验发现	有症状，不影响日常生活活动；不需治疗	有症状，影响日常生活活动；需要治疗（甲状软骨成形术，声带注射）	危及生命；需气管造口术	死亡
脑脊液漏	脑脊液漏	一过性头痛	有症状，不影响日常生活活动；需补充血液	有症状，影响日常生活活动；需手术治疗	危及生命；致残	死亡
注：脑脊液漏适用于手术关联性脑脊液漏并且目持续时间超过72h						
脑白质病（放射影像学发现）	脑白质病	蛛网膜下腔轻度扩张；脑轻度扩大；T2相小增强灶侵及室周或质侵及小于大脑易受侵区域的1/3	蛛网膜下腔中度扩张；脑室中度扩大；T2相增强灶侵及室周或质或质侵及大脑易受侵区域的1/3~2/3	蛛网膜下腔重度扩张；脑室重度扩大；T2相增强灶侵及室周全部或区域弥散衰减	—	—
注：脑白质病是弥漫性白质病变，与死亡无关联。						
记忆缺陷	记忆缺陷	记忆损害不影响日常生活活动	记忆损害妨碍功能，但不妨碍日常生活活动	记忆损害妨碍日常生活活动	健忘症	—
注：记忆缺陷（放射影像学发现）不包括神经组织腔隙						
精神状态	精神状态	—	通过简易精神状态检查发现低于正常年龄和教育的1~3点	通过简易精神状态检查发现低于正常年龄和教育的>3点	—	—

续表

神经系统

不良事件	简称	分级				
		1	2	3	4	5
心境改变—选择 激动 焦虑 抑郁 欣快	心境改变—选择	轻度心境改变不影响功能	中度心境改变影响功能,但不影响日常生活活动;需药物治疗	重度心境改变妨碍日常生活活动	自杀观念;危及自己或他人	死亡
脊髓炎	脊髓炎	无症状,轻度症状(例如 Babinski's 征或 Lhermitte's 征)	感觉减弱或缺失不影响日常生活活动	感觉减弱或缺失影响日常生活活动	致残	死亡

神经痛分级见疼痛。

不良事件	简称	1	2	3	4	5
颅神经病—选择 I 嗅神经 II 视神经 III 动眼神经 IV 滑车神经 V 三叉神经 VI 外展神经 VII 面神经 VIII 位听神经 IX 舌咽神经 X 迷走神经 XI 副神经 XII 舌下神经	颅神经病—选择	无症状,仅体检检查发现	有症状,不妨碍日常生活活动	有症状,妨碍日常生活活动	危及生命;致残	死亡
运动性神经病	运动性神经病	无症状,仅体检检查发现减弱	有衰弱症状影响功能,但不妨碍日常生活活动	衰弱妨碍日常生活活动;行走需要支撑或辅助设施(例如拐杖或迈步器)	危及生命;致残(例如瘫痪)	死亡

注:颅神经运动性神经功能障碍分级见颅神经病项。
尚需考虑喉神经功能障碍;膈神经功能障碍。

续表

神经系统

不良事件	简称	分级 1	2	3	4	5
感觉性神经病	感觉性神经病	无症状；深腱反射丧失或感觉异常（包括麻刺感）但不影响功能	感觉改变或异常（包括麻刺感），影响功能但不妨碍日常生活活动	感觉改变或异常妨碍日常生活活动	致残	死亡

注：颅神经感觉性神经病分级见颅神经病项

不良事件	简称	分级 1	2	3	4	5
人格改变	人格改变	改变，但对病人的个人和家庭无负面影响	改变，对病人个人和家庭有负面影响	需要精神健康治疗	对他人或自己产生危害，需住院治疗	死亡
膈神经功能障碍	膈神经	无症状，仅体检或检查发现减弱	有症状但不影响日常生活活动；不需治疗	明显功能障碍；需要治疗（例如膈肌折术）	危及生命的呼吸障碍；需机械换气	死亡
精神病（幻觉/错觉）	精神病	—	偶发	影响日常生活活动；需要药物，监督限制	对他人或自己构成伤害；危及生命	死亡
锥体系功能障碍（例如音调上升、反射亢进、巴宾斯基征阳性，运动协调性下降）	锥体系功能障碍	无症状，仅体检或检查异常	有症状；影响功能但不妨碍日常生活活动	妨碍日常生活活动	致残；瘫痪	死亡
癫痫发作	癫痫发作	—	一次短暂全身大发作；药物可控制或癫痫频繁或局部运动性发作；不妨碍日常生活活动，但大发作	癫痫发作致意识改变；癫痫控制差，药物治疗同时发生全身大发作	任何类型的癫痫发作持续状态，反复发作或难于控制（例如顽固性癫痫）	死亡
嗜睡（意识水平降低）	嗜睡	—	嗜睡或镇静状态影响功能，但不影响日常生活活动	迟钝或木僵；难于唤醒；影响日常生活活动	昏迷	死亡
说话障碍（例如言语障碍或失语症）	说话障碍	—	可觉察或表达言语困难，但不影响交流能力	感觉或表达言语困难，影响交流能力	无法交流	—

注：说话障碍指原发性中枢神经病变、非神经病变或反射器障碍。

尚需参考喉神经功能障碍（例如声音改变或喉炎）

不良事件	简称	分级 1	2	3	4	5
晕厥（不省人事）	晕厥			存在	危及生命	死亡

尚需参考中枢神经系统脑血管病变，传导异常/房室传导阻滞，室上性和节性心律失常、血管迷走神经亢进，室性心律失常

味觉改变（第Ⅶ，Ⅸ颅神经）分级见味觉障碍分级

不良事件	简称	分级 1	2	3	4	5
震颤	震颤	轻度和短暂或间歇性震颤但不影响功能	中度震颤影响功能，但不妨碍日常生活活动	重度震颤妨碍日常生活活动	致残	—
其他神经系统异常（说明一）	其他神经系统异常	轻度	中度	重度	危及生命；致残	死亡

肺/上呼吸道

不良事件	简称	分级				
		1	2	3	4	5
成人呼吸窘迫综合征	ARDS	—	—	存在，不需插管	存在，需要插管	死亡
需考虑：呼吸短促；缺氧；肺炎						
误吸		无症状（静息性误吸）；内窥镜或放射影像学（例如吞钡检查）发现；肺炎	有症状（例如，进食习惯改变，因误吸致咳嗽或阻塞；需要药物治疗（例如，抗生素，吸出或吸氧）	临床或放射影像学的肺炎征象；不能经口进食	危及生命（例如，吸入性肺炎）	死亡
尚需考虑感染；喉神经功能障碍；神经病学：颅神经；肺炎。						
肺不张		无症状	有症状（例如呼吸困难，咳嗽），需药物治疗（例如支气管扩张剂，胸部理疗，吸痰术）	需要手术治疗（例如支架，激光）	危及生命的呼吸道症状	死亡
尚需考虑成人呼吸窘迫综合征：咳嗽；呼吸短促；感染；气道阻塞；肺炎；肺纤维化						
支气管痉挛，哮喘		无症状	有症状但不影响功能（放射影像学改变）	有症状并影响功能	危及生命	死亡
尚需考虑变态反应/超敏反应（包括药物热）；呼吸困难。						
肺一氧化碳弥散能力	DL_{CO}	预期值的90%～75%	预期值的<75%～50%	预期值的<50%～25%	预期值<25%	
尚需考虑缺氧；肺炎；肺纤维化（放射影像学改变）						
乳糜胸		无症状	有症状，仅需非麻醉镇咳药	需手术治疗；需要胸腔穿刺或引流	危及生命（例如血液动力学不稳定或需要通气支持）	死亡
咳嗽		有症状，仅需要非麻醉镇咳药物	有症状并需要麻醉镇咳药	有症状并显著影响睡眠或ADL	—	—
呼吸困难（短促）		劳力性呼吸困难，但可爬1段楼梯而无需停顿	劳力性呼吸困难，仅需要麻醉镇痛药爬一段楼梯或走1个街区（0.1km）	呼吸困难影响ADL	静息性呼吸困难，需要插管或呼吸机通气	死亡
尚需考虑缺氧；神经病学：运动性；肺炎；肺纤维化（放射影像学发现）						
喉头水肿		无症状性喉头水肿，仅检查发现	有症状性水肿，无呼吸窘迫	喘鸣；呼吸窘迫；影响ADL	危及生命的气道症状；需要气管切开，插管或喉切除	死亡
尚需考虑变态反应/超敏反应（包括药物热）						
一秒钟用力呼气量	FEV_1	预期值的90%～75%	预期值的<75%～50%	预期值的<50%～25%	预期值的<25%	死亡

续表

肺/上呼吸道

不良事件	简称	分级				
		1	2	3	4	5
肺/上呼吸道瘘 选择—— 支气管 喉 肺 口腔 咽 胸膜 隆突	肺/上呼吸道瘘 选择——	无症状，仅放射影像学发现	有症状，需要胸腔造口插管或药物治疗；呼吸功能改变但不影响ADL	有症状并伴呼吸功能改变影响ADL；或需内镜治疗（例如支架）或原发性闭合需要手术	危及生命的后果；胸廓成形术，长期开放引流术或多发胸廓切开术	死亡

注：瘘管指两个体腔，潜在腔隙和/或皮肤的异常交通。

咳血的分级见出血分类的肺/上呼吸道部分

不良事件	简称	1	2	3	4	5
打嗝（呃逆）	打嗝	无症状	有症状，需要治疗	有症状，明显影响睡眠或ADL	—	—
缺氧	缺氧	—	运动性氧饱和度减少（例如血氧饱和度<88%）；间断性氧气吸入	静息时氧饱和度减少；持续氧气吸入	危及生命；需要插管或机械通气	死亡
鼻影/鼻旁窦反应	鼻影/鼻旁窦反应	无症状的粘膜结痂，血色分泌物	有症状的狭窄或水肿/缩小影响气流	狭窄伴明显鼻塞；影响ADL	软组织或骨坏死	死亡

尚需考虑感染

不良事件	简称	1	2	3	4	5
气道阻塞 选择—— 支气管 喉 咽 隆突	气道阻塞 选择——	无症状的体检，内镜或放射学发现阻塞或狭窄	有症状（例如呼吸声音变粗），但无呼吸窘迫（例如类固醇）	影响ADL；喘鸣或需内镜检治疗（例如支架，激光）	危及生命的气道征状；需气管切开或插管	死亡
胸腔积液（非恶性）	胸腔积液	无症状	有症状，需碳酸酐酶抑制剂治疗或穿刺不超过2次胸腔穿刺治疗	有症状并需要吸氧，>2次胸腔穿刺术治疗，置管引流或胸膜剥脱术	危及生命（例如血液动力学不稳定或需要机械通气支持）	死亡

尚需考虑肺不张；咳嗽；呼吸困难；缺氧；肺炎；肺纤维化。

续表

肺/上呼吸道

胸膜疼痛见疼痛分级。

不良事件	简称	分级 1	2	3	4	5
肺炎(肺部渗出)	肺炎	无症状,仅放射影像学发现	有症状,但不影响 ADL	有症状,影响 ADL;需要氧	危及生命;需要机械通气治疗	死亡

尚需考虑成人呼吸窘迫综合征;缺氧;呼吸短促;感染;肺炎;肺纤维化。

不良事件	简称	分级 1	2	3	4	5
气胸	气胸	无症状,仅放射影像学发现	有症状;需要治疗(例如需住院观察,不伴硬化症的置管治疗)	硬化症和或需要手术治疗	危及生命;引起血液动力学不稳定(例如张力性气胸);需要机械通气	死亡
肺切除术后胸部引流管或气体渗漏时间延长	胸部引流管或气体渗漏延长	—	胸部引流或需加用管状胸廓造口术	需手术治疗(例如应用纤维包扎或封闭剂的胸廓切开术)	危及生命;虚弱;需要器官切除	死亡
肺切除术后插管时间延长(术后>24h)	插管时间延长	—	术后 24~72h 拔管	术后>72h 拔管,但在气管造口术前	需要气管造口术	死亡

肺动脉栓塞的分级见血管部分的血栓部分

不良事件	简称	分级 1	2	3	4	5
肺纤维化(放射影像学改变)	肺纤维化	微小的放射影像学改变(或斑块状双基底部位改变),放射影像学估计全肺纤维化容积<25%	斑块状或双基底部位放射影像学的改变,放射影像学估计全肺纤维化容积 25%~50%	密度增高或广泛浸润/实变,放射影像学估计全肺纤维化容积 50%~75%	放射影像学估计全肺纤维化容积≥75%;蜂窝样	死亡

注:纤维化通常是放射或放疗综合疗法(包括手术)后>3 个月的晚反应,被认为存在伤的疤痕化纤维化组织。通常难以与放射或放疗综合治疗后 3 个月内的肺炎区分。

尚需考虑成人呼吸窘迫综合征;咳嗽;呼吸短促;缺氧;感染。

复发考虑喉功能障碍的分级见神经性病神经功能障碍

不良事件	简称	分级 1	2	3	4	5
肺活量	肺活量	预期值的 90%~75%	预期值的<75%~50%	预期值的<50%~25%	预期值的<25%	死亡
声音改变或发音困难(例如言语改变或发音改变,失声或音改变,咳)	声音改变/发音困难	轻度或间断声音嘶哑或声音改变;但可以完全被理解	中度或间断声音改变,偶尔需要重复但通过电话尚可被理解	声音严重持续声音改变;需要频繁重复或需要面对面交流以方便理解;需要声音辅助(例如电子喉)	致残;声音不可理解或失音;需要声音辅助(例如电子喉)或交流>50%或需书写交流 50%	死亡

尚需考虑喉功能神经性功能障碍;言语损害(例如言语困难或失语症)

不良事件	简称	分级 1	2	3	4	5
肺/上呼吸道-其他	肺/上呼吸道-其他	轻度	中度	重度	危及生命;致残	死亡